Joachim Schrievers

Durch Berührung wachsen

Joachim Schrievers

Durch Berührung wachsen

Shiatsu und Qigong
als Tor zu energetischer Körperarbeit

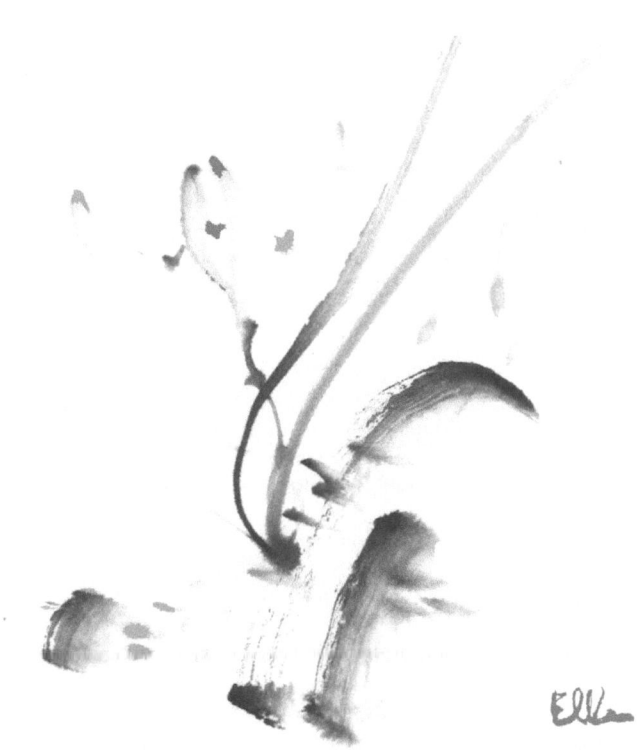

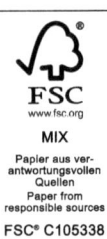

Bibliografische Information der Deutschen Nationalbibliothek:
Die Deutsche Nationalbibliothek verzeichnet diese Publikation
in der Deutschen Nationalbibliografie; detaillierte bibliografische
Daten sind im Internet über dnb.dnb.de abrufbar.

2. Auflage 2018
© 2004 Joachim Schrievers
Abbildungen: Wlodzimierz Szwed
Tuschezeichnungen: Elke Admek-Schrievers
Umschlaggestaltung: Vera Hölter

Anschrift des Autors:
Joachim Schrievers
Untere Str. 45
73266 Bissingen/Teck
www.energetische-koerperarbeit.de

Herstellung und Verlag:
BoD – Books on Demand, Norderstedt
ISBN: 9783748167754

Inhalt

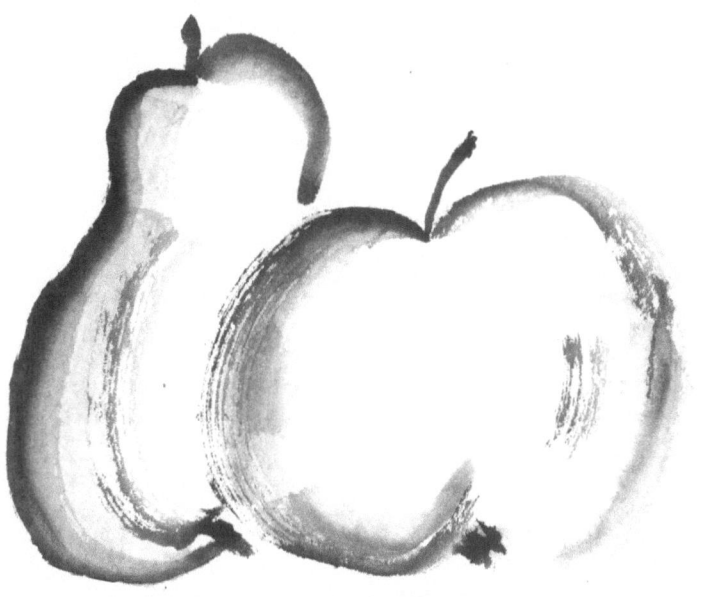

Zu Beginn

möchte ich Ihnen, liebe Leserinnen und Leser, einen kurzen Überblick zum Aufbau des Buches und damit eine Lesehilfe an die Hand geben.

In der *Einführung* beschreibe ich zusammengefasst das gesamte Thema des Buches.

Im *zweiten* und *dritten Kapitel* sind Sie dann eingeladen, eigene praktische Erfahrungen zu sammeln: zu berühren und sich berühren zu lassen – zunächst in freier Form und dann im Rahmen der detailliert beschriebenen Shiatsu-Behandlungstechnik.

Dieses Buch ist aus der Erfahrung geschrieben, die ich in den Jahren meiner Praxis gesammelt habe. Es hat sein Ziel erst wirklich erreicht, wenn Sie seinen Inhalt aus Ihrer eigenen Erfahrung heraus bestätigen oder erweitern können. Wenn Sie jedoch die praktischen Übungen nicht durchführen wollen oder mangels Gelegenheit nicht durchführen können, so können Sie sich von ihnen inspirieren lassen, indem Sie sich beim Lesen fragen, was Sie wohl spüren würden, wenn Sie sich darauf einließen.

Weil Erfahrungen ihrer Natur nach subjektiv sind und sich nicht beweisen lassen, sind sie der Wissenschaft suspekt. Sie können sich aber dadurch bestätigen, dass sie von verschiedenen Menschen – vielleicht zu verschiedenen Zeiten und in verschiedenen Kulturen – gemacht werden, oder durch die Wirkung, die sie hervorbringen. Mir ist wichtig, mein eigenes Erleben in den Kontext der östlichen und westlichen Traditionen zu stellen. Im Osten wie im Westen hat sich eine Weisheitslehre beziehungsweise ein Wissen entwickelt, das uns hilft, unsere eigenen Erfahrungen zu verstehen, und uns ermutigt, uns auf neue Schritte einzulassen. Wir müssen dabei unterscheiden zwischen dem Erleben selbst und dem Verständnis, das sich aus ihm entwickelt, beziehungsweise dem Rahmen, in den wir es einordnen. So weit Sie mit diesen Lehren bereits vertraut sind, können Sie die entsprechenden Abschnitte im *vierten Kapitel* «Ursprung und Hintergrund» getrost nur überfliegen oder ganz auslassen. Manchen aus der Praxis kommenden Lesern mag dieses Kapitel aber auch helfen, einen Verständnisrahmen für die eigenen Erfahrungen zu finden.

Besonders ausführlich bin ich in diesem Zusammenhang auf die Qigong- Praxis eingegangen. Sie ist der Schlüssel zu den meisten in diesem Buch beschriebenen Erfahrungen und Erkenntnissen und damit ein – wie ich meine – besonders wichtiger Abschnitt.

Sowohl die östlichen wie auch die westlichen Kulturen haben ihren eigenen Blick auf das Leben und den Menschen entwickelt. Im *letzten Kapitel* möchte ich aufzeigen, dass uns im Shiatsu beide Blickwinkel hilfreich sein können, dass sie verschiedene Aspekte des Menschseins beleuchten und dass sie einander ergänzen.

Welche Prozesse in einer Shiatsu-Behandlung eingeleitet werden, hängt unter anderem davon ab, *wie*, mit welcher Grundausrichtung, wir in die Behandlung gehen. Bei der gleichen Behandlungstechnik können sich dadurch ganz unterschiedliche Wirkungen ergeben. Einige lassen sich besser verstehen, wenn wir sie mit östlichen Augen anschauen, andere schlüsseln sich auf, wenn wir das Wissen des Westens zugrunde legen. Das Ziel dieses Buches ist jedoch, das eigene Erleben mit neuen, möglichst vorurteilsfreien Augen anzuschauen.

Ich habe mich bemüht, die wichtigsten Grundaussagen in verschiedenen Zusammenhängen darzustellen und aus verschiedenen Perspektiven zu beleuchten. Dabei kommt es notgedrungen zu Wiederholungen. Diese sind hilfreich, um die Aussagen wirklich zu verstehen. Ich bitte um Entschuldigung, wenn hier und da etwas wiederholt wird, das Sie bereits verstanden haben. Vielleicht kann ich Sie hier überreden, solche Stellen aktiv auf sich wirken zu lassen, da sie dann zum einen tiefer einsinken und sich zum anderen mit anderen Gedanken und Erfahrungen verknüpfen können.

1 Einführung

Mehr als 200 Jahre hatte sich Japan von der übrigen Welt isoliert, bis die Amerikaner gegen Mitte des 19. Jahrhunderts das Land mit Waffengewalt zur Öffnung, zum Handel und damit zur Aufnahme der westlichen Kultur zwangen. Im Rahmen der darauf folgenden Meiji-Restauration ab 1868 erlebte Japan einen einschneidenden Wertewandel, dem auch fast die überlieferte, tausend Jahre zuvor aus China übernommene Medizin zum Opfer gefallen wäre. Sie durfte laut Gesetz nur noch von Ärzten ausgeübt werden, die an den neu eingerichteten Universitäten ein Studium westlicher Schulmedizin absolviert hatten. De facto wurde die eigene Heilkunde gezwungen, in den Untergrund zu gehen, um zu überleben. Betroffen von dieser Regelung waren auch die verschiedenen Massageformen, die in der fernöstlichen Medizin von jeher einen höheren Stellenwert hatten als bei uns.

Aus dieser Not heraus entwickelten erfinderische Behandler eine etwas abgewandelte Behandlungstechnik, die sie *Shiatsu* («Fingerdruck») nannten und deren Wirkungsweise sie mit dem Wissen westlicher Schulmedizin zu erklären suchten, in erster Linie wohl, um eine Möglichkeit zu finden, wieder praktizieren zu dürfen. Es ist das große Verdienst vor allem von Shizuto Masunaga, dass er die Wirkung von Shiatsu im Rahmen der traditionellen fernöstlichen Medizin beschrieb, nachdem die eigene Heilkunde nach dem Zweiten Weltkrieg wieder zugelassen war.

Dies ist ein wichtiger Punkt. Shiatsu ist so einfach auszuüben und so wenig festgelegt, dass es jeder auf seine Art praktizieren kann. Wer es als eine Muskelmassage begreift, kann damit die Muskeln massieren. Wer es im Rahmen der traditionellen chinesischen Medizin anwenden möchte, kann dies tun und sicher sein, dass es auch die entsprechenden Wirkungen tut. Für einen anderen Behandler kann Shiatsu ein Weg sein, dem Patienten zu helfen, mit im Körper gespeicherten, nicht gelebten Gefühlen in Kontakt zu kommen. Kurz: Shiatsu ist das, was der Behandler daraus macht. In diesem Buch soll Shiatsu beschrieben werden als Tor zu energetischer Körperarbeit beziehungsweise als ein Aspekt energetischer Körperarbeit.

Shiatsu ist eine einfache Behandlungsform, in der durch Berührung, Fingerdruck und Dehnungen der Körper und die in ihm wirkenden Kräfte ins

Feld der Aufmerksamkeit geholt werden. Im von Masunaga entwickelten Shiatsu folgt der Behandler mit Hilfe einer Fingerdrucktechnik den Meridianen, das heißt den Bahnen, auf denen nach Erfahrung der chinesischen Medizin das Qi, die Lebenskraft fließt. Die Behandlung findet üblicherweise auf einer Matte am Boden statt. Der Patient sollte entspannt und doch wach und aufmerksam sein für das, was sich in ihm ereignet. Es ist die Kunst des Behandlers, natürlich und schlicht in gesammelter Aufmerksamkeit dem Fluss der inneren und äußeren Bewegungen zu folgen. Die Grundlage der Bewegung ist die innere Stille, aus der sich von alleine der nächste Schritt ergibt.

Weil Shiatsu so wenig festgelegt ist, weil seine ungekünstelte, klare Drucktechnik als Kommunikationsträger hervorragend geeignet ist, bietet Shiatsu sich im Rahmen der energetischen Körperarbeit als Behandlungstechnik an. Der Begriff Shiatsu soll hier in diesem Sinne verstanden werden.

Shiatsu ist immer spannend und neu, vor allem wenn man es nicht im Rahmen eines vorgegebenen Systems anwendet, sondern sich von den Bewegungen des Lebens selbst leiten lässt. Es fordert dazu auf, ein eigenes Verständnis, eine eigene Sprache für die Gesetzmäßigkeiten zu entwickeln, die sich in den auftretenden Veränderungen offenbaren. Zu Beginn meiner Behandlertätigkeit passierte es mir des Öfteren, dass Patienten nach einer Reihe von Behandlungen sagten, dass ihre Schmerzen unverändert seien, sie ihnen aber nichts mehr ausmachten. Offensichtlich war in diesen Fällen die Wirkung auf die Psyche größer als auf den Körper.

Therapie und Weg

Einmal kam eine junge Patientin, die seit zwei Jahren immer wieder Blasen- und Niereninfektionen und einen chronischen Kopfschmerz in der Stirn hatte. Behandlungen mit Antibiotika halfen immer nur für wenige Wochen. Begonnen hatten die Beschwerden nach dem plötzlichen Tod ihres Mannes, den sie nicht verkraftet hatte. Sie gab an, oft ein Gefühl zu haben, als stehe sie neben sich – eine sehr deutliche Beschreibung für eine Art Schockzustand, in dem Körper und Geist sich teilweise getrennt hatten. Ihre Freunde hatten sich gewundert, dass sie die Beerdigung und die Zeit nach dem Tod ihres Mannes so gut gemeistert hatte; die junge Frau selbst erzählte, dass sie alles nur wie im Traum und in gewisser Weise teilnahmslos erlebt habe. Ihr Arzt konnte mit dieser Beschreibung nichts anfangen. Durch Shiatsu-Behandlungen verschwanden ihre Beschwerden, und sie begann, zwei Jahre nach dem Tod ihres Mannes, noch einmal intensiv zu trauern. Offensichtlich hatte sie den übergroßen Schmerz nicht ertragen können, und er hatte sich als physische Krankheit manifestiert.

Mich persönlich haben im Laufe der Zeit immer mehr die seelisch-geistigen Hintergründe und ihre Bedeutung in Bezug auf körperliche Beschwerden und Krankheiten interessiert. Shiatsu kann nicht intellektuell verstanden, es kann nur im eigenen Inneren erlebt und spontan begriffen werden. Ganz wesentlich für die innere Wirkung von Shiatsu ist der gute Kontakt, das heißt die Tiefe der Begegnung zwischen Behandler und Patienten. Das Eindringen in die Meridiane mit ihren *Tsubos* (Akupunkturpunkte) sind eine gute, aber nicht die einzige Möglichkeit, diesen Kontakt herzustellen. Eine Begegnung, in die sich der Behandler mit Körper, Geist und Seele öffnet, kann im Inneren des Patienten ordnend und heilend wirken. Weder die westliche noch die östliche Medizin ist in der Lage, die ablaufenden *Prozesse* erschöpfend zu benennen. Je tiefer die Veränderungen, desto subtiler und weniger fassbar sind sie, aber desto durchdringender wirken sie in alle Bereiche des Lebens. Je mehr sich der Patient in der Behandlung als Einheit von Körper, Geist und Seele erlebt, desto deutlicher zeigt sich auch die Wirkung in Körper, Geist und Seele gleichermaßen.

Es geht also nicht um die Frage, welche Krankheit oder welche Störung sich mit Shiatsu behandeln lässt, sondern welchen Menschen es helfen könnte. Und da sind wir schon bei der Frage nach den Möglichkeiten und Grenzen von Shiatsu angekommen. Grenzen sind auf jeden Fall da gegeben, wo der Patient nicht zu einer Veränderung im Denken, im Fühlen oder im Körper bereit ist. Denken wir zurück an die junge Frau mit den Niereninfektionen. Wäre sie nicht bereit gewesen, nun ihre Trauer zuzulassen, so wäre die gleiche Behandlung mit Sicherheit nicht erfolgreich gewesen. Kein Shiatsu-Behandler kann außer ein paar vorübergehenden Effekten etwas für einen Menschen tun, wenn dieser es nicht selbst zulässt. Ein zweiter begrenzender Faktor liegt im behandelnden Therapeuten. In der Tiefe der Begegnung mit dem Patienten wirkt nicht primär, was der Behandler gelernt hat und was er tut, sondern was er ist. So aufgefasst ist Shiatsu keine Methode, sondern ein Weg. Ob und in welcher Weise Shiatsu wirkt, hängt davon ab, wo auf diesem Weg sich der Behandler befindet. Wichtig ist natürlich auch, ob der Patient grundsätzlich den gleichen Weg gehen möchte und wie gut sie zusammenpassen. Shiatsu selbst hat da seine Grenzen, wo die Natur ihre Grenzen hat, und wirkt dort grenzenlos, wo wir uns der Grenzenlosigkeit der Natur zu öffnen vermögen.

Shiatsu und energetische Körperarbeit sind eng verwandt und kaum voneinander zu trennen. Beide sind nicht auf den Kampf gegen Krankheiten ausgelegt und damit keine Therapie im engeren Sinne; vielmehr sind sie Wege zu mehr Ausgewogenheit und Ganzheit. Dass eine bessere Ausgewogenheit auch Beschwerden lindern oder mitunter heilen kann, ist so etwas wie eine angenehme Nebenwirkung. Die in unserer Kultur oftmals so sehr betonte Unterscheidung von gesund und krank entspricht nicht dem Blickwinkel der energetischen Körperarbeit. Diese ist grundsätzlich eine prophylaktische Arbeit mit dem Ziel, in einen tieferen Einklang mit den Gesetzen der Natur zu kommen. Wenn wir energetische Körperarbeit als einen Weg ansehen, mit unserem inneren Heilsein in Kontakt zu kommen, so wird deutlich, dass die potentielle Gesundheit und nicht die Krankheit im Mittelpunkt steht.

Energetische Körperarbeit ist, wenn überhaupt, eine Therapie im Sinne der ursprünglichen Bedeutung des Wortes: *therapeia* (griech. «das Dienen, der Dienst; die Pflege»). Energetische Körperarbeit dient dem Leben beziehungsweise pflegt das Leben in uns. Sie wirkt insofern heilend, als sie uns hilft, die Ganzheit des Lebens beziehungsweise unsere Ganzheit wieder zu erfahren. Ihr Ziel geht weit über das hinaus, was wir in unserer Gesellschaft gemeinhin mit dem Begriff «gesund» verbinden. Es geht um die Erfahrung der Einheit von Körper, Geist und Seele, die unserem Menschsein als Potential innewohnt. Damit reicht das Spektrum ihrer Auswirkungen vom Körper bis hin zu spirituellen, transpersonalen Erlebnisbereichen.

Wenn ich hier ganz bewusst den Begriff «Patient» anstelle des mehr und mehr gebrauchten Begriffes «Klient» benutze, so benutze ich ihn nicht im heute üblichen medizinischen, sondern in seinem ursprünglichen Sinn: Das Wort Patient stammt von lateinisch pati = «(er)dulden», «leiden» ab. Ausgangspunkt für einen Veränderungsprozess im Rahmen der energetischen Körperarbeit ist nämlich – wenn wir genau hinschauen – immer ein Leiden, wenn auch in vielen Fällen kein medizinisches Leiden. Menschen können beginnen, unter der Enge ihres geistigen Horizontes zu leiden, unter ihrer Trägheit, unter der Kompliziertheit ihres Beziehungslebens und vielem anderem mehr. Alle diese Menschen sind keine Patienten im medizinischen Sinne, sie sind nicht das, was wir krank nennen. Wenn ein Mensch beginnt, unter etwas zu leiden, das ihn bis dahin nicht gestört hat, so heißt das oft, dass er irgendwo in seinem Inneren erkannt hat, dass er die Potentiale, die in seinem Menschsein liegen, noch nicht ausgeschöpft hat. Diese Art des Leidens ist als eine Art Zündungsenergie für Veränderungsprozesse aller Art von großer Bedeutung. In dem Wort «Patient» steckt somit auch keinerlei medizinische Beurteilung, und es ist fast ein wenig bedauerlich, dass das Leiden sich in dem neutraleren Begriff «Klient» verstecken muss.

Lebendige Energie

Grundlage der energetischen Körperarbeit ist die Erfahrung der traditionellen östlichen Medizin von Indien bis Japan, dass unser Körper von Energien durchströmt wird, deren harmonischer Fluss einerseits für das reibungslose Funktionieren unseres Körpers wichtig ist, die aber auch andererseits in einer engen Wechselwirkung mit unserem Geist stehen. Die Chinesen nennen diese Lebensenergie *Qi* (gesprochen: tschi), die Japaner Ki und die Inder *Prana*. Als Mittler zwischen Körper und Geist hat das Qi eine wichtige Funktion für unser physisches und psychisches Wohlbefinden.

Qi ist keine Vorstellung, kein Modell, um bestimmte Vorgänge im Menschen zu verstehen. Qi ist eine erfahrbare Realität. Die traditionelle chinesische Medizin (TCM) ist eine Erfahrungsmedizin. Auf der Grundlage der Erfahrung, dass sich Veränderungen im Energiesystem auf den Menschen als ganzen sowie auf seine verschiedenen Anteile auswirken, geht es in der traditionellen chinesischen Medizin mehr darum herauszufinden, wie die Veränderungen eintreten, als die Frage zu klären, warum das so ist. An erster Stelle stehen die Erfahrungen, erst danach kommt die Frage nach den Gesetzmäßigkeiten, die sich hinter ihnen verbergen.

Ähnlich verhält es sich mit der energetischen Körperarbeit. Sie ist eine «Arbeit», in der es darum geht, die Lebensenergie, die eigene innere Lebendigkeit zu erfahren. Da sich diese Lebendigkeit nicht erdenken, sondern nur erleben und erspüren lässt, spielt hier nicht der Kopf die wichtigste Rolle, sondern der Körper. Das Medium, mit dem hier gearbeitet wird, ist somit nicht das kognitive Verständnis, sondern das Körperbewusstsein.

Dem Funktionieren unseres Körpers mit seinen unglaublich präzise aufeinander abgestimmten hormonellen, nervlichen, vaskulären, muskulären und molekularen Prozessen liegt eine Ordnung zu Grunde, deren wundersames Wirken wir mehr und mehr beobachten und untersuchen können. Diese Ordnung selbst zu beschreiben ist jedoch sehr schwierig. Trotzdem vollzieht sie sich Augenblick für Augenblick in einem jeden von uns. Um die Erfahrung dieser dem Leben, den Lebensvorgängen innewohnenden Ordnung geht es in der energetischen Körperarbeit. Diese Ordnung ist die Grundlage jeglicher Autoregulation im Menschen, und Autoregulation finden wir sowohl im Körper als auch in der Psyche. Die phantastischen Forschungen der Wissenschaft über die biologischen Stoffwechselvorgänge, teilweise bis in den Molekularbereich hinein, geben uns zwar ausschnittweise ein Bild vom Wirken der Natur, es wird jedoch dem analysierenden Verstand nie möglich sein, dieses Wirken in seiner Ganzheit zu erfassen. Die energetische Körperarbeit fördert die natürlichen, autoregulativen Lebensvorgänge. Sie kann Menschen helfen, in die Ordnung des Lebens zurückzufinden beziehungsweise erstmalig hineinzufinden.

Die inneren Lebenskräfte (Qi) sind zwar die Grundlage für das Funktionieren unseres Körpers, jedoch normalerweise für uns nicht unmittelbar wahrnehmbar oder messbar. Dies dürfte auch ein Grund dafür sein, dass sich die westliche Medizin so schwer tut, die Existenz einer solchen Kraft anzuerkennen. Hier stehen sich wissenschaftliche Erkenntnis des Westens und Erfahrung der östlichen Traditionen als Polaritäten gegenüber und könnten sich als solche ergänzen.

Erfahren lassen sich die inneren energetischen Bewegungen (Qi-Bewegungen) zum Beispiel im jahrtausendealten Übungssystem des *Qigong*. «Qigong», was man als «beharrliches Üben der Lebenskraft» übersetzen könnte, ist zwar ein moderner Begriff, der in den Fünfzigerjahren des 20. Jahrhunderts als Oberbegriff für die verschiedensten Übungen der chinesischen Tradition geprägt wurde, seine daoistischen und später auch buddhistischen Wurzeln reichen aber einige Jahrtausende zurück. Qigong ist im Wesentlichen ein Selbstübungssystem, in dem der Übende unter Anleitung eines Lehrers lernt, sich über Bewegungen und inneres Gewahrsein in seinem Körper zu spüren, Körper und Geist einander näher zu bringen. Ganz wesentliche Übungsziele sind dabei Zentrierung und Erdung, Entspannung, Ruhe und Natürlichkeit, Durchlässigkeit und Ganzheitlichkeit (z.B. der Bewegung), inneres Gewahrsein und Kontakt zur eigenen Tiefe. Die meisten Übenden beginnen – nach entsprechender Übungszeit[1] – die inneren Bewegungen unmittelbar wahrzunehmen. Dadurch bekommt der Übende die Chance, mit den Kräften in Kontakt zu kommen, die auf der einen Seite seine Muskulatur und seinen Stoffwechsel, auf der anderen Seite aber auch seine Gemütsbewegungen beeinflussen. Welche Bedeutung dies hat, mag ein Bild verdeutlichen:

> Stellen wir uns jemanden vor, der aus einem geschlossenen Raum durch ein Fenster die Bewegungen eines Baumes betrachtet, sich dazu Gedanken macht und vielfältige Berechnungen anstellt. Wenn er dann ins Freie tritt und den Wind auf seiner Haut spürt, so kann er auf eine ganz andere Weise die Bewegungen des Baumes verstehen. Wenn wir den Wind, seine Kraft, seinen Rhythmus usw. immer wieder erfahren, so wissen wir viel über seine Wirkungen, selbst wenn wir nicht wissen, woher der Wind kommt.

Treten unsere inneren Qi-Bewegungen in unser Wahrnehmungsfeld, so wächst auch unsere Einflussmöglichkeit auf das, was in unserem Inneren geschieht. Es eröffnet sich die Chance, auf innere Lebensprozesse, die wir ohnmächtig als Zeuge oder Opfer erleben mussten, Einfluss zu erlangen. Dadurch kann ein Gefühl von Selbstbestimmtheit wachsen. Lernt zum Beispiel jemand in einfachen Bewegungsübungen, innere Weite und Gelöstheit herzustellen, so mag er dies als eine Möglichkeit erkennen, einen anderen Umgang zu finden mit seinen Grenzen, die stets im eigenen Körper an bestimmten Stellen Enge erzeugt haben. Das Gefühl, Opfer der Lebensumstände zu sein, kann abgelöst werden durch die Ahnung, dass eigenes Bemühen Hilfe bringen könnte. Oder jemand beginnt in

---

1   Es gibt keine Regel, wie lange es dauert, bis sich bestimmte Resultate des Übens einstellen. Die individuellen Voraussetzungen sind ausschlaggebend und bekanntlich sehr unterschiedlich.

stiller, nach innen gerichteter Aufmerksamkeit das Fließen des Qi in seinem Körper und die damit verbundene Lebensfreude zu erleben: Er macht die Erfahrung, dass Lebensfreude keine Begründung braucht, dass sie nicht erst eintreten muss, wenn Probleme gelöst sind, sondern sich auch inmitten ungelöster Probleme einstellen kann.

In östlichen Traditionen werden Körper und Geist ihrer Natur nach als Einheit gesehen. Veränderungen im Menschen kommen sowohl im Körper als auch in der Psyche zum Ausdruck, ähnlich wie die Entladung elektrischer Spannungsfelder bei einem Gewitter Blitz und Donner zur Folge hat. Wer die physikalischen Zusammenhänge nicht kennt, könnte durchaus auf die Idee kommen, dass der Blitz, da er ja zuerst erscheint, die Ursache für den Donner sei. So wie aber Blitz und Donner der sicht- und hörbare Ausdruck eines elektrischen beziehungsweise elektromagnetischen Vorgangs sind, sind psychische und körperliche Prozesse nach östlicher Anschauung der Ausdruck eines energetischen Geschehens, das mit unseren fünf Sinnen normalerweise nicht erfasst werden kann.

Körper und Psyche als Einheit

Auch in der westlichen Medizin kennen wir die Wechselwirkung zwischen Körper und Psyche[2]. In der Psychosomatik ist bekannt, dass sich psychische Belastungen im Körper manifestieren und dass sich körperliche Leiden wiederum belastend auf die Psyche auswirken können. Die neueren Erkenntnisse der Hirnforscher zeigen ebenfalls, dass Erlebnisse und Erfahrungen in der Lage sind, im Gehirnstoffwechsel prägnante Veränderungen hervorzurufen – eine Erkenntnis, die eine Brücke baut zu den Erfahrungen der Psychotherapeuten. Leider geht man in der allgemein praktizierten Medizin immer noch davon aus, dass Veränderungen in unserem Stoffwechsel zu Veränderungen in unserer Psyche führen und nicht umgekehrt. Psychosomatische Zusammenhänge werden daher vor allem dann in Diagnose und Therapie herangezogen, wenn die Störungen vorwiegend funktionell sind, das heißt wenn keine den Beschwerden entsprechenden Veränderungen im Körper festgestellt werden können.

Der Unterschied zwischen östlicher und westlicher Sichtweise ist deutlich: Die östlichen Traditionen sind geprägt von der Erfahrung der *Einheit* von

---

2   Zur näheren Begriffsbestimmung der Begriffe Körper, Seele, Psyche und Geist siehe Kapitel 4. Obwohl Psyche und Seele ursprünglich das gleiche meinen, hat sich im Sprachgebrauch jedoch ergeben, dass der Begriff *Psyche* verwendet wird, wenn es um eine nüchterne, wissenschaftliche Betrachtungsweise der Seele geht. Wenn die religiöse, spirituelle Dimension angesprochen ist, wird eher der altmodischere Begriff *Seele* verwendet. Im vorliegenden Text werden in diesem Sinne je nach Schattierung beide Begriffe verwendet.

Körper und Geist, während die westliche Medizin und Psychologie zwar eine *Wechselwirkung* zwischen Körper und Psyche sieht, aber grundsätzlich von zwei getrennten Bereichen ausgeht.

Unser Körper ist eine wichtige Brücke zwischen unserem Innenleben und der Außenwelt. In Mimik und Gestik, in Haltung und Bewegung kommen unsere Gefühle, Gedanken und Intentionen zum Ausdruck. Wir brauchen den Körper, um Ideen in die Tat umzusetzen, wir brauchen ihn, um zu kommunizieren, um zu lieben und zu spüren, dass wir geliebt werden. Unser Körper ist Ausdruck unserer selbst. Aber der Körper ist nicht nur Ausdruck eines intakten Gefühlslebens, sondern er spiegelt auch in Form von Verspannungen, Verhärtungen und Funktionsstörungen verschiedener Art wider, wenn Gefühle unterdrückt oder verdrängt werden. Erschlaffungen und Gefühllosigkeiten im Körper zeigen oft Abspaltungen von Gefühlen in der Psyche des Menschen an. In östlichenergetischer Sprache könnte man sagen, dass sich im ersten Fall der Lebensfluss (Qi-Fluss) staut und er im zweiten Fall einzelne Körperbereiche oder den ganzen Körper nicht mehr richtig durchströmt. Psychische Komplexe könnte man aus dieser Perspektive gesehen als Bündelungen von Energie bezeichnen, die um ein bestimmtes Thema kreisen.

In der energetischen Körperarbeit fließen die Erfahrung der östlichen Energielehre und die der westlichen Psychologie zusammen. In den Traditionen des Ostens interessiert man sich kaum für die Persönlichkeit; niemand fragt nach frühkindlichen, traumatischen Erlebnissen, niemand fragt detailliert nach der persönlichen Gefühlslage. Man interessiert sich jedoch sehr für verschiedenste individuelle Eigenarten wie zum Beispiel Wind- und Kälteempfindlichkeit, Schlafqualität, Schmerzempfinden an verschiedenen Körperpunkten und vieles mehr. Man könnte den östlichen Ansatz als individuell, aber nicht-persönlich bezeichnen. Er interessiert sich für alles, was hilft, die energetischen Vorgänge im Menschen besser zu verstehen. Es ist leicht nachzuvollziehen, dass die Herausforderungen im alten China mehr im Überlebenskampf in der Natur mit Kälte, Wind und einseitiger Ernährung bestanden als in einem hochkomplizierten psychologischen Geschehen. Da bis in die Gegenwart hinein in den östlichen Kulturen der Unterordnung unter die Gemeinschaftsinteressen mehr Wert beigemessen wird als der Entwicklung einer individuellen Persönlichkeit, spielt die «Persönlichkeitspsychologie» bis zum heutigen Tage keine so bedeutende Rolle wie bei uns. In der spirituellen Tradition des Buddhismus wird sogar das vom Selbst abgespaltene Ich (Ego) mit seinen Wünschen und Abneigungen als die Grundursache menschlichen Leids gesehen, während in den modernen westlichen Kulturen die Erfüllung persönlicher Wünsche oft als Quelle des Glücks betrachtet wird.

In der energetischen Körperarbeit geht es um die Erfahrung und die Wiederherstellung eines reibungslosen, natürlichen Energieflusses. Dabei zeigt sich, dass uns unsere Komplexe, Abspaltungen und persönlichen Verblendungen oft an eben diesem natürlichen Zustand hindern. Wenn wir bei emotionaler Belastung einen «dicken Hals» bekommen oder eine Enge in der Brust spüren, so werden diese körperlichen Störungen von Energien hervorgerufen, die eindeutig auch mit unserer Persönlichkeit, mit unseren persönlichen Gefühlen zu tun haben. Wie wir mit unseren Gefühlen umgehen und wie das Qi in unserem Körper fließt, hat viel miteinander zu tun. Gelingt es, den Energiefluss zu verbessern, indem wir zum Beispiel lernen, mehr Weite in uns entstehen zu lassen, tun sich oft auch Lösungen für emotionale Probleme auf. Wenn es umgekehrt gelingt, einen emotionalen «Knoten» zu lösen, so zeigt sich dies wiederum in einem verbesserten Energiefluss. Energiearbeit und psychotherapeutische Arbeit können hier gut Hand in Hand gehen.

Eine gute Verbindung von Körper und Geist hat nicht nur für die Gesundheit unseres Körpers, sondern auch für die unseres Geistes eine überaus wichtige Bedeutung. Über unseren Körper drückt sich unser Geist aus; was in unserem Geist vor sich geht, wird über unseren Körper fühl- und sichtbar – und zwar für uns und andere. Der Geist nimmt in unserem Körper und durch unseren Körper Gestalt an und gibt uns selbst und anderen damit die Möglichkeit, uns selbst und uns gegenseitig wahrzunehmen. Dies ist ein wichtiger Aspekt unseres Autoregulationssystems. Was zum Ausdruck kommt, kann leichter wahrgenommen werden, und mit dem, was wir wahrnehmen, können wir und unsere Mitmenschen leichter umgehen lernen. Wenn wir in der Kommunikation mit anderen Menschen ganz natürlich, eben über den Körper, zeigen, was in unserer Psyche vor sich geht, so werden unsere Mitmenschen darauf reagieren. Technisch ausgedrückt können wir sagen: Wir geben eine Meldung und bekommen eine Rückmeldung. Diese Rückmeldung – sei sie bewusst oder unbewusst (d.h. körperbewusst) – hilft uns, im sozialen Kontakt zu bleiben, uns im Spiegel anderer zu sehen beziehungsweise zu fühlen und uns kongruent zu verhalten.

Wird diese Verbindung zwischen Körper und Geist zum Beispiel durch traumatische Erlebnisse unterdrückt oder abgeschnitten, so beginnt der Geist ohne sichtbaren Ausdruck im Körper, für den Menschen selbst nicht mehr fassbar, im Unbewussten zu wirken. Die Abspaltung des Geistes vom Körper und damit von den Gefühlen kann zunächst zu einem leicht eingeschränkten Lebensgefühl führen. Es kann aber auch bei starker und lang anhaltender Abspaltung zu neurotischen und psychotischen Veränderungen kommen, in denen der Betroffene sich nicht mehr spüren kann. Auch die sich immer weiter verbreitenden Aufmerksamkeitsstörungen (Aufmerksamkeitsdefizitsyndrom, ADS, und Aufmerksamkeitsdefizit- und Hyperaktivitätssyndrom, ADHS) sind in diesem Zusammenhang zu sehen. Solche Prozesse geschehen jedoch oft nicht in einer einheitlichen und homogenen Entwicklung – es gibt Abspaltungen vom gesamten Gefühlsleben, wie wir es bei Menschen in schweren Depressionen vorfinden, oder Abspaltungen von einzelnen Gefühlskomplexen beziehungsweise Teilpersönlichkeiten. Manche Abspaltungen entwickeln sich allmählich, andere treten scheinbar ganz plötzlich auf beziehungsweise werden plötzlich offensichtlich; mal führen sie für eine gewisse Zeit zu einem vollständigen und mal nur zu einem partiellen Ich-Verlust.

Vertrauen und transpersonale Erfahrung

Abspaltungen sind jedoch nicht nur negativ zu sehen, sondern auch ein dem Menschen innewohnender Schutz, schwer verkraftbare Situationen zu überstehen. In der energetischen Körperarbeit können abgespaltene Anteile ins Feld der Aufmerksamkeit gehoben und nach und nach integriert werden, wie es im Falle der jungen nierenkranken Frau geschah. Da die Abspaltungen jedoch zum Überleben notwendig waren und mitunter noch sind, ist wichtig, dass die Kraft und das Vertrauen des Betroffenen auch in dem Maße mitwächst, wie er durch den lebendiger werdenden Körper wieder in Kontakt mit den Gefühlen kommt, die er schon einmal nicht ertragen zu können glaubte. Indem der Patient zum Beispiel lernt, sich zu zentrieren, in Kontakt mit seiner Mitte zu kommen, wächst auch sein Vertrauen. Es geht dabei immer um das Vertrauen zu sich selbst und nicht um das Vertrauen zu jemand anderem. Der Lehrer beziehungsweise Behandler hat dabei verschiedene Aufgaben. Er vermittelt zwischen dem bewussten Ich des Patienten und seiner oft verschütteten Tiefe, einer Tiefe, die tiefer liegt als die Störung reicht und damit heilend wirken kann. In manchen Prozessen ist diese Verbindung zur eigenen heilenden Tiefe der ausschlaggebende Faktor für die Gesundung, die sich dann unter Begleitung wie von alleine vollzieht.

Es gibt aber auch Menschen, deren bewusstes Ich den Kontakt mit der eigenen Tiefe nicht verkraften kann, was viele Fachleute dazu veranlasst, Menschen mit starken Abspaltungen und wenig Ich-Stärke vor meditativen Übungen zu warnen. Ihrer Natur nach sind meditative Übungen nach innen gerichtet und können damit wecken und lebendig machen, was im eigenen Inneren verborgen liegt. Aus psychologischer Sicht besteht die Gefahr, dass die Energien der im Unbewussten schlummernden Komplexfelder in Bewegung kommen und vor allem ich-schwache Menschen nicht in der Lage sind, mit diesen Energien umzugehen. Später soll noch ausführlicher beschrieben werden, welche Möglichkeiten die energetische Körperarbeit psychisch instabilen Menschen bietet, um den Gefahren der Meditation zu begegnen.

Neben der Aktivierung persönlicher unverarbeiteter Erlebnisse kann es aber auch in der meditativen Entspannung eines Übungs- beziehungsweise Behandlungszustandes zu transpersonalen Erfahrungen kommen. In transpersonalen Erfahrungen kann ein Erleben der Unbegrenztheit, des Verschmelzens mit der Umgebung oder des Getragenseins entstehen. Auch in einem solchen Erleben liegen Möglichkeiten und Gefahren gleichermaßen. Tiefe Berührungen können in einen Zustand der Selbstvergessenheit führen, in dem die persönliche Problematik ihre Macht verliert und ein Kontakt entsteht zu Ebenen im eigenen Inneren, die unversehrt und heil sind. Aber solche Erlebnisse können dem mit seinem abgegrenzten Ich identifizierten Menschen auch Angst machen. In unserem gesamten Erziehungs- und Schulsystem erfahren wir kaum eine Hilfe, mit transpersonalen Erfahrungen umzugehen beziehungsweise sie in unser Leben zu integrieren. Man könnte hier sogar von einem kulturell verdrängten Erfahrungsbereich sprechen. Die eigene Erfahrung und Sicherheit des Lehrers beziehungsweise Behandlers ist hier von besonderer Bedeutung.

Eine Patientin, die im Rahmen einer Shiatsu-Behandlung starke Energieströme in sich spürte, beschrieb ihr Erleben mit folgendem Bild: «Ich fühle mich wie eine Burg, wie sie Kinder am Strand bauen, um sie gegen die Flut zu verteidigen. Das Wasser dringt ein und beginnt mich zu überspülen. Das ist wunderschön und furchterregend zugleich.» Auf die Frage, worin der Unterschied zu Erlebnissen ihrer vorangegangenen Psychoanalyse liege, antwortete sie: «In der Psychoanalyse ging es immer um die Sandburg. Es wurden neue Wände eingezogen, Türen eingebaut und Fenster geöffnet.» Jahre später beschreibt sie das gleiche Gefühl des Durchströmt-Seins mit einem weniger katastrophenhaften Bild: «Es ist, als ob ich wie ausgetrocknete Erde bin und von einem sanften Regen durchfeuchtet werde und es in mir zu atmen und keimen beginnt.» Ihr Ich war mit der Kraft, gegen die am Anfang noch große Widerstände bestanden, vertrauter geworden und hat nicht nur den zerstörenden, sondern auch den befruchtenden Aspekt erfahren.

Mit transpersonalen Erfahrungen kommt eine spirituelle Komponente in die energetische Körperarbeit. Sie können uns helfen, eine Dimension des Daseins zu erfahren, die uns und unsere Leiden in einem neuen Licht erscheinen lässt. Sie werden in vielen Kulturen beschrieben und sind Teil des menschlichen Da-Seins. Die Kräfte, die von transpersonalen Erfahrungen ausgehen, können auf unsere inneren Verhärtungen wie die Frühjahrssonne auf den Schneemann wirken. Begreift sich der Schneemann als kristallisierte Form, deren Wesen in ihrer Festigkeit liegt, so spürt er eine tödliche Bedrohung. Fühlt er sich aber als vorübergehend gefrorenes Wasser, so erlebt er den Vorgang des Schmelzens als Befreiung. Es bleibt die Frage offen, ob nicht manche Beschwerden ihren Hintergrund in der Unfähigkeit haben, spontan auftretende transpersonale Erfahrungen ins Leben zu integrieren. Solche Erfahrungen zu ignorieren oder gar zu verleugnen hilft jedenfalls den Betroffenen kaum beim Umgang damit. Nicht was erfahren wird, sondern die mangelnde Fähigkeit, damit umzugehen, ist das Problem. In östlichen Kulturen wird immer wieder betont, wie wichtig an diesem Punkt die Begleitung durch einen erfahrenen Lehrer ist.

Eine der wesentlichsten Hilfen, ja Voraussetzung für die Begegnung mit der eigenen Tiefe ist eine gute Zentrierung und Erdung. Dies gilt sowohl für die Begegnung mit den ins Unbewusste verdrängten Komplexen als auch für die Begegnung mit einer grenzüberschreitenden Dimension, die das kleine Ich kaum ertragen kann. Zentrierung und Erdung tragen zu innerer Stabilisierung bei, und zwar nicht durch Starrheit und Fixierung; sie helfen vielmehr, in den sich wandelnden äußeren und inneren Umständen den Halt nicht zu verlieren. Die Unterschiede und Parallelen zwischen Ich-Stärke auf der einen und Zentrierung und Erdung auf der anderen Seite sollen später noch genauer herausgearbeitet werden.

Veränderung in der Berührung

Hier war verschiedentlich von östlichen Traditionen und westlichen Erkenntnissen die Rede, und manch einem mag sich die Frage stellen, ob energetische Körperarbeit und Shiatsu denn nun östlich oder westlich seien. Shiatsu und energetische Körperarbeit, wie sie hier beschrieben werden, sind weder östlich noch westlich: Da wir in der energetischen Körperarbeit nicht einer Lehre, sondern den Lebensvorgängen selbst folgen, machen wir dabei Erfahrungen, die wir in östlichen Traditionen beschrieben finden, wie auch Erfahrungen, die zum Beispiel in den westlichen Humanwissenschaften thematisiert werden. Ost und West sind keine Gegensätze, sondern Pole eines Ganzen, nämlich des Menschen! Zur Beschreibung der Lebensbewegungen können sowohl östliche als auch westliche Ansätze hilfreich sein.

Wer sich für die eigenen, körperinneren Energieströme sensibilisiert hat, wird auch zunehmend in der Lage sein, die Qi-Bewegungen im Inneren eines anderen Menschen zu erfassen. Über eine «einfache Berührung»[3] ist es durchaus möglich, Grundlegendes, hier verstanden als «am Grunde liegendes», über den energetischen Zustand des berührten Menschen zu erfahren. Die Berührung ist ein Tor, zu einer Diagnose in der ursprünglichen Bedeutung des Wortes zu kommen: Diagnose leitet sich von dem griechischen Verb *dia-gignoskein* ab, was so viel bedeutet wie «durch und durch erkennen». Ein alltägliches Beispiel ist der Händedruck. Nicht mit dem Kopf, aber mit dem Körperbewusstsein nehmen wir bei entsprechendem Gewahrsein unglaublich viele Informationen auf, von denen uns nur ein Bruchteil bewusst wird. Aber auch die Informationen, die uns nicht unmittelbar bewusst werden, beeinflussen unser Denken, Fühlen und Verhalten.

---

3   Mit «einfacher Berührung» ist hier eine Berührung gemeint, die nicht im Dienst irgendeiner Technik oder Methode steht. Eine einfache Berührung möchte nicht im Sinne eines vorgegebenen Zieles etwas erreichen. Sie ist sozusagen offen für alles.

Im Vergleich zum Händedruck können wir uns eine therapeutische[4] Berührung um ein Vielfaches intensiver vorstellen, wobei der Austausch stets in beide Richtungen stattfindet. Der Berührte kann, wenn er sich wirklich berühren lässt, zum Beispiel Kräftigung und Unterstützung erfahren, und der sensible Behandler kann über die Berührung Anspannung und Entspannung, Ruhe und Unruhe, nach außen strebende Bewegungen und nach innen gehende Bewegungen und vieles mehr im Behandelten spüren. Leichter ist es, aktualisierte Energien zu spüren als latent vorhandene; sie erscheinen dem Behandler wie Vordergrund und Hintergrund.

Wir können also grundsätzlich zwei wesentliche Bereiche der energetischen Körperarbeit unterscheiden: den der Selbstübung und den der Behandlung. Zur Selbstübung werden hier Qigong Yangsheng und Taiji Yangsheng sowie die Meditation gerechnet, Behandlungsformen sind zum Beispiel Shiatsu und Energiearbeit. Bedeutung und charakteristische Merkmale werden später noch dargestellt werden.

Ein Verständnis der hier in aller Kürze skizzierten Grundlagen der Arbeit ist notwendige Voraussetzung, um zu verstehen, was in einer Behandlung vor sich geht. Um es wirklich zu «be-greifen», bedarf es der lebendigen Erfahrung der Berührung selbst. In einer «Be-hand-lung» im Rahmen der energetischen Körperarbeit geht es darum, über Berührung mit dem Patienten zu kommunizieren. Es gilt für den Behandler, grobe und feine, ja feinste Regungen im Patienten wahrzunehmen und ihm so zu vermitteln, dass er jenseits von Worten verstanden wird. Sanft beginnt hier eine Art der Kommunikation, in der der Behandler nuanciert auf die von ihm wahrgenommenen Impulse mit Ruhe, Entspannung, Provokation, Verdichtung, lösender Weite, Zentrierung und Erdung oder anderem reagiert. Er kann durch die Art der Berührung den Patienten einladen, ihm zu folgen oder er kann ihn herausfordern, eine gewisse Gegenkraft zu entwickeln. Er kann tonisieren und sedieren, er kann Vertrauen schaffen, sich ganz fallen zu lassen, indem er sich selbst innerlich ganz fallen lässt; er kann durch die Klarheit seiner Berührung die Präsenz des Patienten fordern und ihn so in die Wahrnehmung der Gegenwart führen. Dies ist vor allem dann hilfreich, wenn der Behandelte dem Sog seiner inneren Bilder zu weit gefolgt ist und den Kontakt zur äußeren Wirklichkeit verloren hat. Es ist möglich über die Art der Berührung zu helfen, sich auf innere Erlebnisse, die im Körper gespeichert sind, einzulassen,

---

4   Wenn hier und im folgenden der Begriff «Therapie», «therapeutisch» und so weiter verwendet wird, so geschieht dies immer in der ursprünglichen Bedeutung von (dem Leben) «dienend», (das Leben) «pflegend» und nicht im Sinne einer eng umschriebenen Körper- oder Psychotherapie.

ihnen Raum zu geben, sodass sie leichter integriert werden können. Die Betonung in der Behandlung kann auf einer sehr groben, das heißt eher körperlichen Ebene liegen, oder auf einer feinen, subtilen, eher tiefenpsychologisch wirksamen Ebene.

Es geht nicht darum, etwas zu erreichen, das einer vorgegebenen Werteordnung entsprechend gut ist. Vielmehr ist ein Ziel, im Patienten das, was ihm fehlt, als Erfahrung lebendig zu machen, um ihn so zu mehr Ganzheit einzuladen. Nicht Entspannung an sich ist positiv, sondern nur, wenn sie zu größerer Ausgewogenheit zwischen Anspannung und Gelöstheit führt. Ein Mensch, in dessen Leben die Entspannung so sehr Übergewicht bekommen hat, dass er schon zu Erschlaffung und Antriebslosigkeit neigt, braucht oft keine weitere Entspannungstechnik, sondern einen verkraftbaren Reiz, der ihm hilft, seine verloren gegangene Spannkraft wieder zu gewinnen.

Das Gleichgewicht von *Yin* und *Yang*, von Ruhe und Bewegung, von Körper und Geist, unten und oben, innen und außen usw. ist das wichtigste Ziel in der traditionellen chinesischen Medizin. Sind Yin und Yang im Gleichgewicht, ist der Mensch nicht nur gesund, sondern auch die Voraussetzung dafür geschaffen, dass sich sein Lebenssinn erfüllen kann. Um die Wiederherstellung dieses Gleichgewichts geht es auch in der energetischen Körperarbeit. Hat jemand die Ruhe (Yin) in sich kultiviert – so positiv dies auch erscheinen mag –, so werden die Hände des Behandlers den Patienten fragen, wie es um die Bewegung (Yang), den Gegenpol zur Ruhe, in ihm steht. Nur eine Ruhe, die auch die Bewegung mit einschließt, ist eine tragende Ruhe, und sie hat eine andere Qualität als die Ruhe, in die wir uns vor äußeren und inneren Bewegungen flüchten.

Einem Menschen, der von seinen inneren Spannungsfeldern zerrissen wird, kann ein Behandler über Berührung die Ruhe erfahrbar machen, die er braucht, um mit den Konflikten weiterleben zu können, die kurzfristig nicht lösbar sind. Eine Berührung im Rahmen energetischer Körperarbeit ist eine menschliche Berührung; sie ist eine Berührung, in die Anteilnahme und Mitgefühl mit dem Berührten ganz natürlich einfließt.

Bei allem bisher gesagten möge der Leser bedenken, dass die verbale Beschreibung einer reichen, vielschichtigen und immer wieder neuen Erfahrungswelt ungefähr so ist wie der Versuch, eine dreidimensionale Bewegung in zwei Dimensionen darzustellen. In jedem Augenblick eröffnet sich dem sensiblen Behandler eine große Fülle, vieles gleichzeitig und als Ganzes. Für das Körperbewusstsein ist diese Art ganzheitlichen Erlebens kein Problem, während es für unser kognitives Bewusstsein eine klare Überforderung darstellt. Es ist jedoch wichtig, dass der Patient die Impulse der Behandlung erfährt und nicht nur versteht. Ein begleitendes Gespräch kann helfen, zum Erlebten auch das passende Verständnis zu entwickeln.

Im Grunde bedürfte es bei dieser Art der «Berührungskommunikation» gar keiner speziellen Behandlungstechnik; der Behandler könnte alle Griffe kräftig oder sanft, fordernd oder fördernd, tief oder oberflächlich selbst entwickeln. Unter den mir bekannten Massagetechniken ist die des Shiatsu wegen ihrer Einfachheit am geeignetsten, um Patienten das ganze Spektrum der energetischen Körperarbeit zu vermitteln.

2 Energetische Berührungen

In diesem Teil des Buches möchte ich Sie, liebe Leserinnen und Leser, einladen, sich auf das Abenteuer einer Berührung einzulassen, die Kraft der Berührung selbst zu erfahren. Wenn Sie zu den mehr praktisch orientierten Menschen gehören und gerne von eigenen Erfahrungen ausgehen, dann nehmen Sie sich bitte für die einzelnen Übungen genügend Zeit und beachten Sie die inneren Voraussetzungen, die zum Gelingen notwendig sind. Warum eine Berührung zu welchen Ergebnissen oder warum eine Berührung zu keinen erkennbaren Veränderungen führt, soll dann im letzten Teil des Buches beschrieben werden. Wenn Ihr Interesse an Berührungen mehr theoretischer Natur ist, dann lesen Sie sich die Übungsbeschreibungen durch und versuchen sich vorzustellen, was sich in den beschriebenen Berührungen ereignen könnte. Vielleicht bekommen Sie am Ende des Buches ja doch noch Lust, eigene Berührungserfahrungen zu machen; denn gerade, wenn es um Berührung geht, ist der Unterschied zwischen Theorie und Praxis groß.

Bevor Sie sich auf die beschriebenen Berührungsübungen einlassen, möchte ich Sie auf mögliche und manchmal unerwartete Wirkungen hinweisen. Berührungen können sehr intensiv sein. Wenn Sie sich nicht dazu aufgelegt oder in einem labilen Zustand fühlen, können Sie ohne weiteres die praktischen Übungen auslassen. Niemand außer Ihnen selbst kann die Verantwortung für das übernehmen, was sich in den Berührungen ereignet! Am besten ist, den Übungen mit Respekt, aber ohne Angst zu begegnen.

Neue Erfahrungen zulassen

Dieses Buch ist aus der praktischen Erfahrung heraus geschrieben. Es möchte Ihnen Mut machen, eigene Erfahrungen zu machen, Ihnen helfen, sie zu ordnen und ein tieferes Verständnis für Zusammenhänge und Hintergründen schaffen. Ich möchte aufzeigen, wie wichtig eine gute Wechselwirkung zwischen praktischer Erfahrung und theoretischem Verständnis ist. Ich möchte Sie einladen, über Ihre eigene Erfahrung hinaus zu überlegen, wie es wohl anderen in der gleichen Übung gehen könnte. Je mehr Sie sich bemühen, *eigene* Erfahrungen zu machen und ein eigenes Verständnis zu entwickeln, desto mehr wird dieses Buch zu Ihrem Buch, und desto deutlicher wird, worauf es mir ankommt: eine von vielen Möglichkeiten aufzuzeigen, das Phänomen der Berührung zu umkreisen, um aus seinem Schatz schöpfen zu lernen. Bei allen Bemühungen ist jedoch klar, dass Berührung nie vollständig erklärt werden kann. Sie ist und bleibt ein Mysterium.

Wenn zwei Menschen sich berühren, findet ein energetischer Austausch statt, ob wir uns dessen bewusst sind oder nicht. Dazu gehört der Austausch unzähliger Informationen in beide Richtungen – Informationen, die verknüpft werden mit unendlich vielen Erfahrungen, Gedanken, Hoffnungen, Sehnsüchten. Die in der Berührung empfangenen Informationen und ihre Verknüpfungen können in uns Stärkung, Wachheit, Vertrauen, Abwehr, Angst, Verwirrung und vieles mehr hervorrufen – aber was auch immer Berührungen bewirken, sie können nur zum Vorschein bringen, was latent in der Tiefe schon vorhanden war. Berührungen können Erinnerungen an Vergessenes oder Verdrängtes wachrufen, sie können uns aber auch helfen, unsere noch «eingefalteten» Potentiale zu erfahren und damit zum Ausgangspunkt von «Entfaltung» und Entwicklung, ja von Heilung werden.

Berührungen sind nonverbal und unmittelbar. Sie ermöglichen ein ganzheitliches Begreifen, das nicht unter der Vorherrschaft des Intellekts steht. Wenn wir nicht versuchen, das Mysterium einer Berührung in die Schubladen zu pressen, die unser Intellekt vorher geschaffen hat, sondern es zulassen, dass sich unser Intellekt von der unmittelbaren Erfahrung befruchten und möglicherweise neu ordnen lässt, dann kann Berührung für uns zu einem Tor werden in eine spannende und immer neue Welt. Routine (im Sinne von Gewohntes tun und eine bestimmte Wirkung erwarten) gibt es bei lebendigen Berührungen ebenso wenig wie Langeweile in der Wiederholung gleicher Griffe. Es ist bei energetischen Berührungen nicht notwendig, laufend neue Griffe zu erfinden, vielmehr geht es um das immer wieder neue Erleben der gleichen Griffe. Das heißt natürlich nicht, dass sich nicht neue Formen der Berührung entwickeln können; aber stets ist es das innere Erleben, das die äußere Form hervorbringt und lebendig macht.

Sind bei den Menschen schon die äußeren Voraussetzungen vielfältig, so sind es die inneren umso mehr. Einige von Ihnen mögen in therapeutischen Berufen tätig sein, in denen Berührungen zum Alltag gehören, andere mögen therapeutisch tätig sein, ohne je mit dem Medium Berührung gearbeitet zu haben, und wieder andere sind gar nicht therapeutisch tätig und interessieren sich ganz privat für das Thema Berührung. Aber selbst wenn zwei Menschen ähnliche äußere Voraussetzungen mitbringen, so sind doch die inneren Voraussetzungen so unterschiedlich und individuell, dass man nicht voraussagen kann, was sich in einer Berührung ereignen wird. Ich möchte Ihnen einen Rahmen geben, der es Ihnen erleichtert, eigene Erfahrungen zu machen. Zunächst soll beschrieben

werden, wie wir unsere Aufmerksamkeit in einer hilfreichen Weise ausrichten
können; denn es geht bei einer energetischen Berührung nicht um eine zufällige
oder gedankenlose Berührung, sondern um einen Kontakt, in den Sie sich mit
Ihrer ganzen Aufmerksamkeit hineinbegeben.

Eine der Schwierigkeiten und paradoxerweise auch eine der größten
Hilfen, denen wir begegnen, wenn wir uns auf etwas Neues wie zum Beispiel Berührung einlassen, ist unsere Unsicherheit und Unwissenheit. Unsere Unsicherheit hindert uns oft daran, uns wirklich einzulassen, und unsere Unwissenheit
verführt uns dazu, zu früh falsche Schlussfolgerungen aus den gemachten Erfahrungen zu ziehen. Bleibt zum Beispiel eine Berührung, auf die wir uns ganz
einlassen, ohne eine erkennbare Wirkung, so schlussfolgern wir allzu leicht, dass
die «Methode» nicht funktioniert. Ich schlage Ihnen vor, dass Sie diesem Problem
zunächst aus dem Wege gehen und sich erfolgversprechende Rahmenbedingun-
gen schaffen. Es gibt Gründe dafür, dass energetische Berührungen im einen Falle
einen geradezu wundersamen Effekt haben und in anderen Fällen anscheinend
ohne jede Wirkung bleiben. Diese Gründe sollten im hinteren Teil des Buches
nachvollziehbar werden. Zunächst einmal gilt es, diese Tatsache einfach anzuerkennen.

Zur Hilfe werden uns unsere Unsicherheit und Unwissenheit dann, wenn
wir sie annehmen. Sie haben die Kraft, uns in eine Offenheit zu führen, die uns
über den Rahmen uns bekannter Konzepte hinaustragen kann. In diesem Sinne
würde ich mir wünschen, dass die in diesem Buch angestellten Überlegungen
nie dazu führen, dass lebendige Erfahrungen durch einengende Erwartungen
verhindert werden. Vielmehr sollen alle Beschreibungen helfen, unsere Sinne
zu schärfen und die Offenheit, mit der wir den Sinneseindrücken begegnen, zu
fördern.

Einfach spüren

Bevor wir zu den Voraussetzungen kommen, die eine Berührung lebendig machen, soll noch geklärt werden, was wir hier unter einer energetischen Berührung
verstehen. Sie ist eine Berührung ohne die Anwendung irgendeiner Technik. Es
ist eine Berührung, an deren Basis wir nichts tun, sondern nur in einem stillen Kontakt sind. In diesem stillen Kontakt gilt es nicht, im Sinne irgendeiner
Behandlungsmethode bestimmte Ergebnisse herbeizuführen, sondern zu «lauschen», was von alleine geschieht. Hierin steckt bereits die erste Herausforderung:
Viele Menschen ertragen diese Zeit des Nicht-Tuns nicht und werden unruhig.
Es ist mitunter ein langer und heilsamer Weg, solche Menschen in Momente der
Stille einzuladen; je unsicherer wir selbst jedoch sind, desto schwieriger gestaltet
sich das Unternehmen. Dazu kommt, dass wir selbst als Behandler und Behand-
lerinnen nur begrenzt in der Lage sind, uns der inneren Stille anzuvertrauen, und

es fällt uns leichter, dies mit einem Menschen zu tun, der sich der Berührung in entspannter Stille öffnen kann.

Bei Berührungen steht, wie schon gesagt, das Spüren und Fühlen und nicht das Denken im Vordergrund. Es ist deshalb hilfreich, diese ersten Übungen mit Menschen zu machen, die ohne große Schwierigkeiten in der Lage sind, vom Denken zum Spüren, vom kognitiven zum Körperbewusstsein umzuschalten. Viele Menschen behaupten von sich, dass sie mit einfachen Berührungen durchaus etwas anfangen können. Bei genauerem Hinschauen zeigt sich jedoch, dass es ihnen dabei mehr um die Beobachtung und die gedankliche Reflexion geht als um das unmittelbare Erleben selbst. Oft stellt sich bei Berührungen aber auch eine Mischung ein aus unmittelbarem Erleben und gedanklicher Beschäftigung damit. Wichtig für unsere Übungen hier ist primär das unmittelbare Erleben und sekundär die Reflexion. Es ist einfacher, mit Menschen zu «arbeiten», die dem folgen können.

Wir benutzen das Wort «berühren» im doppelten Wortsinn: wenn uns jemand physisch berührt oder wenn uns etwas im Inneren berührt. Voraussetzung für eine innere Berührung ist eine Offenheit, die Bereitschaft, sich berühren zu lassen. Wenn uns etwas im Inneren berührt, dann lässt es uns nicht unverändert. Für diese Art des Berührt-Seins bedarf es keiner physischen Berührung. Umgekehrt gibt es physische Berührungen, die uns nicht wirklich berühren, das heißt die keine Wirkung auf uns haben. Es gibt Berührungen, die eine Wirkung auf Teile von uns beziehungsweise Teile unseres Körpers haben. So kann zum Beispiel die Berührung eines Physiotherapeuten eine Wirkung auf unser Kniegelenk oder unseren Schultermuskel haben, ohne dass es uns in unserem Gemüt berührt. Es kann aber auch sein, dass die Berührung eines verspannten Muskels ganze Ströme von Gefühlsbewegungen in Gang setzt und all das Aufgestaute in Bewegung bringt, das wir bewusst oder unbewusst in der Anspannung unserer Muskulatur zurückgehalten haben.

In der energetischen Berührung trennen wir Körper, Geist und Seele nicht voneinander. Wir gehen davon aus, dass zwischen allen Bereichen des Menschseins eine Verbindung besteht, ja dass sie in ihrem Ursprung eins sind und dass es im Menschen eine Kraft gibt, die auf natürliche Weise hilft, die oft verloren gegangene Harmonie beziehungsweise die ursprüngliche Einheit wiederherzustellen. Unser Problem liegt nicht darin, dass wir von dieser Kraft nicht genug hätten; es ist vielmehr so, dass wir ihrem freien Fließen zu viele Widerstände entgegengesetzt und uns so um die fruchtbaren Wirkungen gebracht haben. Energetische Berührungen können wir als eine Einladung an diese dem Leben innewohnende Kraft verstehen, in uns ordnend und harmonisierend zu wirken.

2.1 Die Bedeutung der Aufmerksamkeit: Konzentration und Sammlung

Wenn wir ein Radio in einen Raum stellen, so ist damit alleine noch keine Musik zu hören. Wir müssen zumindest den Stecker in die Steckdose stecken und das Gerät einschalten. Wenn der richtige Sender bereits eingestellt ist, hören wir mit dem Einschalten des Gerätes bereits das gewünschte Programm. Es kann aber auch sein, dass noch gar kein Sender eingestellt ist und wir nur ein Rauschen hören, oder dass der falsche Sender eingestellt ist und wir eine andere als die gewünschte Musik zu hören bekommen. Auch wenn das Bild vom Radio die Vorgänge stark vereinfacht, so hilft es uns doch, ein wenig zu verstehen, welche Rolle die Aufmerksamkeit in einer Berührung spielt.

Im Falle einer Berührung sind beide Partner Sender und Empfänger gleichzeitig. Was sich zwischen ihnen austauscht, kann sehr unterschiedlich sein und hängt von vielen Faktoren ab. Eine Berührung kann so leblos sein wie ein abgestelltes Radio. Sie kann aber auch so interessant sein wie ein guter Vortrag oder so prickelnd wie ein ausgezeichnetes Konzert.

Wenn wir mit Berührung arbeiten, so ist es zunächst einmal wichtig, die richtige Art der Aufmerksamkeit zu finden. Durch unsere Erziehung, vor allem aber auch durch unser Schulsystem, sind wir normalerweise im Denken, in unserem kognitiven Bewusstsein sehr geschult, während das Spüren, das Wahrnehmen mit dem Körper oft vernachlässigt wird. Der Schlüssel zu der in einer Berührung verborgenen Welt ist aber der Tastsinn beziehungsweise das, was wir verfeinerten Tastsinn nennen können. Wir müssen also zunächst einmal umschalten vom Denken zum Spüren, zum Fühlen. Wir betreten die Welt der Sinneswahrnehmung.

Ein zweiter wichtiger Punkt ist die *Sammlung*. Zerstreuung und geistige Unruhe machen es unmöglich zu erfassen, was sich in der Tiefe einer Berührung abspielt. Wenn wir auf den Grund des Wassers schauen wollen, so wirkt der zerstreute Geist wie jemand, der auf die Oberfläche mit einem Stock schlägt. Erst wenn der Geist zur Ruhe kommt, ist es uns möglich, bis auf den Grund zu schauen. Durch die in einer Berührung gesammelte Aufmerksamkeit bildet sich ein *Feld der Aufmerksamkeit*. Dieses Feld der Aufmerksamkeit hilft uns nicht nur wahrzunehmen, sondern es entwickelt auch eine eigene Wirk-Kraft.

Sammlung, nicht Konzentration

Sammlung ist eine andere Qualität als Konzentration. Konzentration führt leicht zu Anspannung. Sie neigt dazu, bestimmte Aspekte zu betonen und andere zu vernachlässigen. Wenn wir uns zum Beispiel auf unsere Hände konzentrieren, so zieht dies Aufmerksamkeit von unseren Füßen ab. Wenn wir es schaffen, uns auf unsere Hände *und* auf unsere Füße zu konzentrieren, so wird es zum einen sehr anstrengend, zum anderen wird es uns unmöglich sein, uns zusätzlich noch auf unseren Rücken, unsere Schultern und unser Becken zu konzentrieren. Denken Sie an die Geschichte vom Tausendfüßler, der zum ersten Mal in seinem Leben stolpert, nachdem er gefragt wird, wie er das beim Gehen mit seinen tausend Füßen bewerkstellige. In der Sammlung kommen selbst die komplexesten Lebensvorgänge zu einem harmonischen Miteinander; die Konzentration kann dies nicht leisten.

Konzentration ist ihrer Natur nach dualistisch, das heißt sie braucht ein Subjekt, jemanden, der sich konzentriert, und ein Objekt, etwas, auf das er sich konzentriert. Wenn wir uns auf uns selbst, zum Beispiel auf unseren Bauch konzentrieren, so spalten wir uns gleichsam auf. Als den Ort, an dem Konzentration stattfindet, sehen wir den Kopf an, der Befehlsgeber ist im Allgemeinen unser bewusstes Ich, das bestimmte Vorstellungen, Intentionen und Wünsche hat. Der Rahmen, in dem wir uns konzentrieren, ist gegeben durch das, was wir gelernt, erfahren, erkannt haben, kurz: durch das, was wir uns in der Vergangenheit erarbeitet haben. Konzentration ist ein aktiver Vorgang, in dem der konzentrierte Geist in einem bestimmten Sinn auf das Objekt der Konzentration zugeht und dann die in der Konzentration gewonnenen Informationen auswertet. Wir können Konzentration mit dem Hinunterdrücken eines Stückes Holz unter die Wasseroberfläche vergleichen. Wenn wir es loslassen, wird es seiner Natur nach wieder oben schwimmen.

Anders ist es mit der Sammlung. Sie wird verglichen mit dem Sinken eines Gegenstandes, der schwerer ist als Wasser und ganz natürlich am Grund liegen bleibt. Sammlung ist ein Zustand, der in sich ruht. Sie geschieht von alleine in Entspannung, Ruhe und Natürlichkeit. Wie in der Konzentration ist auch in der Sammlung der Geist hellwach, jedoch ist er nicht scharf auf etwas gerichtet. In der Sammlung sind wir eher empfänglich. Wir sind, so weit es geht, ohne Gedanken und unser Ich-Bewusstsein möglichst ohne Intention. In der Sammlung ist die Wahrnehmung natürlich und mühelos, ähnlich wie die Wahrnehmung der Nebengeräusche beim Autofahren. Einem guten Autofahrer zum Beispiel werden Veränderungen des Motorengeräuschs auffallen, auch wenn er sich vorher nicht eigens darauf konzentriert hat. Umgekehrt wird ein Autofahrer diese Veränderungen vielleicht überhören, wenn er sich zu sehr auf den Straßenverkehr konzentriert. Im Zustand der Sammlung ist es dagegen ohne Mühe möglich, sich gleichzeitig in seinem ganzen Körper, in den Händen, Füßen, im Becken und dem Rücken zu erleben. Zwar können wir in der Sammlung auch Schwerpunkte setzen, aber wir müssen es nicht, während die Konzentration sie ihrer Natur nach setzt.

In der Konzentration *machen* wir aktiv etwas mit dem, auf das wir uns konzentrieren; in der Sammlung *lassen wir es zu*, dass etwas mit uns geschieht. Sammlung ist ein Zustand inneren Gewahrseins, der keines abgetrennten Beobachters bedarf und keine bewusste Interpretation beinhaltet. Das in der Sammlung Erfahrene spricht für sich selbst, und oft bleibt es zunächst unverstanden, bis es sich uns auf seine eigene Weise offenbart. Dies geschieht mitunter erst dann, wenn der Verstand die Schubladen und Kategorien, in die er neue Erfahrungen einzuordnen pflegt, aufgegeben hat. Während die in der Konzentration gewonnenen Erkenntnisse im Allgemeinen im Rahmen der unserem bewussten Ich gewohnten Strukturen bleiben, hat der Zustand der Sammlung die Kraft, uns über diese Grenzen hinauszutragen. Dies kann atemberaubend sein und erfordert oft eine gehörige Portion Mut, Altes loszulassen.

Auch hier liegt ein großer Unterschied zur Konzentration. Konzentration braucht stets einen Inhalt. Wenn das Objekt der Konzentration wegfällt, so verliert sie ihren Sinn und es stellt sich ein Gefühl der Leere ein, in dessen Gefolge uns leicht langweilig werden kann. Sammlung kann ihrer Natur nach nie langweilig sein. Wenn wir uns auf einen Vorgang konzentriert haben, der zu Ende geht, so beginnt der an die Konzentration gewöhnte Geist, sich möglichst schnell einen neuen Reiz zu suchen. Es ist ein Zeichen unserer immer schneller werdenden Zeit, dass die Momente der Stille zwischen zwei Reizen mehr und mehr verloren gehen, ja sie scheinen uns zunehmend unerträglich zu werden. Die Sammlung ist in der Lage, diese inhaltslosen Lücken aufzufüllen. Sie beschreibt einen Zustand, in dem der Geist offen, empfänglich und wach ist und in sich selbst ruht. In gesammelter Aufmerksamkeit können Inhalte auftauchen, aber das *Feld gesammelter Aufmerksamkeit* bleibt auch bestehen, wenn die Inhalte verschwinden. Es entsteht ein Gefühl erfüllten Daseins, das keines Tuns, keiner Leistung bedarf.

Es scheint so zu sein, dass die Sammlung im Osten sowohl im täglichen Leben als auch in den geistigen Disziplinen eine größere Rolle gespielt hat und immer noch spielt als bei uns im Westen. Mit dem daoistischen *Wu Wei* (= Tun im Nicht-Tun) ist ein Zustand tiefer Aufmerksamkeit gemeint, in dem sich – ohne etwas zu *tun* – die Dinge von alleine, der natürlichen Ordnung folgend, entwickeln. So beschreiben japanische Namen im Allgemeinen die Orte, an denen die Menschen *sind* (oder waren), wie zum Beispiel «Yamada», was so viel bedeutet wie «Bergfeld», während bei uns viele Namen beschreiben, was Menschen *tun*, wie zum Beispiel Müller oder Schmidt. Viele andere Beispiele für diesen grundlegenden Unterschied zwischen Ost und West ließen sich nennen.

Sammlung lässt einen Raum entstehen, in dem *von alleine geschieht*. Sind wir in unserem Körper gesammelt, so können wir auf natürliche Weise die Einheit zwischen unserem Geist und unserem Körper erleben. Es ist ein Zustand, da der Geist den Körper durchdringt, in ihm ruht; es ist ein Zustand jenseits alles

Besonderen, das heißt ohne jedes Abgesondert-Sein. Er ist so natürlich und unauffällig, dass unser nach Inhalten suchender Intellekt ihn leicht übersieht. Wenn wir Heilung nicht nur als das Verschwinden von Symptomen auffassen, sondern im Sinne von heil, ganz werden, so kann uns die Sammlung des Geistes im Körper tatsächlich helfen, uns in unserer Ganzheit zu erfahren. Körper und Geist erscheinen uns nicht mehr als getrennt voneinander. Berühren wir in diesem Sinne einen anderen Menschen, so öffnet sich ein gemeinsames Erfahrungsfeld, in dem nicht die Getrenntheit, sondern die Verbundenheit miteinander, das Erleben der Einheit im Vordergrund steht.

Wenn wir die Liebe als eine Kraft verstehen, die in der äußeren Welt der Unterschiedenheit diese uns innewohnende Einheit zu verwirklichen versucht, so hat eine Berührung in diesem Sinne auch immer etwas Liebevolles. Sie ist in erster Linie ein natürlicher Akt der Menschlichkeit, ein Ausdruck von Mitgefühl und Anteilnahme.

Fassen wir noch einmal zusammen: Das wichtigste in einer energetischen Berührung ist nicht die physische Berührung, sondern die *Berührung mit der Aufmerksamkeit*. Es geht dabei nicht darum, an das zu *denken*, was wir berühren, sondern *hineinzuspüren*, uns *einzufühlen*. Nicht das kognitive Bewusstsein, sondern unser Körperbewusstsein ist das Werkzeug, dessen wir uns bedienen. Nicht die Konzentration, sondern die Sammlung des Geistes, nicht das aktive Tun, sondern das empfängliche Lauschen steht im Vordergrund. Unsere Aufmerksamkeit wirkt wie ein Verstärker. Sie ist in der Lage, von uns unbemerkte stille Prozesse über die Schwelle zu heben, die bis dahin Veränderungen verhindert hat. Es geht um die Kraft, die in wirklicher Zuwendung geweckt werden kann.

2.2 «Aus der Ruhe kommt die Kraft» – die Seele in den Körper einladen

«Aus der Ruhe kommt die Kraft»; dieser von chinesischen Lehrern oft zitierte Satz zielt weniger auf eine körperliche Unbewegtheit als auf die Ruhe des Geistes, die Tore zu tieferen Schichten unseres Bewusstseins zu öffnen vermag. Ein klassisches Bild zur Verdeutlichung dieses Vorgangs ist das des Wassers, dessen Oberfläche bewegt ist. Erst wenn die Wellen sich beruhigen, wird es möglich, in die Tiefe oder gar bis auf den Grund zu schauen. Die Ruhe des Geistes bei gleichzeitiger Wachheit bringt eine Klarheit hervor, die nicht nur das Körperbewusstsein und die Sinne schärft, sondern auch unser Denken. Die Kraft, die aus der Ruhe kommt, hat nicht im Denken, sondern in einem Raum jenseits des Denkens ihren Ursprung, wirkt sich aber auf unser Denken aus. Wollte man sie durch Denken erreichen, so wäre das nach daoistischer Auffassung so, als wenn man die Wellen glätten wollte, indem man mit einem Brett auf sie einschlägt. Hat die Oberfläche sich beruhigt, lösen die vorbeiziehenden Gedanken keine Gemütsbewegungen mehr aus, so können sich die durch die Wasserbewegungen aufgewühlten Schmutzpartikel langsam am Grunde absetzen und damit die Klarheit noch einmal vertiefen.

Ich erinnere mich noch gut an den Schluss einer Fernsehsendung zum Thema «Glück», an der Theologen, Philosophen, Hirnforscher und Laien beteiligt waren. Die Hirnforscher hatten über Messungen bestimmte Gehirnströme identifizieren können, die dann fließen, wenn Menschen angeben, glücklich zu sein. Das Schlussbild dieser Sendung war nun folgendes: Drei Menschen saßen auf einer Anhöhe und schauten einem wunderbaren Sonnenuntergang zu. Bei allen drei Menschen konnten die «Glücksströme» im Gehirn gemessen werden. Auf Befragen sagten zwei aus, dass sie glücklich gewesen seien; einer sagte, dass er ständig an seine Firma habe denken müssen und deshalb den Sonnenuntergang nicht richtig habe genießen können. Das schöne Gefühl das herrlichen Ausblicks war auch bei ihm vorhanden, aber überlagert von vordergründigen Gedanken. Der Schlusskommentar des Berichterstatters lautete: Drei Menschen waren glücklich, aber nur zwei haben es gemerkt.

Ruhe hilft uns, zu erleben, zu spüren, was zum Vorschein kommt, wenn wir nicht abgelenkt sind, nicht mit dem beschäftigt sind, was unsere Aufmerksamkeit bewusst oder unbewusst ständig bindet. Aber der Sinn der Ruhe ist nicht nur, sich von oberflächlichen Ablenkungen zu befreien, um sich dann dem zu widmen, was darunter zum Vorschein kommt. Eine solche Ruhe wäre schnell erschöpft. Es gilt vielmehr, auch das, was zum Vorschein gekommen ist, sich beruhigen zu lassen. Es mag noch relativ leicht sein, in Ruhe ein Mauseloch zu beobachten, aber wessen Aufmerksamkeit würde nicht unwillkürlich der Maus folgen, wenn sie aus dem Loch herauskommt?

Soll die Ruhe zu einer wirklichen Kraftquelle werden, dann dürfen wir uns nicht von Gedanken, Gemüts- und Qi-*Bewegungen* irritieren lassen. Wenn wir uns mit nichts beschäftigen, werden wir selbst am leichtesten erfahren, ob wir in der Ruhe sind oder nicht. Die Natur der Ruhe bringt mit sich, dass wir mit nichts beschäftigt sein müssen, sie erlaubt uns aber auch, uns einer Aufgabe zu widmen, aber eben in aller Ruhe. Es ist eine hohe und sehr heilsame Kunst, in der Beschäftigung mit Unruhigem in Ruhe zu bleiben. Auf unsere Berührungen angewandt, heißt das ganz praktisch, dass wir zusammen mit dem Patienten, dem Partner, in Ruhe verharren, egal ob wir etwas spüren oder nicht, egal ob wir es als etwas ganz Besonderes oder nichts Besonderes erleben. Die Berührung wird so zu einem gemeinsamen Innehalten, in dem die Ruhe ihre Kraft entfalten kann.

Die Seele im Körper

Eine an der tödlichen Nervenkrankheit ALS erkrankte Frau tippte einem Zeitungsbericht zufolge Buchstabe für Buchstabe in den Computer: So still daliegend, denke sie, dass sie doch gesund sei. Ohne Zweifel war ihr Nervensystem schon in vielen Funktionen erheblich gestört, im stillen Daliegen jedoch kam sie mit tieferen Schichten ihres Inneren, mit ihrem inneren Heilsein in Kontakt. Wenn auch dieser Kontakt nicht immer die Kraft zu einer körperlichen Heilung hervorbringt, so ist er doch heilsam für die Seele, oder sollte man es andersherum ausdrücken: Ist dies vielleicht der Weg, auf dem die Seele uns heilt?

Der Begriff «Seele» lässt sich vom Verstand nicht definieren. Mit der Seele eröffnet sich unserem Leben eine Dimension des Daseins, die nicht nur in unserer Kultur Grenzen überschreitet, die der Verstand nicht zu durchdringen vermag: die Grenze von Leben und Tod, von Menschlichem und Göttlichem. Wenn wir im Rahmen der energetischen Körperarbeit einen Menschen berühren, so tun wir das grundsätzlich im vollen Spektrum des menschlichen Daseins. Wenn wir nicht nur unsere Aufmerksamkeit, sondern auch unsere Seele in unseren Körper einladen, so öffnen wir uns damit gleichzeitig einer Kraft, die unser kleines, begrenztes Dasein aus einer weiteren Perspektive zu beleuchten vermag. Auch manches Leid mag sich in diesem Erleben für uns verändern.

Im deutschen Sprachgebrauch benutzen wir den Begriff *Seele, seelisch*, wenn wir zum Beispiel zum Ausdruck bringen wollen, dass uns etwas in unserem Herzen berührt, dass es etwas mit unseren Gefühlen zu tun hat. «Mir tut das in der Seele weh» sagen wir, wenn wir mit unserer Verletzlichkeit in Kontakt gekommen sind, wenn wir unsere Abwehr aufgegeben haben oder sie gewaltsam durchbrochen wurde. Wenn wir sagen: «Sie ist die Seele des Ganzen», so meinen wir damit, dass jemand durch seine offene Warmherzigkeit eine Gruppe von

Menschen beieinander hält. Hier erscheint also die Seele als eine zentrierende Kraft.

Neben der Verbindung zu unseren Gefühlen klingt mit dem Begriff *Seele* aber auch eine religiöse Vorstellung an, nach der unsere Seele unser unsterblicher, ewiger, das heißt zeitloser Anteil ist, der sich im Moment des Todes von unserem Körper trennt. Ihrem Wesen nach ist die Seele göttlicher Natur. Die Seele reicht also von unseren persönlichen Gefühlen am einen Ende bis hin zu einem transzendenten Bewusstsein am anderen. Wenn wir als Behandler unsere eigene Seele in unseren Körper einladen, so öffnen wir uns damit gleichermaßen unseren Gefühlen wie auch einem Erfahrungsbereich tief in unserem Inneren, den man mit Recht religiös im ursprünglichen Sinne des Wortes (religio lat. «Rückverbindung») nennen kann. In diesem Sinne ist die Seele kein abstrakter theologischer Begriff, sondern eine erfahrbare Realität. Wenn wir in der Berührung eine Atmosphäre schaffen, in der Seelisches, ja die Seele selbst Raum bekommt, so ist dies ein ganz natürlicher Vorgang, da es um etwas geht, das uns unserer Natur nach innewohnt.

Die in unserer Kultur oft beschriebene Einheit von Körper, Geist und Seele kann letztendlich nur im Körper stattfinden, da dieser aufgrund seiner Trägheit nicht in der Lage ist, dem Geist und der Seele in ihrer Beweglichkeit zu folgen. Geist und Seele aber können sich grundsätzlich der Langsamkeit des Körpers anpassen, ihn durchdringen und so beleben. Dürckheim nennt den beseelten Körper *Leib* und die Arbeit mit ihm «Leibarbeit», ein Begriff, der sich mit der Bezeichnung «energetische Körperarbeit» in vielem deckt.

2.3 Übungen und Anwendungsmöglichkeiten

Wenn wir einen anderen Menschen im Rahmen der energetischen Körperarbeit berühren, ist wichtig, dass wir unsere Aufmerksamkeit in unserem *eigenen* Körper sammeln, in unserem Körper ankommen, uns zentrieren und erden. Wenn Sie merken, dass Sie damit große Schwierigkeiten haben, lassen Sie die praktischen Übungen getrost beiseite und lesen Sie weiter! Später werden noch Übungen beschrieben, die Ihnen bei der Sammlung Ihrer Aufmerksamkeit helfen können. Im Zustand innerer Unruhe werden die Berührungsübungen keiner der beteiligten Personen eine Hilfe sein. Es ist gut, selbst zentriert und gut geerdet zu sein, damit die Feinheit der Wahrnehmung uns nicht im Spekulativen verloren gehen lässt. Denn machen wir uns klar: Wir öffnen uns hier Wahrnehmungen, von denen wir zunächst nicht wissen, ob sie Einbildung oder Realität sind. Das heißt, es ist gut, wenn wir «mit beiden Füßen fest auf der Erde stehen». Je mehr wir in unserer Mitte ruhen, desto mehr Unsicherheit können wir zulassen und desto konstruktiver kann diese Unsicherheit uns befruchten. Je mehr wir in unserer eigenen Mitte sind, desto weniger wird uns die Intensität des energetischen Austauschs und die Unsicherheit in der Begegnung mit etwas Neuem durcheinander bringen.

Im Kontakt mit sich selbst bleiben

Wenn wir sehr intensiv mit anderen Menschen arbeiten, kann es leicht passieren, dass wir dabei zwar lernen, immer mehr den anderen und das, was in ihm vor sich geht, zu spüren, aber uns selbst dabei verlieren. Dies greift die Basis unseres eigenen Wohlbefindens an und kann zu Fehlentwicklungen führen, die dann möglicherweise nur schwer korrigiert werden können. Es kann sein, dass wir auf diese Weise zwar immer besser wahrnehmen, was für Bedürfnisse der andere hat, was er fühlt und denkt, jedoch den Kontakt zu unseren eigenen Bedürfnissen, Gefühlen und Gedanken verlieren. Da wir Menschen so unterschiedliche energetische Voraussetzungen mitbringen, oft ohne uns dessen bewusst zu sein, wirkt sich auch die Herausforderung einer energetischen Behandlung sehr unterschiedlich auf uns aus. Was dem einen so selbstverständlich ist, dass es überflüssig wäre zu erwähnen, ist dem anderen vielleicht so fremd, dass die Beschreibung dessen, worum es geht, ihn gar nicht erreicht. Dies gilt für viele innere Erfahrungen und Lebensgefühle, hier ist jedoch konkret gemeint, wie gut wir in der Lage sind, uns vor, während und nach einer Behandlung in unserem eigenen Körper zu spüren.

Mag es auch in einer Behandlung nicht primär um unser eigenes Wohlbefinden gehen, so ist es doch notwendig, uns selbst immer wieder an die Kraftquellen anzuschließen, zu denen wir im Behandelten die Tore zu öffnen versuchen. Erfahrungsgemäß verlieren wir diesen Kontakt zu uns selbst besonders leicht in Stresssituationen aller Art und im Rahmen intensiver menschlicher Begegnungen. Vor, während und nach einer Behandlung sensibel zu bleiben für das, was in uns selbst geschieht, gibt uns die Chance, mehr über uns selbst, über unsere eigenen Muster zu erfahren, und die Erfahrung des Spiels der Kräfte in uns selbst ist und bleibt die Grundlage für das Verstehen des anderen.

Es gibt also verschiedene Gründe, sorgsam mit uns selbst umzugehen, ein ganz wichtiger ist unser eigenes Wohlergehen. Wie wollten wir einen Ertrinkenden retten, wenn wir selbst nicht (mehr) schwimmen können? Obwohl sicher auch ein Nichtschwimmer durch geschickte Anweisungen jemandem das Schwimmen beibringen kann, ist der in diesem Buch beschriebene Weg doch eher der, es dem anderen vorzumachen, es ihn unmittelbar mitspüren zu lassen, wie man schwimmt. Wenn wir lernen, uns vor einer Behandlung an unsere eigenen inneren Kraftquellen anzuschließen und während der Behandlung auch daran angeschlossen bleiben können, so kann zum einen der von uns Berührte dies in der Berührung unmittelbar miterleben, und zum anderen wird so jede Behandlung eines anderen Menschen zur eigenen Regeneration und Entwicklung beitragen. Große Ermüdung oder gar das Gefühl, nach der Behandlung anderer Menschen ausgelaugt zu sein, hat wohl einen Grund im verloren gegangenen Kontakt zu sich selbst. Andere Gründe sollen an späterer Stelle noch beschrieben werden.

Energetischer Kontakt mit einem anderen Menschen

Gehen wir noch einmal zu dem Bild vom Radio zurück. Mit einem Radio können bekanntlich von einem Sender gesendete Schwingungen empfangen werden. Ohne Sender gibt es keine Musik und ohne Radio, also ohne Empfänger, können wir die gesendeten Radiowellen auch nicht hören. Gibt es aber einen Sender und einen Empfänger, so müssen sie zusätzlich noch in der Frequenz aufeinander abgestimmt sein, damit es zum Empfang kommen kann. Das Radiogerät hat die Aufgabe, die für unsere fünf Sinne nicht wahrnehmbaren Radiowellen in für uns hörbare Schallwellen umzuwandeln und zu verstärken.

Übertragen wir diesen Vorgang auf den Kontakt in einer Berührung, so wird uns verdeutlicht, worauf es ankommt. Dass es nicht in erster Linie um eine rein physische Berührung, sondern um eine Berührung mit der Aufmerksamkeit und eine Berührung mit dem Herzen geht, wurde bereits gesagt. Haben zwei Menschen überhaupt nicht «die gleiche Wellenlänge», so wird auch eine Berührung keine nennenswerten oder gar negative Wirkungen haben. Sind sie aber beide in der Lage, ihre Aufmerksamkeit aufeinander abzustimmen, in ähnlicher Weise auszurichten, so kommt es zu dem, was wir *energetischen Kontakt* nennen. Die eigentliche Begegnung findet statt, indem sich die Felder der Aufmerksamkeit durchdringen. Suchen Sie sich also zu Beginn jemanden, der in der Lage ist, mit seiner Aufmerksamkeit in der Berührung zu verweilen und der Sie unter keinen Leistungsdruck stellt.

Es empfiehlt sich, die Übungen zunächst mit einem Übungspartner auszuführen und nicht mit einem Patienten im Rahmen einer Behandlung. Wenn sich erfahrene Therapeuten durch die folgenden Beschreibungen inspiriert fühlen und es sich in ihren Behandlungsrahmen selbstverständlich einfügt, ist natürlich auch eine Anwendung am Patienten möglich. Manchmal bietet sich dies ja fast von alleine an. Der einfacheren Unterscheidung wegen werde ich den aktiv Übenden von jetzt an Behandler nennen und den passiv empfangenden Patienten.

Suchen Sie sich einen Menschen, mit dem Sie sich in der Stille treffen können. In der Stille heißt in diesem Fall, dass eine Begegnung stattfindet, in der nichts geleistet wird, in der unser bewusstes Ich nichts fassen, nichts einordnen, nichts verstehen muss. In unserem kognitiven Bewusstsein bleibt es still. Erst mit der Zeit teilt sich nach und nach unserem Verstand mit, was für ihn fassbar ist. Schenken Sie sich Zeit für die Übung und setzen Sie sich unter keinen Leistungsdruck! Ihre Aufgabe bei diesen ersten Berührungen ist nicht, erfolgreich zu sein in Bezug auf irgendwelche Ergebnisse, sondern lediglich, sich für die Zeit der Übung in gesammelter Aufmerksamkeit der Berührung einander zu widmen, in größtmöglicher Stille zu verweilen. Alles andere sorgt für sich selbst.

Als erstes: im Körper ankommen

Im Körper anzukommen, heißt wirklich präsent zu sein, sich so im Körper zu spüren, dass auch die feinsten Regungen und Veränderungen wahrgenommen werden können. Wenn der Geist im Körper ruht, so stellt sich eine verfeinerte Wahrnehmungsfähigkeit von alleine ein. Oft irrt unser Geist außerhalb unseres Körpers umher und ist mit Dingen beschäftigt, die sich an anderen Orten und zu anderen Zeiten zutragen. Es gilt, ihn zunächst einmal im Körper zu verankern, denn der Körper schafft eine Brücke zur Gegenwart, in der die Berührung stattfindet. Ist dieser erste Schritt der Verankerung des Geistes im Körper vollzogen, gilt es, ihn zur Ruhe kommen zu lassen, damit die Eindrücke, die durch die verfeinerte Körperwahrnehmung entstehen können, auch «verdaut» werden können. So wie wir unserem Verdauungssystem nach dem Essen Zeit zum Verdauen geben müssen, so bedarf es auch der Ruhe des Geistes, um Eindrücke und innere Wahrnehmungen zu ordnen und umzuwandeln. Später soll noch ausführlich auf den Unterschied eingegangen werden zwischen Ruheübungen, die den Geist unabhängig vom Körper, und solchen, die helfen, den Geist im Körper zur Ruhe kommen zu lassen. Hier sei zunächst einmal nur festgestellt, dass der im Körper zur Ruhe gekommene Geist seine Wirkung im Körper besser entfalten kann.

Wenn Sie ganz in Ihrem Körper angekommen sind, werden Sie vielleicht auch wahrnehmen, wo Sie verspannt sind. Erlauben Sie sich, zu entspannen, die Schultern fallen zu lassen, und lassen Sie Ihre Aufmerksamkeit sinken bis in Ihren Unterleib, in die Region zwischen Nabel und Schambein. Hier gibt es einen Körperbereich, den die Chinesen *Dantian*, die Japaner *Tanden* nennen, was übersetzt Zinnoberfeld heißt. Zinnober war im alten China eine sehr wertvolle Farbe, womit also zum Ausdruck gebracht werden soll, dass es sich hier um eine wertvolle Körperregion handelt. Aus verschiedenen Gründen, die später noch erläutert werden sollen, bietet sich der Unterleib als die Mitte an, in der wir unsere Aufmerksamkeit sammeln. Geben Sie sich Zeit, im Dantian zur Ruhe zu kommen, und verbinden Sie durch die Beine das Dantian mit den Fußsohlen. Spüren Sie den Boden unter Ihren Füßen.

Lassen Sie Ihre Atmung ruhig und natürlich fließen, laden Sie sie ein, Atemzug für Atemzug in Ihren Unterleib zu strömen, Ihre Mitte zu nähren und aufzufüllen, und nehmen Sie es entspannt hin, wenn die Atmung Ihrer Einladung (noch) nicht folgen möchte. Da wir Entspannung nicht mit dem Willen machen können, bleibt uns nur, in uns eine Atmosphäre zu schaffen, in der sie sich leichter einstellen kann.

Alle beschriebenen Berührungsübungen finden in einem stillen Gewahrsein statt. So wie sich die Sammlung von der Konzentration unterscheidet, unterscheidet sich das Gewahrsein von der Beobachtung. In der Beobachtung gibt es einen Beobachter, der ein Objekt beobachtet und dazu neigt, das Beobachtete im Sinne seines zugrundeliegenden Interesses zu interpretieren. Im stillen Gewahrsein gibt es keine dualistische Aufspaltung in Subjekt und Objekt, keine Interpretation, kein Verstehen des Wahrgenommenen, die «Dinge» sprechen für sich selbst. Nicht während, sondern nach der Übung ist es möglich, über die gemachten Erfahrungen zu reflektieren.

Ein entscheidender Faktor für die Wirkkraft solcher Berührungen ist, ob auch der Patient sich in eben diesem stillen Gewahrsein einfindet. Wenn dies geschieht, eröffnet sich ein gemeinsames Erfahrungsfeld, das in beiden Beteiligten gleichermaßen wirkt, in jedem jedoch auf seine eigene Art. Zeigt sich in der Berührung, dass auch der Patient diesen gemeinsamen Erfahrungsraum betreten hat, so mag für den Behandler auch spürbar werden, wie sich dies im Patienten auswirkt: beruhigend oder anregend oder auch beides miteinander. Das innere Erleben nach der Übung miteinander zu reflektieren, kann überaus spannend und bereichernd sein.

Zum Schluss sei noch auf einige Vorsichtsmaßnahmen hingewiesen. Nie sollten auch in diesen feinen, subtilen Berührungen natürliche Widerstände durchbrochen werden. Wenn zum Beispiel spürbar wird, dass der Patient uns mit seiner Aufmerksamkeit nicht in den Körper folgt, so können wir ihn mit unserer Berührung zwar dazu herzlich einladen, sollten ihm aber gleichzeitig die Freiheit geben, der Einladung nicht zu folgen. Wir arbeiten hier in einem Bereich, in dem

Gedanken und feinste Absichten bereits eine Wirkkraft entfalten können. Jede Art von Erwartungsdruck schränkt das natürliche Spiel der Lebenskräfte, das wir ja gerade kennen lernen und zur Entfaltung bringen wollen, ein.

Stille Berührung

Was hier als *stille Berührung* bezeichnet wird, ist, so könnte man sagen, die Königin aller Berührungen. Sie geschieht in tiefer und ungeteilter Aufmerksamkeit und ist in keiner Richtung festgelegt, das heißt in alle Richtungen offen. Sie schließt alles ein und nichts aus! Wir achten dabei auf nichts Besonderes und damit auf alles gleichzeitig.

Je klarer die Anweisung bei einer Aufgabenstellung ist, desto einfacher erscheint uns die Ausführung. Wenn wir zum Beispiel einem Freund sagen, er solle an einem bestimmten Tag zu einer bestimmten Uhrzeit an einen bestimmten Ort gehen, um jemanden zu treffen, der aus einer bestimmten Richtung in einer bestimmten Kleidung kommt, so ist die Aufgabe, vorausgesetzt alle Aussagen sind exakt, ziemlich einfach. Wenn aber auch nur ein Faktor, zum Beispiel der Tag, nicht stimmt, so wird es durch die unendlich vielen Möglichkeiten mit dieser zielgerichteten Aufmerksamkeit sehr schwierig, die Aufgabe zu erfüllen; denn es ist wohl unmöglich, alle durchzuprobieren. Je weniger Hinweise wir geben, desto schwieriger wird die Aufgabe, desto breiter wird aber auch das Feld unserer Aufmerksamkeit. Wenn wir zum Beispiel unserem Freund die Zeit, den Ort, aber nicht das Aussehen der zu treffenden Person und auch nicht die Richtung, aus der sie kommen wird, mitteilen, so wird er in einer ganz anderen Aufmerksamkeit am Treffpunkt stehen. Die stille Berührung in ihrer reinsten Form ist ungefähr so, als ob wir unserem Freund weder Zeit noch Ort sagen, sondern nur: Triff! Er weiß dabei noch nicht einmal, wen oder was es zu treffen gilt.

In der stillen Berührung geht es darum, alle Anweisungen, alle Erwartungen, alles Gelernte zu vergessen, um frei zu sein für das uneingeschränkte Erleben des Augenblicks. Mein erster Shiatsu-Lehrer, Shizuto Masunaga, hat seinen Schülern empfohlen, sich vor einer jeden Berührung leer zu machen, da sonst keine klare Wahrnehmung möglich sei. In dieser Art der Berührung machen wir nichts mit dem anderen, sondern lassen in der Stille geschehen. Auch die Länge der Berührung ergibt sich im Idealfall ganz natürlich aus dem Prozess selbst. In tiefer Entspannung und Ruhe geht ohnehin auch das Zeitempfinden zurück.

In der *stillen Berührung* liegt noch ein Trost für alle Menschen, die sich mit den nachfolgenden Übungen schwer tun, in denen es darum geht, die Energien differenzierter wahrzunehmen. Wenn es Ihnen nämlich nicht gelingen sollte, etwas zu spüren, Sie aber Ihre Sammlung nicht unterbrechen, so landen Sie ganz natürlich in der *stillen Berührung*, also bei der Königin aller Berührung. Auch wenn es dem einen oder anderen zunächst fremd erscheinen mag, ist in dieser nicht in eine bestimmte Richtung gelenkten Aufmerksamkeit das Erleben ungeteilter Ganzheit am größten.

Wählen Sie also einen Körperteil aus, den Sie mit Ihrer Hand berühren, und überlassen Sie alles Weitere sich selbst! Zwei Möglichkeiten sehen Sie in **Abbildung 1** und **2**.

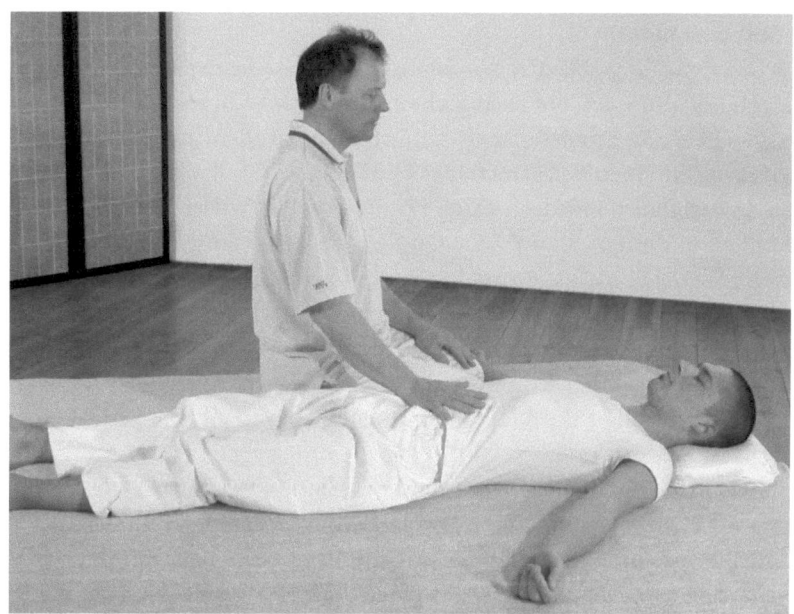

Abb. 1

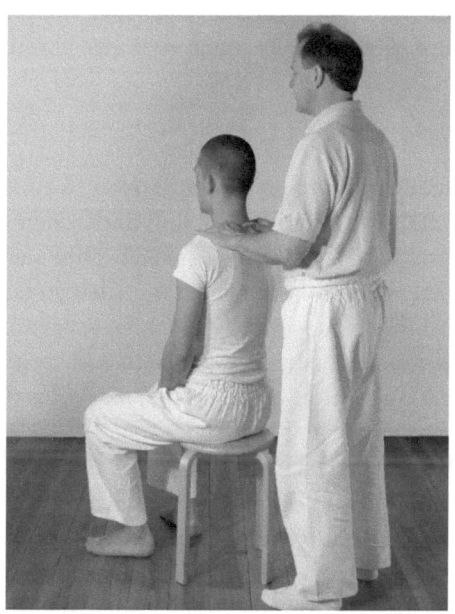

Abb. 2

«Den Ball halten»

In den Bewegungsabläufen des Taiji wie auch des Qigong kommt es immer wieder zu Handhaltungen, die so aussehen, als würde man in den Händen einen Ball halten (**Abb. 3**). Probieren Sie es zunächst einmal allein aus! Halten Sie Ihre Hände so, als ob Sie einen Ball etwa in der Größe eines Handballs halten würden! Spüren Sie in den Raum zwischen Ihren Händen und verweilen Sie mit Ihrer Aufmerksamkeit in diesem Raum! Machen Sie sich keine Sorgen und keine Gedanken, wenn Sie dabei nichts wahrnehmen, und genießen die Zeit in stiller, ungeteilter Aufmerksamkeit! Wenn Sie aber im Raum zwischen Ihren Händen etwas wahrnehmen, versuchen Sie, in dieser Wahrnehmung zu verweilen, das, was Ihnen hier begegnet, in der Erfahrung kennen zu lernen! Versuchen Sie, während der Übung nicht, über das Wahrgenommene nachzudenken, es nicht einzuordnen, nicht zu interpretieren!

Im Qigong nutzen wir die Vorstellungskraft auf vielerlei Arten. So können wir uns zum Beispiel eine Verbindung zwischen den Handflächen vorstellen. Unter Vorstellungskraft können wir die Kraft verstehen, mit der wir uns etwas vorstellen, oder die Kraft, die aus einer Vorstellung entsteht, oder beides zusammen. Wenn Sie mit Ihrer Aufmerksamkeit den Raum zwischen Ihren Händen ausfüllen, wird er sich mit Aufmerksamkeit, d.h. mit einer subtilen Form von Energie füllen und diese Energie kann spürbar werden. Versuchen Sie, mit dem imaginären Ball zu spielen! Lassen Sie ihn lockerer werden, weiter werden und versuchen Sie, ihn sanft zu verdichten, nicht, indem Sie es äußerlich pantomimisch darstellen, sondern indem Sie es sich einfach vorstellen. Spüren Sie, ob der Ball Ihren Vorstellungen folgt und sich tatsächlich zwischen Ihren Händen verändert!

Gemeinsam den Ball halten

Ich möchte Sie einladen, die gerade beschriebene Übung einmal zu zweit zu probieren. Halten Sie zunächst den Ball in Ihren Händen, und finden sich mit Ihrer Aufmerksamkeit im Inneren dieses Balles ein! Dann gehen Sie, ohne sich von der Aufmerksamkeit zu Ihrem Ball ablenken zu lassen, langsam aufeinander zu, drehen Ihren Ball jeweils so, dass Sie Ihre beiden Bälle ineinander schieben können (**Abb. 4**)! Spüren Sie in den gemeinsam gehaltenen Ball hinein und versuchen Sie, mögliche Unterschiede zwischen eigenem und gemeinsamem Ball wahrzunehmen – ohne sie zu interpretieren oder darüber nachzudenken!

Wenn Sie einen Unterschied wahrnehmen konnten zwischen Ihrem Ball und dem gemeinsamen Ball, dann können Sie noch einen Schritt weitergehen und die gleiche Übung noch einmal mit einer vorher festgelegten Rollenverteilung wiederholen. Wenn Sie diesmal, wie oben beschrieben, mit Ihren Bällen aufeinander zugehen, so hat einer von Ihnen die Aufgabe, seinen eigenen Ball trotz der

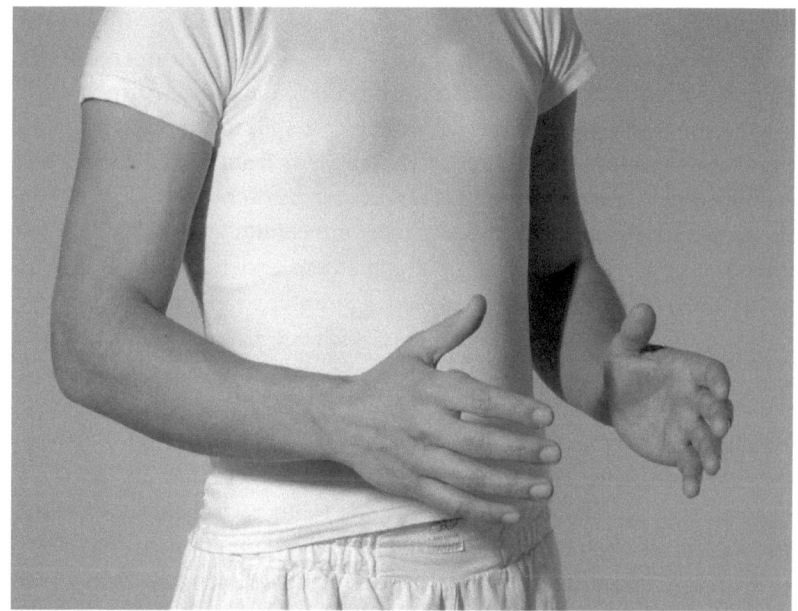

Abb. 3

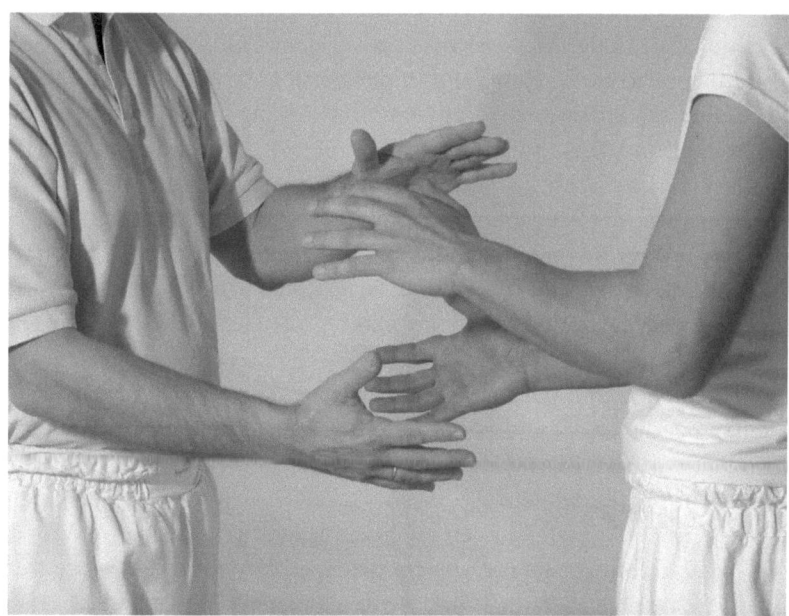

Abb. 4

Berührung mit dem anderen Ball unbeeinflusst zu erhalten. Für den Partner geht es nun darum, wahrzunehmen, ob diese Veränderung der inneren Haltung beziehungsweise Einstellung in der Begegnung der Bälle spürbar wird. Wenn Ihre Bälle auf diese Weise zusammengekommen sind, spüren Sie zunächst einmal, ob Sie eine Veränderung wahrnehmen! Nehmen Sie sich auch für diesen Teil der Übung genügend Zeit. Auf ein gemeinsames Zeichen hin verändert dann der Partner, der seinen Ball in der Begegnung möglichst unbeeinflusst halten sollte, seine innere Intention und versucht, seinen Ball ganz dem anderen Ball zu öffnen, die Bälle miteinander in Beziehung treten und sich untereinander austauschen zu lassen. Die Aufgaben des anderen Partners ist nach wie vor, auf Unterschiede zu achten und Erfahrungen zu sammeln im Erleben der unterschiedlichen Schwingungszustände. Tauschen Sie sich über Ihre Erfahrungen aus und machen Sie die gleiche Übungen mit vertauschten Rollen.

Eine weitere interessante Übung ist, wenn einer der Partner versucht, sich «absichtlich» überhaupt nicht für den Raum zwischen seinen Händen zu interessieren, also seine Aufmerksamkeit bewusst auf ein ganz anderes, möglichst weit entfernt liegendes Thema richtet, um sich dann anschließend wieder mit seiner ganzen Aufmerksamkeit und großem Interesse dem Raum zwischen seinen Händen zuzuwenden. Der andere Partner hat wieder die Aufgabe, mögliche Veränderungen wahrzunehmen.

Wenn Ihnen die bisherigen Übungen zum Beginn einer Entdeckungsreise geworden sind, so können Sie noch einen Schritt weitergehen und zunächst einmal Ihre beiden Bälle ohne besondere Vorgaben ineinander schieben. Spüren Sie Ihren Ball in der Wechselwirkung mit dem Ball Ihres Partners beziehungsweise Ihrer Partnerin. Nun kann in der Berührung einer von Ihnen versuchen, ein Gefühl zu aktualisieren, eine Gemütsbewegung im Inneren zuzulassen, sei es durch die Erinnerung an ein freudiges Ereignis, sei es durch das Zulassen eines unangenehmen Gefühls, zum Beispiel aus einem ungelösten Konflikt. Der Partner hat wieder die Aufgabe, in stillem Gewahrsein mögliche Veränderungen zu erspüren. Wenn Sie schließlich miteinander noch einen Schritt weitergehen wollen, so kann der spürende Partner versuchen, sich in der Begegnung zu zentrieren und zu erden. Der Partner, der im Inneren die Gemütsbewegungen zugelassen hat, kann nun seinerseits versuchen zu erspüren, ob die Zentrierung und Erdung des Gegenübers eine Wirkung hat in Bezug auf den eigenen inneren Zustand. Sie können bei diesen Übungen das Geschehen mit Ihrer Aufmerksamkeit ganz in dem Ball zwischen Ihren Händen halten, oder Ihr Wahrnehmungsfeld auf Ihren ganzen Körper ausdehnen.

Sollten diese Übungen zu einem lebendigen Erleben für Sie geworden sein, so sind Ihrer Phantasie zu verschiedenen Varianten keine Grenzen gesetzt. Bitte beachten Sie aber, dass sich, wenn man sich zu lange und zu fasziniert mit solch feinen Wahrnehmungen beschäftigt, leicht ein Ungleichgewicht zwischen Körper und Geist einstellen kann! Es ist daher empfehlenswert, sich zwischendurch immer mal wieder in den Körper zurückzuholen, sich zu strecken und zu räkeln, abzuschalten, Tee zu trinken oder etwas ganz anderes zu tun. Lassen Sie sich nicht durch übergroße Faszination aus dem Gleichgewicht bringen. Sie selbst tragen die Verantwortung für Ihr inneres Gleichgewicht, und ein gutes und einfaches Zeichen für inneres Gleichgewicht ist Wohlbefinden. Hören Sie also egal an welcher Stelle dieses Buches auf, den Übungsanweisungen zu folgen, wenn Sie sich dabei nicht mehr wohl fühlen!

Einen Körperteil halten

So wie Sie es in der vorigen Übung mit dem Ball gemacht haben, können Sie nun bei Ihrem Patienten, Ihrer Patientin auch ein Körperteil mit Ihren Händen halten. Fragen Sie, welcher Körperteil am meisten berührt werden möchte, oder entscheiden Sie sich selbst für einen Körperteil, den Sie gerne berühren möchten. Je nach Körperteil bietet sich für Ihren Patienten die sitzende oder liegende Position an. Wenn Sie zum Beispiel die Schulter berühren wollen, so ist es geschickt, wenn Ihr Patient auf einem Stuhl sitzt und Sie daneben stehen. Für manche Menschen ist das Sitzen geeigneter, weil sie im Liegen leicht schläfrig werden. Andere wiederum können sich im Liegen besser entspannen und ihre Aufmerksamkeit leichter sammeln. Probieren Sie es einfach aus (Beispiele in **Abb. 5** und **6**).

Wenn Sie die richtige Position gefunden und sich für einen Körperteil entschieden haben, legen Sie Ihre Hände mit oder ohne Berührung um den ausgewählten Körperteil, sammeln Ihre Aufmerksamkeit in dem Raum zwischen Ihren Händen, so wie Sie es vorher mit dem gemeinsam gehaltenen Ball getan haben. Sie können sich vorstellen, dass der Raum zwischen Ihren Händen genauso leer ist wie beim Halten des imaginären Balles. Es geht hier nicht darum, den physischen Körper mit seinen Muskeln, Sehnen, Gelenken usw. zu erspüren, sondern etwas, das wir hier als Energiefeld bezeichnen wollen.

Versuchen Sie zu erspüren, ob Ihr Patient in dem von Ihnen gehaltenen Körperteil anwesend ist, ob sich die Felder Ihrer Aufmerksamkeit berühren.

Wenn Sie möchten und Ihr Patient, Ihre Patientin einverstanden ist, können Sie auch in dieser Berührung ein wenig mit dem Raum zwischen Ihren Händen spielen. Laden Sie ihn in Ihrer Vorstellung ein, sich ganz natürlich auszudehnen, oder versuchen Sie, ihn – ebenfalls mithilfe Ihrer Vorstellungskraft – ein wenig zu verdichten, zu komprimieren. Tauschen Sie sich aus, fragen Sie Ihren Patienten, wie sich die Berührung anfühlt und ob Unterschiede wahrnehmbar sind. In solchen Übungen sind wir immer Behandler und Forscher gleichzeitig. Sollte es je vorkommen, dass die feinen Veränderungen, die sich aus dem Spiel Ihrer Hände ergeben, zu nachhaltigen Wirkungen führen, so beachten Sie bitte, dass der Forscher in Ihnen den Behandler nie übergehen darf! Wenn zum Beispiel beim Verdichten des Raumes zwischen Ihren Händen bei Ihrem Patienten Schmerzen entstehen, wenn es also für den Forscher in Ihnen so richtig interessant zu werden beginnt, dann vergegenwärtigen Sie sich bitte, dass alles, was Sie tun, in erster Linie zum Wohl Ihres Patienten beziehungsweise Ihres Partners geschieht. Im Allgemeinen gilt die Regel, dass man dann eine Übung zu einem harmonischen Ende bringen muss, wenn der Patient oder auch der Behandler Schwierigkeiten hat, mit dem, was ihm in der Behandlung begegnet, entspannt umzugehen. Harmonisch zu Ende bringen heißt in diesem Falle, dass man die Übung beziehungsweise die Behandlung nicht erschrocken und abrupt abbricht,

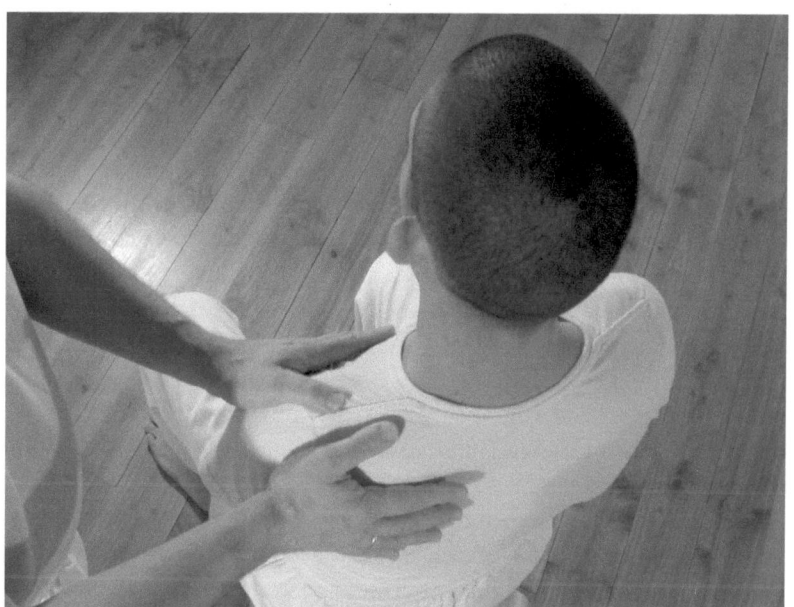

Abb. 5

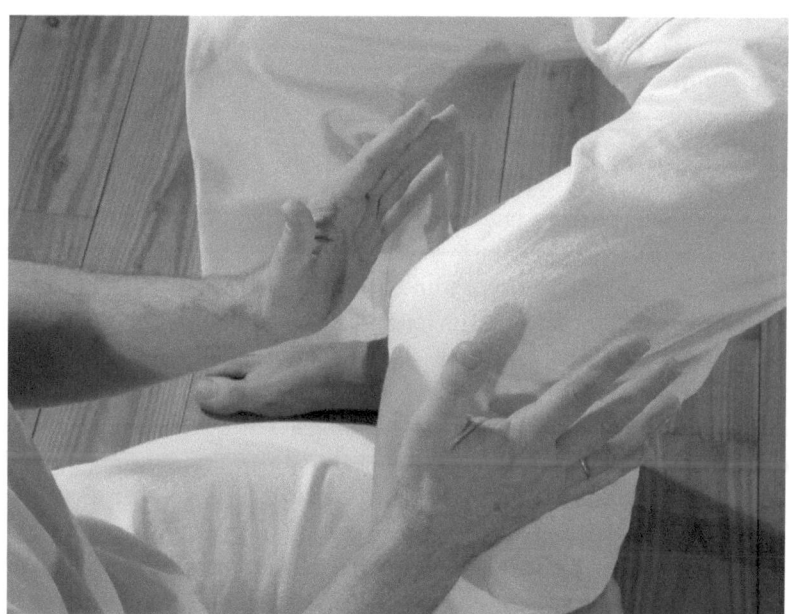

Abb. 6

sondern zum Beispiel durch ein sanftes Massieren des Körperteiles den Patienten in seine normale Alltagswahrnehmung zurückholt.

Nehmen Sie sich genügend Zeit, um in aller Ruhe dem natürlichen Prozess zu folgen, und versuchen Sie, die Veränderungen wahrzunehmen, die sich im Laufe der Zeit unter beziehungsweise zwischen Ihren Händen ereignen. Tauschen Sie sich immer wieder mit Ihrem Patienten aus, denn die Wahrnehmungen sind so fein, dass man sich vielfach kaum traut, ihnen Glauben zu schenken. Das Vertrauen in diese Art der Wahrnehmung innerer Zustände und Bewegungen wird aber sehr gestärkt, wenn der Patient ein ähnliches Erleben beschreibt. Machen Sie sich aber auch keine Sorgen, wenn Ihr Patient nichts oder etwas ganz anderes wahrgenommen hat! All dies erfordert eine lange Übungspraxis. Eine Schwierigkeit zu Beginn solcher Übungen ist, dass wir zunächst selbst nicht wissen, ob das, was wir zwischen unseren Händen zu spüren glauben, Realität oder Einbildung, das heißt eine Projektion ist. Je mehr wir uns zum Beispiel wünschen, dass der Patient doch etwas spüren möge, damit wir nicht dumm dastehen, desto größer ist auch die Gefahr, dass aus unserem Wunsch eine subjektive Wahrnehmung wird, die sich von der Realität entfernt. Niemand von uns kann sich frei machen von Projektionen. Auch wenn wir mit wachsender Erfahrung lernen, beides besser voneinander zu unterscheiden, sollten wir immer unseren eigenen Wahrnehmungen gegenüber kritisch bleiben. Die Rückmeldung des Patienten kann uns in dieser ersten Übungsphase und auch dem erfahrenen Behandler eine große Hilfe sein. Wenn Sie sich miteinander austauschen, ist es hilfreich, jede der beteiligten Personen nimmt sich zunächst einmal Zeit, in der das Wahrgenommene bewusst werden kann. Wenn Sie sich in der Reihenfolge des Berichtens abwechseln, kann jeder seine eigenen Worte und Bilder finden, um seine Erfahrungen zu beschreiben; denn jeder entwickelt eine ganz eigene Art, das zu beschreiben, was mit Worten eigentlich nicht ausgedrückt werden kann.

Wenn Sie wirklich Interesse an dieser Art der Übung, der Begegnung gewonnen haben, dann lassen Sie sich nicht durch enttäuschende Einzelerfahrungen von Ihrem Weg abbringen. Es gibt viele Gründe dafür, dass wir nichts spüren, der Patient nichts spürt und unsere Berührung offensichtlich auch keine Wirkkraft entfaltet. Auch jedem geübten Behandler geschieht dies immer wieder. Je mehr wir die Hintergründe des Geschehens verstehen, desto weniger werden wir uns durch Misserfolge entmutigen lassen!

Ein Grund dafür, dass diese Übungen «nicht funktionieren», kann sein, dass wir nicht entspannt genug, nicht frei und spielerisch genug an sie herangehen. Wenn wir uns selbst unter Erwartungsdruck setzen oder uns von der vermeintlichen Erwartung des Patienten unter Druck setzen lassen, blockieren wir das freie Spiel der Kräfte, dem wir ja unsere Aufmerksamkeit schenken wollen. Es gibt in dieser Art der Berührung nichts zu erreichen! Was geschieht, geschieht ganz von alleine, mitunter braucht es uns jedoch als stillen Zeugen. So wie das Tun eines Kindes im Spiel natürlich und absichtslos ist, so fügt sich auch unsere Berührung in ein ganz natürliches Geschehen ein.

Genauso wie unsere eigene Anspannung kann aber auch die Verspannung, die angespannte Erwartung unseres Patienten den inneren Raum verschlossen halten und die Bewegungen blockieren, deren Wahrnehmung so hilfreich sein könnte. Helfen Sie also Ihrem Patienten und sich selbst, zu entspannen! Wenn Sie sich gegenseitig Zeit und Aufmerksamkeit ohne jede Leistungserwartung schenken, dann können Sie sich eines der größten Geschenke in dieser schnelllebigen und rastlosen Zeit machen.

Loslassen und Lockern

Wenn Sie merken, dass Ihr Patient, Ihre Patientin zu verspannt ist, um sich auf die Berührung wirklich einlassen zu können, können Sie in verschiedenen einfachen Berührungen den Schwerpunkt auf Entspannung, Loslassen und Lockern legen. Eine gute Möglichkeit ist dabei, den Körper der Schwerkraft folgen zu lassen. Für solche Übungen bietet sich die liegende Position an. Liegt Ihr Patient auf dem Rücken, so können Sie zum Beispiel vom Kopfende aus sanft die Schultern nach unten drücken und ihn so einladen, die Vorderseite des Brustkorbs zu entspannen, nachzugeben, die Schultern fallen zu lassen (**Abb. 7**).

Sie können aber auch einen Körperteil (Kopf, Arm oder Bein) in die Hand nehmen und Ihrem Patienten die Möglichkeit geben, ihn ganz der Schwerkraft folgen zu lassen, ihn ganz in Ihren Händen abzulegen. Wenn Sie merken, dass er dabei Schwierigkeiten hat, so können Sie ihm durch die Kraft des gesprochenen Wortes helfen, indem Sie immer wieder in unendlicher Geduld Sätze wiederholen wie zum Beispiel folgenden: «Sie dürfen Ihr Bein ganz ablegen. Sie dürfen sich in Ihrem Bein ganz anvertrauen. Sie haben dafür alle Zeit der Welt.» Natürlich verstehen wir solche Sätze mit dem Kopf sofort. Es ist aber interessant zu sehen, dass dieses Wissen oft keinerlei Wirkung hat. Das *wiederholt gesprochene* Wort hingegen ist in der Lage, dem intellektuellen Wissen eine Wirk-Kraft hinzuzufügen. Oft zeigt sich nämlich, dass nach jedem wiederholten und laut ausgesprochenen Satz ein tieferes Loslassen geschieht.

Gerade weil das gesprochene Wort im Zustand der inneren Entspannung so wirkungsvoll sein kann, ist es wichtig, dass wir sorgfältig bei der Auswahl der Worte sind und authentisch bleiben. Wenn Sie zum Beispiel sagen: «Sie haben dafür alle Zeit der Welt,» und Sie geben sich nicht selbst alle Zeit der Welt – das heißt in Ihrer Stimme ist auch nur ein Hauch von Ungeduld –, so wird Ihr Satz die Wirkung verfehlen, und Sie werden vielleicht sogar jegliche Autorität bei Ihrem Patienten verlieren. Neben dem Inhalt ist die Echtheit, das heißt die Übereinstimmung Ihres gesprochenen Wortes mit Ihrem eigenen inneren Zustand, von Bedeutung. Versuchen Sie, den Unterschied zu erspüren zwischen den folgenden Sätzen: «Sie dürfen mir Ihr Bein ganz anvertrauen», «Sie dürfen sich in Ihrem Bein ganz anvertrauen» und «Sie dürfen sich mir in Ihrem Bein ganz anvertrauen.»

Seine Schultern, seinen Arm, seinen Kopf, sein Becken, sein Bein wirklich fallen zu lassen, hat immer mit Vertrauen zu tun, das heißt, wir begegnen unserem Patienten dabei immer an einem sehr sensiblen Punkt, vor allem, wenn er damit Schwierigkeiten hat. Die Veränderungen, die geschehen, wenn ein Patient an diesem Punkt auch nur einen kleinen Fortschritt macht, können aus großer Tiefe kommen und von entsprechend großer Relevanz sein. Als Faustregel könnte man sagen: je größer die Geduld, je tiefer die Freiheit, je vollständiger

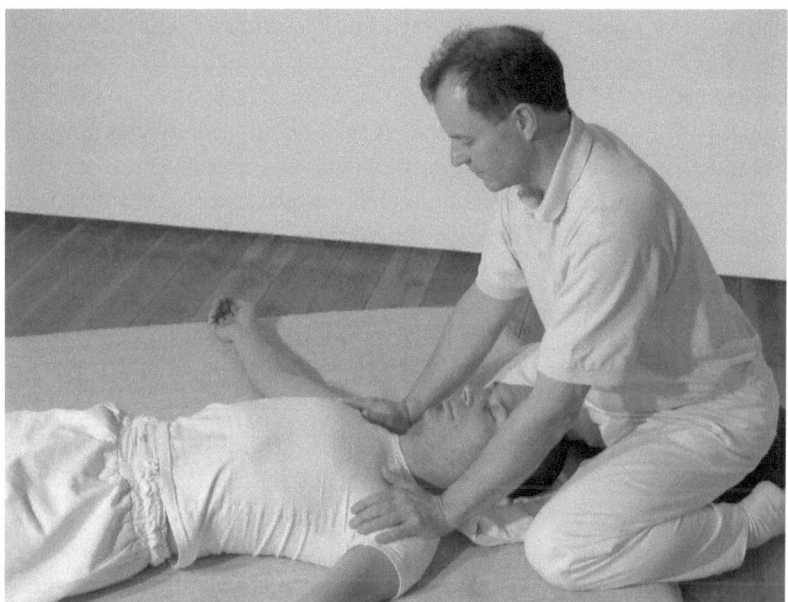

Abb. 7

das Loslassen, desto grundlegender (= einen Grund legend) die Wirkung und Veränderung! Was wirklich wichtig ist, kann sich nur in großer Freiheit und ohne Druck vollziehen. Wenn wir loslassen lernen wollen, ist jede Form von innerem oder äußerem Druck hinderlich. Wenn wir aber loslassen gelernt haben, im Loslassen vertraut sind, dann wird uns am Ende auch kein Druck anderer Menschen mehr daran hindern. Ein Wert solcher Übungen wird damit deutlich: Sie hilft, den Druck, dem wir ständig ausgesetzt sind beziehungsweise dem wir uns selbst ständig aussetzen, abzubauen.

Es gibt dabei keine bestimmten Formulierungen, die immer gut wären. Was Sie als Behandler sagen, muss von Ihrem eigenen Vertrauen getragen und dem Vermögen Ihres Patienten angemessen sein. «Sie dürfen Ihr Bein ganz ablegen» kann für den einen Patienten schon unerfüllbar sein, während es für einen anderen eine nochmalige Steigerung des Wohlgefühls hervorbringt, wenn Sie ihn einladen, sich in seinem Bein ganz anzuvertrauen. Der erste würde sich vielleicht angesichts dieser Überforderung innerlich zurückziehen. Die genaue Formulierung ergibt sich also ganz natürlich aus dem tiefen Kontakt zwischen Behandler und Patienten. Grundsätzlich ist aber wichtig, dass der Körper nicht objektiviert wird, das heißt, dass der Patient nicht das Gefühl haben sollte, es gehe darum, sich aus dem Körper zurückzuziehen und diesen dem Behandler wie eine Gummipuppe zu überlassen. Wenn dies geschieht, werden solche Übungen zwar zur Lockerung von Muskeln und Gelenken beitragen, jedoch voraussichtlich keine tieferen Wirkungen haben. Hier zeigt sich, ob wir einen bestimmten Körperteil behandeln oder über diesen Körperteil den Menschen behandeln.

Sie können selbstverständlich für diese Übung ganz frei jedes Körperteil wählen. Als Beispiel möchte ich Ihnen hier die Arbeit mit dem Bein aufzeigen (**Abb. 8**). Machen Sie es sich dafür selbst so bequem wie möglich! Setzen Sie sich (z.B. im Fersensitz) so hin, dass Sie bequem das Bein Ihres Patienten auf Ihrer Schulter ablegen können. Umfassen Sie mit beiden Händen das Knie so, dass Ihr Patient das Gefühl hat, dass Sie sein Bein wirklich halten. Laden Sie ihn ein, sein Bein ganz auf Ihrer Schulter abzulegen. Um ihm beim Loslassen zu helfen, können Sie nun beginnen, ganz langsam und für Ihren Patienten gut überschaubar mit ihrem eigenen Oberkörper ein wenig zu kreisen.

Sie können ihm helfen, an der entsprechenden Stelle sein Bein nach innen oder außen fallen zu lassen. Laden Sie ihn liebevoll ein, wahrzunehmen, wo er fest hält, und lassen Sie ihn spüren, dass er auch in seinem Festhalten ganz von Ihnen angenommen ist. Und ermuntern Sie ihn, wenn er ein kleines bisschen loslassen konnte, dies gleich aus ganzem Herzen zu genießen, zu genießen, dass er sein Bein nicht mehr halten muss, dass er es abgeben darf, dass er geschehen lassen darf.

Das *Genießen* hat in dieser Art der Behandlung eine überaus wichtige Funktion. Je tiefer der Genuss, desto näher sind Körper, Geist und Seele beieinander. Geistesübungen, in denen auf das Genießen kein Wert gelegt wird oder wo es sogar als störend empfunden wird, stellen das geistige Erleben in den Mittelpunkt und nicht die Verbindung von körperlichem, geistigem und seelischem Geschehen. Von ganz tief innen heraus zu genießen ist Ausdruck einer Wertschätzung dessen, was aus der eigenen Tiefe kommt. Ich spreche dabei nicht über die vielen Ersatzgenüsse, mit denen wir Menschen uns über den Mangel an wirklichem Genuss hinwegzutrösten versuchen.

Zu einem solchen «Ersatzgenuss» kann es auch in der gerade beschriebenen Übung kommen, wenn Sie den Satz aussprechen: «Sie dürfen sich mir in Ihrem Bein ganz anvertrauen.» Es kann dabei nämlich leicht passieren, dass Ihr Patient beginnt, einen persönlichen Kontakt *zu Ihnen* zu suchen, anstatt sich auf einen tieferen Kontakt mit sich selbst einzulassen. Im Prinzip wäre gegen einen solchen Kontakt gar nichts einzuwenden, wenn beide Beteiligten darin vollkommen frei bleiben könnten. Problematisch wird dies nur, wenn der persönliche Kontakt zu einem anderen Menschen den fehlenden Zugang zum eigenen Inneren ersetzen soll. Solche Beziehungen sind immer von Abhängigkeiten geprägt und sind der energetischen Körperarbeit eher hinderlich als förderlich. Da der

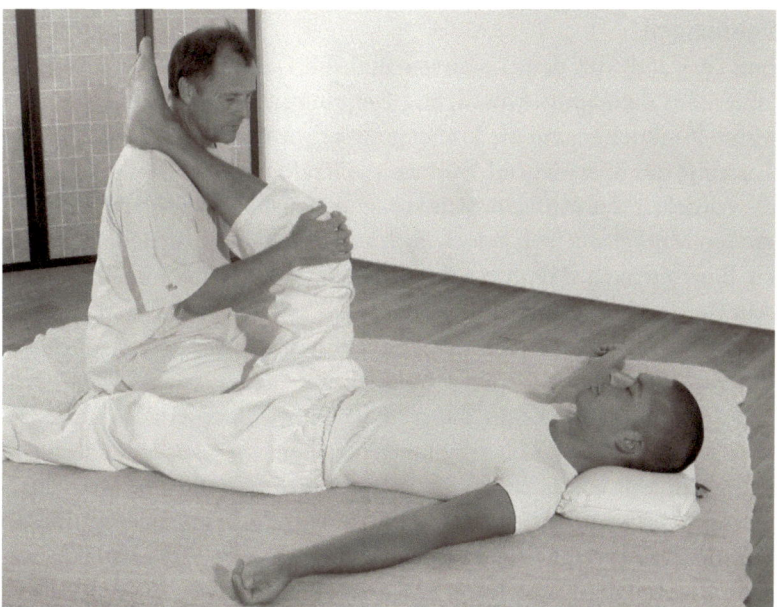

Abb. 8

Kontakt zwischen Behandler und Patienten in der energetischen Körperarbeit sehr tief sein kann, mitunter sogar tiefer, als es der Patient je mit einem anderen Menschen erlebt hat, kann sich dieses «Hinüberrutschen» in den persönlichen Bereich von Seiten des Patienten leicht ereignen. Umso wichtiger ist es dann, dass der Behandler in Bezug auf diesen Punkt sehr wachsam ist.

In der gesamten energetischen Körperarbeit hat der Behandler lediglich die Funktion eines Türöffners, der Kontakt im Patienten herstellt, zum Beispiel den Kontakt des Patienten mit seiner eigenen Tiefe. Loszulassen, sich fallen zu lassen und anzuvertrauen sind ganz wesentliche Hilfen, um mit tieferen Schichten im eigenen Inneren in Kontakt zu kommen. Da dies nicht immer nur angenehm sein muss, gilt hier, wie auch für alle anderen Übungen in der energetischen Körperarbeit, dass aufkommende Widerstände im Patienten nie übergangen oder gar durchbrochen werden. Einsetzendes körperliches oder psychisches Unwohlsein welcher Art auch immer ist oft ein Signal dafür, dass der Patient Schwierigkeiten hat, mit den gemachten Erfahrungen umzugehen. Achten Sie also vor allem bei solchen Übungen darauf, dass Ihr Patient und Sie sich wohl fühlen!

Dehnungen

Eng verwandt mit dem Loslassen sind die Dehnungen. Wir wissen seit vielen Jahren aus dem Sport, wie wichtig Dehnungsübungen für die Verbesserung der Muskelfunktionen und die Vorbeugung gegen Verletzungen sind. Ein sportliches Training, das überwiegend Wert auf die Kräftigung der Muskulatur legt, also auf die Fähigkeit der Muskeln, sich zusammenzuziehen, führt mit der Zeit zwar zu großen Muskelbäuchen, jedoch auch zu Starre, Verhärtungen und eingeschränkter Beweglichkeit. Wenn ein Muskel sich nämlich zusammenzieht, dann muss sein Gegenspieler (Antagonist) in der Lage sein nachzugeben. Je besser zum Beispiel die Armbeuger nachgeben können, desto besser können auch die Strecker ihre Aufgabe erfüllen.

Und so wie es für die gesunde Entwicklung eines Muskels wichtig ist, dass seine Fähigkeit, sich zusammenzuziehen, im Gleichgewicht bleibt mit der Fähigkeit, sich auszudehnen, so ist auch für uns als ganze Menschen die Ausgewogenheit von Verdichten und Lösen, von Zusammenziehen und Nachgeben wichtig. Das Ergebnis einer solchen Ausgewogenheit ist Elastizität, und dies ist auch das Ziel der nachfolgend beschriebenen Übungen. Es geht dabei nicht um die Dehnung einzelner Muskeln, sondern um die Dehnung schlechthin. Dabei ist uns zunächst einmal egal, was da im Einzelnen gedehnt wird, ob es Muskeln, Bänder, Sehnen, Gelenke oder Meridiane sind. Wichtiger ist es, verschiedene Dehnungsebenen zu unterscheiden: Wir können auf eine eher grobe Weise einen Dehnungsreiz setzen und damit den Körper im Nachgeben unterstützen, oder wir können einen ganz feinen, subtilen, mehr gedachten als tatsächlich durchgeführten Reiz setzen und so unseren Patienten zu einem tief inneren Nachgeben einladen. Versuchen Sie, sensibel zu sein für die Reaktion, versuchen Sie zu spüren, ob Ihr Patient Ihre Einladung wahrgenommen hat, ob er ihr folgen möchte, aber vielleicht nicht kann, oder ob er Ihrem Dehnungsreiz in einem unendlichen Nachgeben folgen muss, ohne ihm etwas entgegensetzen zu können. Es ist erstaunlich, was man alles wahrnehmen kann, wenn man seine Aufmerksamkeit in dieser Weise ausrichtet.

Also nun zu den praktischen Übungen: Entscheiden Sie sich zunächst für einen Körperteil, zum Beispiel das Handgelenk. Nehmen Sie die Hand Ihres Patienten, als wenn Sie ihm die Hand geben würden, und fassen mit der anderen Hand seinen Unterarm (**Abb. 9**). Beginnen Sie zunächst auf der körperlichen Ebene, indem Sie Ihre beiden Hände sanft auseinander bewegen und so den Gelenkspalt leicht auseinander ziehen. Spüren Sie, ob das Gelenk nachgibt oder fest hält. Wiederholen Sie die gleiche Bewegung, aber viel sanfter, feiner. Sammeln Sie Ihre Aufmerksamkeit ganz in dem, was Sie tun! Versuchen Sie wahrzunehmen, ob Ihr Patient ebenfalls mit seiner ganzen Aufmerksamkeit in der Dehnung und Öffnung seines Handgelenks angekommen ist. Je mehr dies der

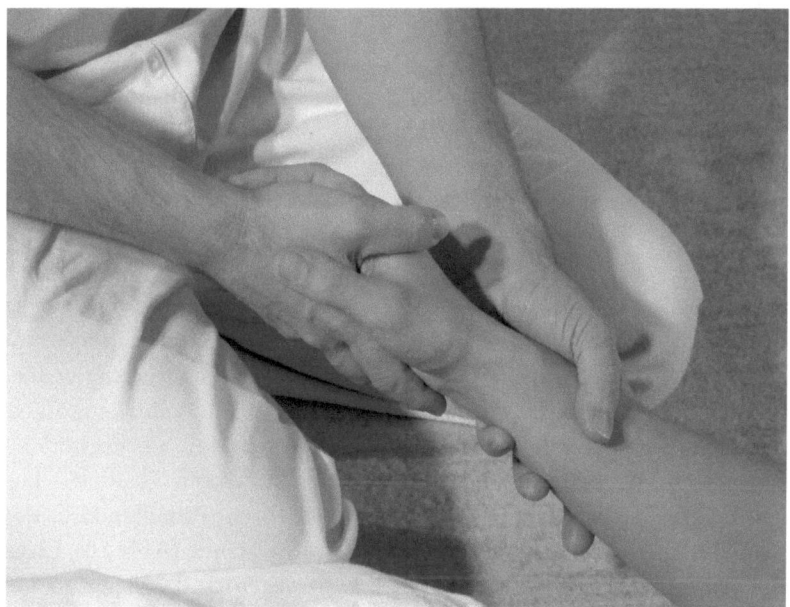

Abb. 9

Fall ist, desto feinere Dehnungsreize wird er wahrnehmen. Wenn Sie merken, dass er mit seiner Aufmerksamkeit noch nicht in dem Geschehen gesammelt ist, können Sie ihm verbale Hilfen geben, indem Sie ihn einladen, in die Dehnungen hineinzuspüren, sie zuzulassen, nachzugeben, mitzugehen.

Werden Sie langsam feiner in Ihren Bewegungen, aber bleiben Sie klar in der Intention zu dehnen, bis so gut wie keine Dehnungsbewegung mehr stattfindet, sondern nur noch die Intention dazu! *Intention* (wörtlich: Spannung hineinbringen) lockt die Energie hervor, die benötigt wird, um sie in die Tat umzusetzen. Versuchen Sie, die Wirkkraft der Intention beziehungsweise der durch sie hervorgerufenen Energie wahrzunehmen. Versuchen Sie zu spüren, ob dies noch im Wahrnehmungsfeld Ihres Patienten liegt. Fragen Sie ihn ruhig, wie er die Unterschiede zwischen der groben und der feinen Dehnung erlebt, und spüren Sie gleichzeitig, wie Sie selbst den Unterschied erleben. Scheuen Sie sich nicht, mit dem Patienten mitzuerleben, die lösende Wirkung auch in sich selbst zu spüren! Wenn Sie merken, dass Ihr Patient zwar in seinem Handgelenk gut nachgeben kann, es sich jedoch ein wenig anfühlt wie ein ausgeleiertes Gummiband, fordern Sie ihn auf, das Gummiband in der Vorstellung etwas strammer zu machen, Ihrer Dehnung mit mehr Gegenkraft zu begegnen. Spielen Sie miteinander und spüren

Sie, ob seine Vorstellung zu einer für Sie wahrnehmbaren Veränderung führt oder nicht. Probieren Sie aus, wie fein die Dehnungen sein können, ohne aus Ihrem Wahrnehmungsfeld zu fallen. Halten Sie in der feinstmöglichen Dehnung inne, und lassen Sie sich das entstehende Gefühl beschreiben.

Dehnungen machen nie einen Sinn, wenn sie am Patienten vorbei durchgeführt werden. Seine Reaktion und der sensible Umgang damit ist der entscheidende Faktor. Der Patient selbst muss die Dehnung freigeben, muss einverstanden sein. Ihm für diesen Schritt genügend Zeit zu lassen, gibt ihm und uns auch die größtmögliche Sicherheit, dass die Wirkungen sich harmonisch in seinen Lebensprozess einfügen, das heißt auch verarbeitet werden können.

Als zweites Beispiel möchte ich hier noch die Dehnungen der Halswirbelsäule beziehungsweise der gesamten Wirbelsäule beschreiben. Machen Sie es sich dazu am Kopfende Ihres Patienten bequem, wenn Sie am Boden arbeiten, zum Beispiel im Fersensitz oder im Schneidersitz, wenn Sie auf der Liege arbeiten, auf einem Hocker oder Stuhl. Geben Sie Ihrem Patienten Zeit, sich zu entspannen, und nehmen dann seinen Kopf in Ihre Hände (**Abb. 10**). Laden Sie ihn ein, seinen Kopf ganz in Ihren Händen abzulegen, und halten den Kopf in der Neutralstellung, das heißt, weder nach rechts, noch nach links, noch nach vorne, noch nach hinten gebeugt, ohne dabei seine Ohren zu verschließen. Beginnen Sie dann ganz sanft die Halswirbelsäule so zu dehnen, dass der Kopf in der Achse bleibt. Spüren Sie, ob Ihr Patient in seiner Halswirbelsäule nachgibt, und helfen gegebenenfalls durch verbale Unterstützung. Werden Sie feiner in der Dehnung und versuchen Sie zu spüren, ob der Patient darauf noch reagiert, ob dieser feine Reiz noch im Feld seiner Aufmerksamkeit liegt. Versuchen Sie zu spüren, wie weit sich die Dehnung in seiner Wirbelsäule nach unten fortpflanzt. Laden Sie ihn ein, in seiner Vorstellung die ganze Wirbelsäule bis zum Kreuzbein freizugeben und die lösende Wirkung durch die Beine bis in die Zehenspitzen hinein zu spüren. Gehen Sie langsam in der tatsächlichen Dehnung immer weiter zurück, bis fast nur noch Ihre Intention zu dehnen übrig bleibt. Fragen Sie Ihren Patienten, wie sich das für ihn anfühlt.

Geben Sie Ihrem Patienten nach der Übung Zeit, dem Geschehen nachzuspüren! Je deutlicher dies ins Feld seiner Aufmerksamkeit tritt, desto besser kann es sich in ihm verankern.

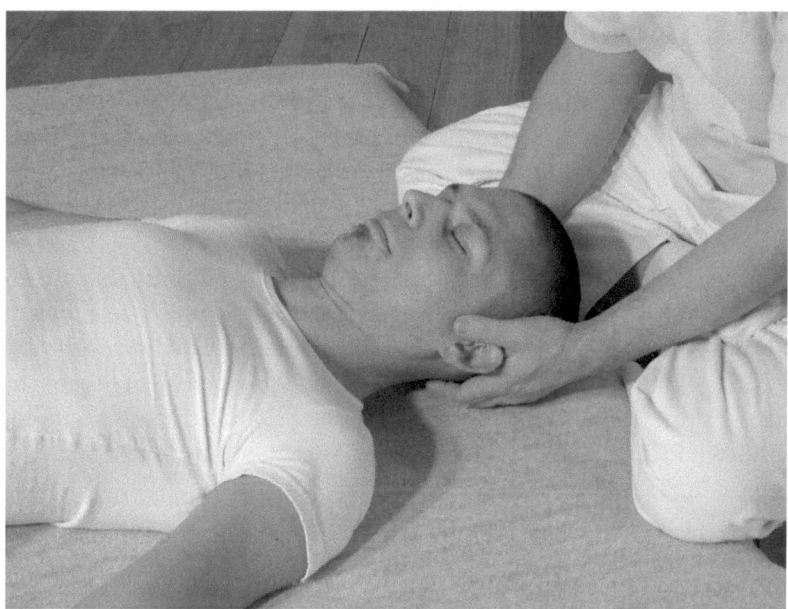

Abb. 10

2.4 Erfahrungen zwischen Behandler und Patient

Führen und Begleiten: das Lenken der Aufmerksamkeit

Wir müssen unterscheiden zwischen gleichberechtigten Partnerübungen, in denen wir uns gegenseitig abwechselnd auf einer ähnlichen Erfahrungsgrundlage behandeln, und Übungen, in denen ein Partner einen Erfahrungs- beziehungsweise Wissensvorsprung hat. Dies ist im Allgemeinen der Fall, wenn jemand einen Behandler aufsucht, um in irgendeiner Weise Hilfe zu bekommen. Er vertraut sich dann dem anderen in seinem Erfahrungs- und Wissensvorsprung an. Zwar bleiben beide auf der menschlichen Ebene vollkommen gleichberechtigte Partner, in Bezug auf das, was in der Behandlung geschieht, ergibt sich jedoch ganz natürlich eine Rollenverteilung: Dem Behandler kommt aufgrund seiner größeren Erfahrung und seinem tieferen Verständnis die Aufgabe zu, den Patienten zu führen und zu begleiten.

Dies ist ein überaus sensibler Vorgang, vor allem, wenn es dabei um Wahrnehmungen geht, die der Patient nicht selbst empfinden kann, sondern dem Behandler glauben muss. Auch wenn die energetische Körperarbeit zum Ziel hat, den Patienten zu einer immer größeren Selbstkompetenz zu führen, so hat der Behandler im Allgemeinen einen Erfahrungsvorsprung. Man kann dies in gewisser Weise mit der Führung eines Blinden vergleichen. Der Sehende kann dem Blinden Hinweise geben, wo eine Stufe ist oder eine Gefahr lauert, und der Blinde ist zunächst darauf angewiesen, den Worten zu vertrauen, um dann, wenn er ihnen folgt, selbst herauszufinden, wie es sich wirklich verhält.

Dem Geführten ist dabei eine *konstruktive Skepsis* hilfreich. Skepsis ist so lange wichtig, bis die vom Behandler oder Lehrer in den Raum gestellte Annahme durch die eigene Erfahrung bestätigt oder widerlegt wurde. Skepsis beinhaltet die Energie, die notwendig ist, um etwas, das andere beschreiben, selbst herauszufinden, und sie führt zu einer erhöhten Wachsamkeit in Bezug auf das, was geschieht. Konstruktiv heißt in diesem Zusammenhang, dass die nötige Neugierde, der Wunsch, es selbst herauszufinden, es selbst zu erfahren, durch die vorhandene Skepsis nicht erschlagen wird. Destruktiv wird Skepsis dann, wenn sie unseren Wunsch, etwas selbst zu erfahren, überdeckt und zu Schlussfolgerungen, das heißt Vorurteilen führt, die uns vorgaukeln, etwas bereits zu wissen, bevor wir es wirklich geprüft haben. In unserer Medizin gibt es viele – teilweise folgenschwere – Beispiele, in denen die Erfahrungen einzelner nicht als Erfahrung geprüft, sondern aufgrund von gedanklichen Konzepten abgelehnt wurden. Auf diesen Zusammenhang soll später noch am Beispiel Anton Mesmers eingegangen werden (Kap. 4.2). Konstruktive Skepsis erhöht den Grad unserer Wachheit und hilft uns dabei, neue Erfahrungen zu machen, destruktive Skepsis verhindert, dass wir uns auf Neues einlassen. Konstruktive Skepsis setzt Vertrauen voraus, jedoch kein blindes Vertrauen. Wer dies gar nicht aufbringen kann, dem werden wahrscheinlich die Tore in den Erfahrungsraum der energetischen Körperarbeit verschlossen bleiben.

Führen und Begleiten heißt also, zur eigenen Erfahrung und zur Selbstkompetenz hin führen und begleiten. Die Aussagen des Behandlers und die Qualität seiner Berührung, die vor allem helfen sollen, die Aufmerksamkeit des Patienten in einer hilfreichen Weise auszurichten, sind wie Werkzeuge, mit denen der Patient lernt, sich selbst zu helfen. Sie sind aber auch gleichzeitig wie Arbeitshypothesen, die es im Laufe des Prozesses miteinander zu überprüfen gilt. Die Kompetenz des Behandlers und Begleiters hängt dabei maßgeblich von der Tiefe der eigenen Erfahrung mit dem ab, was dem Patienten begegnet. Seine Fähigkeiten müssen denen eines guten Bergführers vergleichbar sein. Dieser kennt im Allgemeinen die Berge und Wege, auf die er seine Gruppe führt. Einem wirklich guten Bergführer würde man sich aber auch in einer Gegend anvertrauen, die ihm selbst unbekannt ist, im Vertrauen auf seine Fähigkeit, mit Unvorhergesehenem umzugehen.

Ebenso wie bei Bergtouren begegnet uns in der energetischen Körperarbeit Vertrautes und Neues, Ruhiges und Heftiges, und wenn wir genau hinschauen, ist jedes einzelne Erleben einzigartig, so wie keine Bergtour, würde sie auch mit der gleichen Gruppe über die gleichen Wege auf den gleichen Gipfel führen, je ganz gleich verläuft. Würden wir in einer Behandlung zu der Annahme kommen, dass wir das Erlebte schon kennen, so würden wir die Behandlung ihrer Lebendigkeit berauben, denn oft ist es nicht das Vertraute, das Bekannte, sondern die Bereitschaft, Neues, Einzigartiges zu entdecken, die zum Tor werden kann in eine neue Erfahrungswelt. Es geht also im Führen und Begleiten eines Menschen nicht um die Wiederholung und Anwendung von Gelerntem und bereits Erfahrenem, sondern um einen geschickten und souveränen Umgang mit immer wieder Neuem. Die Begegnung und der Prozess sind in hohem Maße schöpferisch. Das Vertrauen und die Erfahrung des Begleiters sollten dafür tief genug sein. Niemand kann einen anderen Menschen verantwortungsvoll in seinem inneren Erleben führen und begleiten, der die Erfahrungsebene, um die es geht, nicht selbst erfahren und durchdrungen hat. Wer sich selbst noch nie in der Stille begegnet ist, kann auch nicht einen Menschen begleiten in dem, was diesem in der Stille begegnet.

Anteilnahme und Mitgefühl

Es wurde bereits darauf hingewiesen, wie wichtig in diesem Zusammenhang der Kontakt ist. Dieser Kontakt geschieht immer in Empathie, das heißt in Mitempfinden, in Anteilnahme und Mitgefühl. Dies beinhaltet die Fähigkeit, sich in den anderen hineinzuversetzen, mit ihm «mitzuschwingen» und auf diese Weise zu erfahren, wie die gegebenen Impulse auf den Patienten wirken. Auch wenn wir Reize mit einer bestimmten Zielsetzung bewusst setzen, so ist damit noch keineswegs die Reaktion vorhersehbar. Der Patient muss nicht so reagieren, wie wir es uns vorgestellt haben, er wird in kein Schema gepresst. Über die Empathie wird es uns als Begleiter möglich, die innere Welt unseres Patienten und seine Reaktionen besser zu verstehen. Es sei hier noch einmal darauf hingewiesen, wie wichtig es bei einem solch intensiven Kontakt ist, in der eigenen Mitte zu ruhen und sich nicht im anderen zu verlieren.

Die Führung und Begleitung durch den Behandler geschieht in erster Linie in der Berührung, das heißt nonverbal. Würde der Patient alles, was in der Berührung zum Ausdruck gebracht wird, unmittelbar begreifen, das heißt gleichzeitig wahrnehmen und verstehen, so bedürfte es keiner zusätzlichen verbalen Führung und Begleitung. Die «Dinge» würden für sich selbst sprechen. Wenn wir zum Beispiel bei der Dehnung der Halswirbelsäule beziehungsweise der ganzen Wirbelsäule spüren, wie unser Patient sich auf unseren Reiz einlässt, nachgibt, sodass ein Wohlgefühl bis in die Zehenspitzen entsteht, so bedürfte es kaum eines zusätzlichen verbalen Hinweises. Wenn wir aber feststellen, dass sich unser Patient bewusst oder unbewusst gegen die Dehnung wehrt, dass er fest hält oder nur in der Halswirbelsäule nachgibt, so können wir ihm vielleicht durch einen zusätzlichen verbalen Hinweis wie diesem in ein entspannendes und belebendes Erleben führen: «Stellen Sie sich einmal vor, Ihre ganze Wirbelsäule würde sich ein wenig dehnen und jedes Wirbelgelenk würde ein wenig Luft bekommen. Sie dürfen bis zum Kreuzbein hin nachgeben.» Mancher Patient hat festgestellt, dass mit der Zeit schon diese Vorstellung alleine ausreicht, um seine Wirbelsäule auf eine ganz feine Weise von innen her aufzurichten, ohne dass dafür noch die Hilfe eines Behandlers nötig wäre.

Im Allgemeinen finden sich sowohl in der Wahrnehmung der körperinneren Vorgänge als auch in ihrem Verständnis Einschränkungen. Es haben sich oft allerlei Missverständnisse eingeschlichen, die dazu führen, dass bestimmte innere Regungen gar nicht beachtet oder unterbewertet werden und andere dafür im Mittelpunkt des Interesses stehen. Diese Missverständnisse sind meist das Resultat dessen, was wir in unserem Leben bis dahin gelernt und erfahren haben. Sind wir zum Beispiel durch unsere (kulturelle) Erziehung dazu gekommen, handfesten und materiell nachweisbaren Erfahrungen mehr Bedeutung beizumessen als vagen inneren Gefühlen, so kann dies dazu führen, dass wir von vornherein in der falschen Richtung suchen. Ein verbaler Hinweis unseres Begleiters kann uns an dieser Stelle helfen, unsere Aufmerksamkeit in einer für den Prozess hilfreichen Weise neu auszurichten.

Manche Patienten erzeugen unbewusst ständig einen gewissen Widerstand gegen die Berührung. Der verbale Hinweis des Behandlers, ruhig einmal nur empfänglich zu sein, nur zu lauschen, was von alleine geschieht, kann hier dem inneren Prozess eine völlig neue Wendung geben. Ein Patient sagte mir einmal: «Ich dachte, ich muss immer dagegen halten.» Manchmal ist es interessant herauszufinden, warum jemand zu der Annahme kommt, immer «dagegenhalten» zu müssen. Wichtiger als dieser analytische Aspekt erscheint mir jedoch die Einladung, es doch einmal anders zu probieren und so neue Erfahrungen zu sammeln. Auch hier begegnet uns wieder die Kraft des gesprochenen Wortes, die vor allem dann wirkungsvoll wird, wenn es gelingt, dadurch die Aufmerksamkeit neu auszurichten.

Andere Patienten neigen dazu, sich allzu passiv zu verhalten. Sie verlieren die Präsenz und rutschen leicht in innere Bilderwelten, in denen sie sich als Opfer von sie überflutenden Eindrücken erleben. Hier kann zum Beispiel der Hinweis helfen: «Sie dürfen mir ruhig mit einer gewissen Präsenz, ja sogar mit einem gewissen Widerstand in der Berührung entgegentreten.» Ist das Ergebnis eines solchen Hinweises, dass der Patient seine Muskeln anspannt und so eine übergroße Abwehrenergie mobilisiert, liegt also damit ein neuerliches Missverständnis vor, so kann man den gegebenen Hinweis abmildern, indem man darauf aufmerksam macht, die geforderte Präsenz nur in Gedanken, mit Hilfe der Vorstellungskraft vorzubringen. Unsere Hände können dann in der Berührung versuchen zu erspüren, ob ihnen im Patienten eine gewisse Verdichtung, eine erhöhte Präsenz begegnet. Ein Patient sagte in einer solchen Situation einmal: «Ich dachte, ich müsste immer nachgeben.»

Während manche Menschen enorm intensiv auf verbale Hinweise reagieren, sind bei anderen auch die stärksten Worte und Bilder nicht in der Lage, eine spürbare Veränderung hervorzurufen. Solche individuellen Unterschiede in Bezug auf die Reaktionsweise, die in Laborwerten kaum gemessen werden können, sind nicht nur für den therapeutischen Prozess wichtig, sondern auch für die energetische Diagnose. Sie helfen uns nämlich, den Patienten in seinen Reaktionsmustern zu erkennen. Es ist spannend mitzuerleben, wie schnell sich mitunter durch das Erfassen solcher einfachen Vorgänge die Reaktionsmuster herauskristallisieren lassen, die sich durch das ganze Leben eines Menschen ziehen und an der Basis vieler sozialer, medizinischer und psychologischer Probleme liegen. Wenn es dann auch noch gelingt, anstelle der bis dahin gepflegten Härte ein wenig mehr Weichheit und Nachgiebigkeit zu erfahren, oder anstelle des bis dahin überbetonten Nachgebens und Loslassens Präsenz und Strukturiertheit zu erleben, so kann damit ein Impuls gesetzt sein, der viele Lebensvorgänge verändert.

Den Patienten zum eigenen Erfahrungsraum führen

Führen und Begleiten hat nichts mit dem Erteilen von Anweisungen zu tun, die der Patient ausführen muss, sondern es basiert auf dem gegenseitigen Erspüren – in allem Respekt vor der Person und den Lebensmustern des anderen. Sowohl in den Berührungen als auch in der verbalen Begleitung gibt der Behandler seinen Patienten immer wieder den Raum, in dem er sein darf, wie er ist, mit allen seinen Unzulänglichkeiten und Fehlern. Nur so ist der Patient in der Lage, sich an seinen «wunden Punkten» berühren zu lassen, und die «wunden Punkte» sind die Punkte, von denen Veränderungen oft ausgehen. Viele unserer Beschwerden resultieren aus den Abwehr- und Schutzmechanismen, die wir aufgebaut haben, um nicht an unseren «wunden Punkten» berührt zu werden. Der Respekt des Behandlers gegenüber seinem Patienten mit allem, was er an diesem Punkt seines Lebens gerade mitbringt, ist die Grundlage einer jeden Behandlung und Begleitung.

Es ist hilfreich, den Patienten einzuladen, sich auf diese oder jene Erfahrung einzulassen anstatt ihm zu sagen, was er tun soll. Der Patient muss das Gefühl haben, sich jederzeit frei entscheiden zu können, der Einladung des Behandlers zu folgen oder nicht. Es gibt viele Gründe dafür, warum ein Patient dies zur Zeit nicht kann oder mag. Auch diese Gründe, ob bekannt oder unbekannt, gilt es zu respektieren. Dem Leben selbst wohnt eine solch tiefe Ordnung inne, dass man es fast als Anmaßung bezeichnen könnte, mit dem eigenen, persönlichen Wissen in das natürliche Geschehen einzugreifen. Je weniger wir eingreifen, desto sicherer können wir sein, dass in einem Veränderungsprozess alles in der richtigen Reihenfolge, zur richtigen Zeit, eben in der richtigen Ordnung geschieht. Für manches Loslassen, aber auch für das Entwickeln mancher Präsenz, die vielleicht noch nicht zugelassen werden kann, bedarf es noch vieler kleiner vorbereitender Schritte, die wir nicht kennen, die aber als eingefaltetes Wissen im Inneren des Patienten ruhen. Der sensible Begleiter wird vielleicht ein Gefühl dafür entwickeln, wann er eine Einladung wiederholt und verstärkt ausspricht und wann er sie zunächst ruhen lässt. Nie aber sollten wir als Behandler einen Druck ausüben, dem der Patient sich innerlich verschließen muss. Denn nur, was wirklich *freiwillig* geschieht, ist wertvoll, oder umgekehrt: Was wirklich wertvoll ist, geschieht immer freiwillig. Freiwillig ist nicht «ohn-willig», das dem Behandler entgegengebrachte Vertrauen ist nicht blindes Vertrauen. Es geht nicht darum, dass der Patient seinen eigenen Willen an die Seite stellt, sondern dass er in Übereinstimmung mit dem in ihm stattfindenden Lebensprozess kommt. Auch wenn dies mitunter viel Zeit in Anspruch nimmt, ist es meines Erachtens mittel- und langfristig der schnellere Weg zu grundlegenden Veränderungen.

Es gibt also keine Rezepte und schon gar keine Patentrezepte, wie man jemanden begleitet oder führt, vielmehr muss der «richtige» Umgang, müssen die «richtigen» Worte in jedem Augenblick neu gefunden werden. Was gestern in der Begleitung eines Menschen noch richtig gewesen sein mag, kann heute falsch sein und umgekehrt. Begleitung basiert auf dem gegenseitigen Kennenlernen und Verstehen. Es ist ein Prozess, der aus dem Verstehen der feinsten Regungen im anderen entsteht. Er findet statt in einer Atmosphäre des Annehmens, ohne zu (ver-)urteilen. Je tiefer sich Behandler und Patient in diesem Prozess einander geöffnet haben, desto größer die Tiefe, aus der die Veränderungen hervorgehen.

Das Hauptwerkzeug in der energetischen Körperarbeit ist und bleibt die Aufmerksamkeit; wenn unsere Arbeit das Ziel der Selbstkompetenz des Patienten hat, ist nicht nur die Aufmerksamkeit des Behandlers gemeint, sondern auch die Aufmerksamkeit des Patienten. Es geht nicht darum, dass der Behandler für den Patienten versteht und handelt, sondern diesem hilft, selbst zu verstehen, selbst zu handeln und damit selbst kompetent zu werden. So gesehen sind wir in der energetischen Körperarbeit nicht in erster Linie Behandler, sondern Lehrer. Die Aufgabe des Behandlers und Begleiters ist, den Patienten in der Ausrichtung seiner Aufmerksamkeit zu schulen und ihm anhand von praktischen Erfahrungen deren Bedeutung zu vermitteln. Je nachdem nämlich, wo wir auf welche Weise hinschauen, gestaltet sich der Weg, der vor uns liegt, vollkommen anders. Die meisten Menschen sind sich dieser enorm wichtigen Tatsache überhaupt nicht bewusst.

Die Schulung der Aufmerksamkeit kann durch entsprechende Fragen geschehen, wie zum Beispiel: «Wie fühlt sich das für Sie an? Spüren Sie auch noch in anderen Teilen des Körpers Veränderungen?» Wir können durch unsere Fragen die Aufmerksamkeit des Patienten auf einen bestimmten Körperteil oder eine bestimmte Wahrnehmungsebene hinlenken und ihm so Hilfestellung leisten, Entdeckungen in seinem Körper zu machen. Wir können ihn fragen, wie er die Muskelspannung in seinen Beinen oder in seinem Rücken erlebt. So laden wir ihn ein, seine Aufmerksamkeit auf seinen physischen Körper zu richten. Wenn wir zum Beispiel seinen Fuß mit unseren beiden Händen warm umhüllen, können wir fragen, ob die Wärme seinen ganzen Fuß durchdringt und ob er diese Wärme auch in seinen Beinen spüren kann. Er kann dabei vielleicht die Erfahrung machen, dass er mit seiner Aufmerksamkeit an der Ausbreitung der Wärme mitwirken kann. Wir können weiterhin mit unserer Fragestellung die Wahrnehmungsebene wechseln und fragen, ob er die Wärme auch in seinem Gemüt wahrnehmen kann, und ihn ermuntern, sie ruhig dort hinein zu lassen, wenn sie es möchte. Erinnern Sie sich an die Entspannungsübung, in der Sie Ihren Patienten eingeladen haben, sein Bein mit seinem ganzen Gewicht auf Ihrer Schulter abzulegen? Sie können ihm durch entsprechende Hinweise dabei helfen, die Entspannung in seiner Beinmuskulatur wahrzunehmen, oder die Wahrnehmungsebene wechseln, indem Sie ihn fragen, ob er das Wohlgefühl spüren kann, das entsteht, wenn er sein Bein nicht mehr selbst halten muss.

Neugierde und Staunen

Ein wichtiger Punkt in der Begleitung von Patienten ist die Fähigkeit, Neugierde und Staunen zu erwecken. Neugierde und Staunen helfen dabei, immer wieder neu, immer wieder lebendig in eine Situation hineinzugehen. Der größte Feind dieser Art der Arbeit ist die Routine, die uns vortäuscht, schon vorher zu wissen, was geschehen wird. Folgender Satz könnte zum Beispiel helfen, die Aufmerksamkeit des Patienten wieder wachzurütteln: «Schauen Sie mal, ob es wieder genauso sein wird wie die letzten zehn Male!» Niemand kann natürlich sagen, ob es diesmal anders sein wird; was man aber sicher sagen kann, ist, dass die Wahrscheinlichkeit, dass wieder alles gleich bleibt, sich erhöht, wenn wir dies von vornherein erwarten. Im Zustand des Staunens, der Neugierde und der Offenheit sind wir ähnlich wie eine chemische Substanz reaktionsfähiger, und Veränderungen werden wahrscheinlicher.

Wenn wir die Aufmerksamkeit des Patienten durch unsere Fragen auf einen bestimmten Vorgang lenken, so können wir damit vielleicht einen inneren Prozess, eine Veränderung einleiten. Manchmal ist es jedoch auch so, dass schon von alleine ein Prozess mit vielerlei inneren Bewegungen im Patienten eingesetzt hat und wir durch unsere verbale Begleitung beruhigend einwirken können. Wenn zum Beispiel ein Patient aus irgendwelchen Gründen in heftige Emotionen geraten ist, so können wir seine Aufmerksamkeit von den Gemütsbewegungen auf seinen Körper lenken, indem wir ihn fragen, wie er seine Füße erlebt. Wenn sie kalt sind, können wir versuchen, sie durch Berührung oder Bewegungen zu wärmen. Unsere Aufmerksamkeit ist wie Brennstoff für ein Feuer. Wenn das Feuer klein ist, können wir Holz hineinwerfen, um es größer zu machen; wenn es zu groß ist, können wir es ausbrennen lassen, in dem wir kein Holz mehr hineinwerfen. Auf unseren Prozess übertragen heißt das, wir können manche Panikattacke, in die sich jemand gerade hineinsteigert, verhindern, wenn es uns gelingt, die Aufmerksamkeit des Patienten von dem, was ihm Angst macht, abzuziehen und zu etwas anderem hinzulenken.

Dies mag dem einen oder anderen Leser allzu willkürlich erscheinen, die verbale Begleitung wie auch die Berührung selbst sind jedoch eingebettet in den natürlichen Strom innerer Kräfte. Der Behandler denkt sich Fragen und Hinweise nicht aus, sie ergeben sich vielmehr wie von alleine aus dem lebendigen Kontakt zum Patienten. Das begleitende Gespräch bleibt stets angebunden an das lebendige Geschehen in der Behandlung. Die Worte des Behandlers sind der verbale Ausdruck dessen, was er mit seinen Händen, ja mit seinem ganzen Körper wahrnimmt. Er macht aufmerksam auf innere Potentiale, von denen sich der Patient momentan abgeschnitten fühlen mag, und hat so die Möglichkeit, dem Patienten aus Fixierungen, aus festgefahrenen inneren Zuständen herauszuhelfen. Es zeigt sich nämlich in der Arbeit oft, dass das Selbstbild des Patienten nicht mit der

Wahrnehmung des Behandlers übereinstimmt. Je sensibler und erfahrener der Behandler ist, desto leichter wird es ihm gelingen, mit bis dahin ungenutzten inneren Potentialen des Patienten in Kontakt zu kommen, sie gleichsam zu wecken und zugänglich zu machen.

Ein Großteil unserer inneren Not besteht darin, dass unser bewusstes Ich sich in seiner Wahrnehmung und seinem Erleben auf einen kleinen und oft schmerzhaften Ausschnitt der inneren Welt beschränkt hat. Es ist die Kunst des Behandlers und Begleiters, den ganzen Erfahrungsreichtum der energetischen Körperarbeit einzubringen, um die eingeengte Perspektive des Patienten zu weiten und den entstandenen Stau zu lösen. Um welche Erfahrungen es dabei im Einzelnen geht, soll später noch ausführlicher beschrieben werden. Worauf auch immer wir aber den Patienten hinweisen, welche Bilder und Vorstellungshilfen auch immer wir benutzen, sie sollten stets in Kontakt mit dem körperinneren Geschehen bleiben. Wenn wir zum Beispiel jemanden bitten, sich innerlich an eine Situation zu erinnern, in der er sich vollkommen wohl und in seiner Kraft gefühlt hat, so schließt sich immer die Frage an, was sich damit in seinem Körper verändert. Unser Körper ist die Brücke zwischen unserer inneren und der äußeren Welt, und wenn die Kraft der inneren Bilder tatsächlich nach außen wirksam werden soll, müssen sie Veränderungen im Körperinneren hervorrufen. Dies ist oft ganz von alleine, aber keineswegs immer der Fall.

Neubewertung von Erfahrungen

Je nach Eigenart und momentanem Zustand des Patienten legt der Behandler in seiner Begleitung die Betonung auf die Stärken oder die Schwächen, auf das, was aus der Wahrnehmung des Patienten gefallen ist, mit dem Ziel, es wieder in sein Wahrnehmungsfeld zurückzuholen. Wenn dies gelungen ist, so stellt sich die Frage, wie der Patient damit umgeht. Über manch eine Entdeckung im eigenen Inneren mag spontan Freude entstehen, anderes muss erst einmal verdaut werden. Hier setzt eine zweite wichtige Aufgabe in der Begleitung von Patienten ein. Es geht darum, zu einer Neuorientierung in Bezug auf die im eigenen Inneren wahrgenommenen Vorgänge zu kommen, etwa die Angst zu verlieren vor Empfindungen, die man bis dahin gefürchtet und zu vermeiden versucht hat. Wenn zum Beispiel ein Patient nach einer Behandlung das Gefühl beschreibt, sich ohne Grenzen zu fühlen, so kann er mit dem Behandler zusammen herausfinden, was es mit diesem Gefühl auf sich hat. Manche Menschen erleben bei diesem Gefühl große Freude und finden es phantastisch, während andere bei dieser Empfindung Angst bekommen, sich aufzulösen und nicht wissen, dass dies eine ganz normale Wahrnehmung innerhalb des inneren Erfahrungsspektrums ist. Auch hier wird deutlich, dass der Begleiter seinem Patienten nur wirklich helfen kann, wenn er diese Erfahrung selbst gemacht, sie schätzen gelernt hat und um ihre Bedeutung weiß. Nur so fühlt sich der Patient wirklich verstanden, und die Erfahrung bekommt den Platz, der ihr gebührt.

Wir müssen grundsätzlich unterscheiden zwischen der Erfahrung, die gemacht wird, und der Wirkung, die sie auf uns hat. Die Erfahrung unserer eigenen Unbegrenztheit zum Beispiel, also der Kontakt mit den Anteilen in unserem Inneren, die keine zeitliche und räumliche Begrenzung kennen, ist eine Erfahrung, die viele Menschen machen; man könnte sie eine kollektive Erfahrung nennen. Der Umgang mit dieser allen Menschen grundsätzlich zugänglichen Erfahrung ist jedoch höchst individuell. Im bewussten oder unbewussten Bewertungssystem des Einzelnen kann sie abgelehnt, willkommen geheißen oder als gänzlich belanglos eingestuft werden. Es ist die Aufgabe des Begleiters, mit dem Patienten gemeinsam die Bedeutung seiner Erfahrungen aus der Perspektive einer neuen Werteordnung herauszufinden. Auf diese Weise wächst langsam ein neues Verständnis für Zusammenhänge heran, und dieses Verständnis wiederum ist wichtig, um neuen Erfahrungen offener zu begegnen. Schließlich geht es darum, die neuen, gegenwärtigen Erfahrungen nicht im Lichte, oder sollte man besser sagen im Schatten der Vergangenheit zu sehen, sondern die Vergangenheit im Lichte der Gegenwart. Manchmal mag es einem dabei so vorkommen, als ob unser mangelndes Verständnis für die Prozesse und die Ordnung des Lebens der wichtigste Faktor für die Begrenztheit unseres Erfahrungshorizontes sei, denn kaum geben wir in unserem Inneren einem bis dahin unbeachtet gebliebenen Bereich durch eine neue Wertschätzung Raum, so stellen sich mitunter wie von alleine die entsprechenden Erfahrungen ein.

Die Art der Berührung, die Sensibilität in der Wahl der Worte können die ausschlaggebenden Faktoren für die Entwicklung des Prozesses sein. Wir können jede Erfahrung positiv oder negativ, provozierend oder unterstützend formulieren. Wichtig ist, dass wir die Formulierung so wählen, dass der Patient sich nicht verschließt. Wenn er zum Beispiel seinen Arm oder sein Bein nicht loslassen kann, können wir, wenn wir ihn auf mögliche Verbindungen zu seinem Leben aufmerksam machen wollen, fragen: «Können Sie auch sonst im Leben überhaupt nicht loslassen?» Oder wir können, um uns sanft dem gleichen Punkt anzunähern, fragen: «Ist es auch sonst im Leben Ihre Stärke, Dinge in die Hand zu nehmen und zu kontrollieren? Kann es sein, dass neben dieser Stärke Ihre Fähigkeit loszulassen, geschehen zu lassen, relativ schwach ist?» Es geht in der Begleitung nicht in erster Linie darum, dem Patienten zu sagen, was man erkannt hat, sondern ihm die Schritte zu ermöglichen, selbst zu erkennen. Alle Aussagen sollten so formuliert sein, dass der Patient sie annehmen kann, um sie dann eingehend zu prüfen. Erregen wir schon zu Beginn seinen Widerstand, so kommt es nicht zu dieser Prüfung, und der Prozess, so weit es überhaupt zu einem solchen kommt, wird nicht wirklich zu seinem eigenen Prozess.

Der Begleiter öffnet durch sein Tun, seine Berührung und seine Worte Räume, in denen der Patient sich auf eine neue Weise erfahren kann. Ob der Patient die Räume betritt, ist ihm überlassen, aber stets betritt der Behandler sie mit dem Patienten zusammen. Die Sicherheit, mit der sich der Behandler in eben dem Raum bewegt, den der Patient sich anschickt zu betreten, ist ein wichtiger Faktor für das Wachsen von Vertrauen im Patienten. In diesem inneren Raum sollte Platz sein für alles, was den Patienten (und den Behandler) ausmacht, für alle Fähigkeiten und Unfähigkeiten, für alle Stärken und Schwächen. Die heilende Wirkung dieses Raumes ist die Grundlage des ganzen Prozesses. Die Aufgabe des Begleiters ist, die Aufmerksamkeit des Patienten immer wieder in den Körper zu holen und sein eigenes Erleben und seine Mitarbeit zu fördern. Ohne diese «aktive» Mitarbeit des Patienten kann sich kein Prozess entwickeln. Ein lebendiger Prozess kann nicht konsumiert werden.

Die energetische Körperarbeit soll dem Patienten helfen, freier zu werden, der jeweiligen Situation angemessen lösen und verdichten, öffnen und schließen zu können und in Kontakt mit sich, allen seinen Fähigkeiten und Potentialen, aber auch mit den Unfähigkeiten und Schwächen zu kommen. Kurz: sich dem Leben in seiner ganzen Erfahrungsbreite und -tiefe zu öffnen und es am Ende in seiner ungeteilten Ganzheit zu erleben. In seiner Führung und Begleitung setzt der Behandler seine ganze Erfahrung und sein ganzes Wissen in der energetischen Körperarbeit ein.

2.5 Die Kraft der Berührung – mögliche Wirkungen und Fallbeschreibungen

Zuerst möchte ich meine persönlichen Erfahrungen beschreiben, die ich zu Beginn meiner Behandlertätigkeit in einem Sanatorium gemacht habe. Ich arbeitete dort als Masseur und bekam gleich zu Beginn von einem älteren Kollegen eine spezielle Form der Massage gezeigt, die in diesem Sanatorium gerne verordnet wurde. In dieser Massage ging es darum, einen Ausgleich zu schaffen zwischen der Region um den siebten Halswirbel und dem Kreuzbein, indem man je nach den gegebenen Umständen oben oder unten mehr anregend oder beruhigend mit den Händen arbeitete. Ich verstand die Beschreibung des Kollegen jedoch so, dass man eine Hand, zum Beispiel die auf dem siebten Halswirbel, ruhig liegen lassen sollte, während man die andere in sanften, ruhigen Kreisungen auf dem Kreuzbein bewegte. Mir wurde nicht viel über den Hintergrund dieser Massage gesagt, sodass ich sie ohne bestimmte Erwartungen bei den Patienten anwandte. Die Wirkung war verblüffend. Eine ganze Reihe von Patienten wurden bei dieser ruhigen und für sie nichts sagenden Berührung unruhig und manchmal sogar ärgerlich und baten mich, doch nun endlich mit der Massage anzufangen, für die sie ja auch schließlich bezahlen würden. Eine zweite Gruppe fand diese Behandlung zwar wohl tuend, aber doch recht wirkungslos. Bei einer dritten Gruppe von Patienten aber fanden Reaktionen statt, die ich selbst in keiner Weise einordnen konnte. Sie beschrieben Wohlgefühle im ganzen Körper, ein Fließen in den Beinen oder das Gefühl schwebender Leichtigkeit. Eine Patientin sagte mir, dass sie ähnliche Erfahrungen bereits bei einem anderen Behandler gemacht habe und sich diese inneren Empfindungen noch verstärken würden, wenn ich den Körper gar nicht berühren, sondern meine Hände in einem gewissen Abstand über ihrem Körper halten würde. Über ihre Empfindungen führte sie mich an die entsprechenden Körperstellen und behauptete am Ende, dass ihr kaum in ihrem Leben etwas so gut getan hätte wie diese Behandlung. Ich spürte, dass sie ehrlich war, konnte aber mit all dem gar nichts anfangen. Es war mir unheimlich, dass unter meinen Händen offenkundig etwas geschah, das ich selbst nicht spüren konnte, nicht verstand und Angst hatte, nicht kontrollieren zu können. Auch war mir vollkommen rätselhaft, warum die gleiche Behandlung bei den einen offensichtlich zu keiner und bei den anderen zu so heftiger Wirkung führte, und wie es kommen konnte, dass die Wirkung sich noch intensivierte, wenn ich den Körper gar nicht mehr berührte. Ich hatte damals keine Ahnung von den Hintergründen dessen, was ich heute energetische Körperarbeit nenne. Diese Erlebnisse waren jedoch so stark, dass ich nicht einfach so tun konnte, als hätten sie nicht stattgefunden. Damals, vor nun über 20 Jahren, habe ich angefangen, weitere Erfahrungen zu sammeln und nach Erklärungen zu suchen, nach den Gesetzmäßigkeiten, die sich in diesem Erleben verbargen.

Mir wurde damals schon klar, dass die Wirkungen solcher Berührungen nicht auf mechanische Vorgänge zurückzuführen sind. Es mochte sein, dass es am Ende dieser inneren Bewegungen auch zu manchen messbaren Veränderungen kommen konnte, die Kräfte aber, die sie herbeiführten, mussten energetischer Natur sein. Zu dieser Zeit hatte ich bereits in Japan die Grundlagen des Shiatsu gelernt, kannte die Meridianverläufe und wusste auch ein wenig über chinesische Medizin. Dies alles gab mir aber keine Erklärung für das, was in diesen einfachen, stillen Berührungen geschah. Mir schienen damals die Wirkungen energetischer Berührungen von null bis unendlich zu gehen.

In diesem Buch möchte ich die Vorgänge beschreiben, die sich in energetischen Berührungen ereignen können, und einige der Gesetzmäßigkeiten herausarbeiten, die sich hinter ihnen verbergen. Es erhebt keinesfalls den Anspruch, diese vollständig und erschöpfend darzustellen. Es ist für mich vielmehr der Beginn einer immer wieder ergänzungsbedürftigen und zu vertiefenden Forschung in einem Bereich des menschlichen Lebens, der in unserer Kultur bisher noch keinen Platz gefunden hat und dessen Potentiale von daher auch noch in keiner Weise ausgeschöpft sind. Diese Ausführungen erheben auch nicht den Anspruch, neu zu sein. Da es sich grundsätzlich um Phänomene handelt, die jedem begegnen, der sich dem menschlichen Leben auf eine bestimmte Weise nähert, ist nicht verwunderlich, dass viele andere vor mir die gleichen oder ähnliche Entdeckungen gemacht haben und auch in Zukunft machen werden. Jeder stellt jedoch entsprechend seinen Eigenarten und seiner Vorbildung diese Entdeckungen in einen anderen Kontext. Wer gelernt hat, den Menschen mit den Augen eines Psychologen zu betrachten, wird dazu neigen, die Energiearbeit im Licht und im Dienst der Psychologie zu sehen, während ein Arzt dazu kommen könnte, die Energiearbeit auf die medizinischen Aspekte auszurichten. Unabhängig davon, mit welchen Augen Sie, liebe Leserinnen und Leser, gewohnt sind, den Menschen zu betrachten, möchte ich Sie hier einladen, den Menschen und die Lebensvorgänge noch einmal mit neuen Augen anzuschauen, um am Ende die psychologischen, medizinischen, sozialen, spirituellen und vielen anderen Aspekte der energetischen Körperarbeit zu entdecken. Der Sinn dieser Schrift ist dann erfüllt, wenn sie Sie angeregt hat, auf eine eigene Entdeckungsreise zu gehen, und wenn sie Ihnen einen Teil der Ausrüstung gegeben hat, die Sie dazu benötigen.

Wirkungen des Loslassens

Aber beginnen wir zunächst einmal mit den Wirkungen, die bei den Übungen zum Lockern und Loslassen eintreten können. Die auffallendsten Wirkungen treten immer dann ein, wenn es zu Veränderungen kommt. Dabei ist nicht entscheidend, ob die Veränderungen objektiv sehr groß sind, sondern wie sie subjektiv erlebt werden. Wenn wir also mit jemandem Lockerungsübungen machen, der bereits locker ist, so werden die Übungen voraussichtlich keine große Veränderung hervorrufen. Wenn es uns aber gelingt, einen sehr verkrampften und kontrollierten Menschen in die Entspannung, ins Loslassen einzuladen, so kann dieses Erleben im wahrsten Sinne des Wortes lebensverändernd sein. Ich kann mich noch gut an eine Patientin erinnern, die über viele Sitzungen große Schwierigkeiten hatte, ihren Arm in meinen Händen loszulassen. Als es ihr dann endlich gelang, diese Schutzspannung aufzugeben, erkannte sie, dass sie in ihrem Leben nicht glücklich werden würde, wenn sie weiterhin sich und anderen die Schuld an ihrem Leid gab. Der Entschluss, eine körperorientierte Ausbildung zu beginnen, war damit geboren oder, besser gesagt, «gezeugt». Es ist nämlich ein interessantes Phänomen, dass das, was wir in unserem Körper begriffen haben, oft eine gewisse Zeit braucht, bis es in unseren Verstand hinein «geboren» wird.

Wir können im Allgemeinen davon ausgehen, dass, wenn ein Mensch in seinem Körper ohne äußere Gründe eine große Spannung hat, die er in den Muskeln und Gelenken fest hält, er dies unbewusst tut, um sich vor einer Erfahrung, einem Gefühl, einer Erinnerung, vor irgendetwas, das ihm unangenehm ist, zu schützen. In manchen Fällen ist dieser Schutz unnötig geworden, weil sich das zugrundeliegende Problem in seinem Leben längst gelöst hat. Wenn es uns gelingt, einen solchen Menschen aus seiner gewohnten Anspannung herauszulocke(r)n, so wird er dies vermutlich einfach als wohl tuend erleben. Als Beispiel hierfür fällt mir die Geschichte eines Patienten ein, der seit zirka zehn Jahren unter beidseitigen starken Ohrgeräuschen (Tinnitus) litt und wegen dieser Beschwerde auch vor vielen Jahren gegen seinen Willen in Rente gehen musste. Er konnte nur noch einschlafen, wenn er mit einem Walkman Musik hörte, die seine Ohrgeräusche übertönte. Dieser Mann hatte in seinem ganzen Körper eine enorme Spannung, die sich im Laufe der ersten sieben Shiatsu-Behandlungen etwas abbaute und seine Ohrgeräusche etwa um die Hälfte leiser werden ließ. Bei einem Ohrenarzt, der mit einem entsprechenden Gerät einen Ton erzeugte, der in Frequenz und Lautstärke dem vom Patienten gehörten Ton glich, stellte sich heraus, dass der Ton etwa um die Hälfte leiser geworden war.

Nach diesem Anfangserfolg schien es zu einem Stillstand der Entwicklung zu kommen, bis er eines Tages, fast wie aus heiterem Himmel, als ich sein linkes Bein in der Hand hielt und mit meiner rechten Hand seinen Fuß im Sprunggelenk sanft bewegte und zu lockern versuchte, plötzlich loslassen konnte. Sein spontaner Kommentar dazu war: «Es fließt und strömt ja wunderbar in meinem Bein. Das habe ich noch nie erlebt.» Es dauerte daraufhin noch einmal einige Wochen, bis sich seine Ohrgeräusche abermals reduzierten, diesmal auf ein Maß, das seine Lebensqualität nur noch geringfügig beeinträchtigte. Es war, wie wenn das «unterirdische» Fließen von Energie (Qi) im Verborgenen über Wochen seine Wirkung bis zum Erreichen der Symptome entfaltet hatte.

Wenn aber die angesammelte Schutzspannung noch eine aktive Funktion erfüllt, zum Beispiel hilft, ein noch nicht verarbeitetes Erlebnis zu verdrängen, so müssen wir damit rechnen, dass das, wovor sich unser Patient mit der Spannung geschützt hat, zum Vorschein kommt. Interessanterweise können dies neben unangenehmen auch angenehme Erfahrungen sein, vor denen wir uns zum Beispiel fürchten, weil sie uns unbekannt sind. Eine junge Lehrerin kam zu mir, um sich mit Hilfe von Shiatsu-Behandlungen etwas Gutes zu tun. Sie war im ganzen Körper, aber vor allem im Bereich des Nackens und der Schultern sehr verspannt. Einige Shiatsu-Behandlungen, in die ich immer wieder die Einladung zum Loslassen und Abgeben des Kopfes integrierte, führten endlich dazu, dass sie sich innerlich fallen lassen konnte. Die Spannung in ihrem Körper ließ deutlich nach, und als verblüffendes Nebenergebnis erzählte sie mir später, dass sie nach der Behandlung in den Ferien einen Fallschirmsprung (Tandemsprung) gemacht habe; sie hätte noch einmal in der äußeren Welt erleben müssen, was sie innerlich erfahren hatte. In dieser Weise die Kontrolle aufzugeben, war ihr eine völlig neue Erfahrung.

Wenn wir wirklich loslassen lernen, lässt mit der äußeren Spannung der Muskulatur im Körper oft auch eine gewisse Zwanghaftigkeit in unserem Tun nach. Eine Rentnerin, die ständig aktiv sein musste, sich stets für alles verantwortlich fühlte und damit manche sozialen Konflikte auslöste, lernte langsam, in der Kombination von Shiatsu und einfachen Berührungen, in Ruhe, ohne jedes Getriebensein dazuliegen und ihr Leben zu genießen. Psychologisch war ihre Lebenshaltung gut nachzuvollziehen: Sie war die älteste Tochter und von Jugend an in der Verantwortung für ihre jüngeren Geschwister. Es war jedoch nicht das Gespräch darüber, sondern die Entspannung und Ruhe im Körper, die diese anhaltende Veränderung hervorbrachte. Gleichzeitig mit dieser Veränderung verschwand auch ein Druck im Hinterkopf, unter dem sie seit geraumer Zeit gelitten hatte. Wenn wir von den Wirkungen energetischer Berührungen sprechen, so dürfen wir nicht nur auf die unmittelbar spürbaren Wirkungen schauen. Vielleicht ist es so, als ob wir einen auf minus 23 Grad Celsius heruntergekühlten Eisblock mit jeder Behandlung um ein Grad erwärmen. 22 Behandlungen lang verändert sich anscheinend nichts. Wenn dann aber der Eisklotz in der 23. Behandlung zu schmelzen beginnt, so würde niemand behaupten, dass die 22 vorangegangenen Behandlungen nutzlos waren. In Prozessen gibt es immer stille Wegstrecken, auf denen sich anscheinend nichts Besonderes ereignet, und Wegabschnitte, auf denen sich wirklich bahnbrechende Veränderungen einstellen können. Selbst wenn eine stille Berührung keine offensichtliche Wirkung entfaltet, können wir nicht sicher sein, dass tatsächlich keine Wirkung da ist.

Wirkungen auf das Ich-Erleben

Wenn wir die Wirkungen energetischer Behandlungen von unserem Ich-Erleben aus betrachten, so können wir sie grundsätzlich in drei Gruppen einteilen: angenehm, neutral und unangenehm. Diese Kategorien können sich im Laufe eines Prozesses verändern, was uns am Anfang angenehm war, mag uns mit der Zeit unangenehm werden und umgekehrt. Angenehm heißt in diesem Falle, dass etwas unserem Ich, das heißt dem Teil von uns, mit dem wir gerade identifiziert sind, willkommen ist. Unangenehm ist uns alles, was unserem Ich aus verschiedenen Gründen nicht willkommen ist; es kann zum Beispiel sein, dass unser Ich eine Abwehr entwickelt gegen Unbekanntes, von dem wir annehmen, dass wir es nicht kontrollieren können, oder gegen einen Reiz, den wir als zu stark erleben. Als neutral erleben wir einen Vorgang zum Beispiel, wenn er zu einer Veränderung führt, die wir aus unserer momentanen Perspektive für bedeutungslos halten. Da sich, wie schon oben beschrieben, im Laufe von energetischen Prozessen die Werteordnung stark verändern kann, sollten wir uns als Behandler durch Beurteilungen nicht irritieren lassen. Als nichts sagend oder neutral kann uns ein inneres Erleben auch erscheinen, wenn es von unserem Gemüt, von unserem Gefühl abgeschnitten ist.

Vor vielen Jahren kam ein Mann in meine Praxis, der gerade eine Psychoanalyse begonnen hatte. Sein Problem war, dass er keinerlei Zugang zu seinem Gefühlsleben hatte. Die Analytikerin hatte ihn aber nur unter der Voraussetzung angenommen, dass er gleichzeitig eine Körpertherapie machte. Das Empfinden in seinem Körper entsprach der Beschreibung seines Problems: Zu Beginn der Behandlungen konnte er außer Schmerz bei sehr starkem Druck keinerlei Unterschiede in der Qualität von Berührungen wahrnehmen. Im Laufe von zirka zwei Jahren entwickelte er eine solche Sensibilität für energetische Vorgänge in seinem Körper, dass er eines Tages sagte, bei der Berührung seiner Füße hätte er das Gefühl, dass ihm die Haare zu Berge stünden. Auf die Frage, ob dies subjektiv für ihn angenehm oder unangenehm sei, antwortete er, dass er dies als vollkommen neutral erlebe. Es war zwar gelungen, ihn für Energieströme in seinem Körper zu sensibilisieren, aber das, was für andere Menschen lustvoll oder unangenehm ist, blieb für ihn neutral. Er hatte zwar im Laufe der Arbeit sehr sensible energetische Körperwahrnehmungen entwickelt, blieb aber bis zum Schluss von seinen Gefühlen abgeschnitten. Die Parallelen zwischen den Teilerfolgen in seiner Psychoanalyse und den Teilerfolgen in der Körperarbeit waren offensichtlich.

Keine spürbare Wirkung

Im folgenden möchte ich versuchen, die am häufigsten auftretenden Wirkungen und deren mögliche Hintergründe aufzuzählen. Da sind zunächst einmal die Behandlungen zu nennen, die keine spürbaren Wirkungen hervorbringen. Das

Behandlungserleben kann dabei vom Patienten als relativ angenehm, neutral oder langweilig beschrieben werden. Dies kann verschiedene Gründe haben. Es kann sein, dass zwischen Behandler und Patienten kein Kontakt zustande gekommen ist. Es kann sein, dass die Aufmerksamkeit nicht tief genug war sowohl auf Seiten des Behandlers als auch beim Patienten. Es kann sein, dass die Behandlung, wie beim oben beschriebenen Beispiel vom Eisblock, zwar gewirkt hat, jedoch auf eine Weise, die so leicht zu übersehen ist wie etwa die Erwärmung des Eises von minus 15 auf minus 14 Grad Celsius. Oft liegt die Veränderung nicht im Wahrnehmungsfeld des bewussten Ich, wie zum Beispiel bei einem Patienten, der auf jeden, auch den feinsten Impuls mit deutlich wahrnehmbaren Körperbewegungen reagierte, jedoch behauptete, er spüre überhaupt nichts. Sein Körper nahm nicht nur die Impulse wahr, sondern reagierte auch darauf, während sein bewusstes Ich nichts von all den inneren und äußeren Bewegungen wahrnahm. Er erschien mir wie ein Mensch, der sich anmutig zu einer Musik bewegt, jedoch stur und steif behauptet, er sei taub.

Oft zeigt sich nicht gleich ein klares Bild von den Wirkungen energetischer Behandlungen. Als Behandler wie auch als Patienten neigen wir dazu, das Geschehen aus der Perspektive des bewussten Ich zu erleben und zu beschreiben. Aber gerade die Erfahrungen der energetischen Körperarbeit zeigen uns, dass die Perspektive des bewussten Ich nur einen kleinen Ausschnitt der inneren und auch der äußeren Welt beleuchtet. Stellen wir uns einen Menschen vor, dessen Konto leer ist und der sich selbst als arm erlebt. Angenommen, wir würden hingehen und sein Konto heimlich ohne sein Wissen auffüllen; wäre die Wirkung unserer Tat, dass er reicher wird, oder bleibt er arm? Wir sehen, dass es verschiedene Perspektiven gibt, die Wirklichkeit zu betrachten, oder sollten wir sagen, dass es verschiedene Wirklichkeiten gibt, je nach Betrachtungsweise? Wenn wir vom deutschen Wort Wirklichkeit ausgehen, also das meinen, was eine Wirkung hervorbringt, bleibt immer noch die Frage offen, wann es zu dieser Wirkung kommt. Der arme Mann in unserem Beispiel bleibt in seinem Bewusstsein arm, bis ihn jemand auf seinen im Stillen gewachsenen Reichtum aufmerksam macht, oder bis er zufällig einmal wieder versucht, Geld abzuheben und merkt, dass es aus irgendwelchen Gründen wieder möglich ist. So lange bleibt das gewachsene Potential quasi eingefaltet. Erst in dem Moment, in dem er es abruft, wirkt sich sein potentieller Reichtum aus. Das Problem bei vielen Menschen ist, dass sie an das Potential im eigenen Inneren nicht glauben und es sich damit auch nicht vom Zustand der eingefalteten Wirklichkeit in den Zustand der entfalteten Wirklichkeit entwickeln kann.

Ein anderer Grund, warum keine Wirkung stattfindet beziehungsweise die Wirkung nicht im Feld der Aufmerksamkeit liegt, ist, dass eine bestimmte Erwartung des Patienten (und auch des Behandlers) das Wahrnehmungsfeld stark einschränkt. Ein brasilianischer Freund, der in Japan lebt und fließend japanisch spricht, erzählte mir folgende Geschichte: Eines Tages ging sein Fernsehgerät kaputt. Er nahm es unter den Arm und ging in den nächsten Fernsehladen, in dem eine alte Japanerin bediente. Als sie sein ausländisches Gesicht sah, muss sie wohl der festen Überzeugung gewesen sein, dass sie ihn nicht verstehen würde. Und so war es auch. Trotz seiner fließenden Japanischkenntnisse war es ihm nicht möglich, sich der alten Dame verständlich zu machen. Er nahm sein Fernsehgerät, ging nach Hause und rief die gleiche alte Dame an. Diesmal war es überhaupt keine Schwierigkeit, ihr sein Problem zu schildern, vielleicht hat sie noch nicht einmal gemerkt, dass er Ausländer war. Es kann also sein, dass, wenn jemand mit der Erwartung zur Massage oder zum Shiatsu geht, hier werde etwas Gutes für seinen Körper getan, auf diese Weise sein Gemüt, seine Gefühle aus dem Feld seiner Aufmerksamkeit fallen. Die meisten unserer Erwartungen, Vorstellungen und Einstellungen sind unbewusst, und es ist gar nicht leicht, wenn überhaupt möglich, sie zu formulieren. Nichtsdestotrotz geht von ihnen ein erheblicher Einfluss aus auf die Ausrichtung unserer Aufmerksamkeit und damit auf das, was uns subjektiv begegnet. Vielleicht kann uns an diesem Punkt die schon beschriebene Wertschätzung des Unbekannten, eine gewisse Neugierde und die Bereitschaft zum Staunen weiterhelfen.

Schließlich kann auch ein eingeschränktes oder falsches Verständnis der inneren Lebensvorgänge dazu führen, dass eine Wirkung sich nicht entfalten oder nicht wahrgenommen werden kann. Wenn wir einem Menschen, der keinen Bankverkehr kennt, einen Scheck geben, so wird er ohne zusätzliche Erklärung damit vermutlich nichts anfangen können. Das Erleben und das Begreifen dessen, was wir erlebt haben sind wie unsere beiden Beine, die wir zum Laufen brauchen. Haben wir einen Schritt mit dem linken Fuß gemacht, geht es nur vorwärts, wenn wir den nächsten mit dem rechten tun. Am Ende steht nicht mehr die Bewegung der einzelnen Beine, sondern das Voranschreiten des ganzen Körpers im Mittelpunkt. Das kognitive Bewusstsein ist während des energetischen Körpererlebens auf Empfang gestellt, ohne selbst aktiv zu werden. Das daraus entstehende Verständnis entwickelt sich nicht durch aktives Nachdenken, sondern ganz natürlich durch Beobachtung und Erfahrung. Der Fehler, den Menschen in bestimmten Situationen machen, ist, dass sie explizit nicht nachdenken wollen, also das kognitive Bewusstsein abschalten und dann auf diesem Kanal auch nicht empfänglich sind.

Wenn wir von neutralen Wirkungen sprechen, so meinen wir damit, dass sie uns subjektiv weder positiv noch negativ erscheinen. Unser (bewusstes) Ich neigt dazu, eine Wirkung überhaupt nur als Wirkung anzuerkennen, wenn sie angenehm oder unangenehm empfunden oder als positiv oder negativ beurteilt wird. Im Grunde aber sind alle Erfahrungen an sich wertneutral, ob wir sie nun im Einzelnen als angenehm oder unangenehm, als beängstigend oder ermutigend erfahren. Ihre Bewertung hängt in erheblichem Maße, wenn nicht ausschließlich, davon ab, wie unser Ich sie erlebt. Sich im Erleben nicht vom Ich, sondern von den Fesseln des Ich ein wenig zu befreien, führt dazu, die Dinge und Lebensvorgänge neutral zu erleben. Diese Neutralität wird aber nicht automatisch von jedem wertgeschätzt.

Eine Patientin litt immer wieder in ihrem Leben unter, wie sie es nannte, «Dramen», vor allem unter «Beziehungsdramen». Das Ausbleiben dieser Dramen in der ersten Phase der Behandlungen führte sie zu der Frage, ob sie nun in eine Depression gefallen sei. Sie hatte zwar unter ihren Dramen immer gelitten, ein Leben in Neutralität ohne «himmelhoch jauchzend» und «zu Tode betrübt» erschien ihr aber zunächst noch weniger lebenswert. Erst mit der Zeit konnte sie ein Leben ohne die Dramatisierungen ihres Ichs wertschätzen und seine Qualitäten erkennen. Das Ich wurde in diesem Prozess nicht abgelegt, sondern lediglich seine Fesseln ein wenig gelockert.

Wecken von Erinnerungen

Ein wichtiger Bereich innerhalb der Wirkungen energetischer Berührungen besteht im Wecken von Erinnerungen. Einmal kam es bei einer etwa 50-jährigen Patientin zu einer heftigen inneren Aufgeregtheit, als ich sie ganz leicht mit einem Finger am Brustbein berührte. Dies hatte sie unmittelbar an ein Erlebnis in ihrer Kindheit erinnert, als sie ohne Vorwarnung des Arztes eine Punktion des Brustbeins über sich ergehen lassen musste. In einem anderen Fall kamen einer Patientin bei der Berührung ihres Kopfes die Tränen. Nach ihrem inneren Erleben gefragt, antwortete sie, dass ihr Vater, der Friseur war, sie beim Haareschneiden immer in ähnlicher Weise am Kopf berührt habe. Sonst habe er sie eigentlich nie berührt. Die Beziehung zu ihrem verstorbenen Vater war mit der Berührung des Kopfes plötzlich lebendig geworden. Das damalige Erleben war beiden Patientinnen noch präsent, das heißt nicht verdrängt, und damit fiel es ihnen leicht, einen Umgang mit der heftigen Reaktion in der Behandlung zu finden.

Wir müssen jedoch auch damit rechnen, dass bei Körperberührungen Erinnerungen an verdrängte Erlebnisse wach werden. Denken wir nur einmal an die vielen Fälle von Missbrauch oder Misshandlung im Kindes- und Jugendalter. Es ist nur allzu leicht nachzuvollziehen, dass jede Körperberührung nicht nur einzelne Erlebnisse, sondern die Summe aller Körpererfahrungen aktualisieren kann. Eine große Sensibilität des Behandlers, eingebettet in Mitgefühl und Anteilnahme, ist hier notwendig, um die Berührung nicht zu einer neuerlichen Traumatisierung werden zu lassen. Wenn es hier jedoch gelingt, die gegenwärtige Berührung durch den Behandler nicht im Schatten der Vergangenheit zu erleben, sondern die Schläge und körperlichen Erniedrigungen von damals im Lichte der wohlwollenden und liebevollen Berührung des Behandlers wieder zu erfahren, können die überwachsenen Wunden beginnen zu heilen. Welche Hilfen die energetische Körperarbeit dabei geben kann, soll im hinteren Teil des Buches noch deutlich werden.

Aber nicht immer sind es unangenehme Erinnerungen, die durch Berührungen geweckt werden. Ein etwa 70-jähriger Patient beschrieb nach einer Behandlung das angenehme Gefühl großer Leichtigkeit, das ihn spontan an Träume aus seiner Kindheit erinnerte, in denen er fliegen konnte. Interessant ist, dass solche Erinnerungen unabhängig von Jahrzehnten, die mittlerweile vergangen sind, lebendig im Körper gespeichert zu sein scheinen. Wir können über die Aktualisierung dieses Erlebens dort wieder anknüpfen, wo der Faden einmal abgerissen ist und so manche Schätze, die uns in unserer Kindheit zur Verfügung standen, auch im Erwachsenenalter noch heben.

Oft ist die Intensität einer durch Berührung ausgelösten Erinnerung für den Betreffenden selbst verblüffend, vor allem dann, wenn er glaubt, sie intellektuell vollständig aufgearbeitet zu haben. Die Berührung des Körpers scheint hier eine Ebene zu öffnen, in die unser Intellekt nicht vorzudringen vermag, eine Ebene, die unserem Körperbewusstsein vorbehalten bleibt. Der Intellekt scheint hier die Spitze des Eisberges bearbeitet zu haben, während der Körper, mit den in ihm fließenden Energien den unter Wasser liegenden Teil für uns bereithält. In der Erfahrung der energetischen Körperarbeit zeigt sich, dass selbst Erlebnisse, die bereits in einer klassischen Freudschen Analyse bearbeitet wurden, noch einmal auf andere Art erlebt und aufgearbeitet werden können. Auf die Beziehung zwischen Körper und Unbewusstem beziehungsweise zwischen Körperarbeit und Psychotherapie soll später noch eingegangen werden.

Auch auf eine andere Wirkung energetischer Berührungen soll später noch eigens eingegangen werden: Veränderungen im Traumleben. Es kann sein, dass Menschen, die noch nie geträumt haben, das heißt die sich an ihre Träume noch nie erinnern konnten, beginnen, sich an ihre Träume zu erinnern. Es gibt Menschen, die regelmäßig träumen und bemerken, dass ihre Träume sich nach energetischen Behandlungen verändern. Wenn Träume Ausdruck des Unbewussten beziehungsweise der Seele sind, und energetische Behandlungen ins Unbewusste hineinwirken und die Seele einladen, sich dem Patienten mehr zu offenbaren, so ist ein Zusammenhang zwischen Träumen und energetischen Berührungen nur allzu natürlich. Aber dazu später noch mehr.

Lösung über den Körper

Es gibt verschiedene Möglichkeiten, ein traumatisches Erlebnis, das zu Einschränkungen der Lebensfunktionen geführt hat, zu bearbeiten. Ein solches Erlebnis könnte zum Beispiel ein Verkehrsunfall sein, in dessen Folge der Betroffene unter kalten Füßen und anderen vegetativen Störungen leidet. In der Psychotherapie wurden neben der klassischen Analyse verschiedene Methoden entwickelt, ins Unbewusste gesunkene oder verdrängte Erfahrungen und Konflikte zu lösen. Bei den meisten spielt das kognitive Verstehen dessen, was den Lebensfluss im eigenen Inneren behindert hat, eine große Rolle. In der energetischen Körperarbeit stoßen wir auf eine neue Dimension des Verstehens: das Begreifen mit dem *Körperbewusstsein*. Manche Autoren sprechen hier von einer «Körperintelligenz». Ich meine, dass das, was wir gemeinhin als Intelligenz bezeichnen, nur einen kleinen Ausschnitt dessen darstellt, was unser Körperbewusstsein ausmacht. Unser Körperbewusstsein beinhaltet sämtliche Sinneswahrnehmungen, deren sensible Weiterleitung und Verarbeitung hin zu neuen Erkenntnissen sowie die motorischen Reaktionen und Antworten darauf. Es steht außerdem in unmittelbarer Verbindung zu unseren Gefühlen. Wir können also unser Körperbewusstsein als ein Feld begreifen, in dem Wahrnehmung, Gefühl, Erkenntnis und Motorik zusammenlaufen und koordiniert werden. Dies kann naturgemäß weder in Worten umfassend beschrieben noch gedanklich verstanden werden. Sie ist in ihrer Ganzheitlichkeit nur im Körperbewusstsein beziehungsweise Körperfeld erfahrbar. Es ist also auch nachvollziehbar, dass der Körper in seiner Bewusstheit Lösungen findet und auch vollzieht, die wir intellektuell nicht verstehen können, aber auch gar nicht unbedingt verstehen müssen.

Körperbewusstsein

Körperbewusstsein bezeichnet also nicht einen Zustand, in dem sich der Verstand des Körpers bewusst wird, sondern meint vielmehr, Bewusstheit zu erlangen in Bezug auf das komplexe Geschehen, in dem sich Verstand, Gefühl und Körperlichkeit vereinen. So gesehen ist es in gewisser Weise sogar missverständlich, von Körper-Bewusstsein zu sprechen. Der Begriff Energiekörperbewusstsein wäre passender. Über das Ausbilden eben dieses Energiekörperbewusstseins ist es jedenfalls möglich, Lebensvorgänge ins Bewusstseinsfeld zu heben, die normalerweise dem Bereich des Unbewussten zugerechnet werden. Diese Körperbewusstwerdung hat in der energetischen Körperarbeit ähnlich große Bedeutung wie die Bewusstwerdung emotionaler Vorgänge in vielen Psychotherapien.

Viele Veränderungen und Wahrnehmungen im Rahmen energetischer Berührungen sind genau gesehen gar keine Veränderungen im eigentlichen Sinne, sondern nur Ausdruck einer Bewusstwerdung von Vorgängen und Zuständen, die zwar auch vorher schon in gleicher Weise existiert haben, jedoch nicht wahrgenommen wurden. Wenn jemand nach einer solchen Berührung sagt: «Ich kann meine Grenzen ganz scharf spüren», so hat er vermutlich auch vorher schon scharfe Grenzen gehabt, sich in diesen aber nicht wahrgenommen. Es ist ein überaus spannender Aspekt energetischer Körperprozesse, zu beobachten, welcher der unzähligen Lebensprozesse ins Wahrnehmungsfeld des Patienten beziehungsweise in das gemeinsame Wahrnehmungsfeld von Patient und Behandler gelangt. Es ist nämlich ein charakteristisches Merkmal dieses Prozesses, dass sich beiden im Erleben des gleichen Wahrnehmungsfeldes, vorausgesetzt Behandler und Patient sind in einer guten Resonanz, die gleichen Vorgänge offenbaren. Hier beginnt ein Verstehen ohne Worte, das zunehmend die verbale Führung und Begleitung des Behandlers unnötig macht.

Andere «angenehme» Wirkungen

Der Begriff «Wahrnehmungsfeld» ist in diesem Fall nicht nur ein aus der Physik entliehenes abstraktes Bild, um das Geschehen besser zu verstehen. Das Feld, in dem beziehungsweise mit dessen Hilfe wahrgenommen werden kann, ist seinerseits eine wahrnehmbare Realität. Und so gehört auch die Wahrnehmung dieses Energiefeldes mit zu den möglichen Wirkungen energetischer Berührungen. Jemand beschrieb nach einer Behandlung das Gefühl, auf dem Boden wie in einer Wanne zu liegen, und erlebte dies als sehr irritierend. Im Gegensatz zur chinesischen Kultur leben wir hier ganz stark in einer Welt von «entweder-oder». Wir sind gewohnt, uns entweder flach auf dem Boden liegend zu erleben oder in einer Wanne. Es geschieht jedoch in Behandlungen relativ häufig, dass zwei Wahrnehmungsebenen gleichzeitig erscheinen. Jeder, der schon einmal im Dunkeln in der Bahn gefahren ist, konnte eine ähnliche Erfahrung machen. Wenn man dabei nämlich zum Fenster hinaus schaut, so sieht man zum Beispiel die Lichter in den vorbeiziehenden Häusern. Stellt man seine Augen aber etwas anders ein, so sieht man das Spiegelbild des Zuginneren. Je nach Ausrichtung unserer Aufmerksamkeit können wir zwei Aspekte der Wirklichkeit abwechselnd oder, mit etwas Übung, auch gleichzeitig sehen. Ähnlich verhält es sich, wenn sich neben unserer gewohnten noch eine neue Wahrnehmung einstellt, wenn wir uns zum Beispiel nicht nur wie gewohnt mit unserem Körpergewicht spüren, sondern gleichzeitig schwerelos.

Ganzheit

Ein relativ häufig beschriebenes Gefühl, vor allem wenn der Körper im Rahmen einer Behandlung von Kopf bis Fuß berührt wurde, ist, dass sich jemand ganz fühlt, wie wenn alles miteinander verbunden wäre. Dieses Erleben von Ganzheit kann sich auf den Körper beziehen, also ein Gefühl beschreiben, in dem Hände und Füße, Rücken und Beine als zusammengehörig, als zu einem gehörend wahrgenommen werden. Es kann aber auch bedeuten, sich in der Verbindung beziehungsweise in der Einheit von Körper, Geist und Seele zu erfahren. Ich habe noch keinen Menschen getroffen, dem dieses Erleben der Ganzheit unangenehm war. Erfahrungsgemäß gibt es noch einige andere Gefühle, die fast allen Menschen angenehm sind. Dazu gehört zum Beispiel, seine Grenzen und Körperkonturen ganz scharf wahrzunehmen, wie auch das Gefühl von Geborgenheit, Aufgehobensein, von Ruhe und Frieden sowie das Gefühl, von Kraft erfüllt zu sein.

Viele Empfindungen aber werden von den Patienten unterschiedlich wahrgenommen, zum Beispiel das Gefühl, innerlich durchströmt zu sein. Manchmal werden sogar Abwehr und Freude gleichzeitig erlebt wie bei einer Patientin, die bei einem solchen Gefühl in den Beinen ausrief: «Das ist so wunderschön, das halte ich ja gar nicht aus. Bitte hören Sie auf damit!» Das Erleben des Durchströmt-Seins, also dessen, was im Qigong Qi-Gefühl genannt wird, schafft eine neue Körperwahrnehmung. Wenn es bestimmte Grenzen nicht überschreitet, führt es auch zu einer gesteigerten Lebensintensität und einem angenehmen Lebensgefühl.

Klarheit

Im allgemeinen wird es auch als angenehm erfahren, wenn nach Berührungen ein Zustand geistiger Klarheit eintritt, in dem sich nicht selten spontan Lösungsmöglichkeiten für Probleme zeigen, über die man vorher lange erfolglos nachgedacht hat. Eine solche Klarheit beschrieb eine Patientin voller Begeisterung als Ergebnis der energetischen Körperarbeit. Drei Tage danach rief sie mich voller Verzweiflung an und sagte, dass die gewonnene Klarheit ihr das Leben so schwer gemacht habe, dass ihr die Kraft ausging. Es stellte sich dann im Gespräch heraus, dass sie bis zum Auftreten dieser Klarheit ihre Umgebung immer mit den Augen ihrer Hoffnungen und Wünsche gesehen hatte. Dies hatte ihr zwar manchen Konflikt mit ihren Mitmenschen beschert, weil ihre Wünsche und Hoffnungen oft die Form konkreter Erwartungen annahm, die dann unerfüllt blieben und zu Enttäuschungen und Vorwürfen führten, aber irgendwie schienen ihr diese Illusionen doch auch Kraft gegeben zu haben; mit der Realität, so wie sie ist, in Kontakt zu kommen, empfand sie als äußerst anstrengend. Einige Wochen später jedoch erlebte sie auch sehr deutlich die Vorteile dieser Veränderung. Wenn sie nach einem Wochenende außerhalb der Familie wieder nach Hause fuhr, war sie darauf eingestellt, noch für ihre Kinder zu kochen. Sie wusste nun, dass ihr Mann entgegen ihren früheren Erwartungen und Hoffnungen nicht gekocht haben würde, wenn sie nach Hause kam. Die Einbeziehung ihres neuen Wissens fiel ihr immer leichter und ersparte ihr manchen inneren Groll und manchen kraftraubenden Konflikt.

Der Körper ist eine Brücke zwischen unserem inneren Erleben, das unter anderem durch unsere Hoffnungen und Wünsche geprägt ist, und der äußeren Welt, ob sie uns nun behagt oder nicht. Es ist daher nicht verwunderlich, dass wir, wenn wir in einen besseren Kontakt mit unserem Körper kommen, auch in einen besseren Kontakt mit der äußeren Realität kommen können. Mit der Aufmerksamkeit nach innen gerichtet können wir in der Körperarbeit unsere Gefühle und inneren Vorstellungen kennen lernen, mit der Aufmerksamkeit nach außen gerichtet ist es uns möglich, manche Wahrnehmung als Projektion unserer inneren Wünsche zu erkennen.

Auf einem ähnlichen Vorgang beruht die Wirkung, die ein Patient verblüfft beschrieb. Er ging seit Jahren immer die gleiche Strecke joggen. Immer musste er einen kleinen Hügel hinauflaufen, was ihn regelmäßig außer Atem brachte, sodass er jedes Mal oben erst merkte, dass er, gemessen an seiner Ausdauer, zu schnell gelaufen war. Als ein Ergebnis der energetischen Körperarbeit bemerkte er, dass er den Hügel nun so hinauflief, dass sein System auch oben noch im Gleichgewicht war, was er an seiner ruhigeren Atmung ablesen konnte. Er hatte sich nicht bewusst um das Erlebnis bemüht, vielmehr hatte er es erstaunt als ein Nebenergebnis der Arbeit in den Behandlungen bemerkt. Vielleicht hatte ihn vorher eine unbewusste Selbstüberschätzung die Steigung zu schnell angehen lassen, und sein Körper entwickelte nun ein Bewusstsein für seine tatsächlichen Fähigkeiten. Dies ist ein Beispiel für ein verändertes Körperbewusstsein, das erst im Nachhinein von seinem aufmerksamen Ich bemerkt wurde. Dieser verbesserte Kontakt zu seinen eigenen, tatsächlichen Fähigkeiten wäre sicher auch zustande gekommen, wenn er nie joggen gegangen wäre. Seinem bewussten Ich wäre diese Veränderung dann allerdings entgangen.

Wir haben gesehen, dass durch körperliche Berührung Erinnerungen an Ereignisse wachgerufen werden können, die in der Vergangenheit liegen; genauso gut können aber auch Sehnsüchte geweckt werden, die ihrer Natur nach mehr in die Zukunft gerichtet sind. Wir haben auf der einen Seite kollektive Sehnsüchte, die wohl jedem Menschen mehr oder weniger innewohnen, wie zum Beispiel die Sehnsucht nach Harmonie, Ruhe und Frieden, nach Geborgenheit und Nähe, kurz: die Sehnsucht nach allem, was uns hilft, aus dem Zustand der Entfremdung wieder hinauszufinden. Auf der anderen Seite haben wir aber auch ganz persönliche Sehnsüchte, zum Beispiel nach unseren ungelebten Anteilen, nach Zärtlichkeit, nach Geld, Macht und persönlicher Bedeutung, die Sehnsucht, im Mittelpunkt zu stehen und anderes mehr. Letzten Endes kann alles geweckt werden, was in Form eines Wunsches in unserem Inneren verborgen liegt – sei es Vergangenes oder Zukünftiges.

Sexualität

Wenn wir mit Berührung arbeiten, wird im Patienten die Sehnsucht nach Berührung natürlich häufiger geweckt als zum Beispiel in einer Gesprächstherapie. Die meisten Psychotherapeuten berühren bis heute ihre Patienten grundsätzlich nicht; vielleicht weil bei Menschen, deren Sehnsucht nach Körperkontakt lange nicht gestillt wurde, die geweckten Kräfte schnell so groß werden können, dass sie den therapeutischen Prozess behindern. Dies ist besonders gut nachvollziehbar, wenn wir bedenken, dass unter den Patientinnen von Sigmund Freud, einem der Väter der Psychotherapie, viele Frauen waren, deren Sexualität unterdrückt war. Es ist auch kein Geheimnis, dass Freud selbst Probleme mit seiner Sexualität hatte. Auf jeden Fall sollte jeder Körpertherapeut um dieses Thema wissen und in der Lage sein, die entsprechenden Energien zu handhaben. Wenn wir mit Berührung arbeiten, können wir ein so wichtiges und lebendiges Thema wie das der Sexualität nicht ausschalten, geht es doch letztlich darum, gerade die aufgestauten Energien in Fluss zu bringen. Es gehört viel Einfühlungsvermögen, aber auch viel Klarheit und Zentriertheit von Seiten des Behandlers dazu, einen Menschen zu begleiten, dessen innerer Prozess ihn in das lebendige Erleben sexueller Energien führt.

Wilhelm Reich, ein Schüler von Sigmund Freud, hat sich diesem Thema gestellt und wurde dem damaligen Zeitgeist entsprechend gesellschaftlich geächtet. Er hat vielleicht den Fehler gemacht, die von ihm entdeckten inneren Energien, die er Orgon nannte, zu ausschließlich in Verbindung mit Sexualität zu sehen. Vielen Menschen ist das Durchströmt-Werden von Energien nur in Zusammenhang mit sexuellen Erlebnissen begegnet, sodass sie dieses Erleben auch unmittelbar mit Sexualität verknüpfen. Dies ist ein Missverständnis, das in körperorientierten Behandlungen auftreten kann. Das Durchströmt-Werden von Energien ist ein natürlicher, nährender und beglückender Vorgang, der zum Beispiel in Qigongoder Yoga-Übungen, wie überhaupt in allen Situationen, in denen wir innere Schleusen öffnen, auftreten kann. Es ist das Fließen, das Ausgleich und Verbindung schafft zwischen zwei Bereichen, die vorher getrennt waren. Dass dieses Fließen unter anderem in der Vereinigung von Mann und Frau, von Männlichem und Weiblichem einsetzt, also während der Vereinigung von etwas, das normalerweise getrennt ist, ist gut nachvollziehbar. Dass es jedoch auch andere Vereinigungen innerhalb unserer selbst gibt, die mit einem ähnlichen Strömen und Fließen einhergehen, ist vielen Menschen nicht bekannt. Verbinden sich zum Beispiel Kopf und Herz miteinander, öffnen sich die Schleusen, die den Fluss zwischen beiden behindert haben, so öffnet sich ein inneres Erleben, das dem in der Sexualität sehr ähnlich sein kann. Ebenso kann es sein, wenn die Verbindung zwischen Händen und Füßen geschaffen wird. Das Ergebnis dieses Erlebens könnte dann sein, dass das Denken, die Entscheidungen und das Handeln eines solchen Menschen von da an mehr «Hand und Fuß haben».

Dieses Thema kann also in Berührungen sehr relevant sein. Obwohl, oder vielleicht gerade weil die meisten Menschen nicht über ihre erotischen und sexuellen Wünsche sprechen, begegnen sie uns in der Berührung als ungelebte und aufgestaute Energien manchmal umso stärker. Gelingt es dem Behandler, diese aufgestauten Energien in Fluss zu bringen, so ist es seine Aufgabe, dieses Erleben aus dem Rahmen einer persönlichen sexuellen Beziehung zu befreien und in einen grundlegenderen Zusammenhang zu stellen.

Regeneration

Eine Wirkung der tiefen Entspannung, die durch Berührung entstehen kann, ist Regeneration, ähnlich wie nach einem Urlaub. Das Gefühl, innerlich alles hinter sich lassen zu können, vollkommen abschalten zu können, ohne dafür wegfahren zu müssen, verschafft Zugang zu inneren Kraftpotentialen, von denen wir uns durch die täglichen Lebensanforderungen allzu häufig abschneiden lassen. Bei manchen Menschen taucht im Zusammenhang mit tiefer Entspannung auch das Gefühl der Geborgenheit, das Gefühl, aufgehoben zu sein, auf. Hier ist nicht die Geborgenheit, das Aufgehoben-Sein bei einem anderen Menschen gemeint, sondern die Geborgenheit, die aus dem Erleben der eigenen inneren Stille entsteht.

Wir können unterscheiden zwischen der Wirkung, die das unmittelbare Erleben während der Behandlung auf uns hat, und den Wirkungen, die dadurch in der Folge ausgelöst werden. Das Erleben der Stille im eigenen Inneren zum Beispiel kann unmittelbar zu Erholung und Regeneration führen. Es kann aber auch den Wunsch entstehen lassen, den Alltag und die Tagesplanung grundlegend zu verändern. «Mein Leben ist immer so hektisch und unruhig, wenn ich von dieser Ruhe doch nur ein wenig mehr in meinem Alltag spüren könnte!» sagte einmal ein Patient und begann dann langsam, die Planung seines Lebens so einzurichten, dass tatsächlich auch in seinem Alltag mehr Ruhe entstand. Dies war ein langwieriger und phasenweise sehr mühsamer Prozess, der wiederum vielerlei soziale, psychische und berufliche Veränderungen eingeleitet hat. Er erfuhr, dass das Leben ständige Veränderung ist und dass, wenn wir diesen Lebensfluss aufzuhalten versuchen, indem wir an Umständen, die sich ändern wollen, festhalten, wir die Grundlage für vielerlei Probleme legen.

Es gibt neben den beschriebenen noch eine ganze Reihe unmittelbarer, durch Berührungen ausgelöster Wirkungen, die individuell unterschiedlich als angenehm, neutral oder unangenehm erlebt werden. Dazu gehören das Auftreten von Wärme- beziehungsweise Hitzeempfindungen sowie das Erleben von Kühle beziehungsweise Kälte im Körper. Auch Zittern, inneres Vibrieren oder Zuckungen einzelner Körperteile beziehungsweise des ganzen Körpers gehören dazu. All diese Erscheinungen sind Ausdruck geweckter Energien, die begonnen haben, sich ihren Weg zu bahnen. Sie sind Ausdruck einer Verlebendigung aus der Erstarrung in die Bewegung beziehungsweise ins Bewegt-Sein.

Unangenehme Wirkungen

Ähnlich verhält es sich mit Wirkungen, die im Allgemeinen eher als unangenehm erfahren werden. Da wäre zunächst einmal die große Gruppe der *Schmerzverstärkungen* zu nennen. Eine Berührung erhöht die energetische Lebendigkeit, sodass an bestimmten Stellen beziehungsweise in bestimmten Bereichen des Energiesystems mehr Energie in Umlauf kommt. Wie in einem Bach, der kaum Wasser führt, Hindernisse keine große Störung bedeuten, fallen uns auch «Engpässe» in unserem «schlafenden» Energiesystem oft kaum auf. Und so wie sich Felsbrocken im Bachbett erst nach heftigen Regenfällen als Flussstörung bemerkbar machen, mag es sein, dass manche energetische Blockade erst nach Anregung des Energieflusses spürbar wird. Diese These scheint sich vor allem dann zu bestätigen, wenn Körperstellen anfangen zu schmerzen, an denen oft Jahre zuvor Verletzungen erlitten wurden, die aber vom Patienten selbst für vollkommen ausgeheilt gehalten werden. Offenkundig war aber eine Störung unterhalb der Wahrnehmungsgrenze erhalten geblieben. Dies ist oft an inneren oder äußeren Narben der Fall. Durch die Berührung kann hier ein wirklicher Selbstheilungsprozess einsetzen, denn die Erfahrung zeigt, dass, wenn wir mit den Berührungen über eine gewisse Zeit fortfahren, sich diese Schmerzen und die damit verbundenen Beschwerden langsam legen können. Ich habe dies verschiedentlich mit Patientinnen erlebt, bei denen die als Folge von Unterleibsoperationen entstandenen Verwachsungen nicht nur zu körperlichen Schmerzen in diesem Bereich geführt haben, sondern auch zu seelischen Störungen. Mitunter war es regelrecht nachzufühlen, wie sich die geweckten Energien durch den blockierten Bereich hindurcharbeiteten.

Ein anderer Grund für Schmerzverstärkungen oder auch für das erstmalige Auftreten von Schmerzen kann eine durch die energetische Behandlung ausgelöste verbesserte Wahrnehmungsfähigkeit sein. In einem Seminar zum Thema Entspannung wollte ich der Gruppe die entspannende Wirkung von großflächigen Berührungen am Rücken demonstrieren. Eine Teilnehmerin stellte sich dafür freundlicherweise zur Verfügung. Um die verspannten Regionen sichtbar zu machen, ließ ich sie sich auf den Rücken legen und versuchte, ihren Körper durch rhythmische Schüttelungen von den Füßen her in Schwingung zu versetzen. Die Teilnehmerin war jedoch so verspannt, dass es ein wenig so aussah, als würde man einen Stock hin und her bewegen. Ich ließ sie sich daraufhin auf den Bauch legen und berührte sie großflächig eine Zeit lang im Bereich des ganzen Rückens. Dann machte ich wieder den «Schütteltest», und alle waren erstaunt, dass ihr Körper nun begann, sich in sich zu bewegen. Die Teilnehmerin selbst aber sagte: «Was haben Sie nur mit mir gemacht? Jetzt bin ich ja völlig verspannt!» Hätten nicht alle anderen Seminarteilnehmer zugeschaut und die erfolgte Lockerung bestätigt, hätte ich wahrscheinlich an meiner eigenen Wahrnehmung zu zweifeln begonnen. Was hier passiert war, ist, dass als erstes Ergebnis der Lockerung eine verbesserte Wahrnehmung für den eigenen Körper entstand. Subjektiv mag es sich für die Betroffene so angefühlt haben, als ob die Berührung sie verspannt hätte. In Wirklichkeit aber haben die Berührungen ihre Verspannungen in ihr Wahrnehmungsfeld geholt. Andersherum ausgedrückt: Die Berührungen haben ihr Wahrnehmungsfeld bis in den Bereich ihrer Verspannungen ausgedehnt.

Wie wir in dem Abschnitt über die durch Berührungen ausgelösten Erinnerungen bereits gesehen haben, gilt das, was hier über Verspannungen und körperliche Schmerzen beschrieben wurde, auch für unsere Psyche. Wenn in dem Teil unseres Energiesystems, der mehr in unseren Gefühlen zum Ausdruck kommt, eine Flussstörung vorliegt, so kann eine energetische Berührung auch einen psychischen Schmerz auslösen oder verstärken. Mitunter liegen der physische und der psychische Schmerz so eng beieinander, dass sie sich jeweils ineinander umwandeln können. So habe ich es schon erlebt, wie ein starker Schmerz im Arm einer Patientin, der bereits nach allen Regeln der medizinischen Kunst erfolglos behandelt worden war, sich innerhalb von einer Sitzung in die Angst vor Berührung umwandelte, um dann, nachdem die Patientin sich auf die Berührung eingelassen hatte, ganz zu verschwinden. Hier scheint es so, als ob körperlicher Schmerz und Angst aus der gleichen energetischen Flussstörung resultierten. Hinter der Angst vor der Berührung des Armes verbarg sich wiederum die Angst vor der Erinnerung an viele Situationen in ihrer Kindheit, in der sie gezwungen war, mit dem betroffenen Arm Dinge zu tun, die ihr zutiefst zuwider waren. In solchen Fällen wird deutlich, wie untrennbar Körper und Psyche miteinander verbunden sind, ja man kann sich fragen, ob es überhaupt einen Sinn macht, sie getrennt zu betrachten.

Berührungen können dazu führen, dass unser Wahrnehmungsfeld sich erweitert und verfeinert, sodass plötzlich Schmerzen «auftauchen», das heißt wahrgenommen werden, die vorher nicht in Erscheinung getreten sind. Es ist daher leicht nachzuvollziehen, dass ein Teil der durch Berührung ausgelösten Wirkungen aus Abwehrreaktionen verschiedener Art besteht. Typische Ausdrucksformen von Abwehr sind Anspannungen aller Art, Gefühle von Enge, vor allem im Brustkorb und im Halsbereich («Da schnürt es mir den Hals zu!»), Müdigkeit, Übelkeit, Magendruck, Schwindel, Kälte und vieles andere mehr. Abwehrreaktionen müssen ihrer Natur nach unangenehm sein, weil sie uns vor etwas schützen wollen. Sie sind oft das erste Anzeichen dafür, dass sich etwas verändern möchte, sie machen jedoch auch deutlich, dass ein Teil des Betroffenen diese Veränderung nicht will. Sie sind also keine lästigen Begleiterscheinungen, die es auszuschalten oder zu umgehen gilt, sondern willkommene Signale dafür, dass das Ich oder die Zeit für die Veränderung noch nicht ganz reif ist. Das Ziel energetischer Körperarbeit ist nicht, solche auftretenden Widerstände zu durchbrechen, sondern vielmehr, sie durch wachsendes Vertrauen zum Schmelzen zu bringen. Die Widerstände ernst zunehmen und zu warten, bis sie von alleine zurückgehen, gibt uns größtmögliche Sicherheit, dass der Prozess sich am Ende zum Wohle aller Beteiligten entwickelt. Denn wie viel auch immer wir gelernt haben, wir kennen immer nur einen minimalen Anteil der am Prozess beteiligten Komponenten. Der weitaus größte Teil bleibt unserem Verstand verschlossen.

Unspektakuläre Wirkungen

Das Spektrum möglicher Wirkungen ist sehr groß, man könnte sagen, so groß wie das Spektrum des menschlichen Lebens selbst. Es ist unmöglich, alle möglichen Wirkungen hier aufzuführen. Dies zu versuchen, würde vielleicht fälschlicherweise den Eindruck erwecken, dass das Leben und seine Reaktionen berechenbar seien. Lebendige Berührung zuzulassen heißt auch, ein wenig von der Unberechenbarkeit des Lebens zuzulassen. Das Leben selbst ist der eigentliche Lehrer, Führer und Begleiter. Die Aufgabe des Behandlers beziehungsweise Begleiters ist, den Patienten zu helfen, Vertrauen ins Leben, in den natürlichen Lebensstrom zu entwickeln.

Damit kein falscher Eindruck entsteht, sei noch gesagt, dass zwar alle beschriebenen Wirkungen in den verschiedensten Formen in meiner über 20-jährigen Praxis tatsächlich stattgefunden haben, es im Allgemeinen jedoch nicht spektakulär zugeht. Oft sind solche herausragenden Erfahrungen eingebettet in eine lange und nicht selten mühevolle Arbeit. Kein Leser sollte mit zu großen Anfangserwartungen in diese einfachen Berührungsübungen hineingehen. Allerdings sollte auch niemand die Kraft der Berührung unterschätzen. Was hier beschrieben wurde, soll helfen, das Atemberaubende nicht zu übersehen und gleichzeitig den Wert des vollkommen Unspektakulären zu erkennen oder noch besser: zu erfahren. Die beschriebenen Erfahrungen geben einen kleinen Einblick in die Potentiale, die dem Leben selbst innewohnen. Begreifen wir die Lebensbewegungen (Qi-Bewegungen) als den Weg, auf denen sich das Leben uns mitteilt, in uns wirkt, so stehen wir am Anfang eines Weges, auf dem uns das Staunen nicht mehr verlässt.

Zum Schluss möchte ich noch die Erfahrung einer Frau schildern, die sich seit Jahren aus eigenem Interesse der energetischen Körperarbeit gewidmet hat. Es war und ist nicht ihr Anliegen, als Behandlerin tätig zu werden. Trotzdem ergab sich eine Situation, in der sie von einer Freundin um Hilfe gebeten wurde:

> Eine Freundin ruft an und bittet mich um Hilfe für ihre Freundin – eine mir nur wenig bekannte Frau –, bei der (zum zweiten Mal nach elf Jahren) in der Brust ein Knoten festgestellt wurde. Sie habe große Angst vor der bevorstehenden Operation und suche nach möglichem Halt. Schon seit längerem hatte sie Kontakt mit einer «Heilerin» und bekam Injektionen von einer Heilpraktikerin. Ich schlage vor, eine Zeit gemeinsam zu verbringen, um miteinander zu sehen und zu spüren, was wir tun könnten. Ich betone, dass ich nichts heilen kann. Eigentlich denke ich zuerst an Übungen, die wir gemeinsam machen könnten (da ich mich darin in letzter Zeit sehr sicher fühle); bei unserem Treffen ergibt es sich

jedoch, dass ich, nach einem kurzem Gespräch, eine Behandlung vorschlage.

Wir kommen beide schnell in guten, vertrauensvollen Kontakt. Es ist, als machten wir einen gemeinsamen Spaziergang, Hand in Hand – als gingen wir ein Stück Weg gemeinsam in einem «Raum», der sehr friedvoll, licht und weit ist. Ihr Körper lässt mich spüren, wo ich ihn berühren soll, vom Scheitel bis in die Zehenspitzen, und ich lade sie ein, mir dorthin zu folgen. Es ist spürbar, welche Punkte Verbindung suchen und wo der Druck stärker oder sehr sanft sein soll. Manche Stellen halten die Berührung so lange fest, bis sie von selbst wieder weit werden. Die gemeinsame Arbeit ist ohne große Emotionen oder Ausbrüche, sehr leise, liebevoll und weit. Sie findet, so scheint es mir, auf dieser Reise den Teil in sich, den sie gerade braucht. Nach der Behandlung spürt sie im Liegen mit geschlossenen Augen noch sehr lange nach. Nach ihrem Befinden und ihren Gefühlen gefragt, sagt sie nach der Behandlung, sie fühle sich sehr klar, ausgerichtet und verbunden zwischen Kopf und Füßen, voll und weich. Sie ist sehr ruhig. Anschließend machen wir noch ein paar improvisierte Übungen, damit sie auch im Stehen diesem erfahrenen Gefühl sowohl der Präsenz als auch des Frei-Seins nachspüren kann.

Am nächsten Tag bittet sie mich noch einmal um eine Behandlung, die ähnlich und doch eigen ist. Nach der Operation ruft sie mich aus dem Krankenhaus an und sagt, dass sie die Gedanken und Gefühle der Arbeit vor, während und nach der OP gut wachrufen konnte und sie ihr sehr geholfen haben. Trotz des positiven Befundes ist sie sehr hoffnungsvoll, dass sie es schafft.

Ich finde es eigentlich unglaublich, wie meine Seele und das, was uns lenkt, meinen Körper und meine Hände «gebrauchen» und leiten können, um vollendet zu handeln, wo ich doch selber meinem Körper so fremd bin und ihn nicht mit Leben füllen kann.

Als die zarteste Form von energetischer Körperarbeit könnte man das Öffnen von Räumen beschreiben, oder noch zurückhaltender: eine Atmosphäre zu schaffen, in der sich Räume öffnen dürfen, in denen ein Stück Heilwerden stattfinden kann. Dieses Heilwerden ist nicht mit medizinischer Heilung zu verwechseln, obwohl es durchaus dabei helfen kann. Es ist ein Heilwerden, das dem Sterbenden helfen kann, in Frieden mit sich selbst zu sterben, und es ist ein Heilwerden, das einem anderen die Energie zuführen kann, die ihm zur Gesundung fehlt. In dieser leisen, natürlichen «Arbeit» vereinen sich Medizin, Psychotherapie und Seelsorge zu einem unteilbaren Ganzen. Es entsteht in der natürlichen Offenheit einer tiefen zwischenmenschlichen Begegnung.

3 Shiatsu-Behandlungstechnik

Im folgenden beschreibe ich die Shiatsu-Behandlungstechnik mit geringfügigen Veränderungen so, wie ich sie vor 25 Jahren bei Shizuto Masunaga im IOKAI in Tokio kennen gelernt habe. Es hat keinen Grund gegeben, sie – abgesehen von ein paar Kleinigkeiten – zu verändern. Natürlich gibt es auch andere Behandlungstechniken, die, wenn sie den gleichen Grundregeln folgen, genauso gut angewendet werden können. Es ist jedoch ratsam, am Anfang einem vorgegebenen Grundschema so lange zu folgen, bis die Behandlungstechnik und der Behandlungsablauf vollständig verinnerlicht sind, das heißt, bis sie korrekt und ohne besondere Aufmerksamkeit und Anstrengung beherrscht werden. Insbesondere die gestreckte Wirbelsäule und das natürliche «Arbeiten» mit der Schwerkraft erfordern vom Behandler viel Übung, die aber letztlich in vielfältiger Form Früchte trägt. Individuelle Varianten entwickeln sich dann ganz natürlich auf der Grundlage einer soliden und korrekten Übung der vorgegebenen Haltungen – ähnlich wie bei einer Handschrift.

Shiatsu aus einem Buch zu lernen, ist nicht einfach, aber auch nicht unmöglich. Es bedarf eines guten Körpergefühls, um die Bilder und verbalen Beschreibungen in den eigenen Körper umzusetzen. Von Zeit zu Zeit sollte ein Lehrer die Körperhaltung korrigieren, der auch Hinweise in Bezug auf Feinheiten geben kann, die hier nicht alle beschrieben werden können. Die Bilder helfen dabei, sich auf einen Blick und ohne Unterbrechung des Behandlungsflusses zu orientieren.

Zunächst einmal geht es darum, die korrekte Körperhaltung bewusst einzunehmen, den Rücken bewusst gerade zu halten, bis *die* Kraft im Inneren lebendig geworden ist, die zu einer natürlichen Aufrichtung der Wirbelsäule führt. Die empfohlenen Körperhaltungen helfen, zusammen mit der inneren Sammlung, das entsprechende Qi zu wecken und den Behandler vor unnötigen Belastungen zu bewahren. Die Behandlung findet in größtmöglicher Natürlichkeit statt, ein allzu willkürliches Vorgehen wirkt eher störend. Statt mit den Daumen und den Armmuskeln zu *drücken*, «arbeiten» wir mit der Schwerkraft und mit der Kraft aus dem Dantian. In die Entspannung, Klarheit und Tiefe, aus der die Bewegungen des Behandlers entstehen, wird schließlich auch der Patient mit hineineingezogen. Mit der Zeit entsteht ganz von alleine ein harmonischer Bewegungsfluss, der Behandler und Patienten gleichermaßen hilft, sich aufeinander einzulassen.

Die nachfolgend aufgeführten zehn Grundregeln sollen dem Lernenden helfen, möglichst effektiv zu behandeln und Fehler zu vermeiden, die dem Patienten schaden könnten. Sie sind aus der praktischen Erfahrung des Shiatsu entstanden und dienen so lange als Richtschnur, bis sie aus der eigenen Erfahrung heraus modifiziert werden können. Eine vorgeschriebene oder feste Reihenfolge für die einzelnen Behandlungsabschnitte gibt es nicht – es gehört zur Kunst des Behandlers, innerhalb der Ganzbehandlung die richtige Auswahl zu treffen. Die Behandlung des Rückens in der Bauchlage ist am einfachsten zu lernen und bietet sich aus verschiedenen Gründen für den Anfang an. Wenn es nicht mehr um das Erlernen, sondern die Anwendung der Behandlungstechnik geht, wird man im Allgemeinen mit der Kontaktaufnahme am Bauch in der Rückenlage beginnen; diese Kontaktaufnahme wird mit wachsender Übung zur Diagnose und zum Ausgangspunkt der Behandlung werden.

Eine Ganzbehandlung dauert etwa eine Stunde, und es erfordert einige Übung, bis der Patient in dieser Zeit ohne Hast in allen Positionen behandelt werden kann. Setzen Sie sich beim Lernen nicht unter Druck! In aller Ruhe, mit der nötigen Beharrlichkeit und Aufmerksamkeit werden Sie ins Shiatsu hineinwachsen.

Shiatsu kommt aus Japan, und dementsprechend wird normalerweise am Boden behandelt. Sollte es Ihnen nicht möglich sein, bestimmte Haltungen, zum Beispiel den Fersensitz, einzunehmen, so können Sie eine für Sie passende individuelle Lösung finden. Wichtig ist, dass Sie sich wohl fühlen und aus dem ganzen Körper heraus arbeiten können. Man kann Shiatsu natürlich auch auf einer Liege ausüben, muss dann aber die Behandlungstechnik entsprechend anpassen.

Neben den Daumen benutzen wir im Shiatsu auch die Handballen, Ellenbogen und Knie, um den Druck zu übertragen. Solche Techniken entlasten die Daumen des Behandlers. Auszugsweise sind sie in die vorliegende Beschreibung mit aufgenommen, können jedoch noch an weit mehr Stellen angewendet werden. Wenn Sie mit den Handballen arbeiten, so wird der Behandlungsimpuls im Vergleich zum Daumendruck sanfter werden, beim Einsatz von Ellenbogen und Knie können Sie die Druckintensität durch die Winkelstellung und den entsprechenden Einsatz Ihres Körpergewichts regulieren.

3.1 Zehn wichtige Grundregeln

Die hier vorgestellten zehn Grundregeln des Shiatsu lauten:

1. Ohne eigene Kraft, stets mit der Schwerkraft arbeiten
2. Zu Beginn einer Behandlung großflächige Kontaktaufnahme mit der ganzen Hand
3. Die Druckrichtung ist immer senkrecht in die Tiefe
4. Bei Schmerzen und Unbehagen stets unter der Toleranzgrenze bleiben
5. So weit es sich nicht von selbst ergibt: bei der Ausatmung «drücken», bei der Einatmung lösen
6. Stets mit zwei Händen beziehungsweise zwei Polen arbeiten (Yin–Yang)
7. Je schwächer (energieärmer) ein Patient ist, desto unterstützender und weniger fordernd sollten die einzelnen Behandlungen sein
8. Die innere Stimmung und Haltung des Behandlers überträgt sich auf die Patienten; also ruhig und harmonisch arbeiten
9. In der Regel von oben nach unten behandeln
10. Bei Überdosierung oder überschäumender Reaktion von oben nach unten ausstreichen

Ohne eigene Kraft, stets mit der Schwerkraft arbeiten

Im Shiatsu wird die Harmonie mit den Gesetzen und Rhythmen der Natur wieder hergestellt. Harte und willkürliche Bewegungen sollten vermieden werden. Da der Patient am Boden liegt, kann der Behandler – von oben kommend – in idealer Weise das Gewicht seines Körpers einsetzen, um den Druck zu erzeugen. Dies entlastet nicht nur den Behandler, der, statt sich anzustrengen, ganz natürlich seiner eigenen Schwerkraft folgen kann, sondern hilft auch dem Patienten, den Druck anzunehmen und in sich hineinzulassen. Die Arme des Behandlers sind dabei locker gestreckt, sodass sich sein Körpergewicht mühelos auf die gestreckten Daumen übertragen kann. In Behandlungsabschnitten, in denen die Schwerkraft nicht eingesetzt werden kann, sollte der Druck aus dem ganzen Körper heraus entwickelt werden.

Zu Beginn einer Behandlung großflächige Kontaktaufnahme mit der ganzen Hand

Eine Shiatsu-Behandlung lebt vom lebendigen *Kontakt* zwischen Behandler und Patienten. Die Art und die Tiefe des Kontaktes beeinflusst maßgeblich das, was in der Behandlung geschieht. Nehmen Sie sich Zeit, zu Beginn einer jeden Behandlung diesen Kontakt entstehen zu lassen, sich Ihrem Patienten zu öffnen, und geben Sie auch Ihrem Patienten Zeit, sich Ihnen zu öffnen. Auch wenn es uns nicht bewusst ist, erfahren Behandler und Patient in diesem ersten Kontakt sehr viel voneinander. Oft wird hier – unbewusst – die Entscheidung getroffen, wie tief jemand bereit ist sich einzulassen. Diese ersten großflächigen Griffe mit der ganzen Hand sind liebevoll und klar zugleich; sie eröffnen einen Vertrauensraum, in dem es dem Patienten möglich wird, sich auch an «wunden Punkten» berühren zu lassen. Behandler und Patient stimmen sich aufeinander ein und begegnen sich völlig unverblümt und ohne Maske – so wie sie sind. Was in diesem ersten Kontakt entsteht, kann zum Leitfaden für die gesamte Behandlung werden, indem es dann gilt, diesem oder jenem Aspekt der Begegnung nachzugehen und ihn vielleicht sogar bewusst zu machen.

Der Kontakt findet auf verschiedenen Ebenen statt, ist aber nie persönlich verhaftet. Er ist Diagnose und Therapie gleichzeitig.

Die Druckrichtung ist immer senkrecht in die Tiefe

Gemeint ist hier die unmissverständliche Klarheit eines Griffs, der etwas «auf den Punkt bringt». Kein Kratzen an der Oberfläche, sondern direkt in die Tiefe – so weit es der Patient zulassen kann. Shiatsu ist keine Kommunikation über Belanglosigkeiten. Die Behandlung ist liebevoll, aber ohne Umschweife – klar und direkt.

Bei Schmerzen und Unbehagen stets unter der Toleranzgrenze bleiben

Dies ist die wichtigste Regel, um schädliche Wirkungen zu verhindern, und zwar in verschiedener Weise. Shiatsu basiert auf dem Prinzip der Freiwilligkeit: Was auch immer geschieht, es sollte auf den inneren Wunsch des Patienten hin geschehen. Der Behandler macht dem Patienten Angebote, aber es ist dessen Sache, sich ihnen zu öffnen; im Shiatsu werden keine Widerstände gewaltsam durchbrochen. Möchte jemand in der Tiefe berührt werden, so muss er sich in der Tiefe öffnen – auch wenn es wehtut.

Die *Toleranzgrenze* ist etwas anderes als die *Schmerzgrenze*. Während manche Menschen jede Art von Schmerz unerträglich finden, haben andere bereits erfahren, wie lösend und wohltuend es sein kann, sich in den Schmerz hinein zu öffnen. Die Toleranzgrenze ist immer dann erreicht, wenn im Patienten ein Widerstand gegen die Behandlungsimpulse entsteht. Schmerz wie auch jede Form von in der Behandlung auftretendem Unbehagen ist ein Warnsignal, das es zunächst einmal zu (be-)achten und dann zu verstehen und zu be-greifen gilt, damit er sich von der Wurzel her lösen kann. Ein für eine Shiatsu-Behandlung charakteristisches Erleben ist das des Wohl-Schmerzes, das dann auftritt, wenn es dem Behandler gelingt, an empfindsamen Stellen mit seinem Druck in die Tiefe vorzudringen. Der *Wohl-Schmerz* zeigt an, dass sich jemand in der Tiefe öffnet; wenn dies geschieht, kann man sicher sein, dass die Berührung an schmerzhaften Punkten eine heilende Wirkung entfaltet.

So weit es sich nicht von selbst ergibt:
bei der Ausatmung «drücken», bei der Einatmung lösen
Wenn sich Behandler und Patient aufeinander eingelassen haben, wird sich von ganz allein ergeben, dass der Behandler vor allem bei der Rückenbehandlung mit der Ausatmung des Patienten «drückt» und mit der Einatmung löst, beziehungsweise dass der Patient mit dem Druck ausatmet und beim Lösen einatmet. Es ist jedoch Aufgabe des Behandlers, darauf zu achten, dass er nicht gegen diesen Rhythmus arbeitet. Mit der lösenden Ausatmung ist es dem Patienten leichter möglich, den Fingerdruck in die Tiefe zu lassen.

Stets mit zwei Händen beziehungsweise zwei Polen arbeiten (Yin–Yang)
Die beiden Pole im Shiatsu sind komplementär zu verstehen, das heißt, der eine kann nicht ohne den anderen sein, so wie das Yin nicht ohne das Yang existieren kann. Nur ihr harmonisches Wechselspiel macht die angestrebte Integration möglich. Der ruhende Yin-Pol, auch *Mutter-Hand* genannt, unterstützt den Patienten ohne Wenn und Aber, zeigt ihm, dass er, so wie er ist, mit allen seinen Fehlern und Schwächen, vollkommen angenommen ist. Es ist der ruhende Pol, der dem Patienten Halt und Vertrauen gibt. Der aktive Yang-Pol dagegen zeigt Unstimmigkeiten auf, lässt Verspannungen und Blockaden spürbar werden, kurz: Er provoziert und fordert heraus.

Eine Yin-Berührung beruhigt außen und macht in der Tiefe lebendig, eine Yang-Berührung regt äußerlich an und beruhigt im Inneren. Oft werden verschiedene Körperteile (z. B. die Hände) als Yin- und Yang-Pol benutzt, es ist aber auch möglich, beide Qualitäten in einem einzigen Druck zum Ausdruck zu bringen. Ähnlich wie die Griffe zur Kontaktaufnahme helfen Yin-Berührungen dem Patienten, sich vertrauensvoll zu öffnen, auch wenn die Yang-Hand blockierte und schmerzhafte Stellen berührt.

Je schwächer (energieärmer) ein Patient ist, desto unterstützender
und weniger fordernd sollten die einzelnen Behandlungen sein
Shiatsu hat unter anderem zum Ziel, dem Patienten zu helfen, mit seinen inneren Energien wieder in Kontakt, das heißt, in Resonanz zu kommen und so die Selbstheilung zu unterstützen. Dieser Prozess ist aber auch mit Veränderungen der inneren Ordnung verbunden, die für verschiedene Patienten unterschiedlich anstrengend sein können. Es gilt, den jeweiligen Reiz dem Reaktionspotential des Patienten anzupassen, sodass er daran wachsen kann. Überforderung durch Häufigkeit, Dauer und Intensität der Behandlung führt zu Schwächung, Unterforderung zum Ausbleiben einer Wirkung. Dies kann man im Rahmen einer Behandlung oder auch einer ganzen Behandlungsserie sehen.

Die innere Stimmung und Haltung des Behandlers überträgt sich auf die Patienten; also ruhig und harmonisch arbeiten

Mit *innerer Stimmung* ist gemeint, in welcher emotionalen Verfassung wir als Behandler sind, wie der Zustand unserer Sammlung ist; unter *Haltung* wird hier mehr die Grundeinstellung verstanden, mit der wir in die Behandlung gehen. Alles, was im Behandler vor sich geht, kann eine Wirkung auf den Patienten haben. Da kein Behandler durchgehend in einer ausgeglichenen und guten inneren Verfassung sein kann, muss er lernen, seine eigenen Stimmungen und Probleme für die Zeit der Behandlung hinter sich zu lassen. Damit ist nicht gemeint, die eigenen Gefühle zu unterdrücken oder zu verdrängen; es geht vielmehr um die Freiheit, sich von ihnen nicht beherrschen zu lassen und trotz störender innerer Einflüsse zu einer Wohlgestimmtheit zu kommen. Wenn dies dem Behandler gelingt, so kann sich auch diese Qualität in der Behandlung auf den Patienten übertragen und damit in ihm den Grundstein legen zu einem freieren Umgang mit den eigenen Schwierigkeiten.

Sollten Sie sich dazu zu einem bestimmten Zeitpunkt nicht in der Lage sehen, so ist es besser, nicht zu behandeln.

In der Regel von oben nach unten behandeln

Bei fast allen Menschen, vor allem aber bei uns «Westlern», ist es grundsätzlich hilfreich, die Energie von oben nach unten zu leiten, vor allem, wenn ein Zustand der oberen Fülle und der unteren Leere erkennbar ist. Das Ableiten des Qi vom Kopf zum Unterleib und zu den Füßen hilft dem Patienten, in die Ruhe einzutreten und die Ruhe zu vertiefen.

Bei der Behandlung der von oben nach unten fließenden Yang-Meridiane kann es bei Stauungen mitunter auch hilfreich sein, zunächst den «Abfluss frei zu machen» und sich schrittweise nach oben vorzuarbeiten, allerdings immer mit der Intention, die Energie von oben nach unten zu lenken. Innerhalb der einzelnen Behandlungsabschnitte wird von oben nach unten behandelt.

Bei Überdosierung oder überschäumender Reaktion von oben nach unten ausstreichen

Durch abstreichende Griffe lässt sich bei zu heftiger Reaktion auf die Behandlung (oder andere Reize) ein Teil des «Zuviel» wieder wegnehmen. Ist der Patient durch die Überreaktion in Aufregung geraten, ist es ratsam, in die abstreichenden Bewegungen auch den Kopf mit einzubeziehen. Diese sollten nicht mechanisch, sondern im Kontakt mit dem Patienten stattfinden. Sollten Sie nach dem Abstreichen das Gefühl haben, dass sich Ihre Hände aufgeladen haben, so können Sie die Ladung unter fließendem Wasser abwaschen.

Obwohl wir in der Behandlung im Großen und Ganzen dem Verlauf der Meridiane folgen, sind die angegebenen Behandlungslinien nicht identisch mit den Meridianverläufen. So weit diese abschnittweise mit den Behandlungslinien übereinstimmen, sind in Klammern die entsprechenden Meridiane angegeben. Dabei halte ich mich an die klassischen oberflächlichen Meridianverläufe. Die von Shizuto Masunaga entdeckten erweiterten Verläufe finden Sie in seinem Buch «Das große Buch der Heilung durch Shiatsu». Die Meridianangaben in Klammern sind nur als grobe Orientierungshilfe zu verstehen.

Die benutzten Abkürzungen bedeuten:
Lu = Lungenmeridian
Di = Dickdarmmeridian
Ma = Magenmeridian
M/Pa = Milz-Pankreasmeridian
H = Herzmeridian
Dü = Dünndarmmeridian
Bl = Blasenmeridian
Ni = Nierenmeridian
Hb = Herzbeutelmeridian (Perikardmeridian)
3E = Dreierwärmermeridian
Ga = Gallenblasenmeridian
Le = Lebermeridian
Lg = Lenkergefäß
Kg = Konzeptionsgefäß

Die Behandlungspositionen sind so gewählt, dass die behandelten Meridiane leicht gedehnt werden; dadurch sind sie leichter tastbar und effektiver zu behandeln. In die Behandlung fließen an vielen Stellen Dehnungen mit ein. Dehnungen stimulieren, ähnlich wie der Fingerdruck, den Energiefluss und verstärken damit die Wirkung der Behandlung.

3.2 Behandlung in der Bauchlage

Zu Beginn nehmen wir mit beiden Händen großflächig Kontakt auf (**Abb. 11**).

Kopf- und Nackenbehandlung
Behandlungslinien siehe **Abbildung 12**.

Der Behandler kniet links vom Patienten, das linke Bein aufgestellt; der Patient hat die Hände oder ein festes Kissen unter der Stirn, sodass der Kopf gerade liegt (**Abb. 13**).

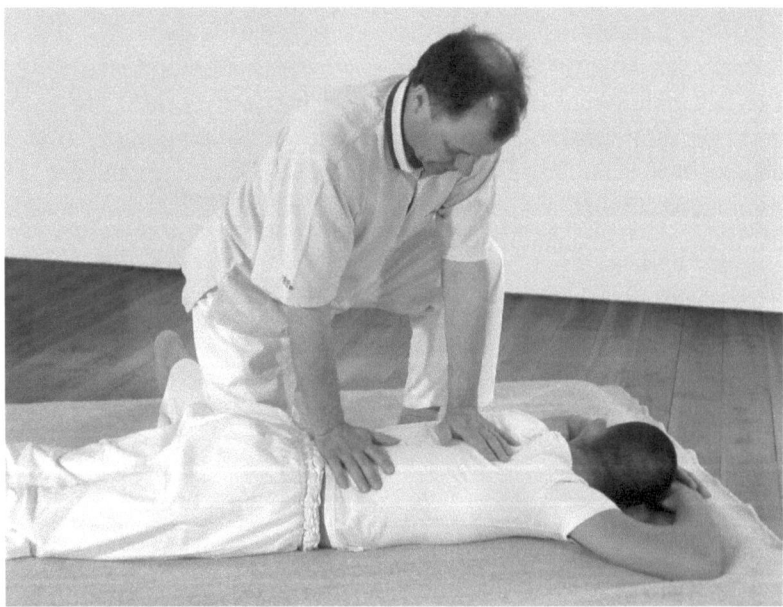

Abb. 11

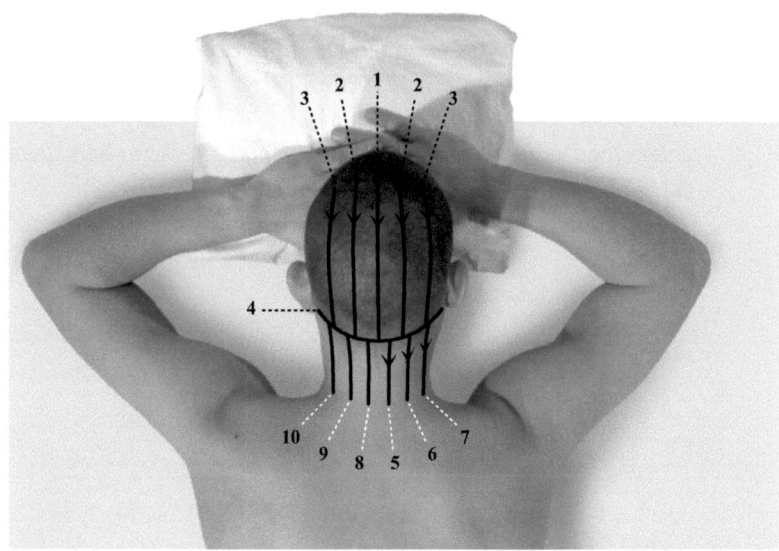

Abb. 12

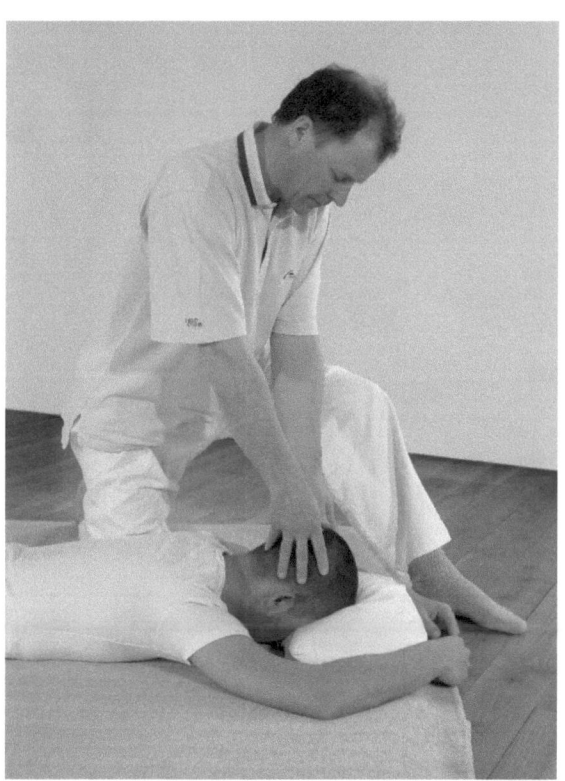

Abb. 13

1.– 4.   Die Finger beider Hände liegen am seitlichen Kopf auf (Yin-Funktion).

1.   Mit beiden Daumen übereinander auf der Mittellinie vom Schädeldach bis zur Schädelansatzlinie (Lg; **Abb. 14**).

2.   Mit beiden Daumen gleichzeitig rechts und links der Mittellinie, um zirka eine Daumenbreite nach außen versetzt bis zur Schädelansatzlinie (Bl; **Abb. 15**).

3.   Wie 2, nochmal eine Daumenbreite weiter nach außen versetzt (Ga/3E)

4.   Die Schädelansatzlinie mit beiden Daumen gleichzeitig von innen nach außen behandeln (**Abb. 16**)

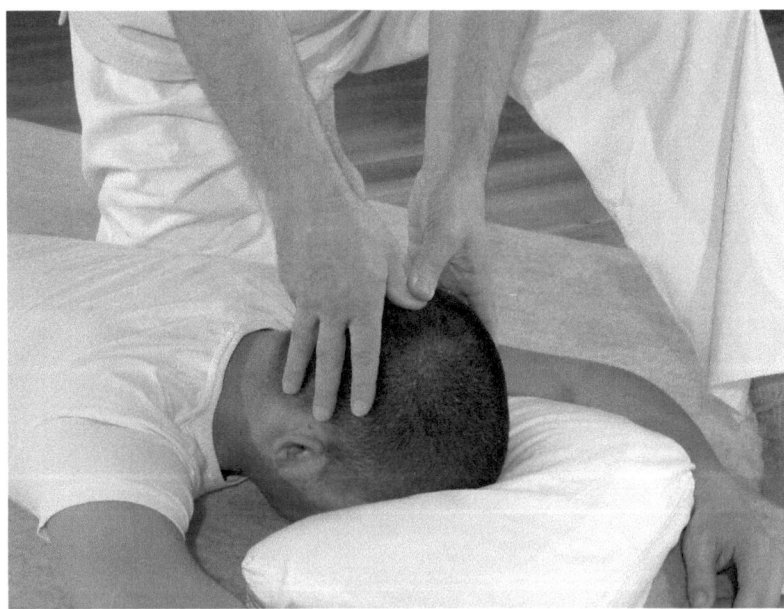

Abb. 14

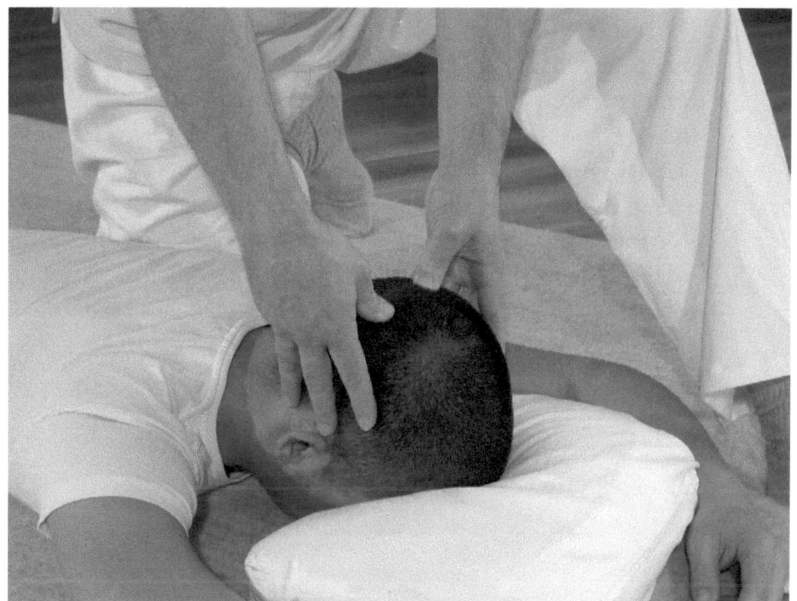

Abb. 15

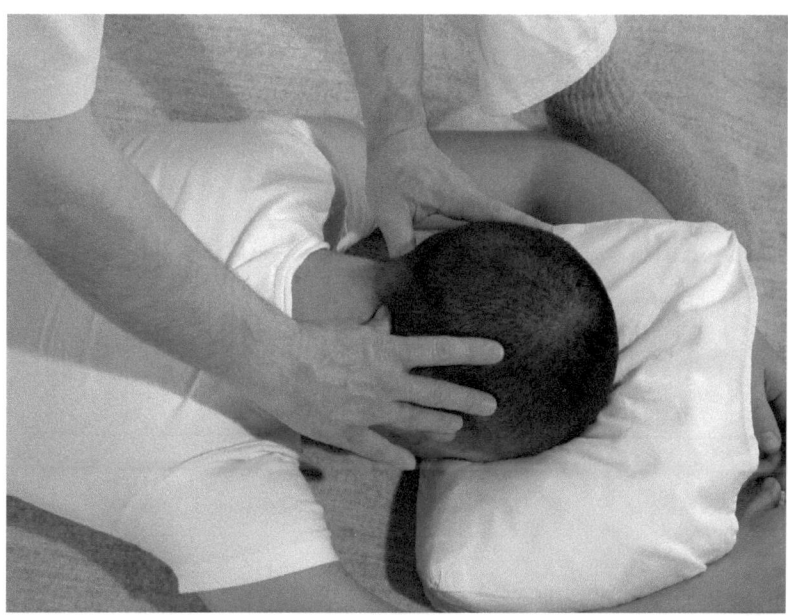

Abb. 16

5.–7.   Die rechte Hand liegt auf der rechten Schulter des Patienten (Yin-Funktion).

5.   Mit der linken Hand den Nacken umfassen und mit dem Daumen der linken Hand rechts neben der Wirbelsäule von oben nach unten behandeln (Bl; **Abb. 17**).

6.   Wie in 5, aber eine Daumenbreite weiter nach außen versetzt (Ga, 3E).

7.   Wie in 5 und 6, noch einmal nach außen versetzt (Dü, Ma).

8.–10.   Wie 5–7, dabei die Hände wechseln, die linke Hand liegt auf der linken Schulter (Yin-Funktion), und mit dem rechten Daumen die linke Nackenhälfte behandeln (Bl, Ga, 3E, Dü, Ma).

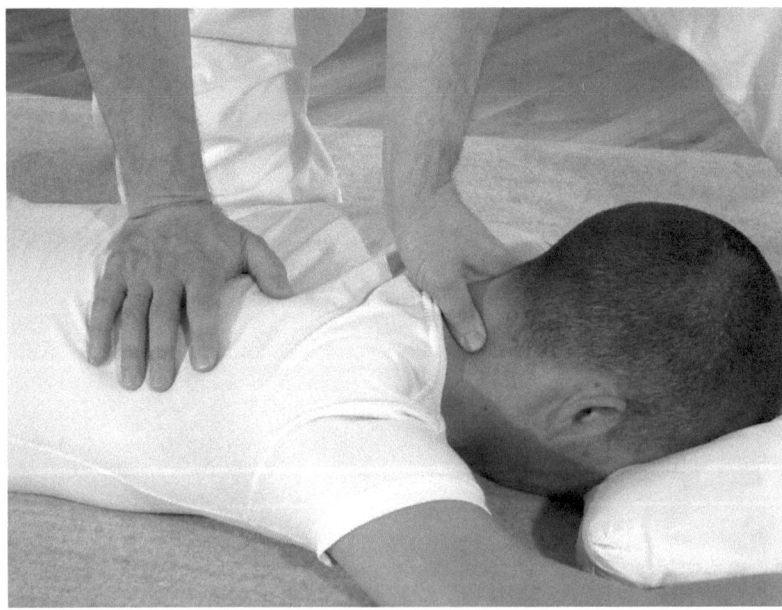

Abb. 17

Schulterbehandlung

Behandlungslinien siehe **Abbildung 18**.

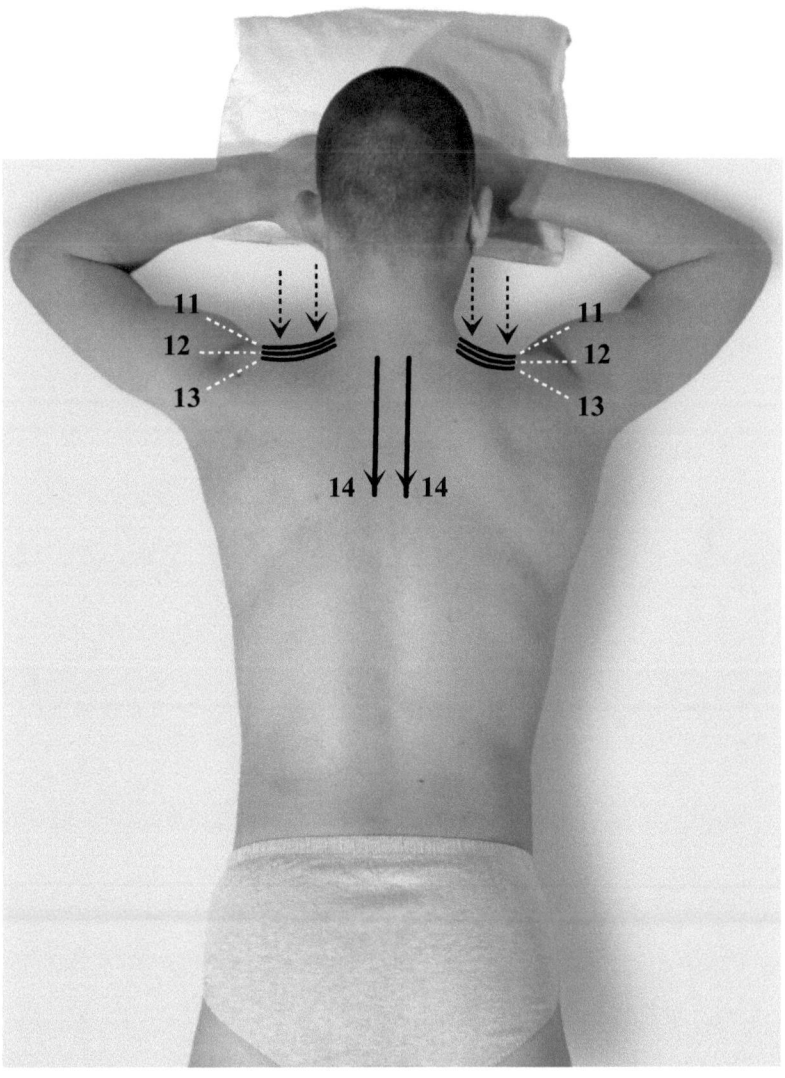

Abb. 18

Der Behandler sitzt am Kopfende im Fersensitz, der Patient hat beide Hände oder ein Kissen unter der Stirn **(Abb. 19).**

11.–13. Mit beiden Daumen gleichzeitig in zwei bis drei parallelen Linien von oben behandeln; die Behandlungslinien gehen von innen nach außen, das heißt, von der Wirbelsäule in Richtung Schultergelenk, und liegen auf dem Kapuzenmuskelrand (Ga, 3E, Di); die Finger liegen dabei auf den Schulterblättern auf (Yin-Funktion; **Abb. 19** und **20**).

14. Mit beiden Daumen gleichzeitig unmittelbar rechts und links der Wirbelsäule vom siebten Halswirbel bis etwa zur Mitte der Schulterblätter (Bl, innerer Ast).

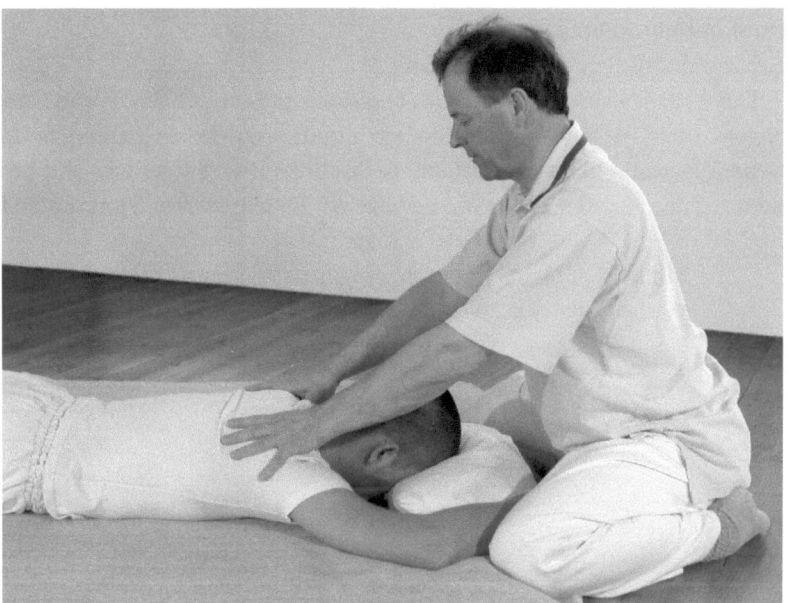

Abb. 19

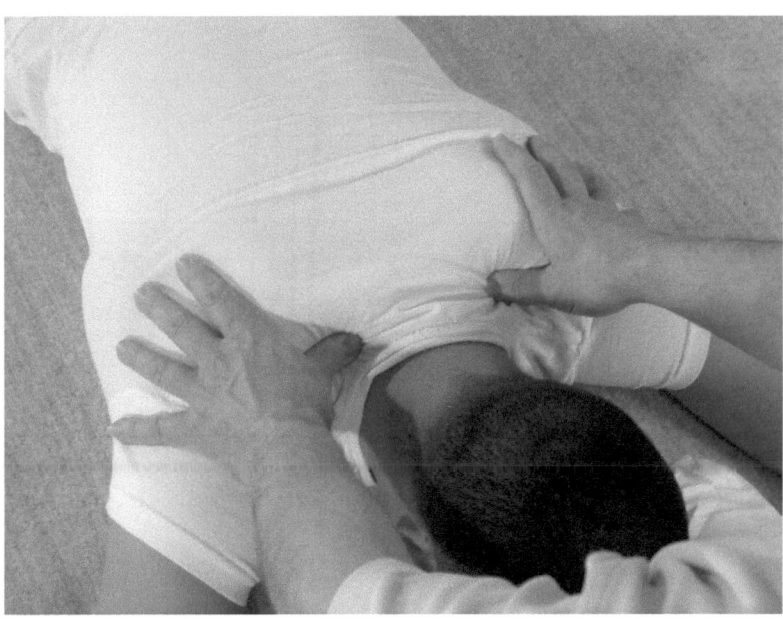

Abb. 20

Rückenbehandlung

Behandlungslinien siehe **Abbildung 21**.

Der Patient kann nun den Kopf bequem zur Seite drehen. Wenn ihm dies unangenehm ist, so kann er den Kopf auch in der zentrierten Stellung behalten. Der Behandler kniet links vom Patienten, das linke Bein aufgestellt, und berührt mit dem rechten Knie leicht die linke Hüfte des Patienten (Yin-Funktion; **Abb. 22**).

1. Mit beiden Daumen gleichzeitig unmittelbar rechts und links neben der Wirbelsäule von etwa der Mitte der Schulterblätter an bis zum Kreuzbein (Bl, innerer Ast); die Finger liegen locker auf dem Rücken auf (Yin-Funktion; **Abb. 22** und **23**). Mit überkreuzten Händen die Lendenwirbelsäule dehnen (**Abb. 24**).

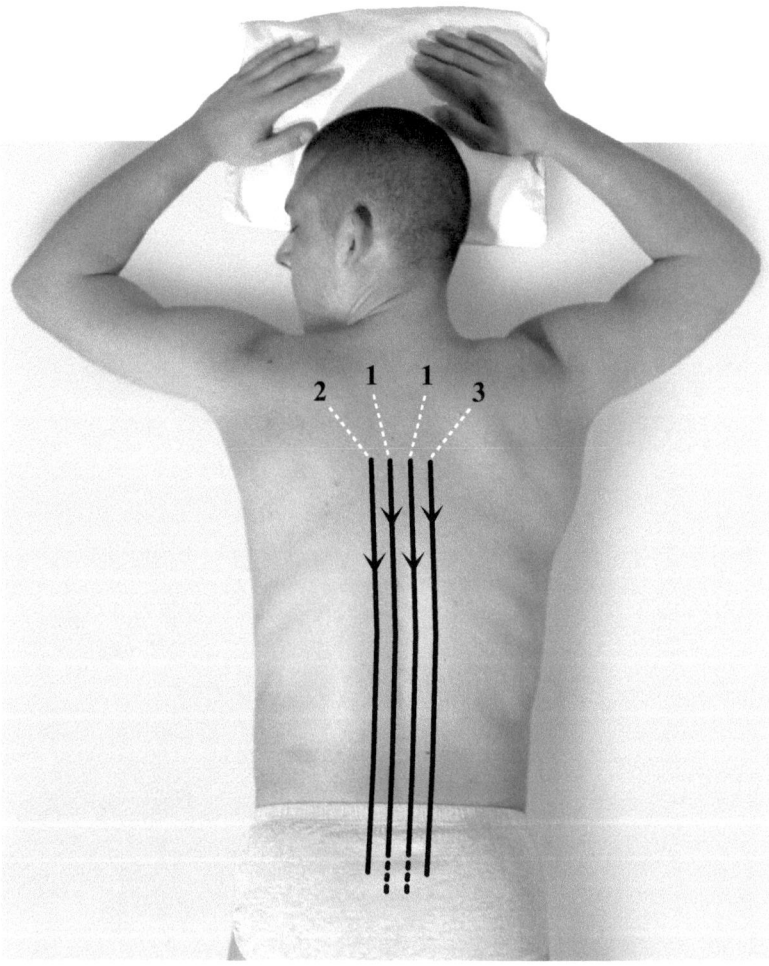

Abb. 21

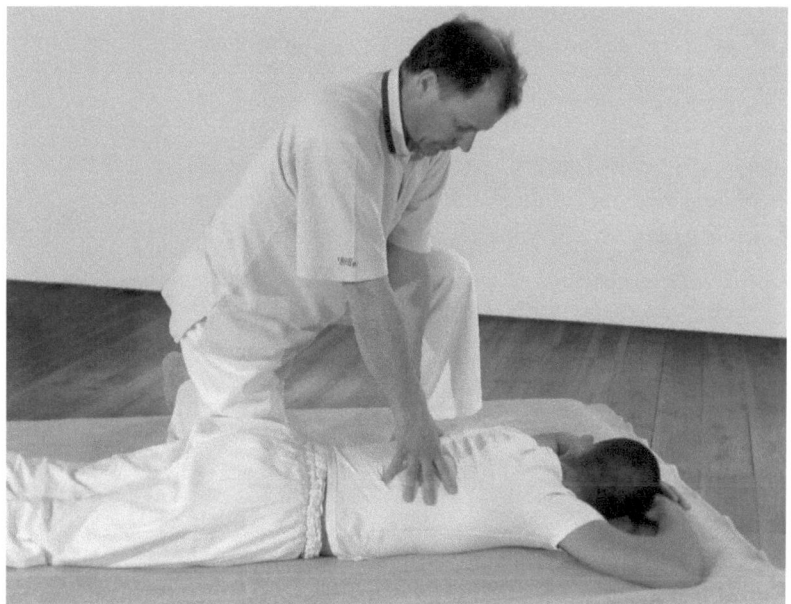

Abb. 22

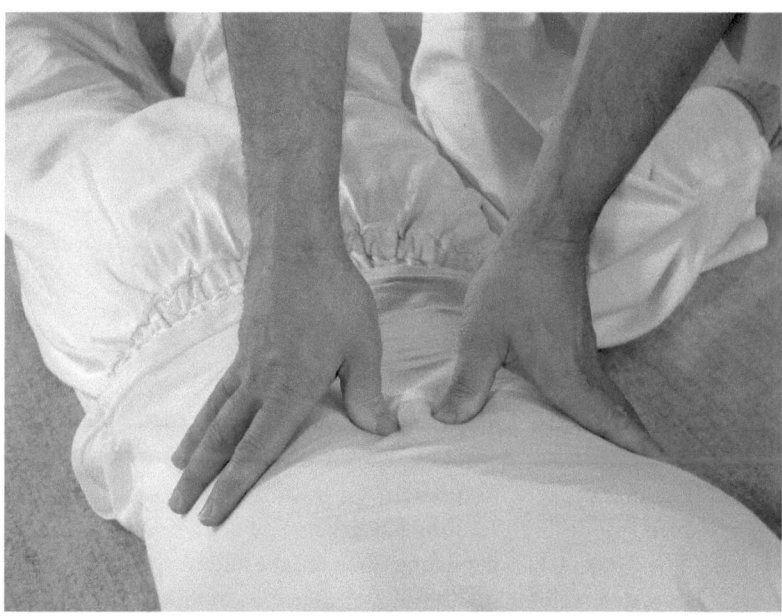

Abb. 23

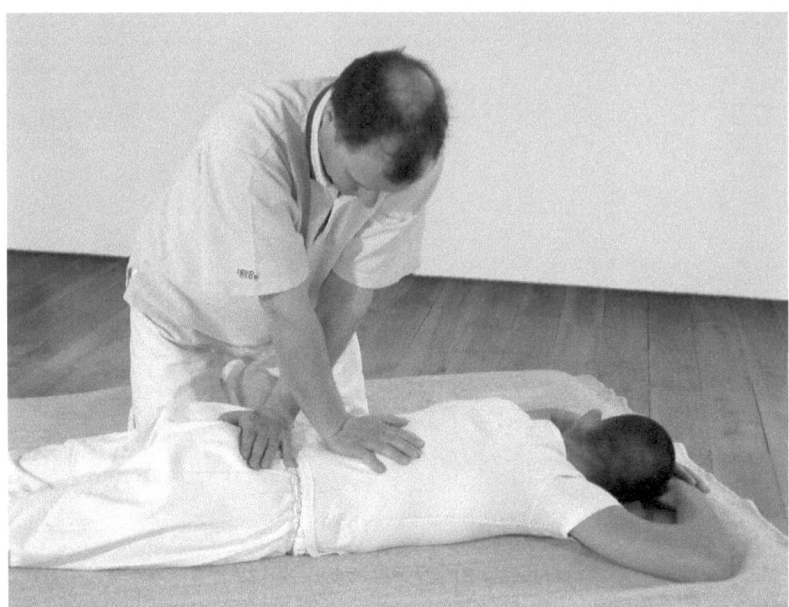

Abb. 24

2. Der Behandler kniet dem Patienten zugewandt; sein linker Daumen bleibt oben auf dem äußeren Ast des Blasenmeridians liegen (ca. eine Daumenbreite vom inneren Ast nach außen versetzt), der rechte Daumen wandert in Richtung Kreuzbein (**Abb. 25** und **26**).

3. Wie 2, der Behandler geht jedoch auf die andere Seite und behandelt von dort den rechten äußeren Blasenmeridian auf die gleiche Weise.

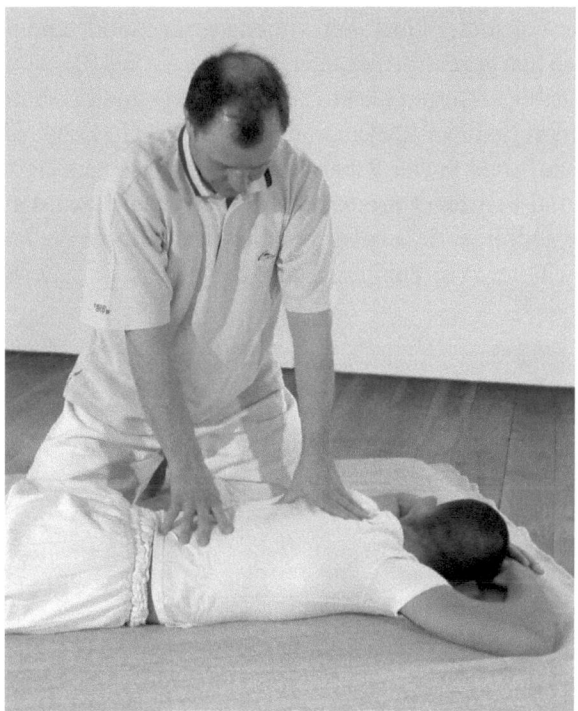

Abb. 25

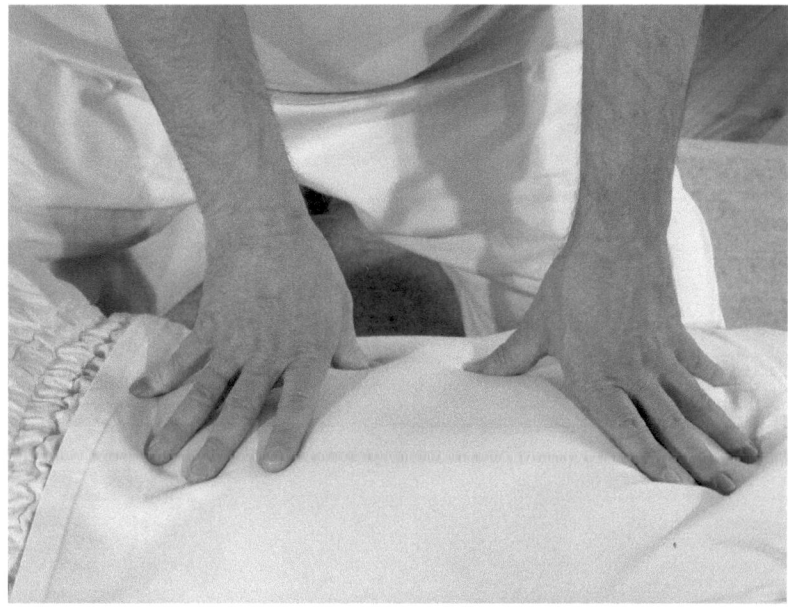

Abb. 26

Alternative zu 1: Der Behandler kniet dem Patienten zugewandt und behandelt mit seinen Ellenbogen den gegenüberliegenden inneren Ast des Blasenmeridians, indem der obere Ellenbogen liegen bleibt (Yin-Funktion) und der untere Richtung Kreuzbein wandert (gerader Rücken und nicht zu viel Gewicht!; **Abb. 27**).

Alternative zu 1 und 3: Der Behandler sitzt im Fersensitz an der linken Seite des Patienten und behandelt mit seinem rechten Ellenbogen den inneren und äußeren Ast des auf seiner Seite gelegenen Blasenmeridians; die linke Hand liegt auf der linken Schulter (Yin-Funktion; **Abb. 28**).

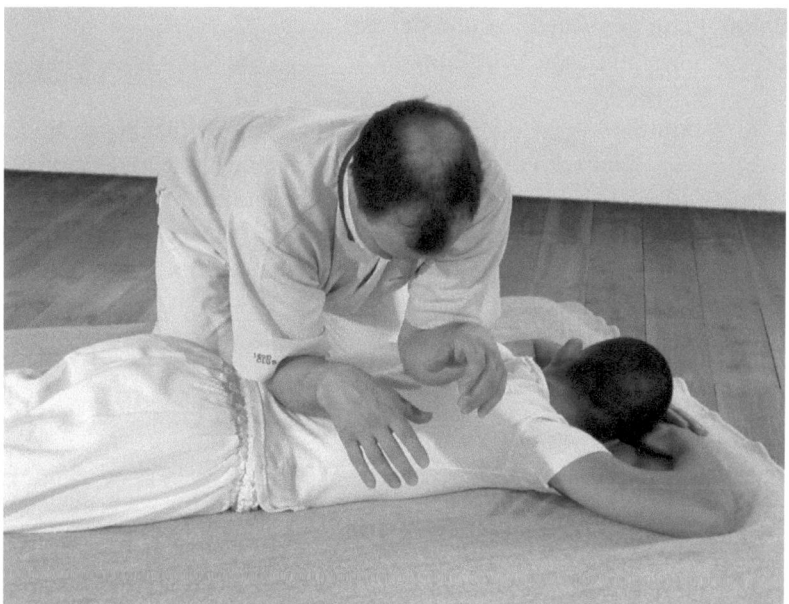

Abb. 27

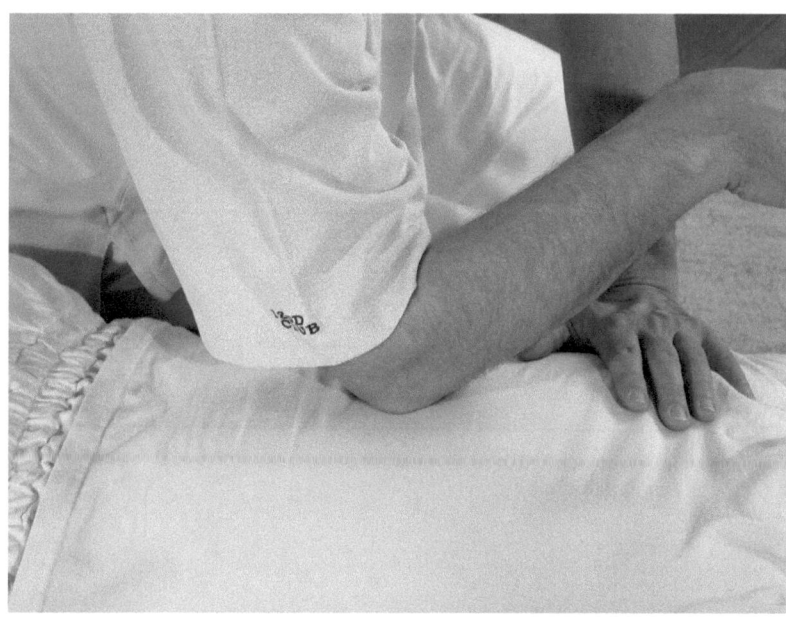

Abb. 28

Behandlung des Gesäßes und der Beine

Behandlungslinie siehe **Abbildung 29.**

4.–6. Mit dem mehr oder weniger spitz gestellten Ellenbogen in drei Linien von oben nach unten und innen nach außen; die freie Hand liegt an der gegenüberliegenden Gesäßhälfte (Yin-Funktion; **Abb. 30**).

7.–9. Die linke Hand liegt auf dem Kreuzbein (Yin-Funktion), mit dem rechten Daumen in drei parallelen Linien von innen nach außen bis zum Knie behandeln (Bl, Ni; **Abb. 31**).

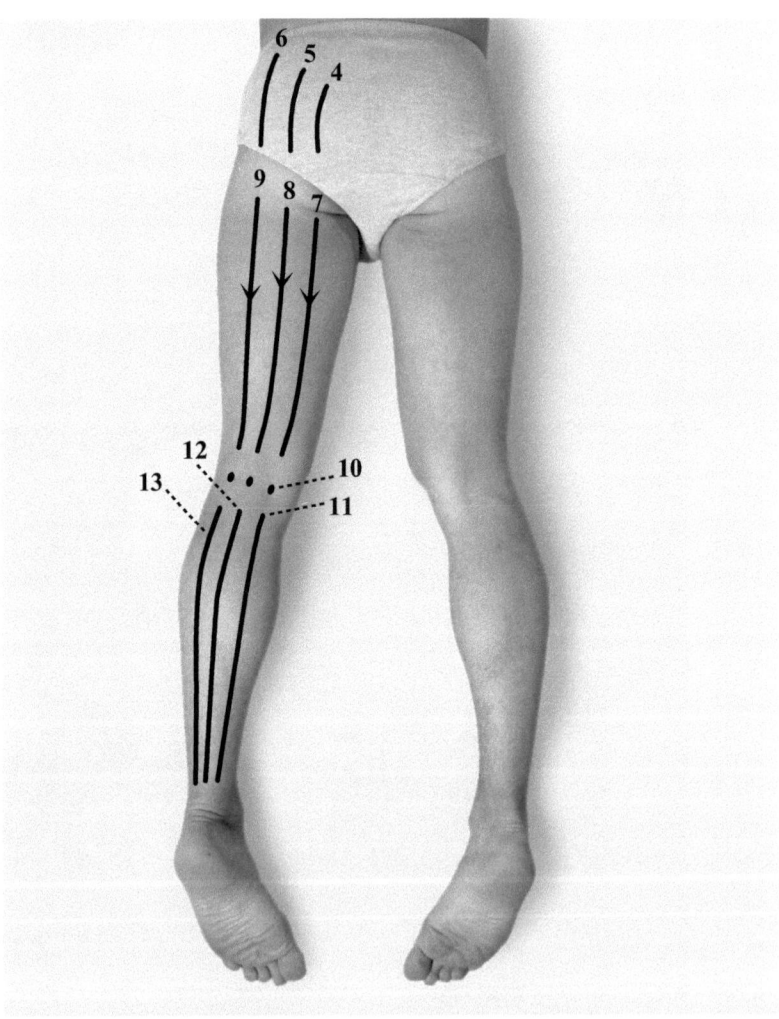

Abb. 29

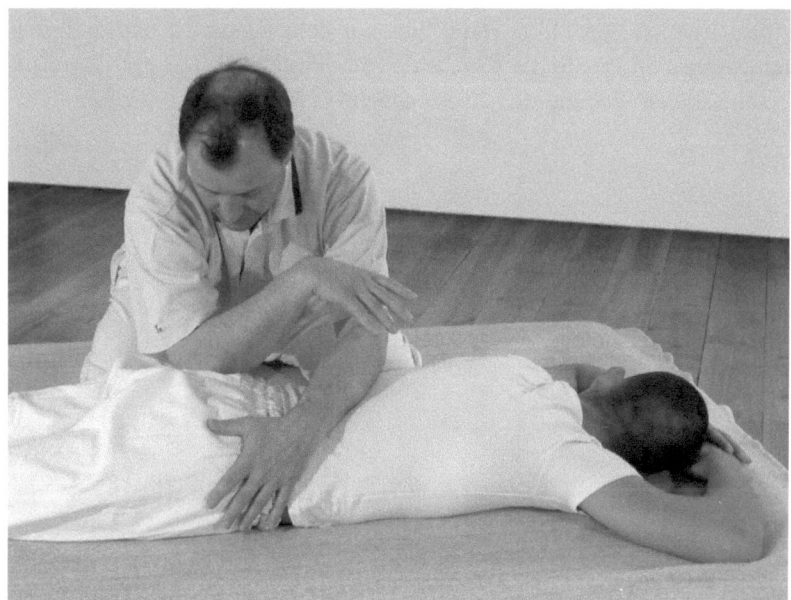

Abb. 30

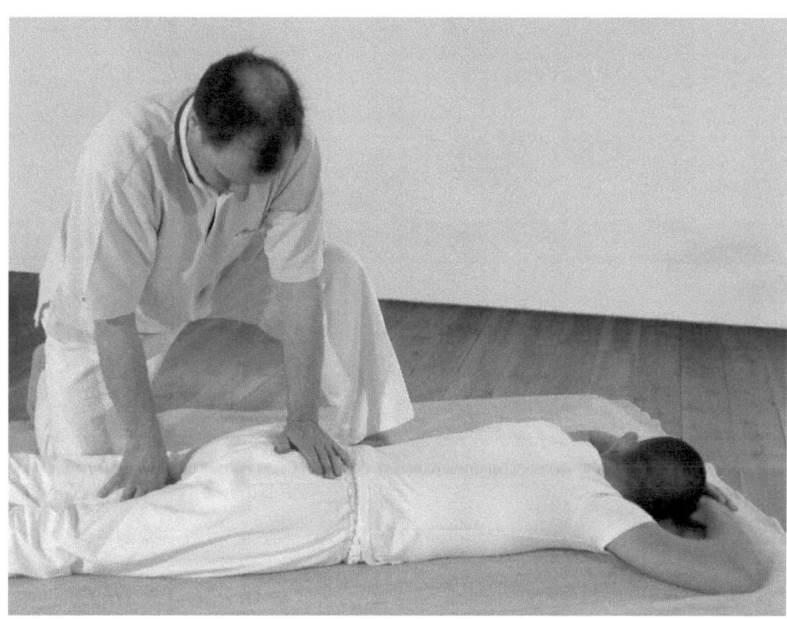

Abb. 31

Alternative zu 7.–9.: Eine Hand liegt auf dem Kreuzbein, die andere auf beziehungsweise unterhalb der Kniekehle (Yin-Funktion) und mit dem Knie die drei beschriebenen Behandlungslinien abgehen (**Abb. 32**).

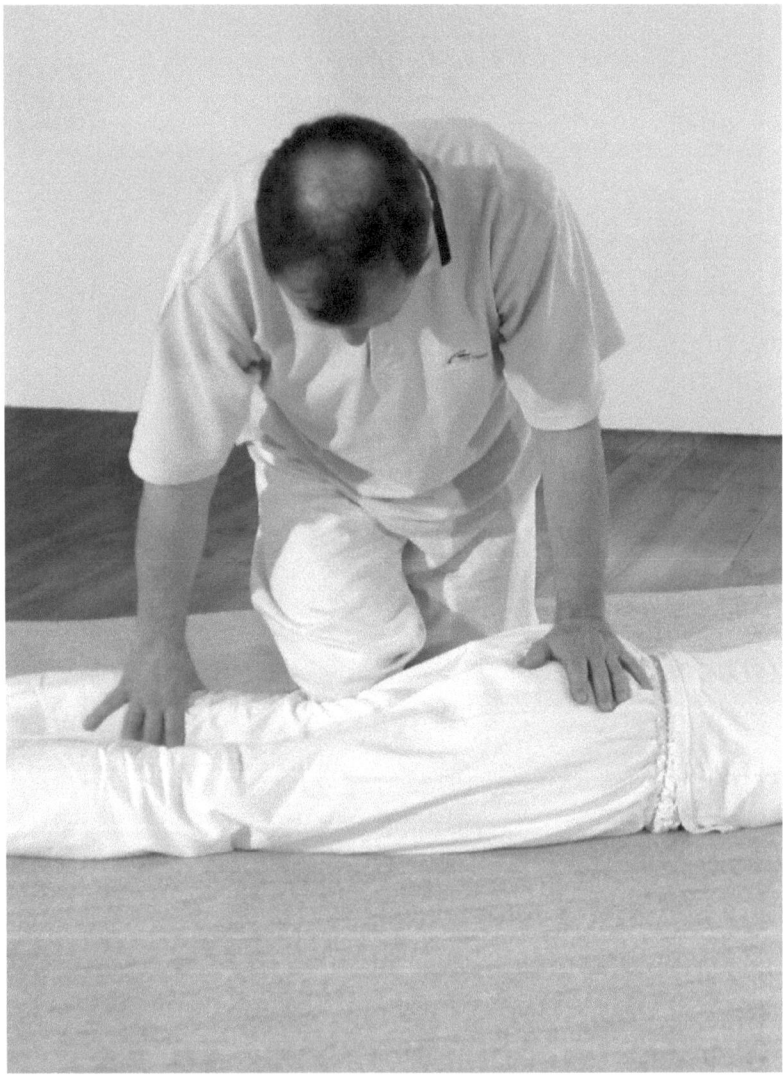

Abb. 32

Behandlung von Knie und Unterschenkeln

Behandlungslinien siehe Abbildung 29, Seite 112.

10.   Mit übereinander liegenden Daumen drei Punkte in der Kniekehle von innen nach außen behandeln (**Abb. 33**)

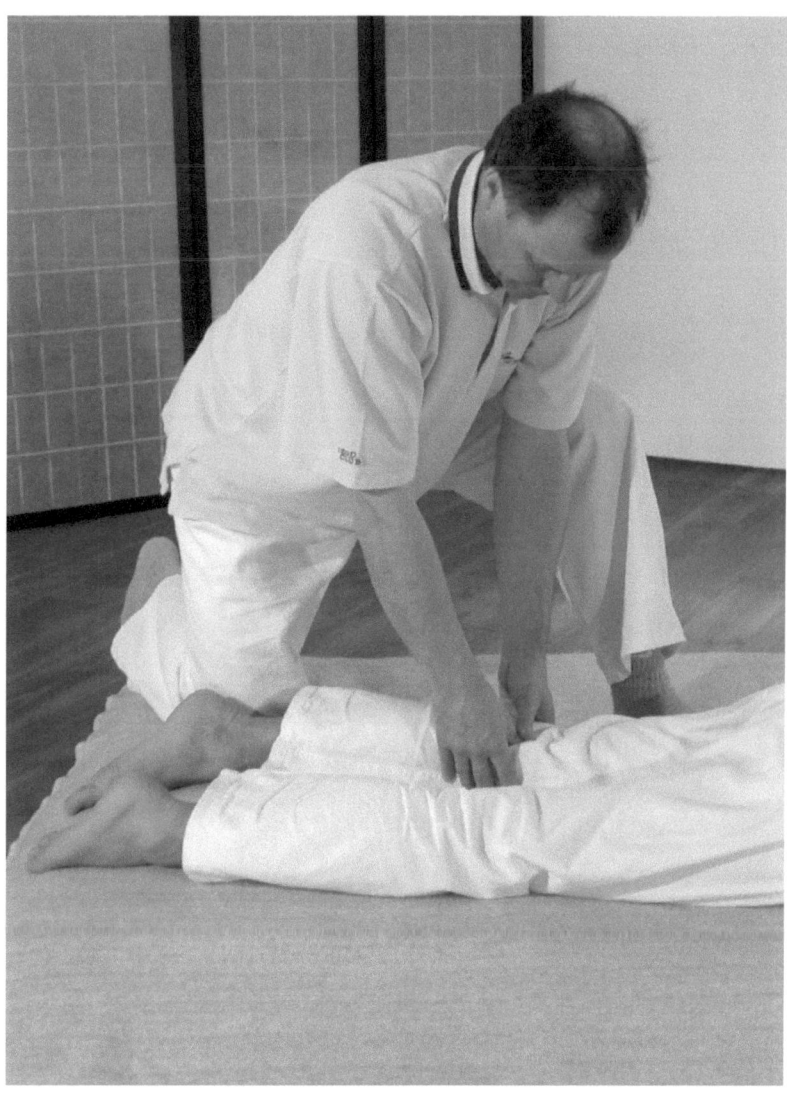

Abb. 33

11.–13. Der linke Daumen bleibt unterhalb der Kniekehle liegen (Yin-Funkti-on), der rechte Daumen wandert auf der gleichen Behandlungslinie wei-ter in Richtung Ferse (Bl; **Abb. 34**).

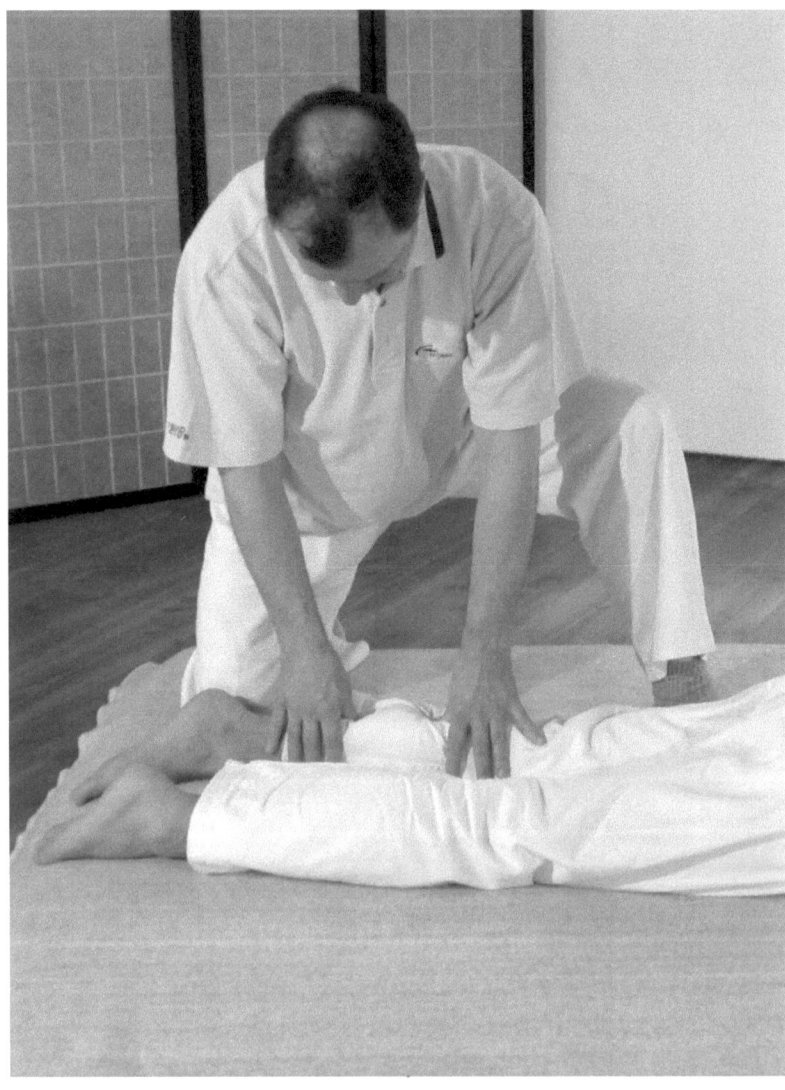

Abb. 34

Alternative zu 11.–13.: mit der linken Hand das Knie, mit der rechten das Fußgelenk umfassen (Yin-Funktion) und mit dem Knie in drei Behandlungslinien an der Wade von oben nach unten und innen nach außen abgehen (**Abb. 35**).

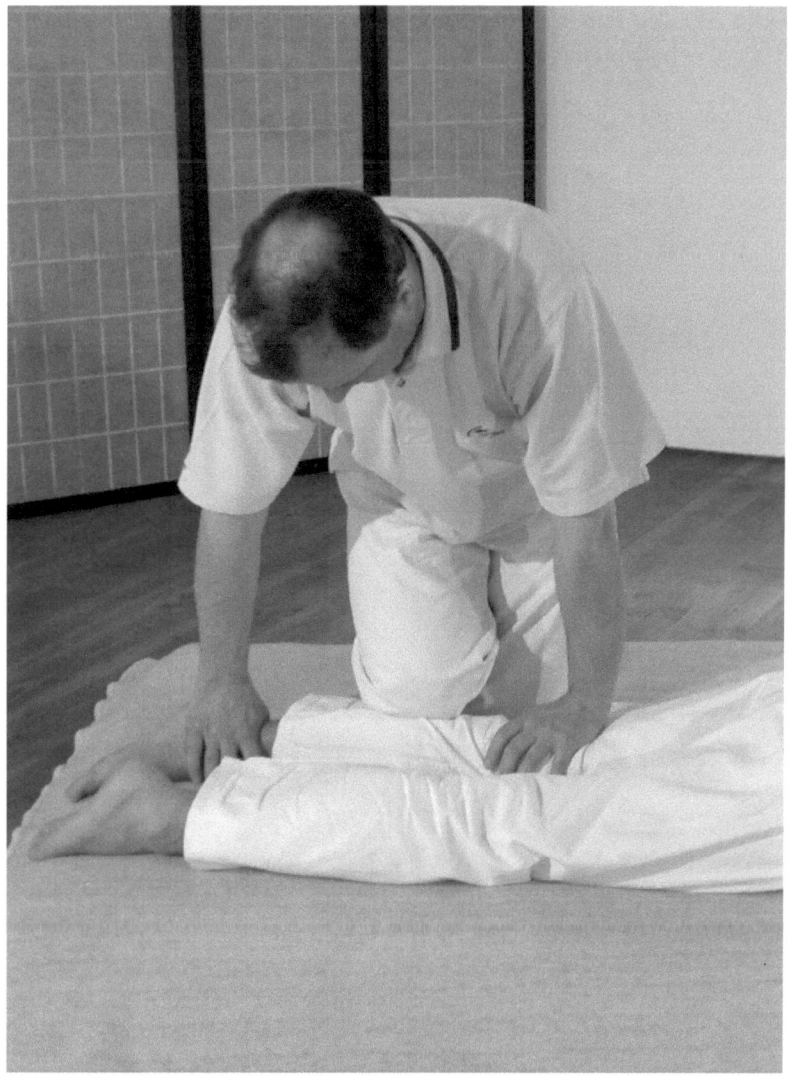

Abb. 35

Behandlung von Wade und Fuß

«Knetgriff» an der Wade: Der linke Fuß des Patienten liegt auf dem rechten Oberschenkel des Behandlers, das linke Knie des Behandlers liegt auf dem linken Oberschenkel des Patienten kurz oberhalb des Knies, sodass der Unterschenkel des Patienten leicht angewinkelt ist; mit beiden Händen vollhandig die Wade von oben nach unten bis in den Fersenbereich hinein kneten (**Abb. 36**).

Fußbehandlung: In gleicher Position die Ferse und den Mittelfuß alternativ mit dem Daumen (**Abb. 37**) oder mit dem Ellenbogen behandeln; vom Fußende aus den vorderen Fuß und die Zehenballen mit beiden Daumen drücken (**Abb. 38**); den Fuß in beide Hände nehmen und mit den Fingerkuppen die Mitte des Fußes behandeln (**Abb. 39**).

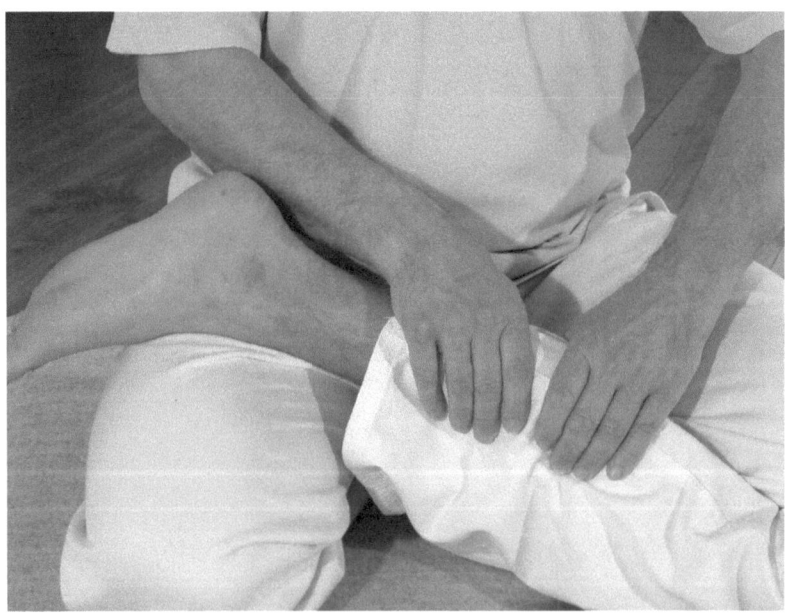

Abb. 36

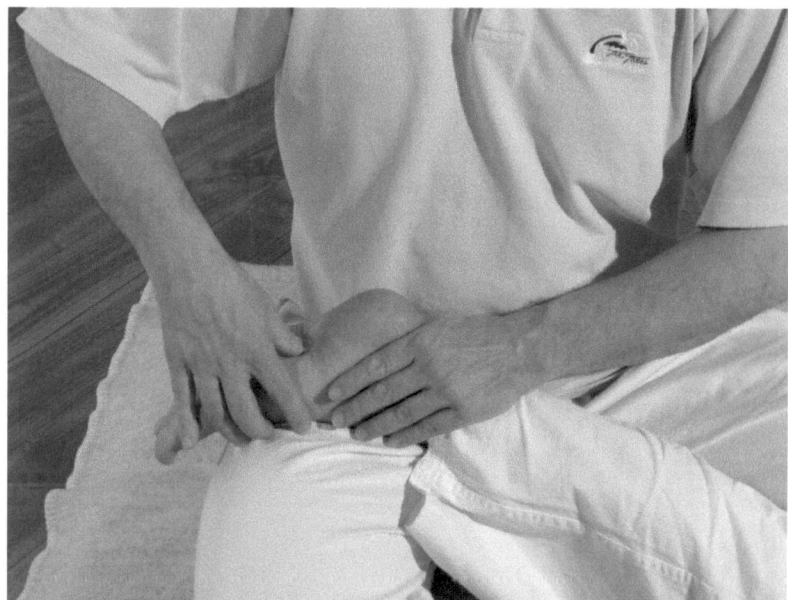

Abb. 37

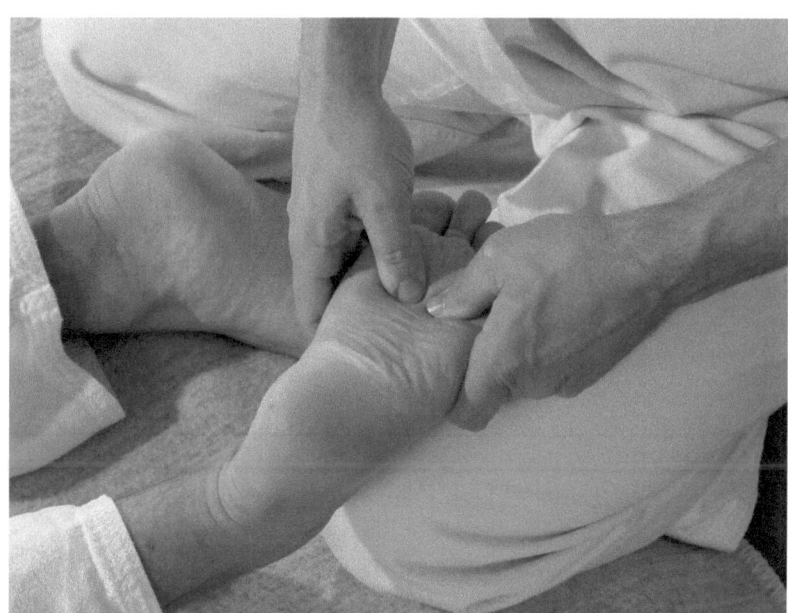

Abb. 38

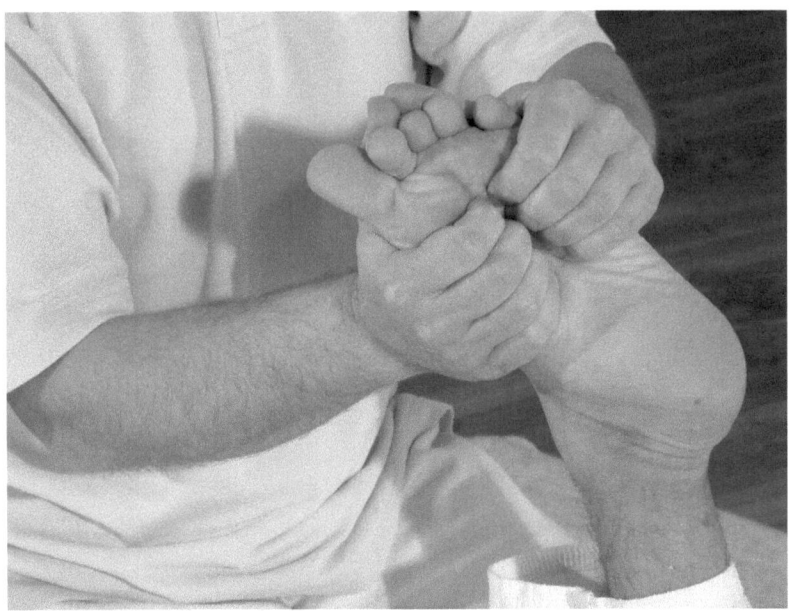

Abb. 39

Dehnung im Bereich des Unterschenkels

Mit der linken Hand das linke Fußgelenk des Patienten umfassen und die Ferse sanft in Richtung Gesäß bewegen, dann mit der rechten Hand die Dehnung verstärken, indem auch der Vorderfuß vorsichtig in Richtung Gesäß geschoben wird (**Abb. 40**); die Dehnung noch einmal lösen, dann nochmals mit der linken Hand am Sprunggelenk des Patienten den Fuß in Richtung Gesäß bewegen, diesmal aber gleichzeitig mit der rechten Hand die Fußsohlen dehnen, indem Sie den vorderen Fuß zum Schienbein hin bewegen (**Abb. 41**).

Nach der Behandlung des linken Beines wird in gleicher Weise das rechte Bein vom Gesäß bis zur Fußsohle behandelt.

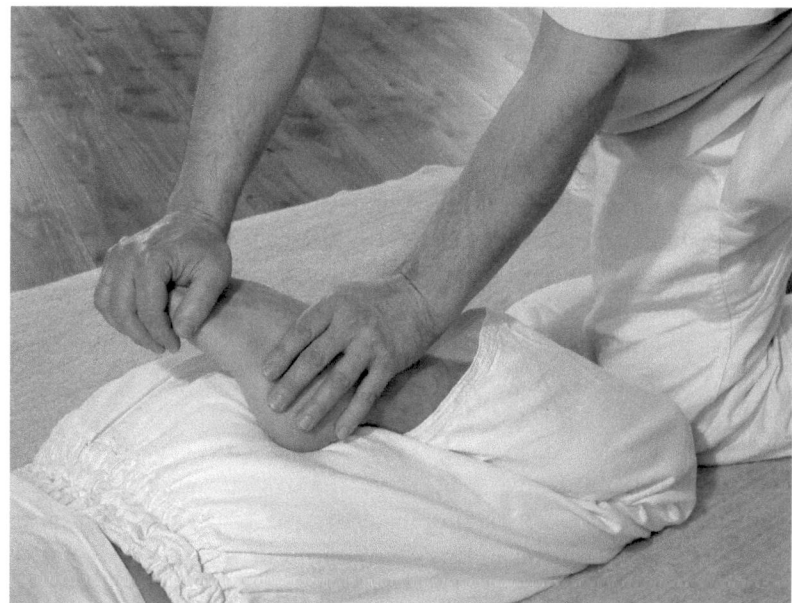

Abb. 40

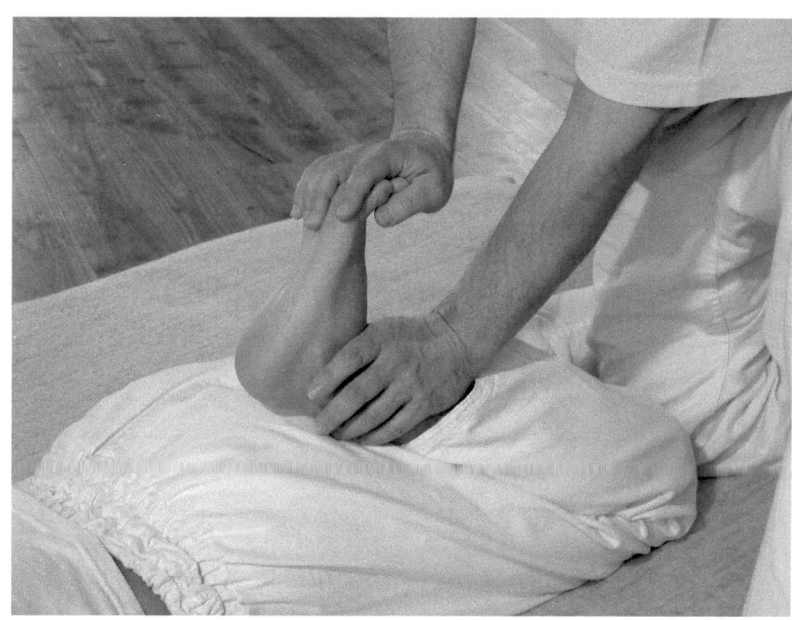

Abb. 41

Nach der Behandlung beider Beine werden die Füße noch einmal behandelt, indem sich der Behandler mit seinen eigenen Füßen darauf stellt. Im Allgemeinen ist dies den Patienten sehr angenehm; sollte dies unangenehm oder gar schmerzhaft sein, so lassen Sie diesen Teil der Behandlung einfach aus!

1. Sie stehen mit dem Rücken zum Patienten und mit Ihren eigenen Fersen auf den Vorderfüßen des Patienten, dabei verlagern Sie Ihr Körpergewicht massierend von einem Bein aufs andere (**Abb. 42**).
2. Sie stellen sich mit dem Gesicht zum Patienten mit beiden Füßen auf die Fußinnenseiten des Patienten, dabei verlagern Sie Ihr Körpergewicht massierend von einem Bein aufs andere (**Abb. 43**).

Zum Abschluss der Behandlung in der Bauchlage den ganzen Körper noch einmal großflächig mit beiden Händen abschnittweise von oben nach unten (Waden, Oberschenkel, Gesäß, Hüfte, Schultern und Arme) kräftig berühren!

Schluss-Strich: zweimal entlang der Wirbelsäule von oben nach unten ausstreichen und zum Abschluss die Hand kurz auf dem Kreuzbein liegen lassen (zur Zentrierung).

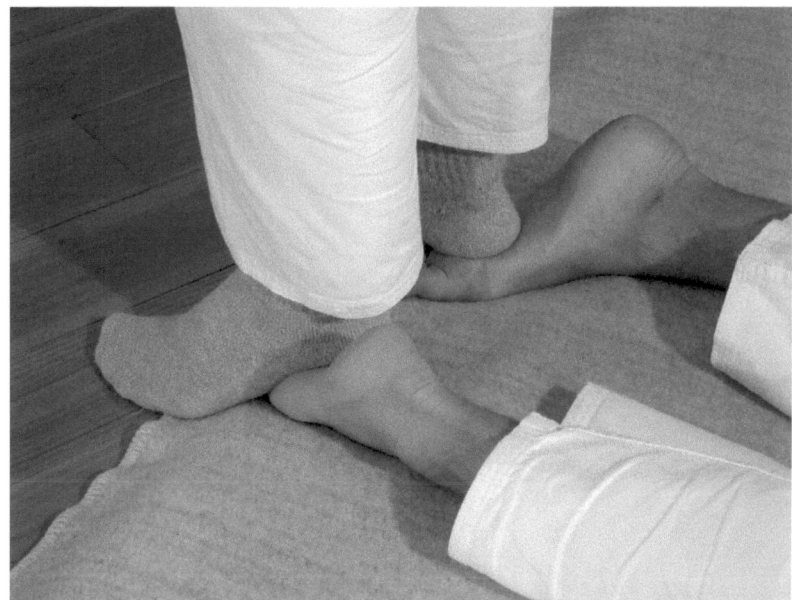

Abb. 42

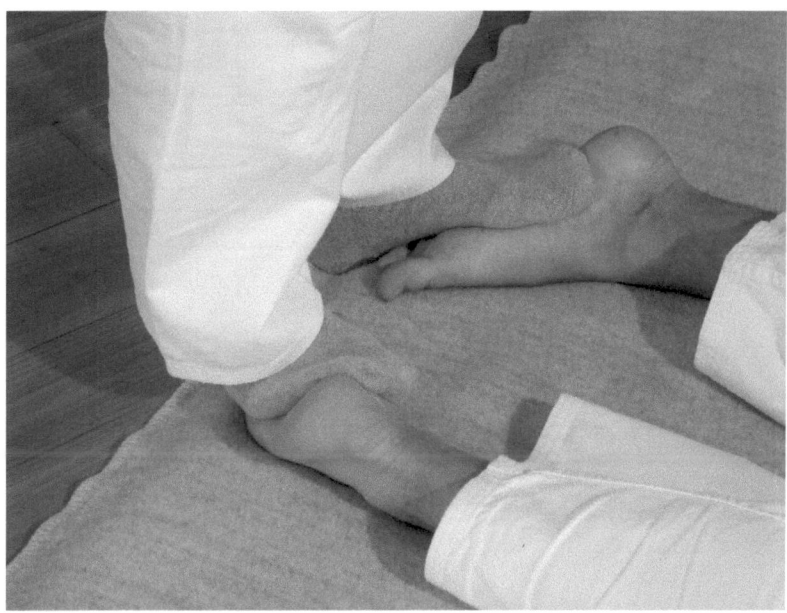

Abb. 43

3.3 Behandlung in der Seitenlage

Der Patient liegt auf der Seite mit dem Kopf auf einem Kissen, das obere Bein angewinkelt nach vorne, das untere Bein gestreckt.

Kopfbehandlung
Behandlungslinien siehe **Abbildung 44.**

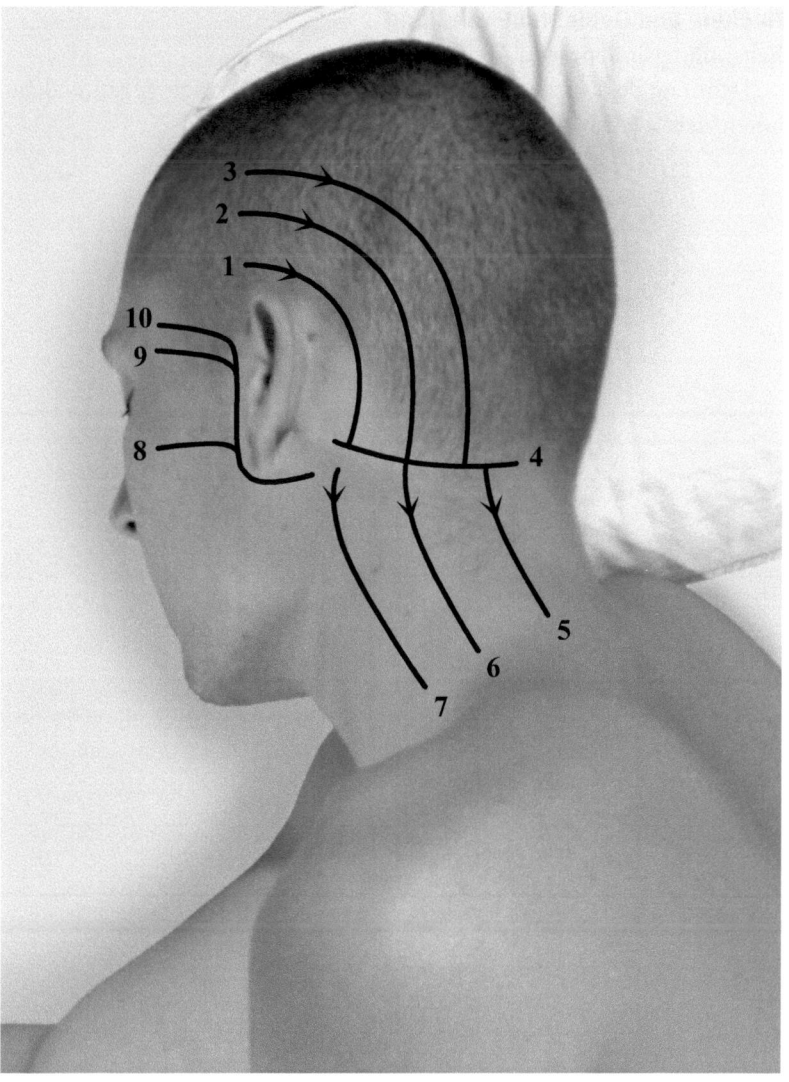

Abb. 44

Der Behandler kniet hinter dem Patienten, ein Bein aufgestellt.

1.–3. Die Ohrumrandung in größer werdenden Abständen bis zur Schädelansatzlinie behandeln (3E, Ga); ein Daumen bleibt jeweils am ersten Punkt der Behandlungslinie liegen (Yin-Funktion; **Abb. 45**).

4. Mit einem Daumen die Schädelansatzlinie von der Wirbelsäule in Richtung Ohr behandeln; die andere Hand liegt als Gegenpol zur Stabilisierung an der Stirn (Yin-Funktion).

Nacken- und Gesichtsbehandlung

Behandlungslinien siehe Abbildung 44.

Dehnung des Nackens: Mit beiden Händen die oben liegende Schulter nach unten ziehen (**Abb. 46**).

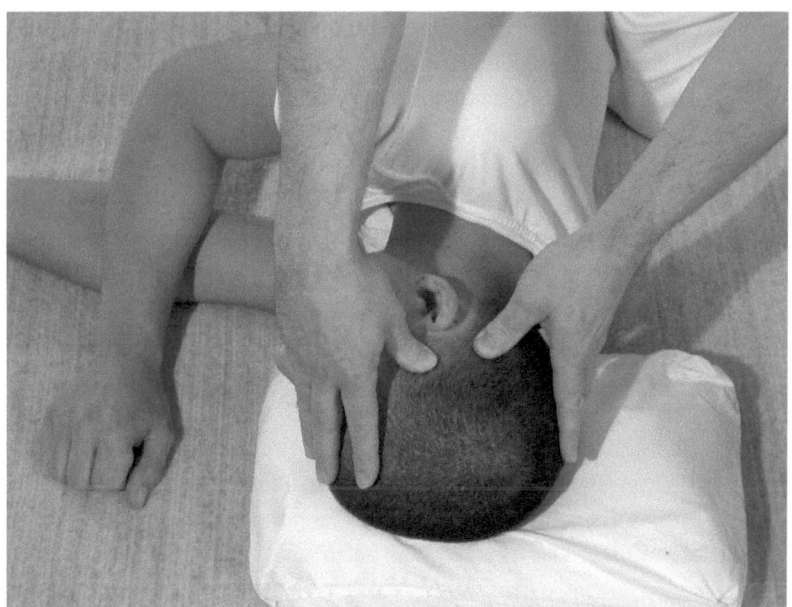

Abb. 45

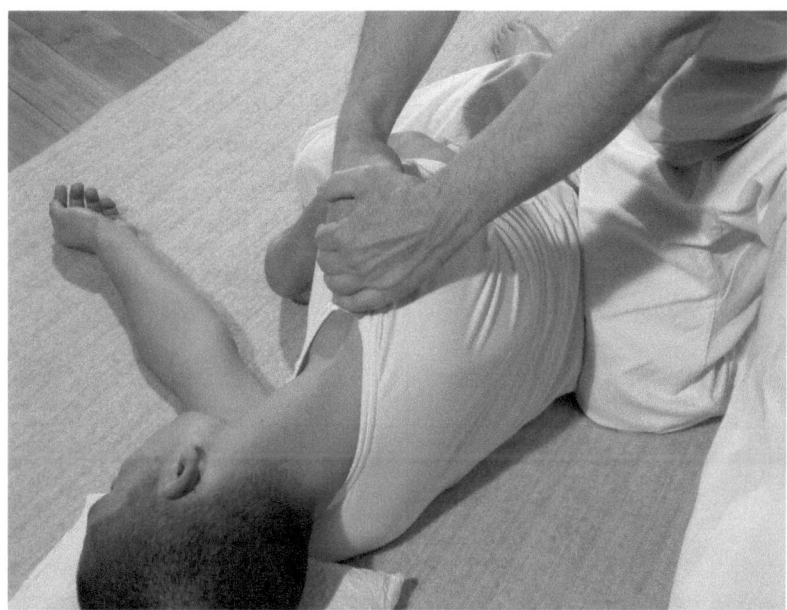

Abb. 46

5.–7. Mit der einen Hand den Schulter-Nackenbereich in leicht gedehnter Stellung halten (Yin-Funktion), mit der anderen Hand den Nacken umfassen und mit dem Daumen großflächig, ähnlich wie in der Bauchlage, in parallelen Linien von der Wirbelsäule in Richtung Ohr behandeln (Bl, 3E, Ga; **Abb. 47**).

Für die Behandlung des Gesichtes siehe Behandlungslinien in Abbildung 44.

8. Der Daumen, mit dem Sie den Nacken behandelt haben, bleibt unterhalb vom Ohr liegen (Yin-Funktion); mit dem anderen Daumen wandern Sie vor dem Ohr nach oben und direkt unterhalb des Oberkiefers in Richtung Nase bis etwa in Höhe des äußeren Augenwinkels (Dü; **Abb. 48**).

9.–10. Weiter vor dem Ohr zur Schläfe hochgehen und zunächst den unteren Teil der Schläfe auf den Augenwinkel zu behandeln (Ga), dann den oberen Teil der Schläfe vom Ende der Augenbraue ausgehend (3E) in Richtung Ohr, schließlich vor dem Ohr wieder zurück in Richtung Nacken; der andere Daumen liegt die ganze Zeit unter dem Ohr (Yin-Funktion).

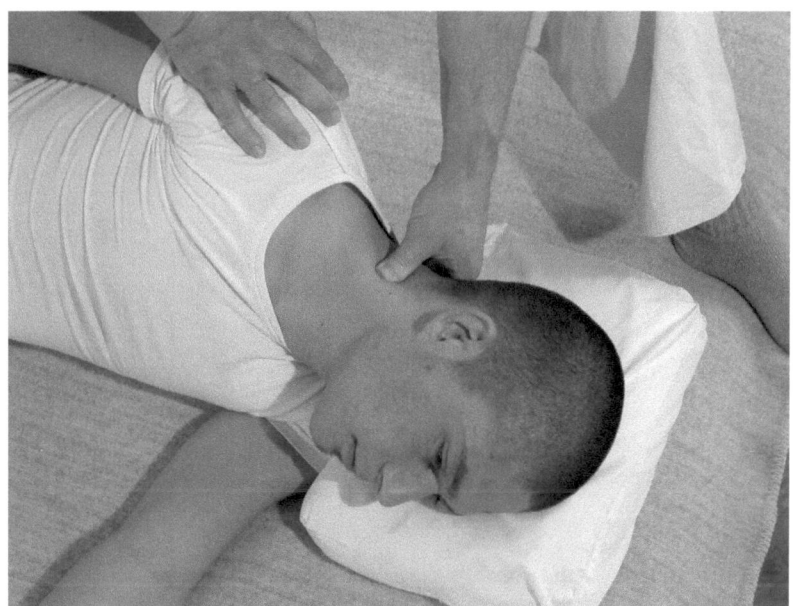

Abb. 47

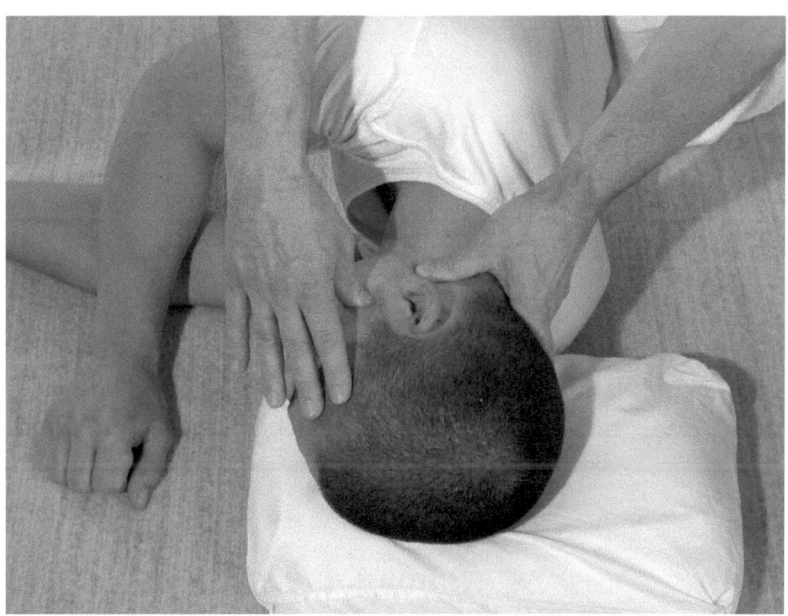

Abb. 48

Schulter- und Armbehandlung

Behandlungslinien siehe **Abbildung 49** und **50**.

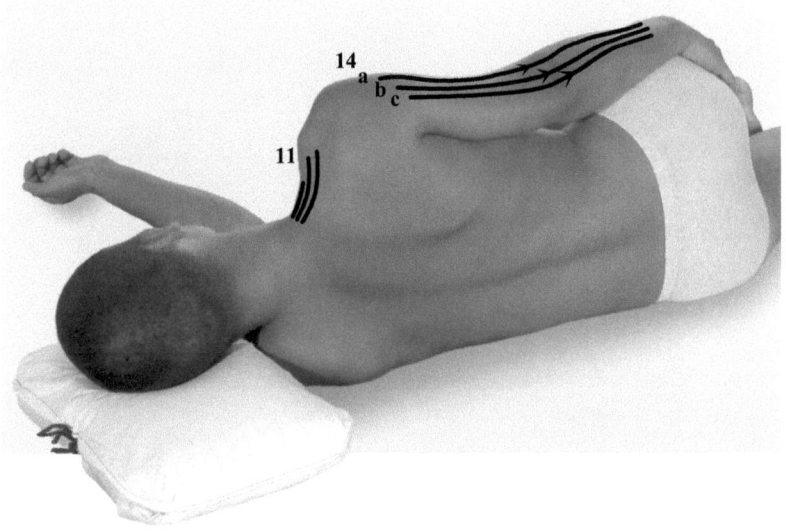

Abb. 49

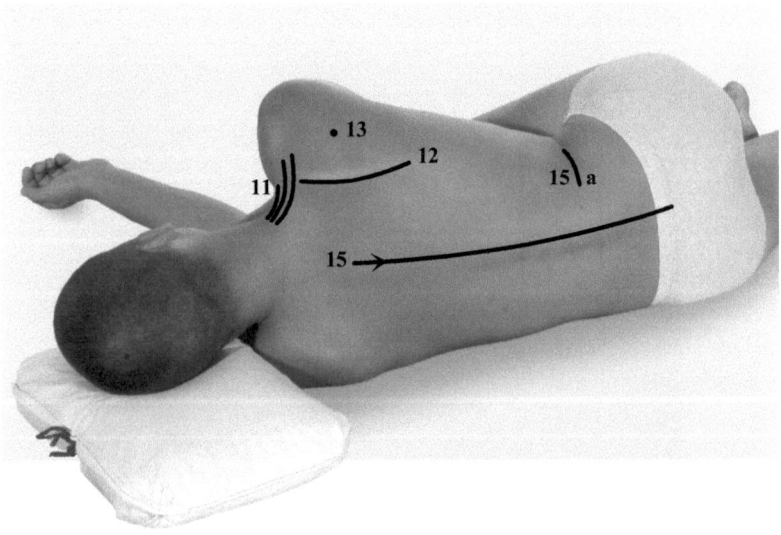

Abb. 50

11.   Der Behandler sitzt am Kopfende des Patienten und hält mit der einen Hand Schulter und Nakken in leicht gedehnter Stellung (Yin-Funktion); mit dem Daumen der anderen Hand den oberen Schulterrand (Kapuzen-muskelrand) in zwei bis drei Linien von innen nach außen, das heißt von der Wirbelsäule Richtung Schultergelenk behandeln (3E, Ga; **Abb. 51**).

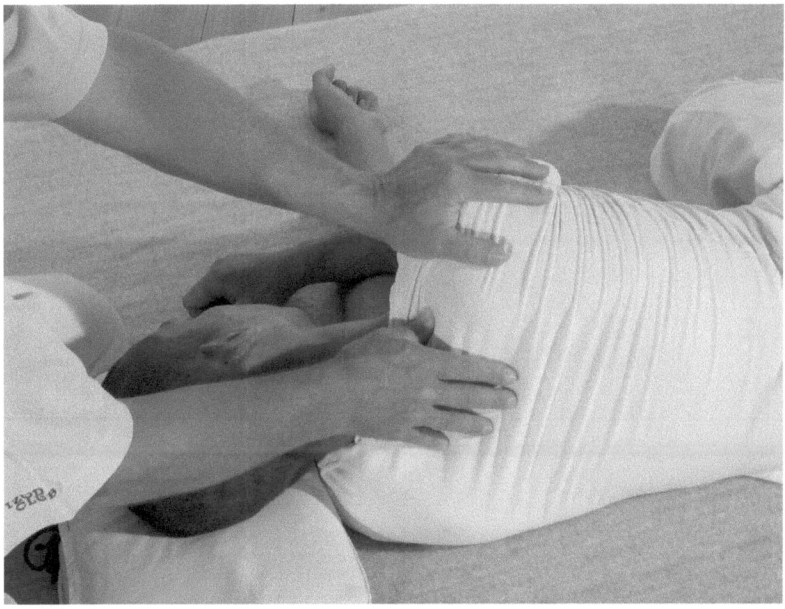

Abb. 51

12.   Der Behandler kniet hinter dem Patienten, ein Bein aufgestellt; die Schulterblattumrandung (Ga) mit dem Daumen oder Daumen und abgeknicktem Zeigefinger (**Abb. 53** und **54**). Damit Sie bei diesem Griff Ihre Armmuskeln nicht unnötig anspannen müssen, nehmen Sie Ihr Bein zu Hilfe und schieben mit Ihrem aufgestellten Knie Ihren Unterarm in Richtung der Behandlungspunkte.

13.   Der Behandler kniet hinter dem Patienten, ein Bein aufgestellt; im Zentrum des Schulterblattes liegt ein markanter Punkt (Dü), den Sie mit beiden Daumen übereinander in dieser Stellung gut behandeln können.

14a–c.   Der Behandler kniet hinter dem Patienten; den gestreckten, auf dem Körper liegenden Arm in drei Linien von oben nach unten, das heißt bis zum Handgelenk behandeln (**Abb. 52**). Alternativ dazu können Sie auch den Arm des Patienten leicht nach hinten führen und, während Sie den Arm mit der einen Hand am Handgelenk halten, mit dem Daumen der anderen Hand die drei Behandlungslinien an der Außenseite des Armes abgehen.

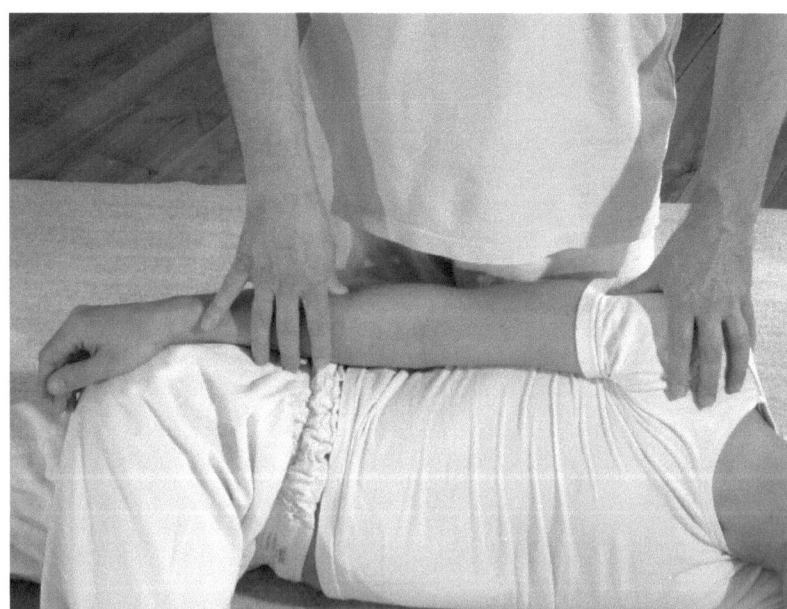

Abb. 52

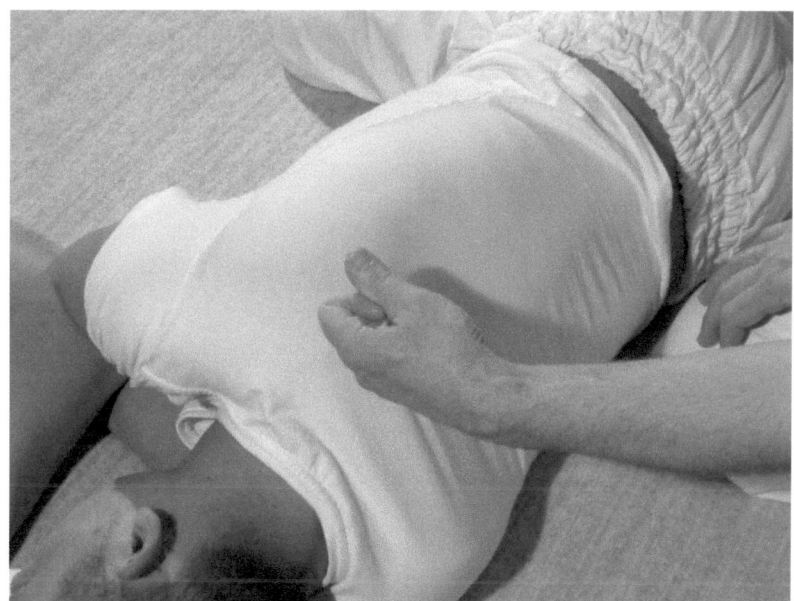

Abb. 53

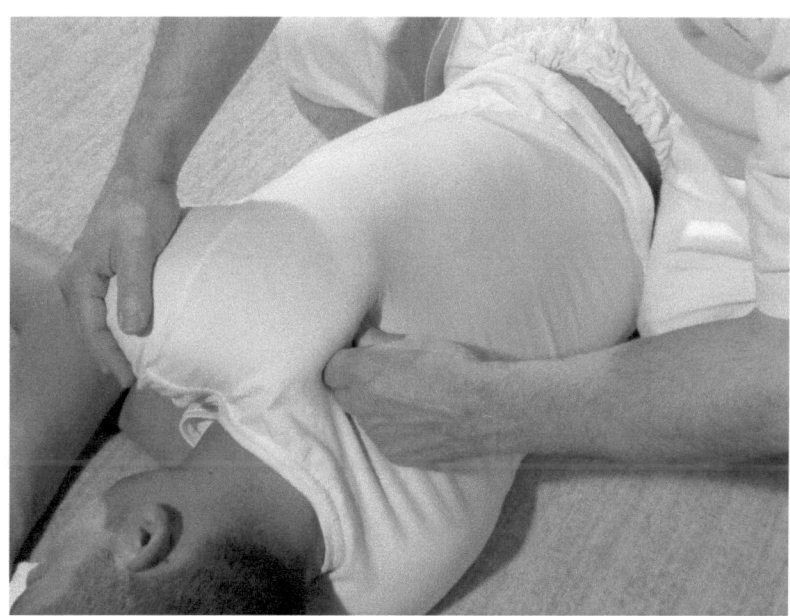

Abb. 54

14d–f.   Den Arm des Patienten leicht nach hinten führen und, während Sie den
Arm mit der einen Hand am Handgelenk halten, mit dem Daumen der
anderen Hand die drei Behandlungslinien an der Innenseite des Armes
abgehen (**Abb. 55**).

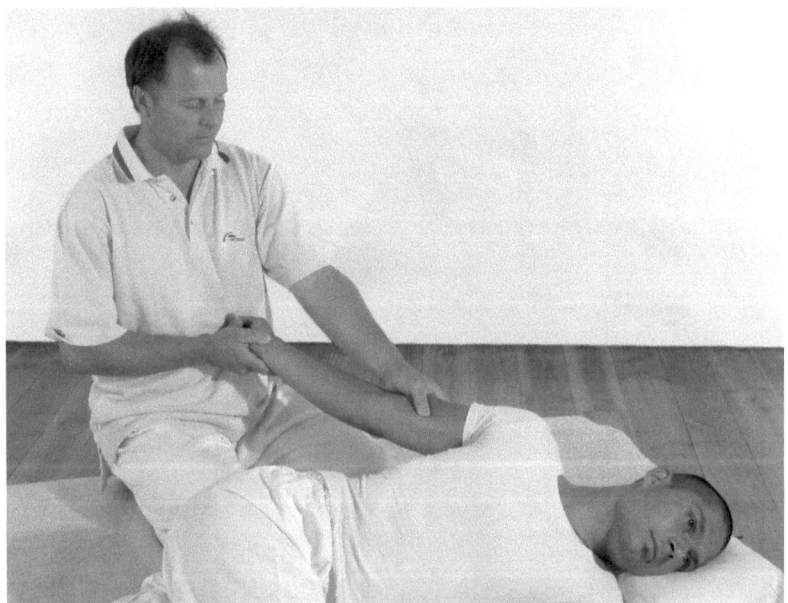

Abb. 55

Kreisen und Dehnen des Armes

Den Arm mit beiden Händen am Handgelenk fassen und sanft nach oben ziehen (**Abb. 56**), dann mit der linken Hand das Handgelenk umfassen und mit der rechten Hand die Schulter am Schulterblatt stabilisieren; die Innenseite des Armes dehnen, indem Sie den Arm am Handgelenk sanft nach hinten ziehen, während Sie das Schulterblatt ganz leicht nach vorne schieben (bitte beachten Sie dabei, dass Dehnungen vom Patienten zugelassen werden müssen. Also nie «gewaltsam» gegen einen Widerstand des Patienten dehnen!); danach die Dehnung lösen und in einer kreisförmigen Bewegung von vorne in die nächste Dehnungshaltung hineinführen (**Abb. 57** und **58**).

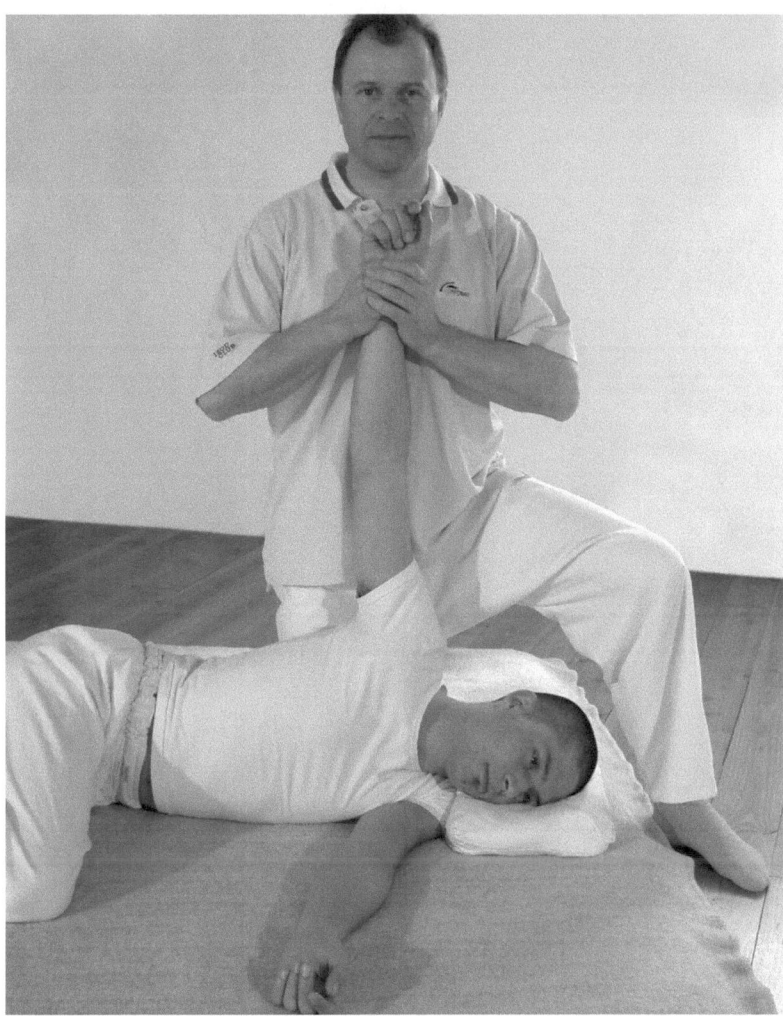

Abb. 56

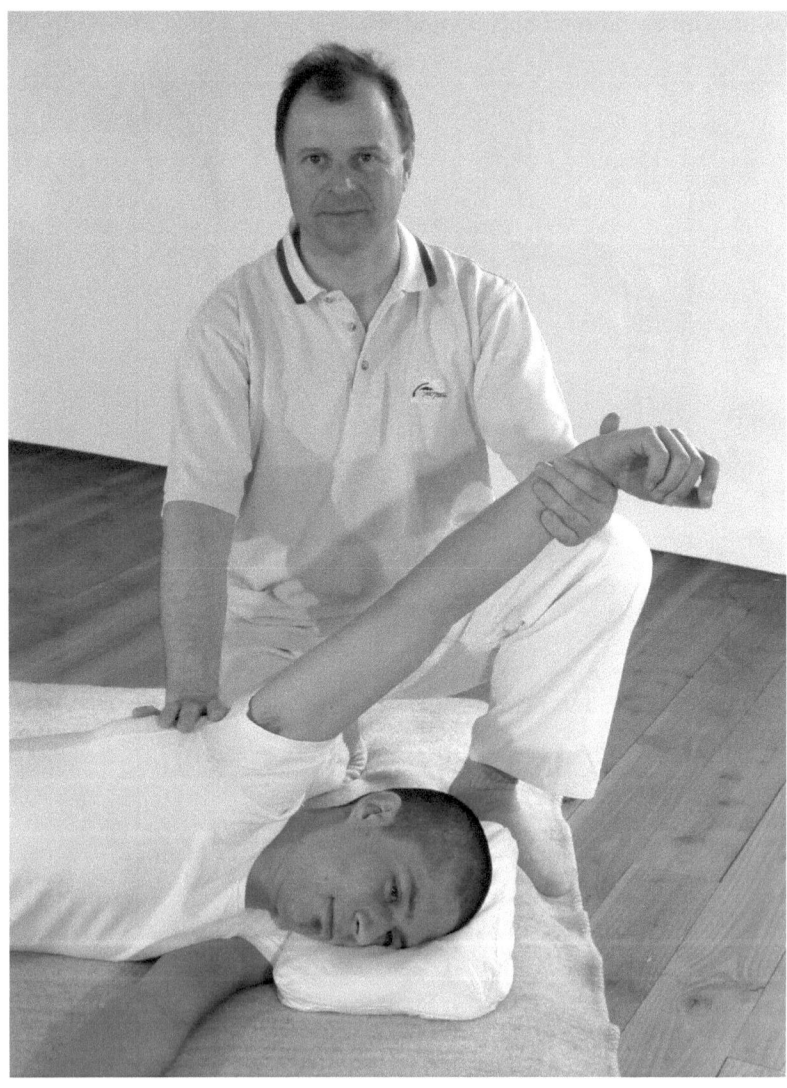

Abb. 57

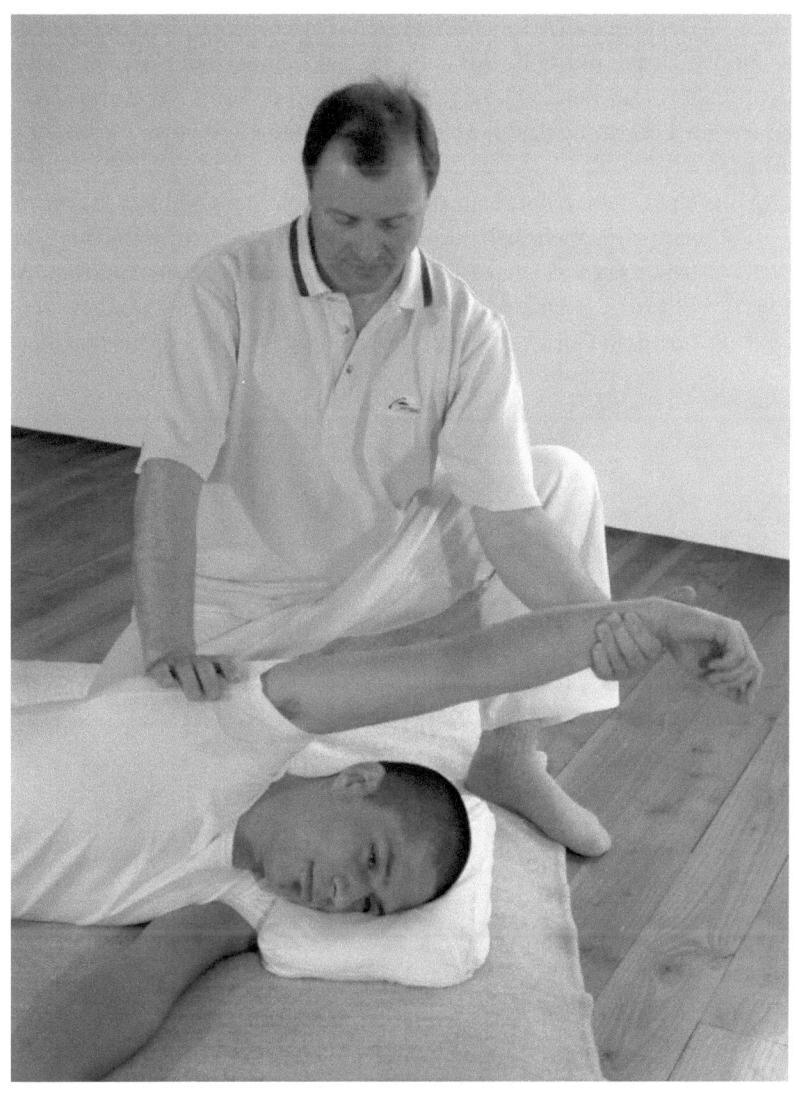

Abb. 58

«Schulterblattgriff»

Die Hand des Patienten auf den Rücken führen («Schürzenbinderstellung») und mit den Fingerkuppen der linken Hand unter das Schulterblatt greifen; gleichzeitig mit der rechten Hand die Schulter von vorne stabilisieren und den Patienten auf diese Weise sanft nach oben ziehen. Achten Sie darauf, dass Sie diese Bewegung aus Ihrem ganzen Körper heraus entwickeln (**Abb. 59**).

Behandlung des Rückens

Behandlungslinien siehe Abbildung 50.

Der Behandler kniet hinter dem Patienten, ein Bein aufgestellt, und erzeugt den Druck mit Hilfe des aufgestellten Beines, indem er den Unterarm mit dem Knie in die Behandlungspunkte schiebt; er kann dabei mit dem Daumen oder – zur Entlastung der Daumen – mit Daumen und abgeknicktem Zeigefinger arbeiten.

15. Unmittelbar oberhalb der Wirbelsäule vom siebten Halswirbel an bis zum Kreuzbein behandeln (Bl); die rechte Hand stabilisiert den Patienten etwa in gleicher Höhe an der Vorderseite (Yin-Funktion; **Abb. 60**).

15a. Mit beiden Daumen übereinander den Bereich zwischen der 12.Rippe und dem Darmbeinkamm in Richtung Wirbelsäule behandeln (**Abb. 61**).

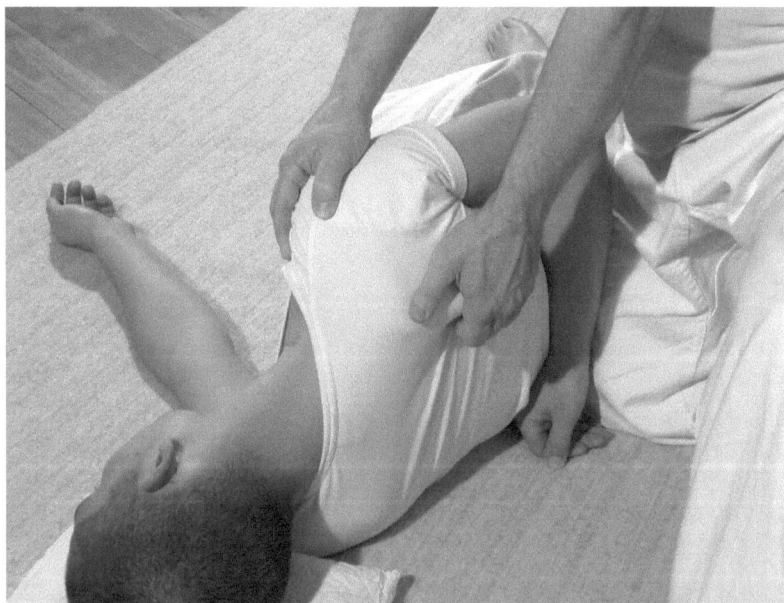

Abb. 59

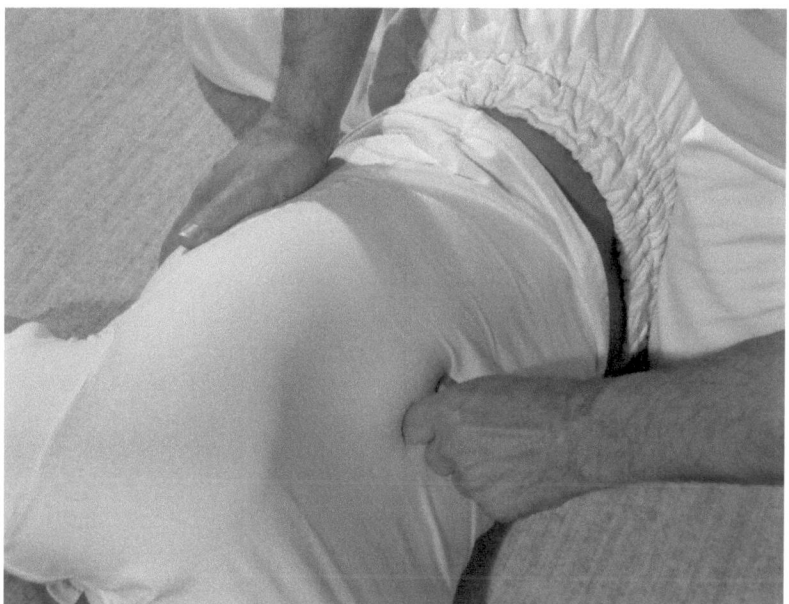

Abb. 60

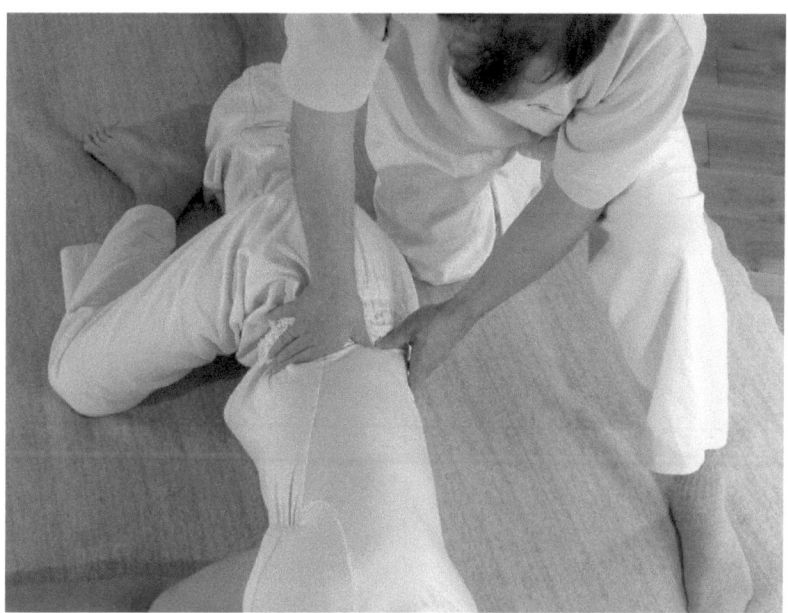

Abb. 61

Behandlung des Gesäßes und der Beine

Behandlungslinien siehe **Abbildung 62.**

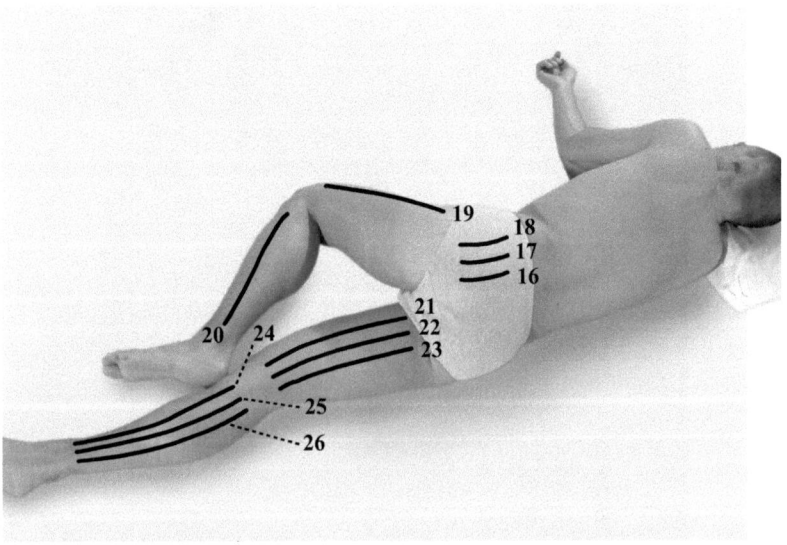

Abb. 62

Der Behandler sitzt im Fersensitz hinter dem Patienten.

16.–18. In drei Linien von oben nach unten und innen nach außen mit dem Ellenbogen im «Weichteilbereich» behandeln; die andere Hand liegt stabilisierend auf der Hüfte (Yin-Funktion; **Abb. 63**).

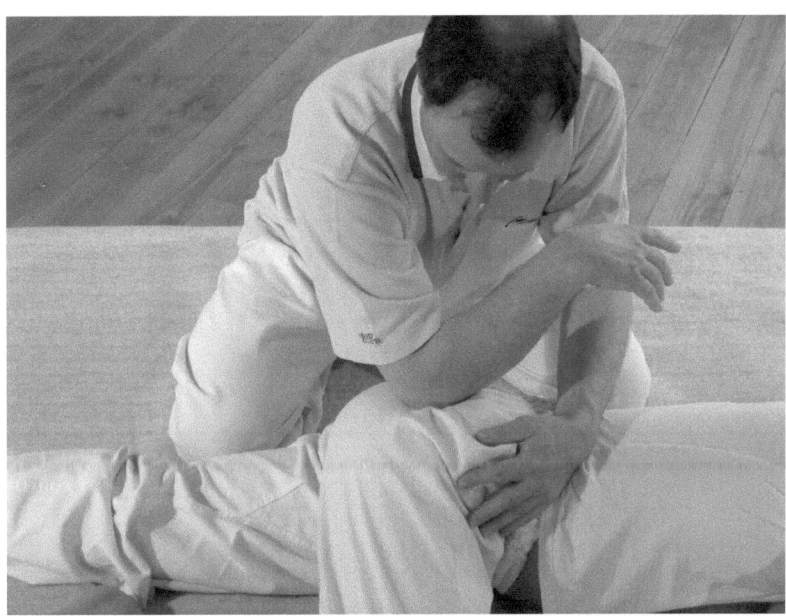

Abb. 63

19. Mit dem Daumen der rechten Hand entlang der Hosennaht des rechten Beines (Ga); die linke Hand ruht auf der Hüfte (Yin-Funktion; **Abb. 64** und **65**).

20. Der Behandler geht auf die andere Seite; mit dem Daumen der linken Hand auf dem Schienbeinmuskel vom Knie bis zum Fußgelenk (Ma); der rechte Daumen bleibt währenddessen auf der gleichen Behandlungs- linie kurz unterhalb des Knies liegen (Yin-Funktion; **Abb. 66**).

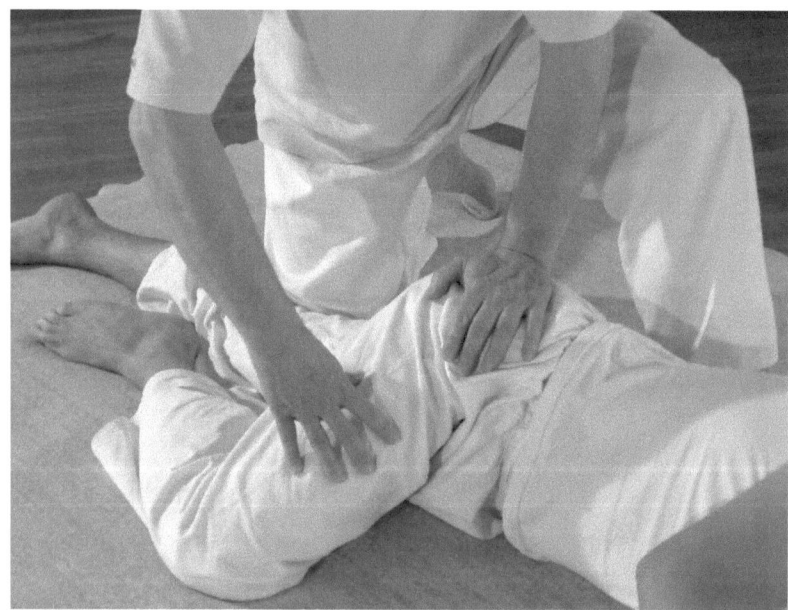

Abb. 64

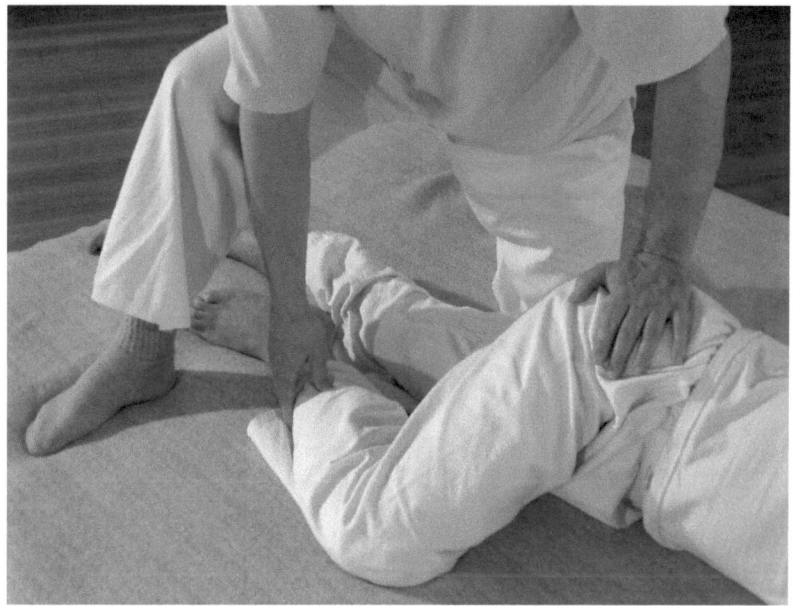

Abb. 65

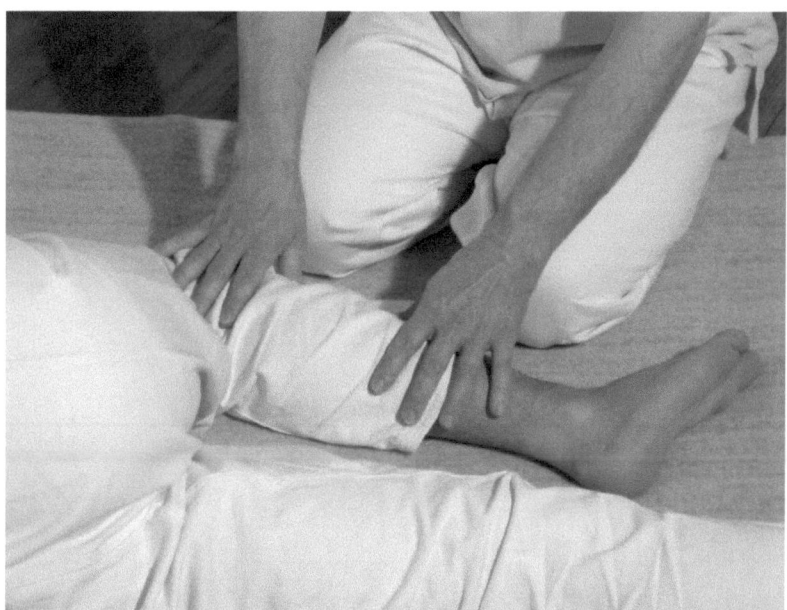

Abb. 66

21.–23. Mit dem rechten Daumen in drei parallelen Linien von oben nach unten und innen nach außen vom Schritt bis zum Knie (Le); die linke Hand ruht auf der Hüfte (Yin-Funktion; **Abb. 67**).

Alternativ dazu können Sie die drei Behandlungslinien auch mit dem Knie behandeln. Ihre beiden Hände ruhen währenddessen auf Hüfte und Knie des Patienten (Yin-Funktion; **Abb. 68**)

24.–26. Wie 21–23 am Unterschenkel fortfahren; ein Daumen bleibt als ruhender Pol am Beginn der Behandlungslinie liegen (**Abb. 69**); auch hier können Sie alternativ mit dem Knie behandeln.

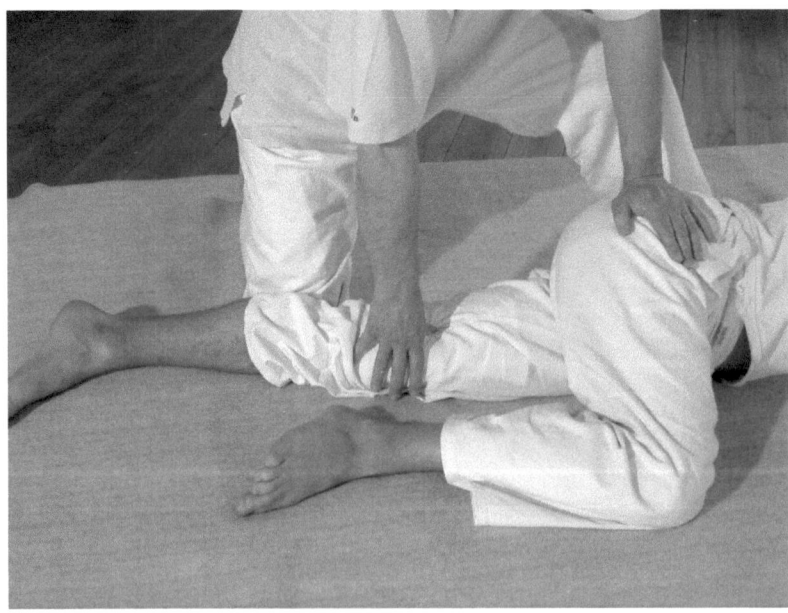

Abb. 67

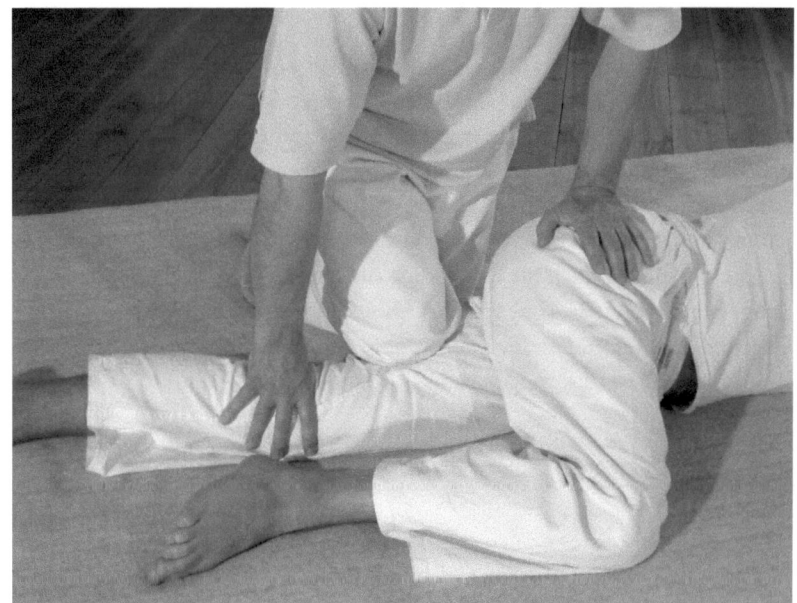

Abb. 68

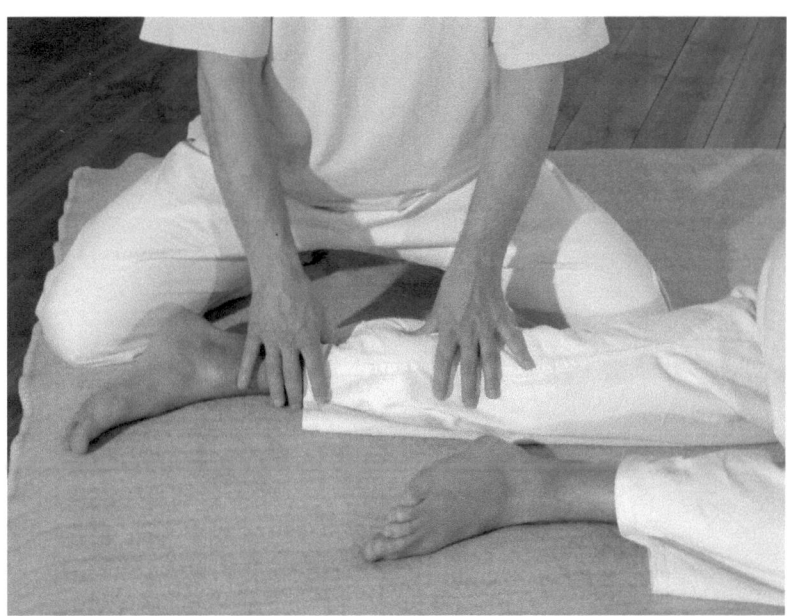

Abb. 69

Dehnung der Vorderseite

Fassen Sie mit Ihrer rechten Hand das rechte Knie des Patienten und drücken mit Ihrer linken Hand das Gesäß des Patienten in Richtung Bauchlage; gehen Sie dann mit Ihrem rechten Knie in die Hosenfalte am Übergang zwischen Gesäß und Oberschenkel des Patienten und mit Ihrem linken Knie in die Region kurz unterhalb des Schulterblattes; halten Sie mit Ihrer linken Hand die Schulter des Patienten und mit der rechten Hand das Knie und lehnen sich mit Ihrem ganzen Körper entspannt nach hinten, sodass die Vorderseite des Patienten in der ganzen Länge gedehnt wird (**Abb. 70**). Anschließend bringen Sie Ihren Patienten in eine Gegenbewegung, indem Sie seine rechte Schulter und sein rechtes Knie sanft auseinander dehnen und in Richtung Boden drücken (**Abb. 71**).

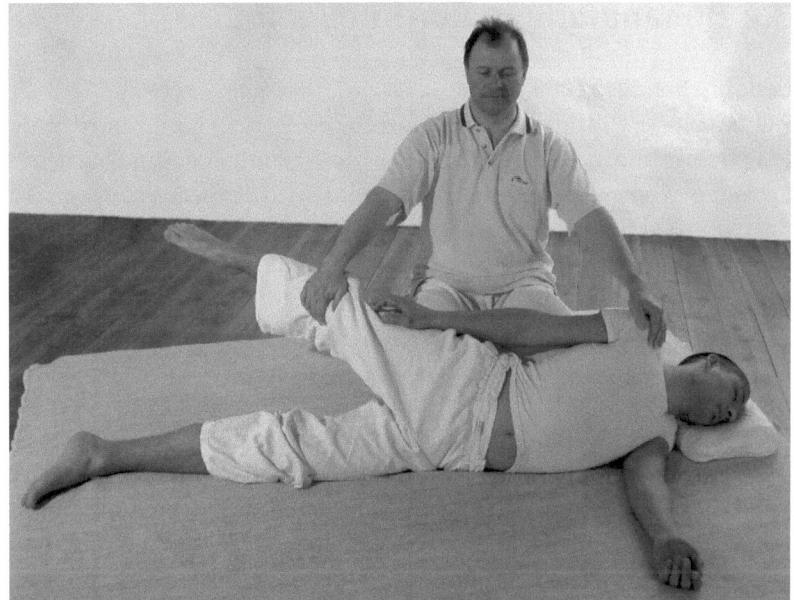

Abb. 70

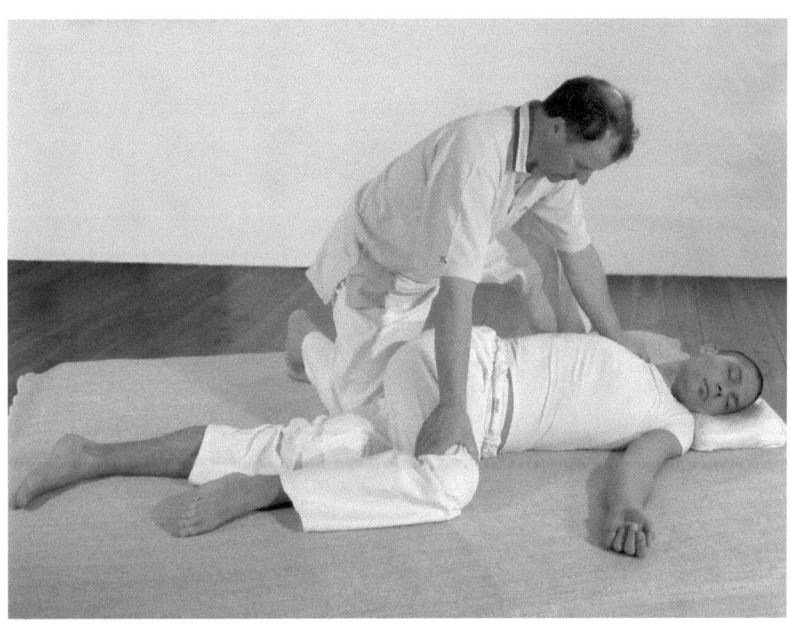

Abb. 71

3.4 Behandlung in der Rückenlage

Bauchbehandlung

Der Bauch (jap. *Hara*) liegt im Zentrum des Körpers; in ihm haben alle zwölf Hauptmeridiane ihre eigene Zone. Die Kontaktaufnahme am Bauch, mit der eine Behandlung normalerweise begonnen wird, wird demjenigen, der gelernt hat, die Energieströme und -felder wahrzunehmen, zum Ausgangspunkt der Diagnose; er ist aber auch in besonderer Weise geeignet, therapeutische Impulse zu setzen. Dies soll später noch detailliert beschrieben werden.

Kontaktaufnahme am Bauch: Der Behandler sitzt rechts vom Patienten im Fersensitz, zentriert sich zunächst selbst und legt dann seine rechte Hand auf den Unterleib (Dantian) des Patienten (**Abb. 73**); wenn Sie wollen, können Sie noch zusätzlich die linke Hand unter den Rücken des Patienten legen, sodass Sie seinen Bauch zwischen Ihren Händen halten. Nun können Sie im Sinne der im ersten Kapitel beschriebenen Berührungsübungen in den Raum zwischen Ihren Händen hinein spüren und versuchen, die Qualität des Energiefeldes wahrzunehmen.

Zur Behandlung der Meridianzonen am Bauch (**Abb. 72**) zunächst mit beiden Händen übereinander, die Zonen am oberen Bauch mehr mit den Fingern, die am Unterbauch mehr mit der Handwurzel sanft massieren (**Abb. 74**) und so den Patienten auf die Behandlung der Meridianzonen vorbereiten.

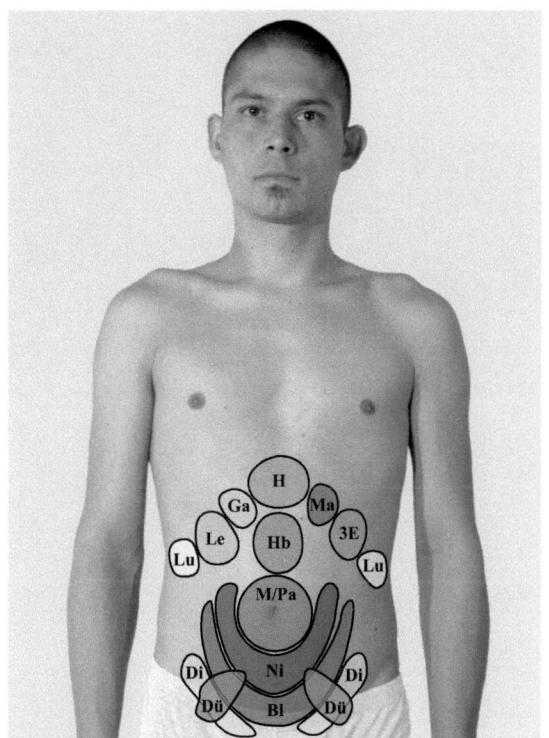

Abb. 72

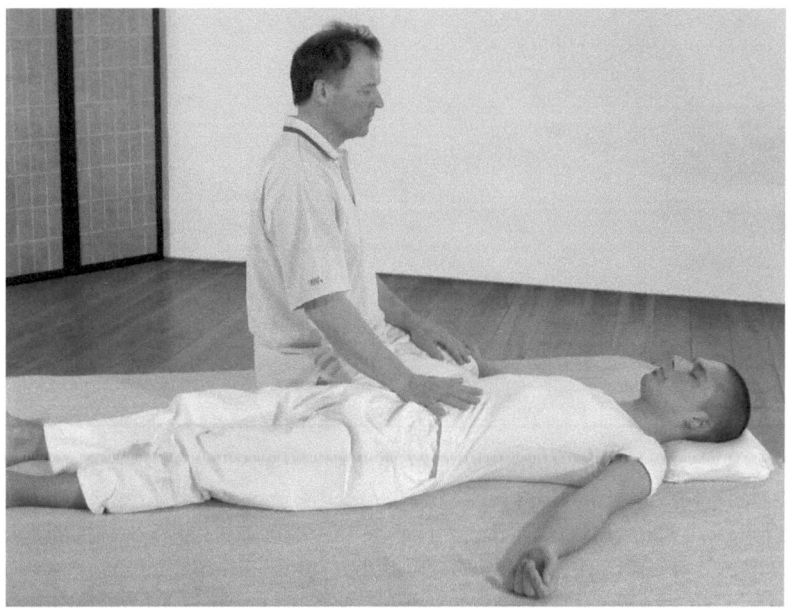

Abb. 73

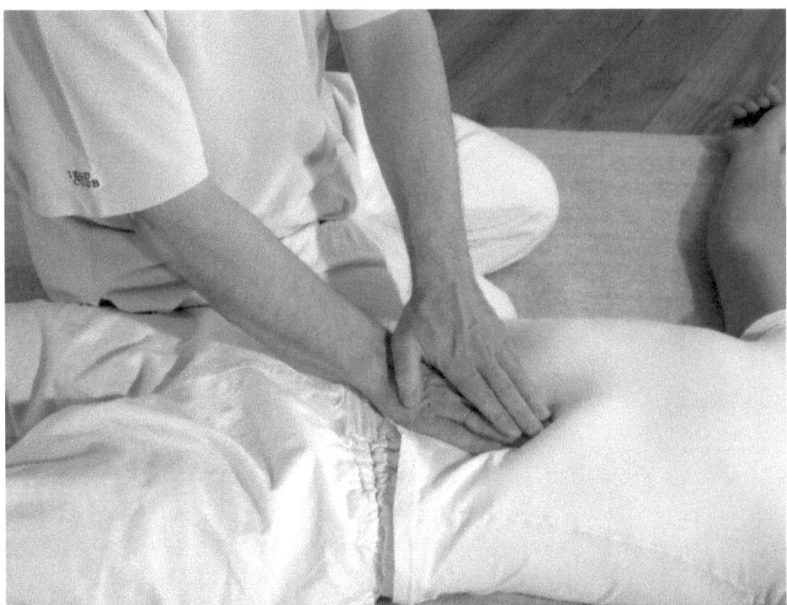

Abb. 74

Die Behandlung der einzelnen Meridianzonen am Bauch erfolgt in der Regel mit Zeige-, Mittel- und Ringfinger der rechten Hand; während der Behandlung der Oberbauchzonen ruht die linke Hand unterhalb des Bauchnabels, auf dem Dantian (Yin-Funktion; **Abb. 75**); während der Behandlung der unteren Bauchhälfte ruht die linke Hand im Bereich der Herzzone, also des Sonnengeflechts (**Abb. 76**).

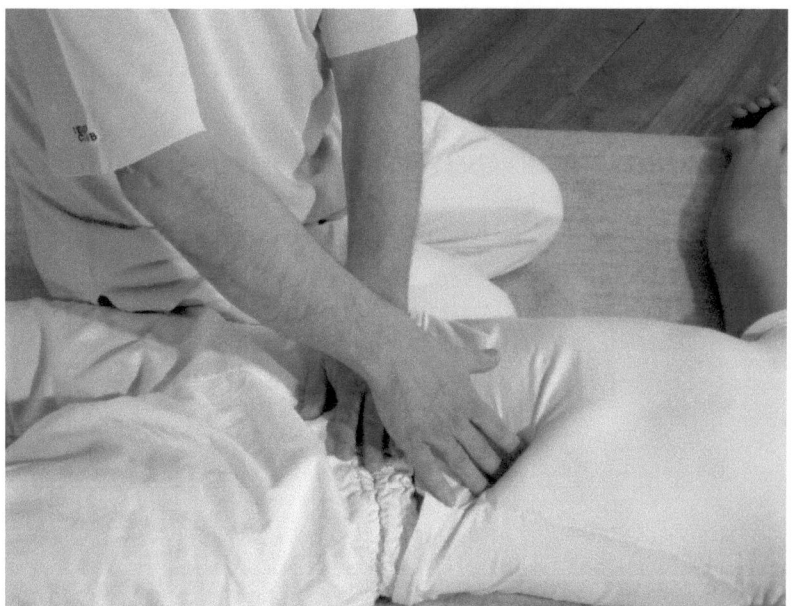

Abb. 75

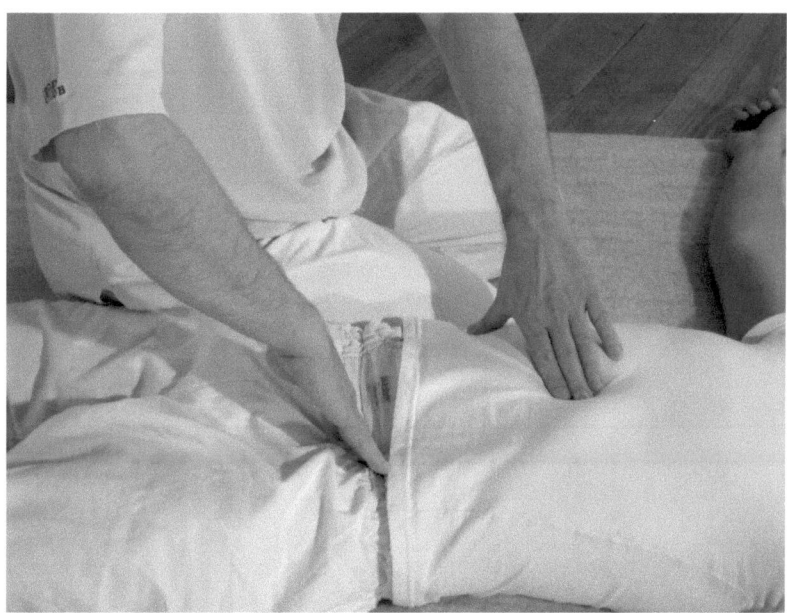

Abb. 76

Behandlung der Innenseite der Beine

Behandlungslinien siehe **Abbildung 77, 80, 82** und **84**.

Der Behandler kniet zunächst an der rechten Seite des Patienten, ein Bein aufgestellt; die linke Hand liegt auf dem Dantian des Patienten zwischen Nabel und Schambein (Yin-Funktion); zur Einstimmung auf die Beinbehandlung behandeln Sie zunächst das linke Bein des Patienten mit den Handballen von oben bis zum Fuß.

1.   Beinstellung des Patienten: linke Fußspitze und rechte Ferse in einer Höhe; mit dem rechten Daumen von der Leiste übers Knie bis zum Fußgelenk behandeln (M/Pa; **Abb. 78** und **79**).

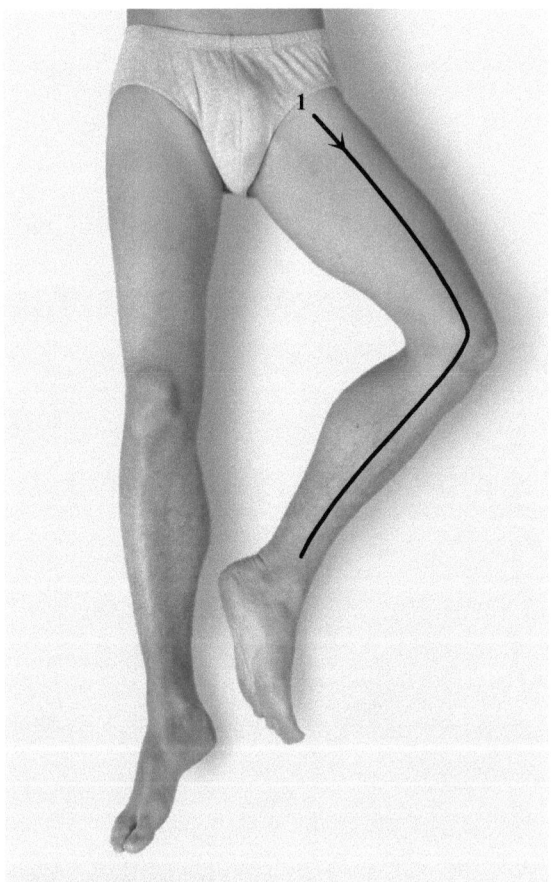

Abb. 77

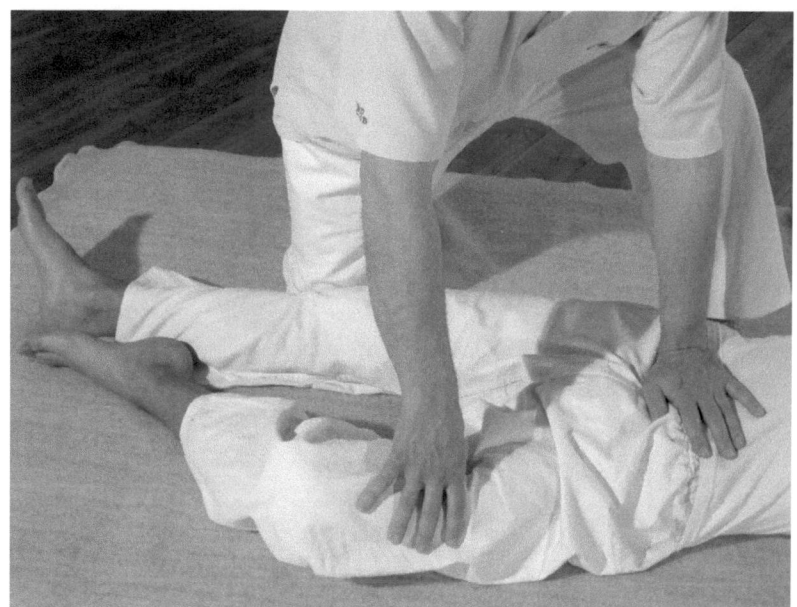

Abb. 78

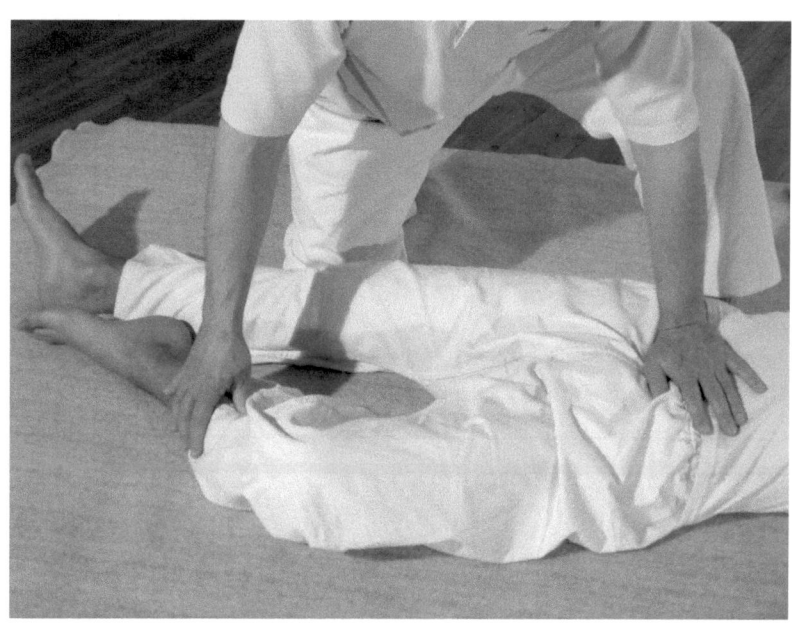

Abb. 79

2. Beinstellung des Patienten: linke Ferse und rechtes Knie in einer Höhe; mit dem rechten Daumen von der Leiste übers Knie bis zum Fußgelenk behandeln; (**Abb. 81**).

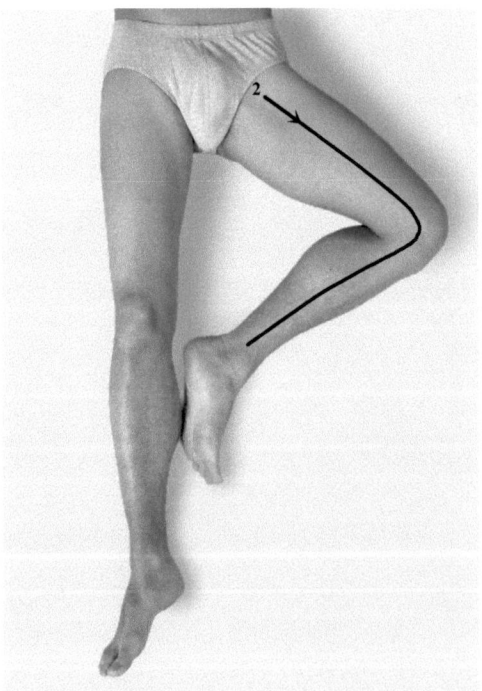

Abb. 80

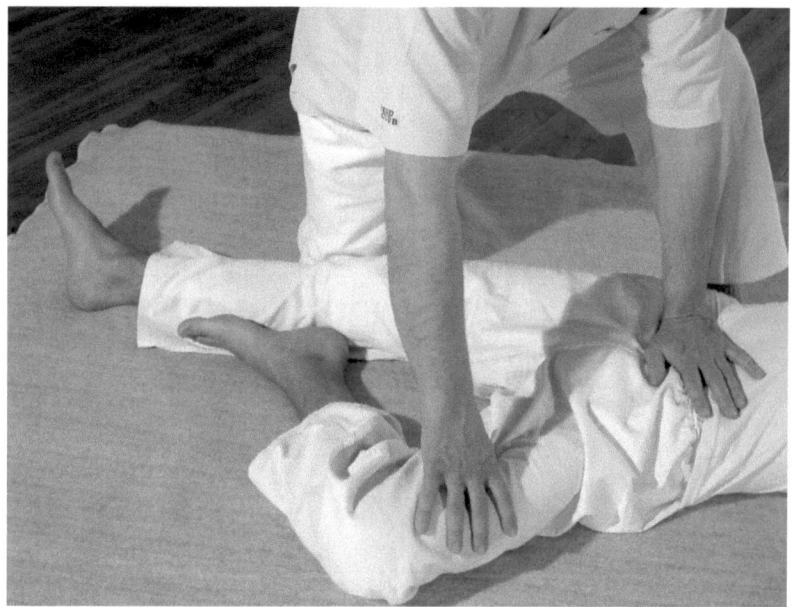

Abb. 81

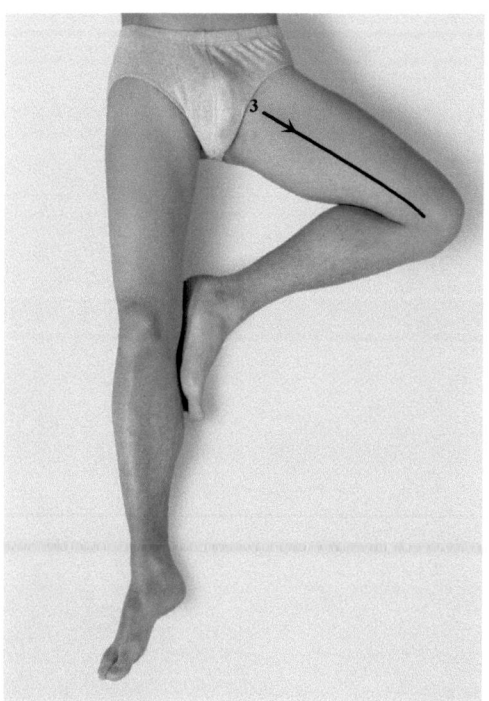

Abb. 82

3. Beinstellung des Patienten: linke Fußmitte und rechtes Knie in einer Höhe; mit dem rechten Daumen von der Leiste übers Knie bis zum Fußgelenk behandeln; (**Abb. 83**).

4. Beinstellung des Patienten: linke Fußspitze und rechtes Knie in einer Höhe; mit dem rechten Daumen von der Leiste bis zum Knie behandeln (Le; der Meridian liegt im Bereich des Oberschenkels unmittelbar unterhalb des deutlich tastbaren Adduktor-Muskels); hier können Sie wieder Ihr rechtes Knie zu Hilfe nehmen, um den Daumendruck auf den Meridian zu verstärken und die Armmuskeln zu entlasten (**Abb. 85**).

5. wie bei 4, noch einmal etwas nach innen versetzt.

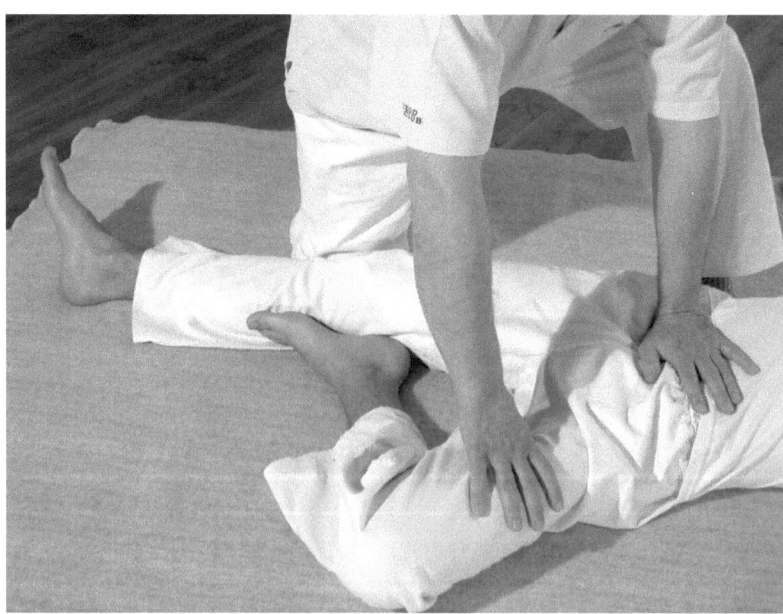

Abb. 83

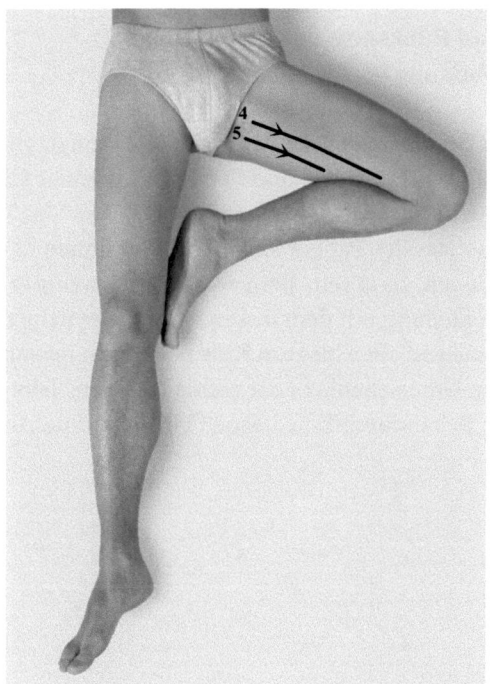

Abb. 84

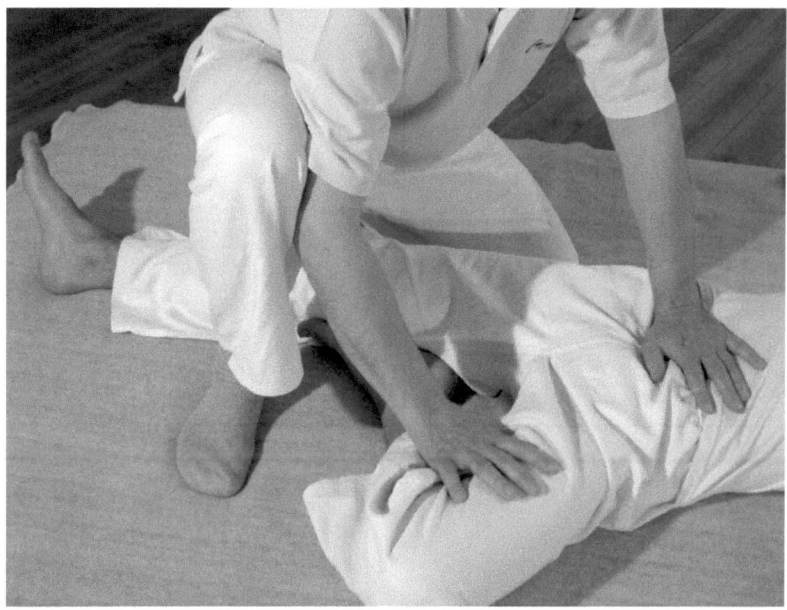

Abb. 85

Behandlung der Außen- und Rückseite des linken Beines

Behandlungslinien siehe **Abbildung 86, 88, 90** und **93**.

6. Der Behandler geht auf die linke Seite des Patienten, stellt das linke Bein des Patienten so auf, dass Fußspitze und Ferse etwa in einer Höhe sind; mit seinem linken Knie fixiert der Behandler das Bein des Patienten in dieser Stellung, sodass der Patient sich ganz entspannen kann, ohne Angst haben zu müssen, dass sein Bein wegrutscht, wenn er es nicht selbst hält. In dieser Stellung mit dem linken Daumen entlang der vorn-außen gelegenen Linie von oben bis zum Knie behandeln (eventuell auch die Verlängerung am Unterschenkel); der rechte Daumen bleibt oben am Ausgangspunkt der Behandlungslinie liegen (Yin-Funktion; **Abb. 87**)

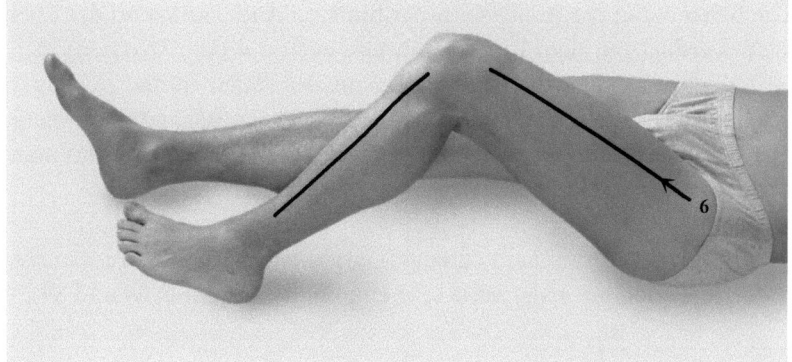

Abb. 86

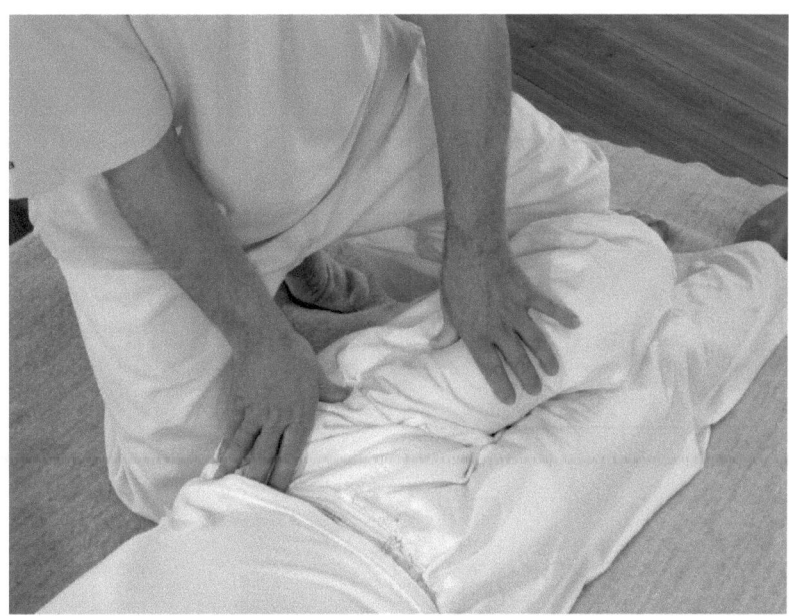

Abb. 87

Die Behandlung der Außenseite, der hinteren Außenseite und der Rückseite des Beines erfolgt mit dem Knie (wahlweise auch mit dem Daumen); der Behandler hält dazu mit beiden Händen das Knie des Patienten und zieht so den Oberschenkel des Patienten auf der jeweils angegebenen Behandlungslinie gegen sein eigenes Knie; diese Vorgehensweise ist wesentlich sanfter, als wenn man mit dem Knie drücken würde.

7.   An der Hosennaht entlang (Ga); Vorsicht bei der Druckstärke, da diese Region normalerweise sehr empfindlich ist (**Abb. 88** und **89**).

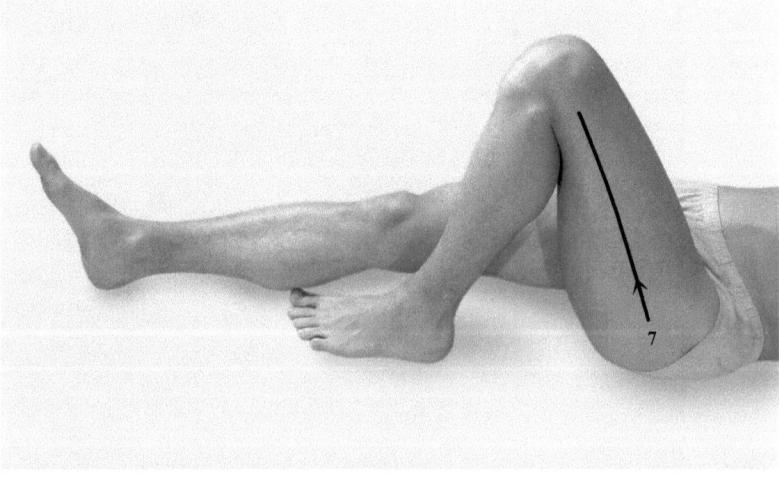

Abb. 88

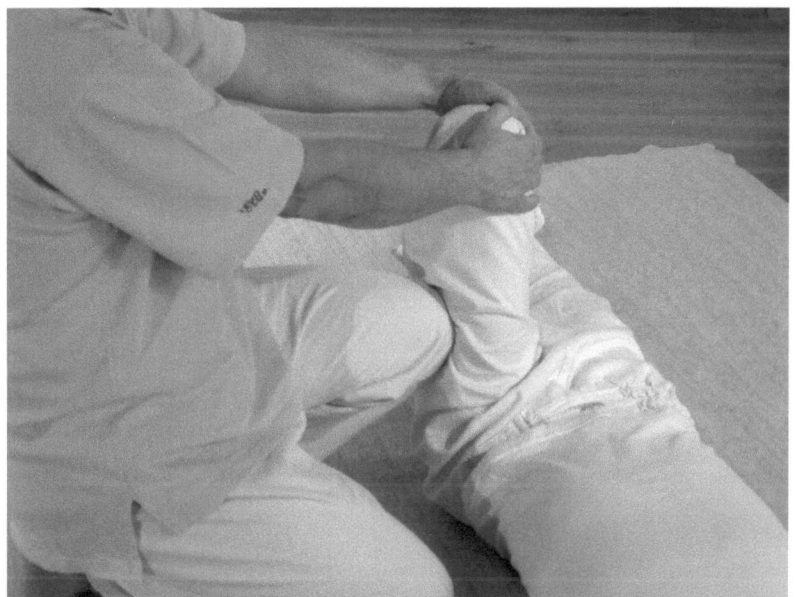

Abb. 89

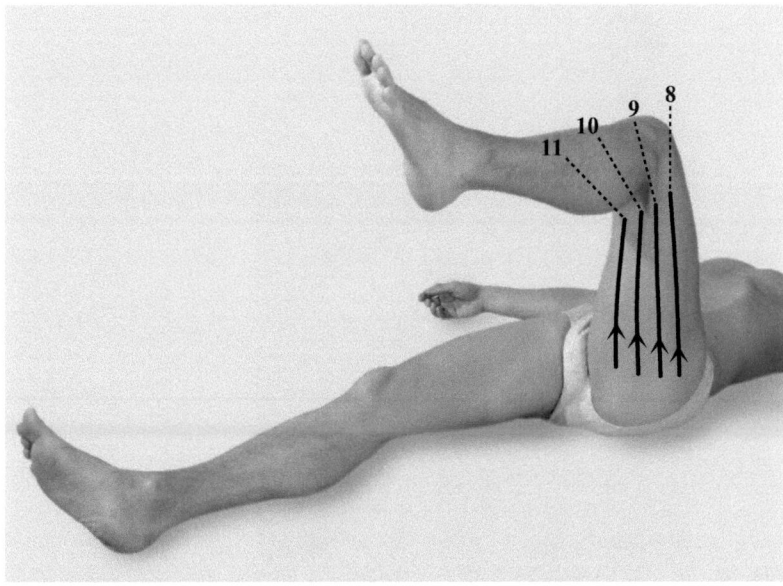

Abb. 90

8.   Auf die gleiche Weise, von schräg hinten kommend (**Abb. 91**).

9.–11. Auf die gleiche Weise, von hinten kommend (Ni, Bl; **Abb. 92**).

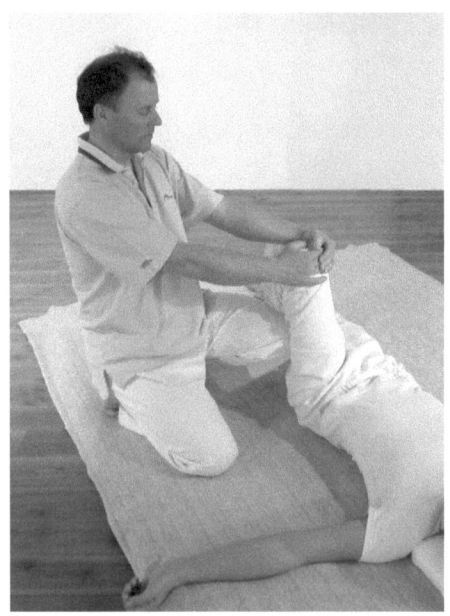

Abb. 91

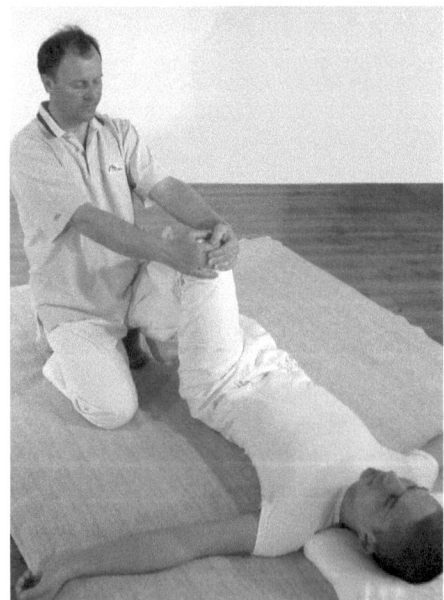

Abb. 92

12.   Das gestreckte Bein an der Vorderseite, ganz leicht nach außen versetzt von oben nach unten mit dem Daumen behandeln (Ma), dabei den oberen Daumen am Beginn der Behandlungslinie liegen lassen (Yin-Funktion; **Abb. 94**).

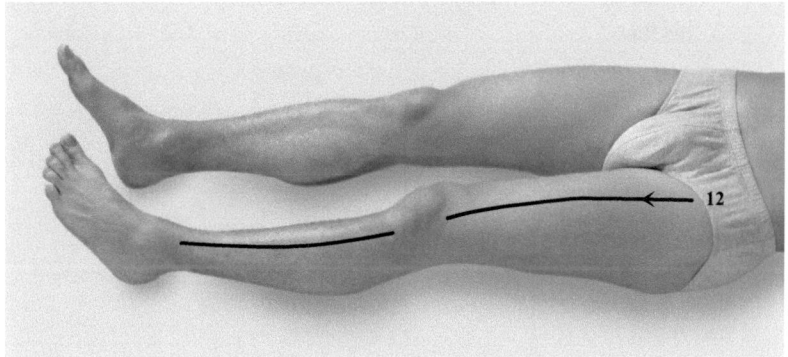

Abb. 93

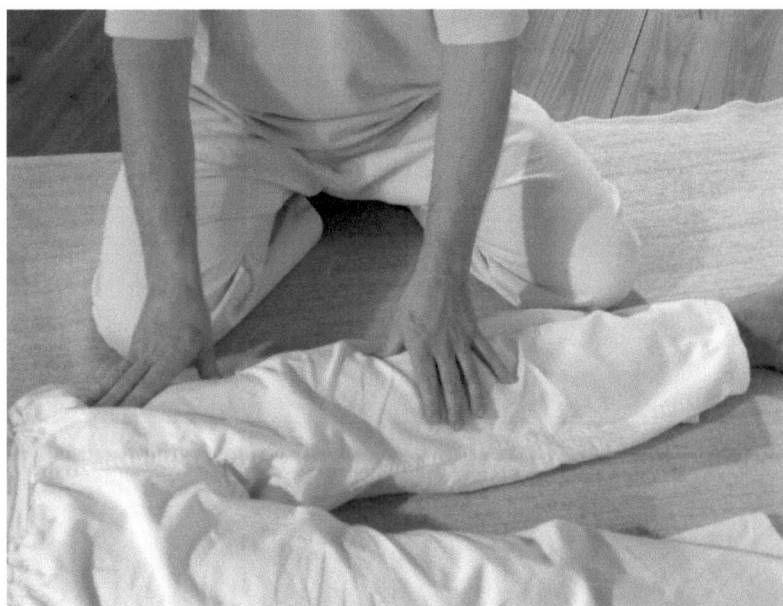

Abb. 94

Behandlung der Arme

Behandlungslinien siehe **Abbildung 95**.

Der Behandler kniet neben dem Patienten, evtl. das äußere Bein aufgestellt.

1.–3.   In drei parallelen Linien mit dem Daumen von der Schulter bis zum Handgelenk behandeln (H, Hb, Lu); für die letzte Behandlungslinie (Lu) bietet es sich an, die Stellung zu ändern und sie vom Kopfende aus zu behandeln (**Abb. 99**); ein Daumen bleibt jeweils am ersten Behandlungspunkt der Behandlungslinie am Oberarm liegen (Yin Funktion; **Abb. 96** bis **98**)

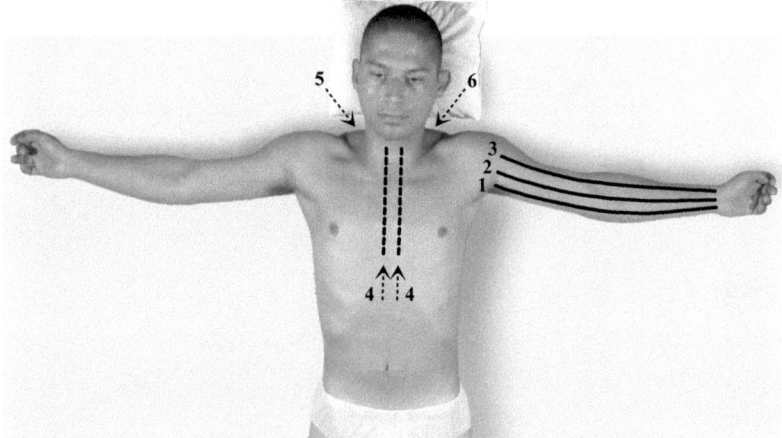

Abb. 95

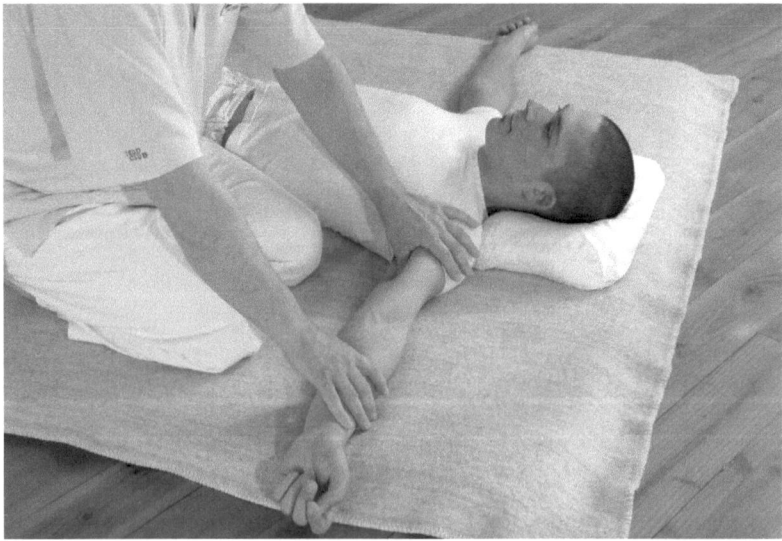

Abb. 96

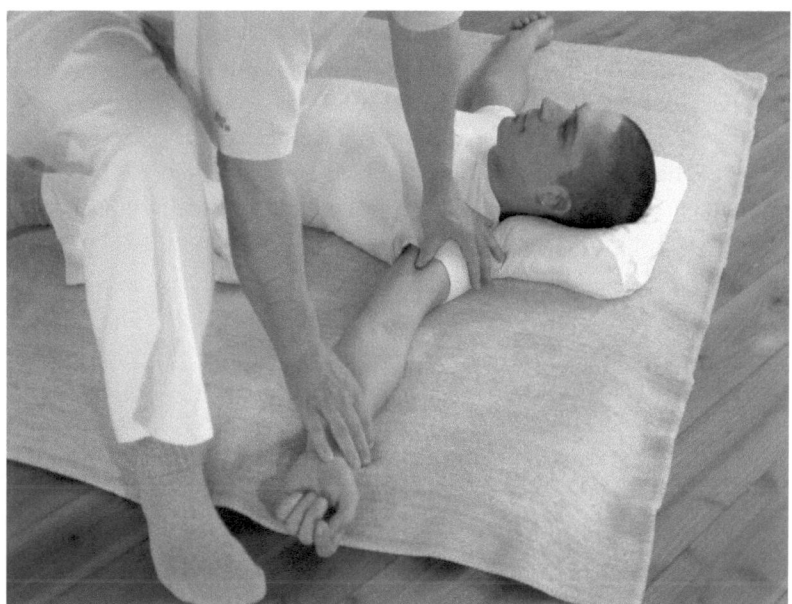

Abb. 97

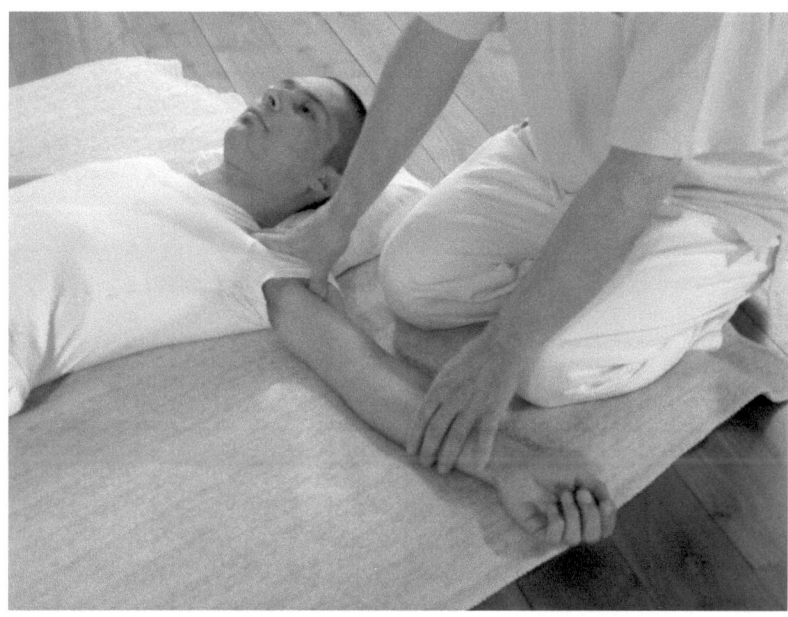

Abb. 98

Behandlung des Dickdarmmeridians: von Di 4 (zwischen Zeigefinger und Daumen) bei nach innen gedrehtem Unterarm bis zum Ellenbogen (Di 11 liegt am äußeren Ende der Ellenbogenfalte; **Abb. 99**).

Dehnung und Behandlung der Handfläche: Daumen und kleinen Finger des Patienten zwischen Ring- und kleinen Finger beider Hände nehmen und mit beiden Daumen gleichzeitig die Innenhand in gedehntem Zustand von der Handwurzel aus ausstreichen und drücken (**Abb. 100** und **101**).

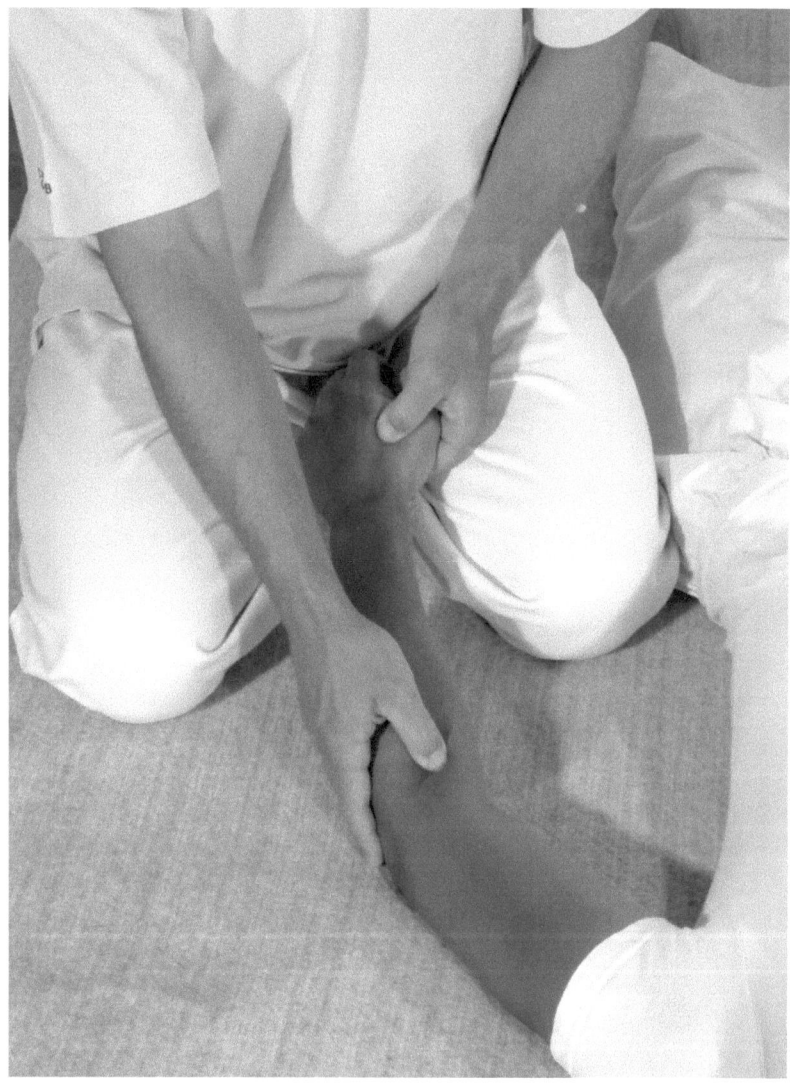

Abb. 99

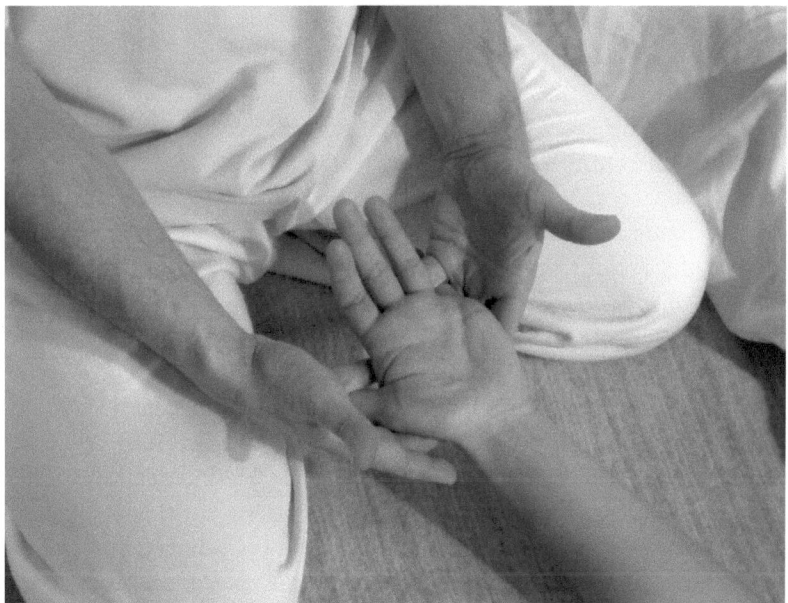

Abb. 100

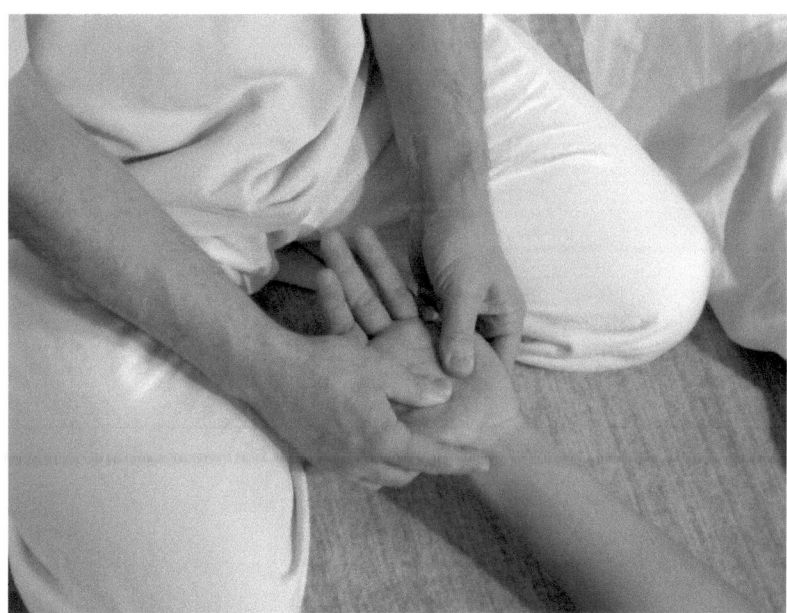

Abb. 101

Behandlung von Nacken und Kopf

Behandlungslinien siehe Abbildung 95, Seite 164.

Der Behandler sitzt am Kopfende des Patienten im Fersen- oder Schneidersitz. Zur Vorbereitung beide Schultern sanft nach unten drücken (zur Entspannung und Öffnung des Brustkorbs).

4.   Beide Hände unter den Rücken des Patienten schieben bis ca. zur Mitte der Schulterblätter; von hier aus rechts und links der Wirbelsäule (Bl) langsam Punkt für Punkt nach oben bis zur Schädelansatzlinie vorarbeiten, indem Sie den Körper des Patienten mit den Fingerkuppen leicht anheben, sodass das Körpergewicht des Patienten ganz natürlich den Druck erzeugt; im Bereich des Nackens können auch massierende Griffe, zum Beispiel Friktionen, angewandt werden (**Abb. 102** und **103**).

5.–6.   Mit beiden Händen den Hinterkopf fassen und den Kopf zunächst sanft nach links drehen, dann nach rechts, dann zur linken Seite neigen (linkes Ohr zur linken Schulter), danach zur rechten Seite (rechtes Ohr zur rechten Schulter); anschließend den Kopf zur linken Seite drehen (er liegt in der linken Hand des Behandlers) und mit dem rechten Daumen in mehreren Linien von innen nach außen behandeln. Die andere Seite dito (**Abb. 104**). Am Schluss noch einmal sanft die Halswirbelsäule dehnen, indem Sie den Kopf mit beiden Händen fassen (Kopf in der Achse lassen!).

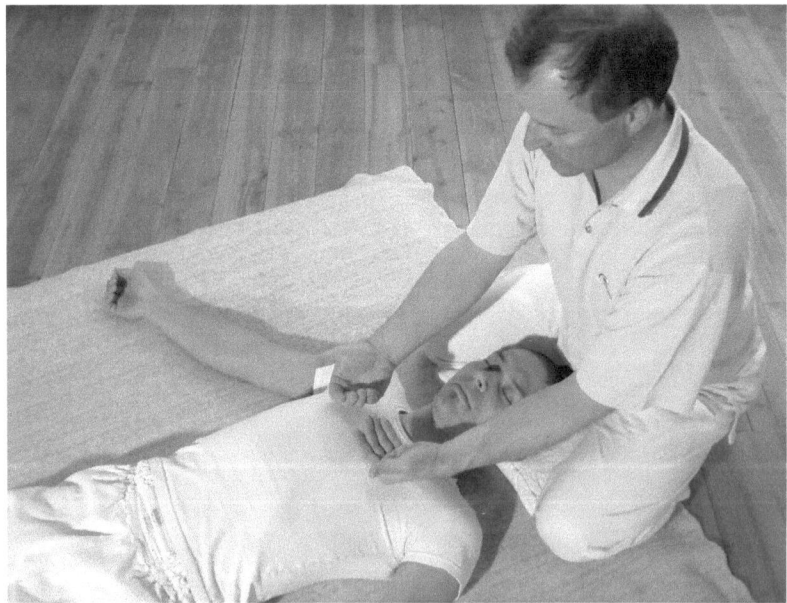

Abb. 102

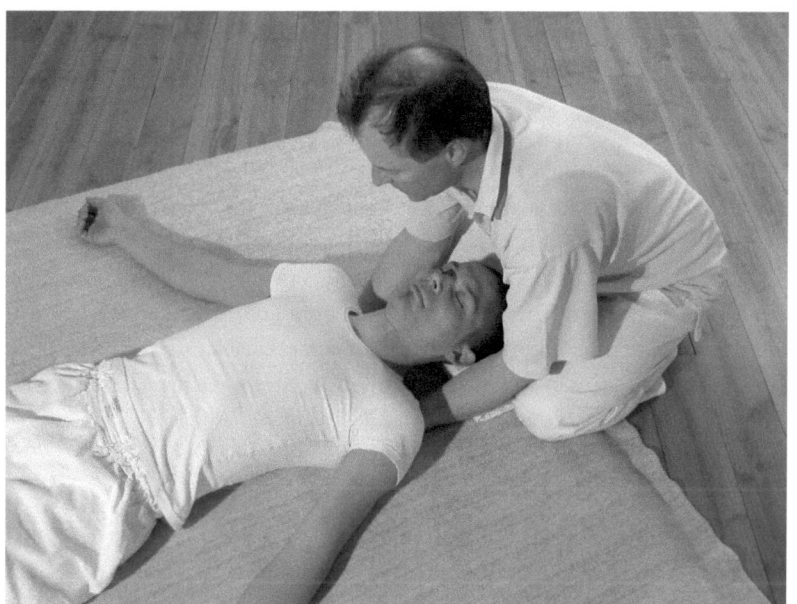

Abb. 103

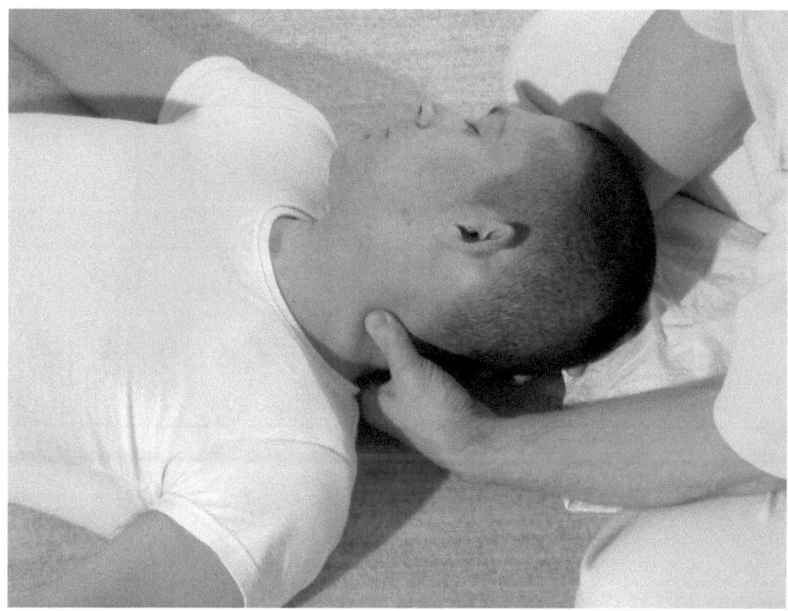

Abb. 104

Behandlung des Kopfs

Behandlungslinien siehe **Abbildung 105.**

7.–14.   Die Fingerspitzen beider Hände liegen am seitlichen Kopf auf (Yin-Funktion).

7.   Vom Haaransatz an mit beiden Daumen übereinander die Mittellinie bis zum Scheitelpunkt behandeln (Lg; **Abb. 106**).

8.   Dann mit beiden Daumen parallel etwa je eine Daumenbreite nach außen versetzt bis zirka zur Höhe des Scheitelpunkts (Bl).

9.   Wie 8, noch einmal nach außen versetzt (Ga, 3E).

10.–12.   Die Stirn von innen nach außen in drei parallelen Linien von den Augenbrauen bis zum seitlichen Haaransatz (**Abb. 107**).

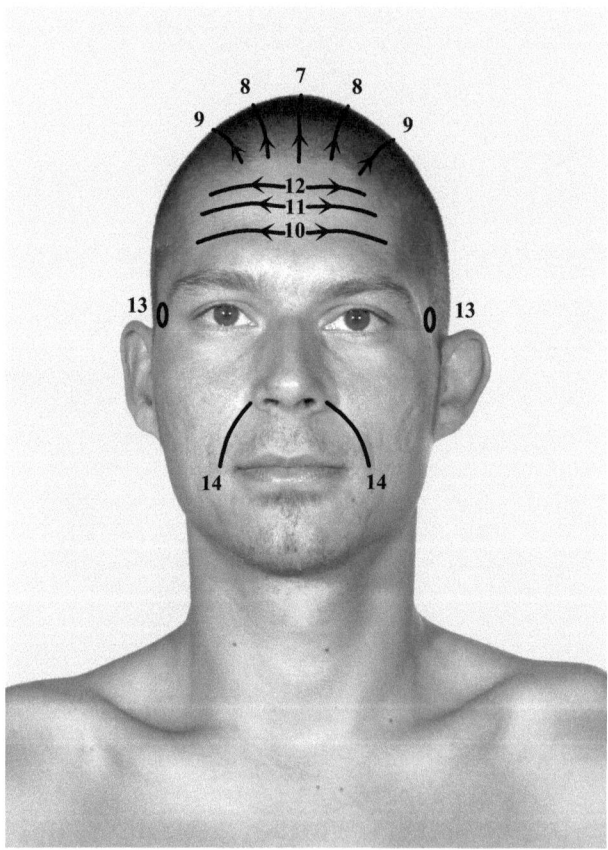

Abb. 105

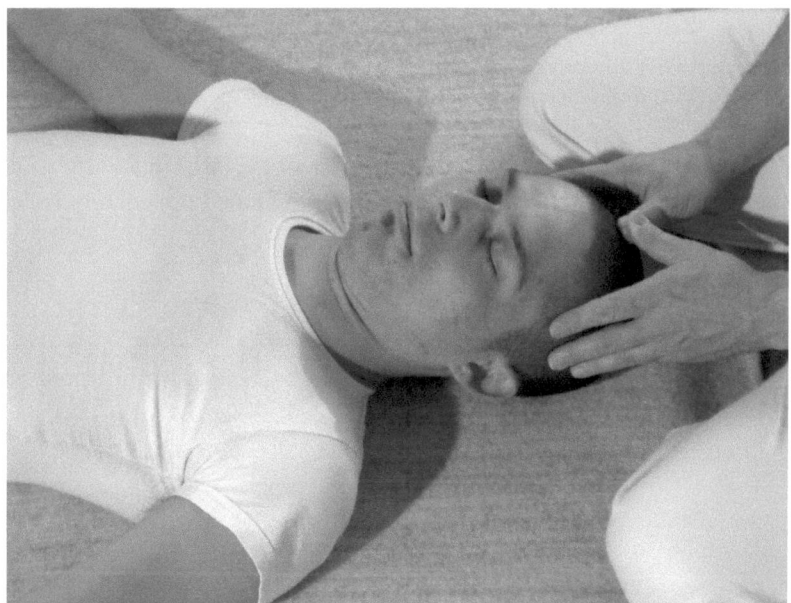

Abb. 106

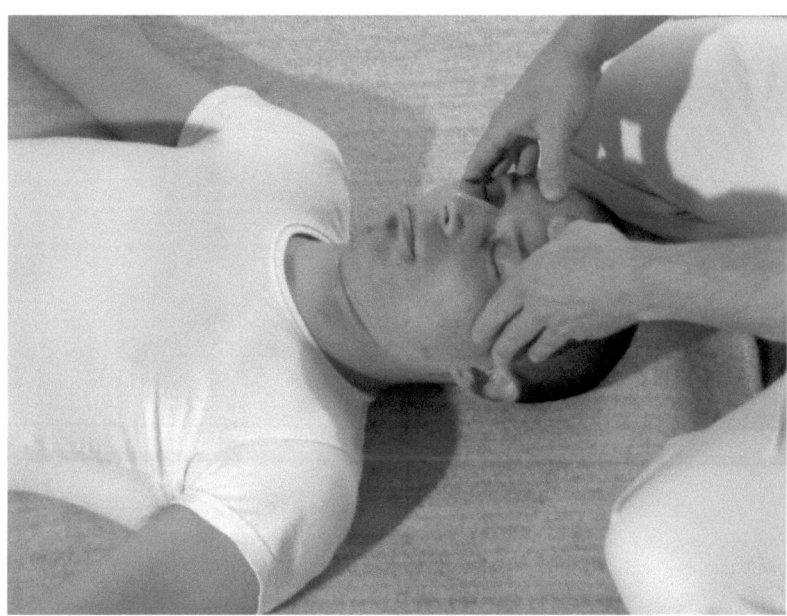

Abb. 107

13.   Beide Schläfen mit beiden Daumen gleichzeitig sanft drücken und leicht kreisen (3E, Ga)

14.   Von den Nasenflügeln nach außen schräg abwärts (Di; **Abb. 108**).

Mit beiden Daumen von der Nasenwurzel über die Stirn in Richtung Ohren ausstreichen und in einem Moment der Stille die Fingerkuppen auf die Augenlider legen (**Abb. 109**).

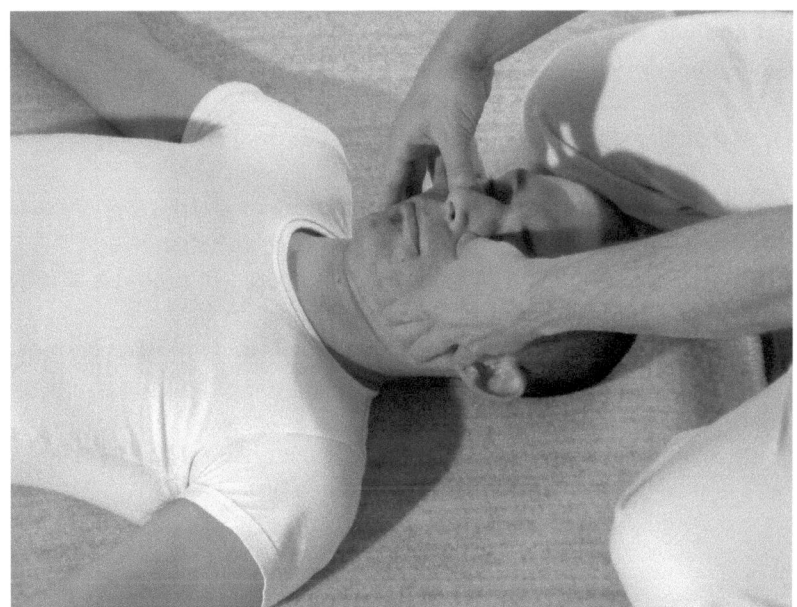

Abb. 108

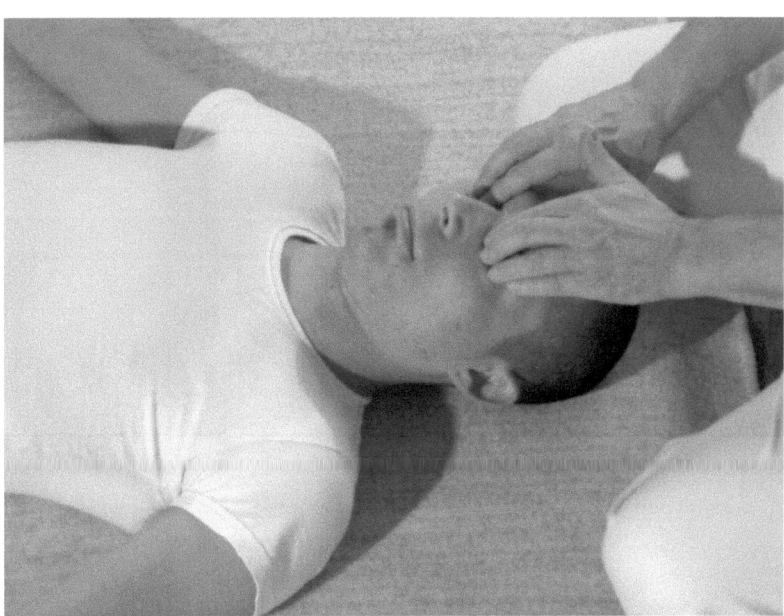

Abb. 109

Behandlung des Brustkorbs

Behandlungslinien siehe **Abbildung 110**.

Der Behandler sitzt immer noch am Kopfende des Patienten.

1.   Die Armansatzlinie mit beiden Daumen gleichzeitig, wahlweise auch mit den Handkanten, von oben nach unten behandeln.

2.–3.   In den Zwischenrippenräumen im oberen Bereich des Brustkorbs mit den Daumen auf beiden Seiten gleichzeitig.

4.   am Übergang Brustbein-Rippen jeweils in den Zwischenrippenräumen (**Abb. 111**).

Beide Arme nach hinten über den Kopf dehnen (**Abb. 112**) und zum Abschluss noch einmal beide Schultern sanft nach unten drücken.

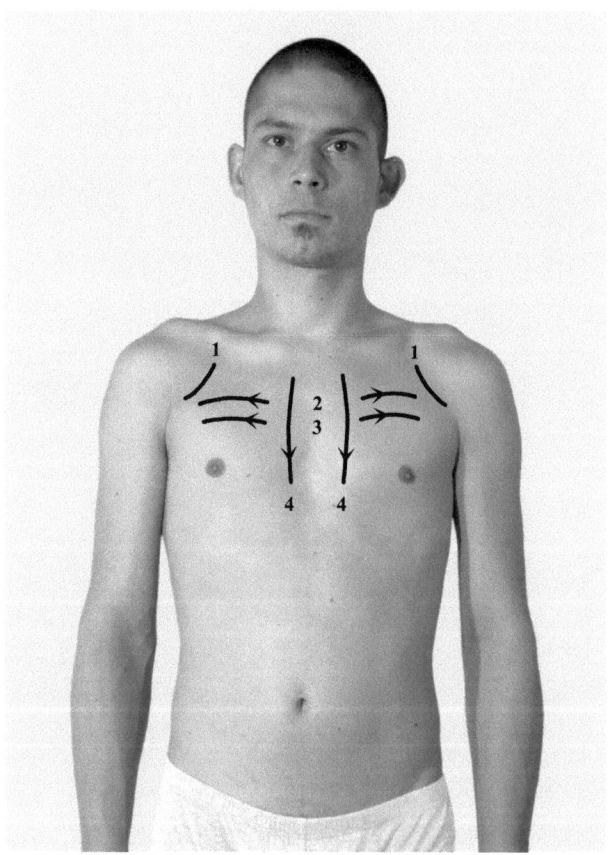

Abb. 110

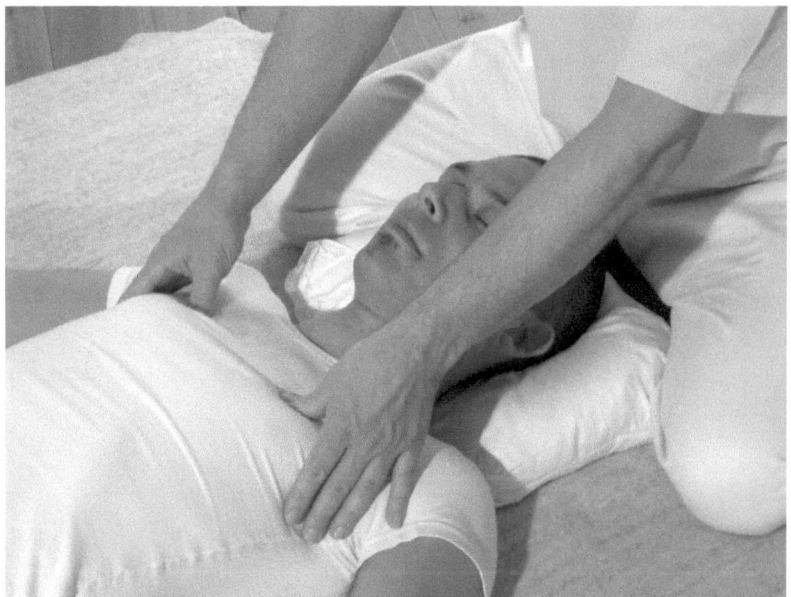

Abb. 111

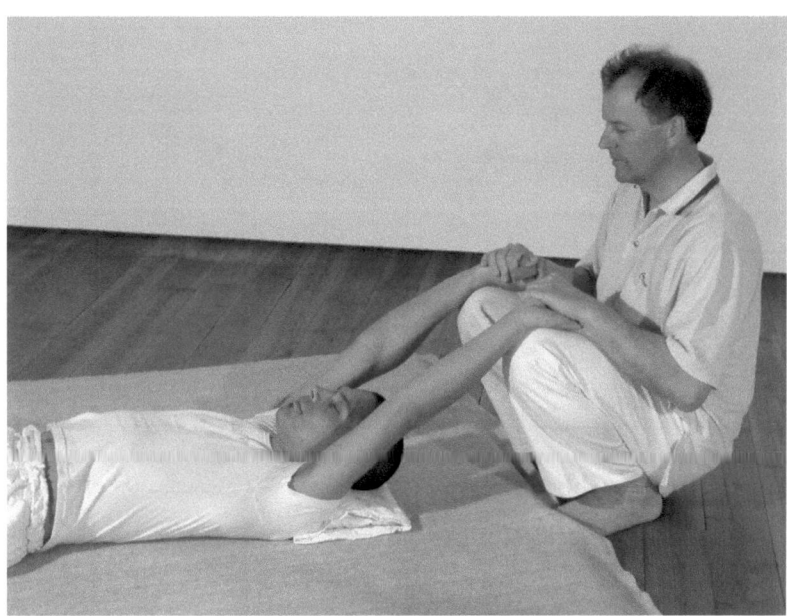

Abb. 112

Zum Abschluss

Beide Knie sanft in Richtung Brustkorb drücken (zur Dehnung der Lendenwirbelsäule; **Abb. 113**); dann ein Bein ablegen und das andere sanft auf die gegenüberliegende Seite schieben, dabei mit der anderen Hand die gegenüberliegende Schulter fixieren (zur Verwringung der Wirbelsäule; **Abb. 114**).

Beide Beine ablegen und mit beiden Händen gleichzeitig die Füße des Patienten umfassen, sodass der Daumen jeweils auf dem Zentrum der Füße ruht, kurz unterhalb der Zehenballen zu liegen kommt (Ni 1, «Sprudelnder Quell») und die Handinnenfläche auf dem Großzehenballen liegt. Sie können einige Zeit in dieser Stellung ruhig verharren (**Abb. 115**).

Abschließende Zentrierung: eine Hand kurze Zeit auf dem Unterbauch (Dantian) ruhen lassen.

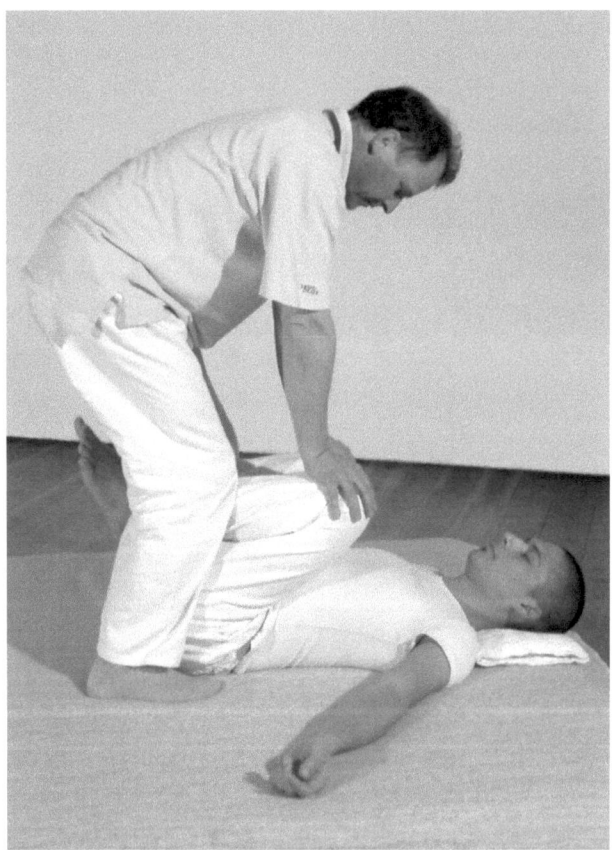

Abb. 113

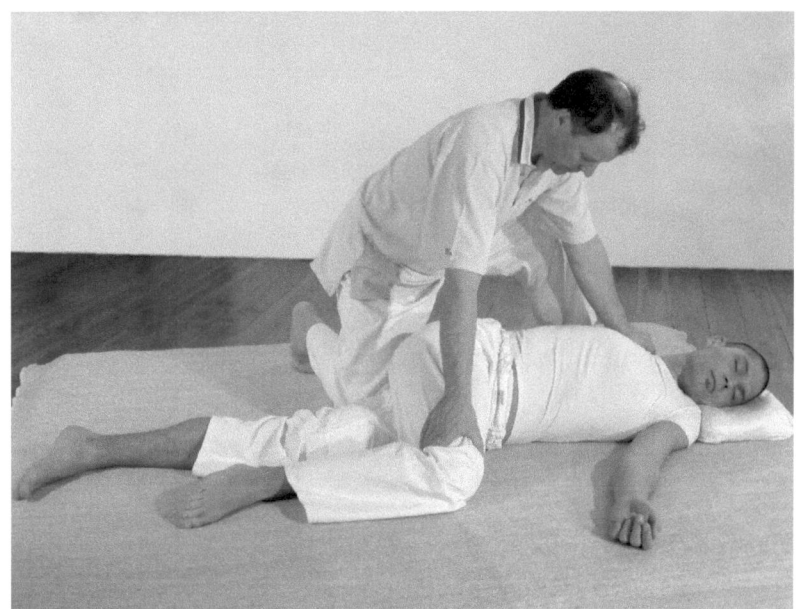

Abb. 114

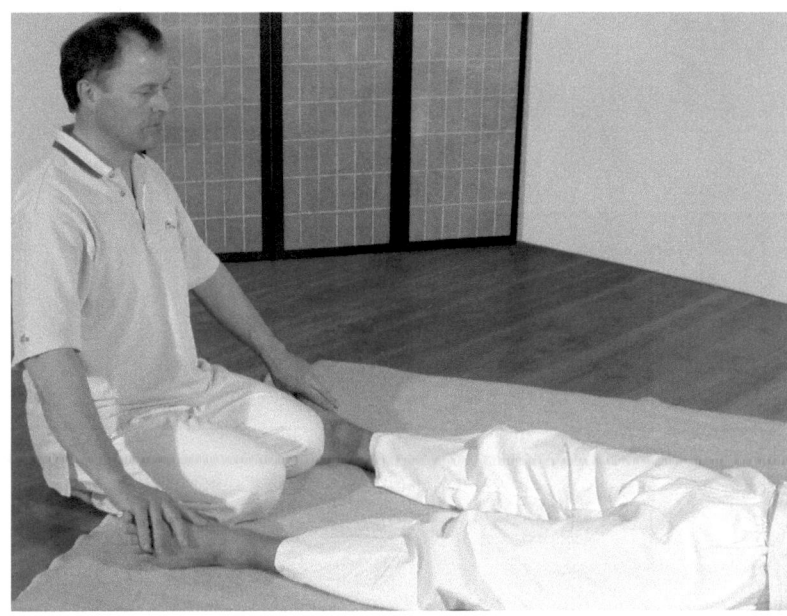

Abb. 115

3.5 Behandlung in der Sitzposition

Rückenbehandlung
Behandlungslinien siehe **Abbildung 116**.

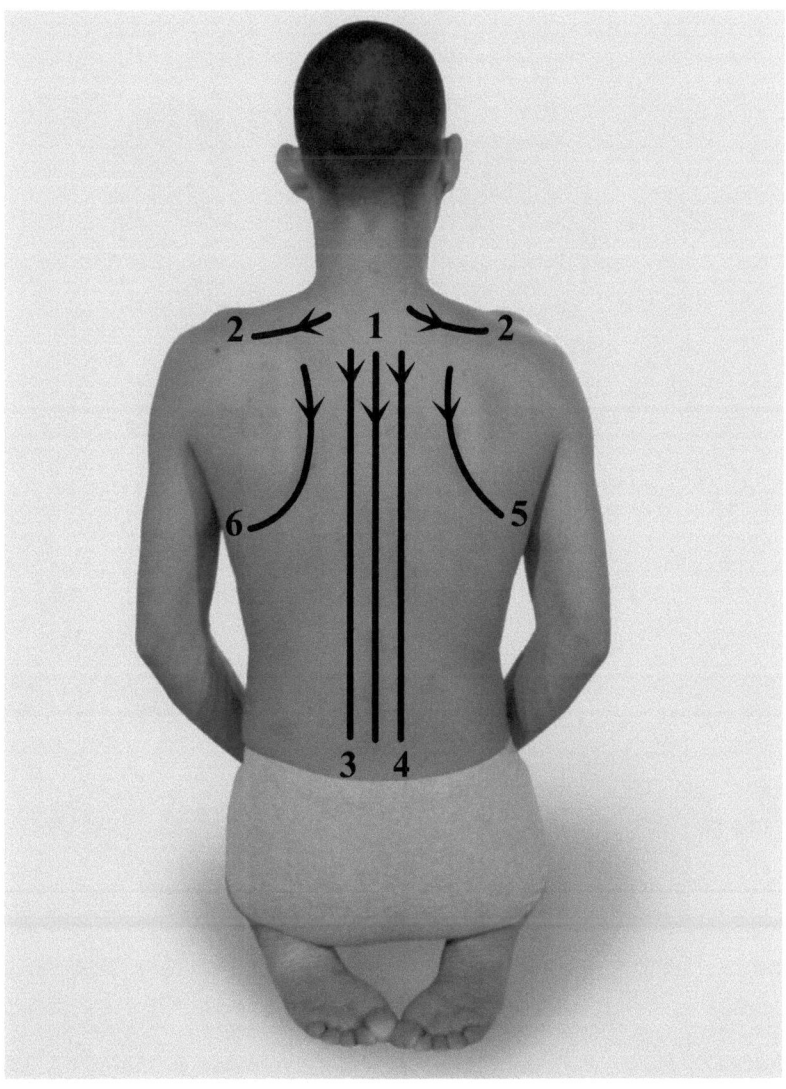

Abb. 116

1. Großflächig zur Kontaktaufnahme mit der rechten Hand die Wirbelsäule bis zum Kreuzbein abgehen, die linke Hand liegt auf dem linken Schulterblatt (Yin-Funktion; **Abb. 117**)

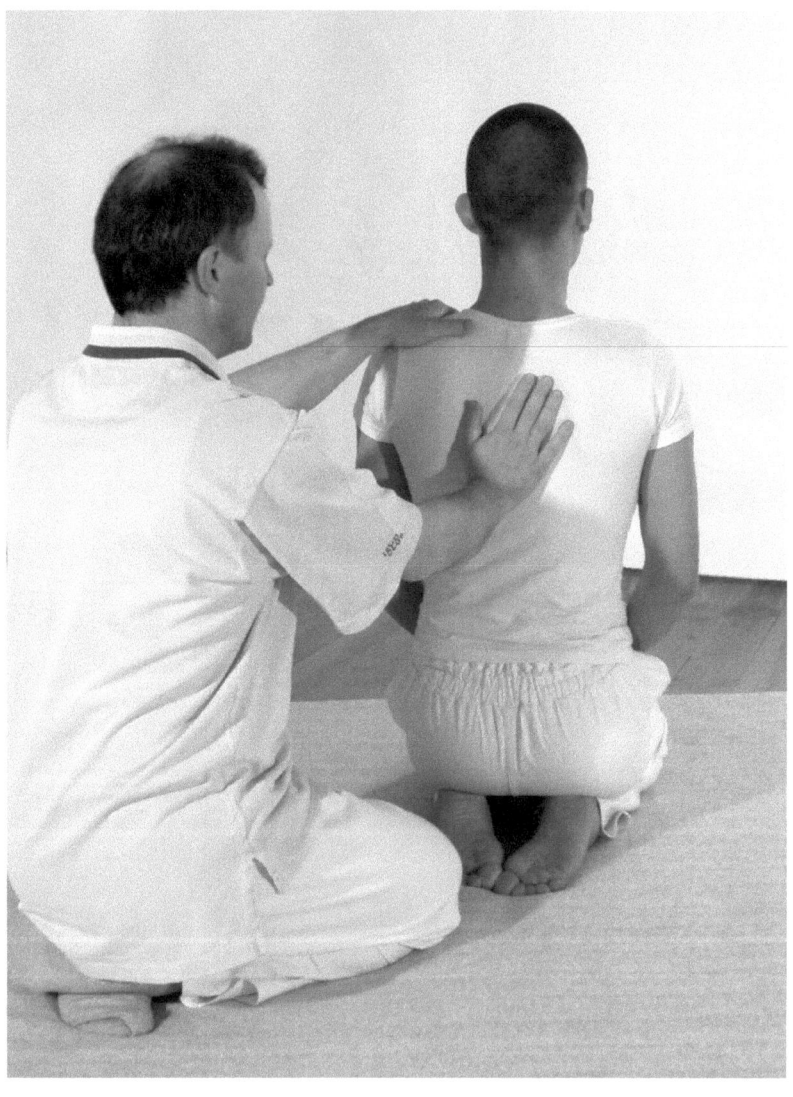

Abb. 117

2.   Mit beiden Daumen gleichzeitig oberhalb des Schulterblattes von innen nach außen (**Abb. 118**).

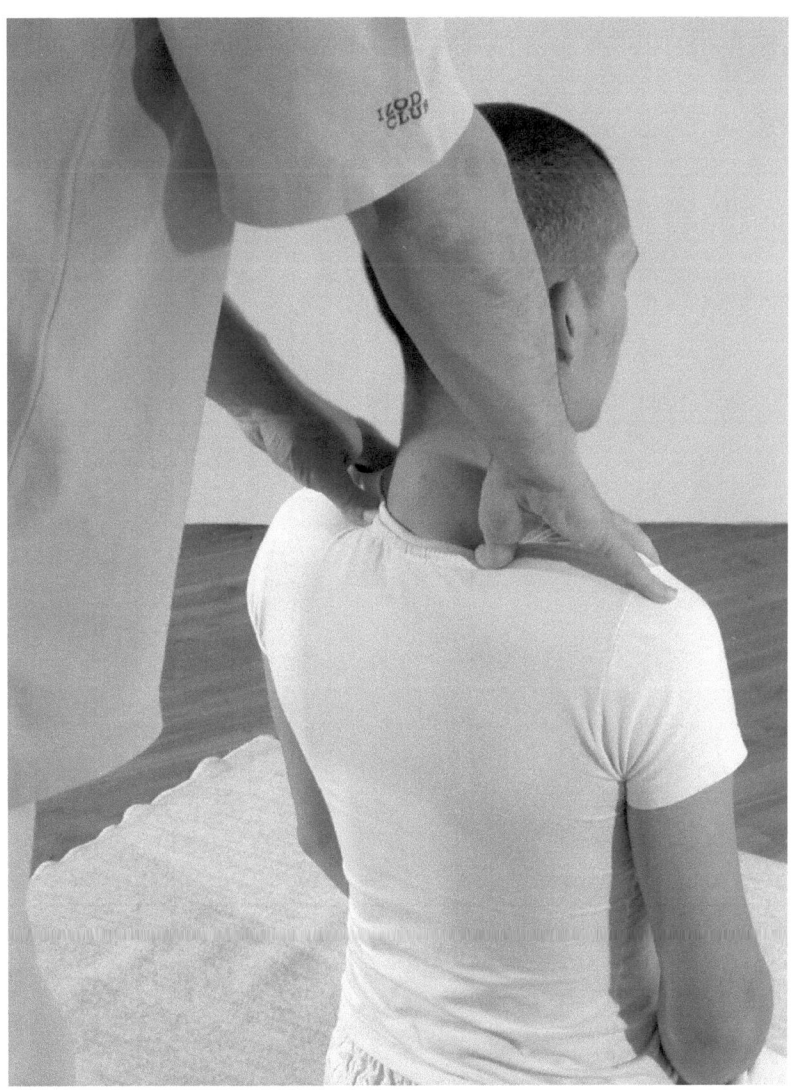

Abb. 118

3.   Links neben der Wirbelsäule bis zum Kreuzbein (Bl) behandeln; die linke Hand stützt die linke Schulter (Yin-Funktion), im unteren Bereich den eigenen Unterarm mit dem Knie unterstützen (**Abb. 119**).

4.   Wie 3, die andere Seite.

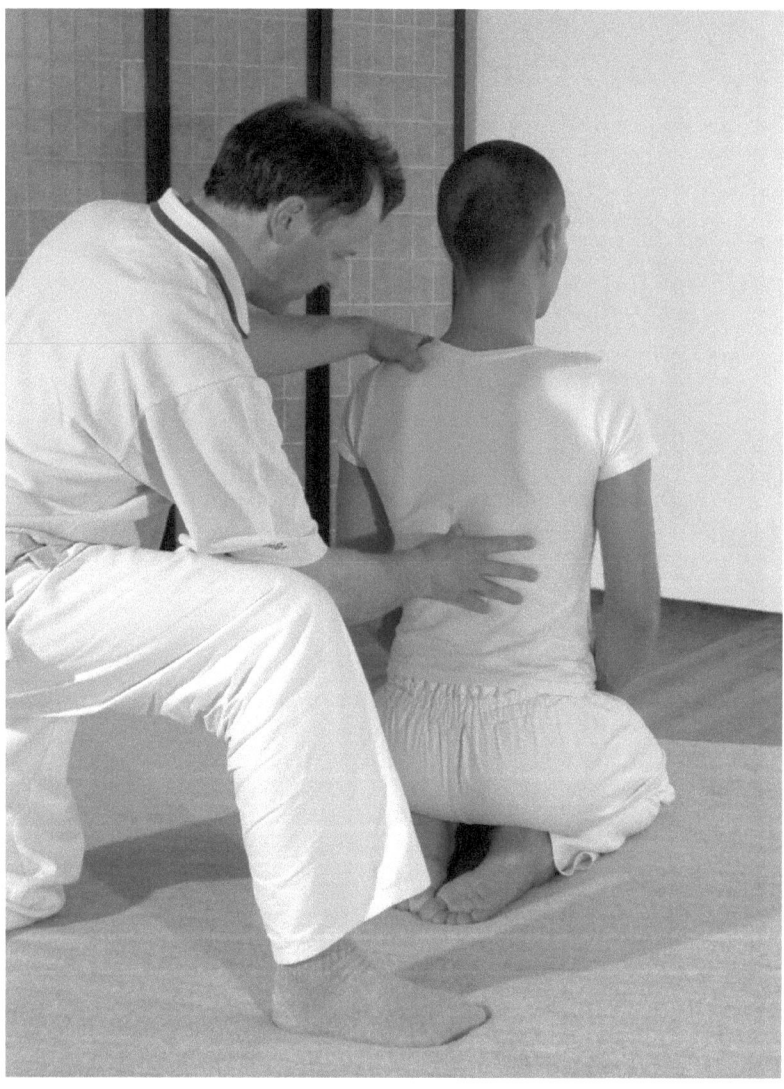

Abb. 119

5. Die Schulterblattumrandung (Ga), die linke Hand hält die linke Schulter (Yin-Funktion; **Abb. 120**).
6. Wie 5, die andere Seite.

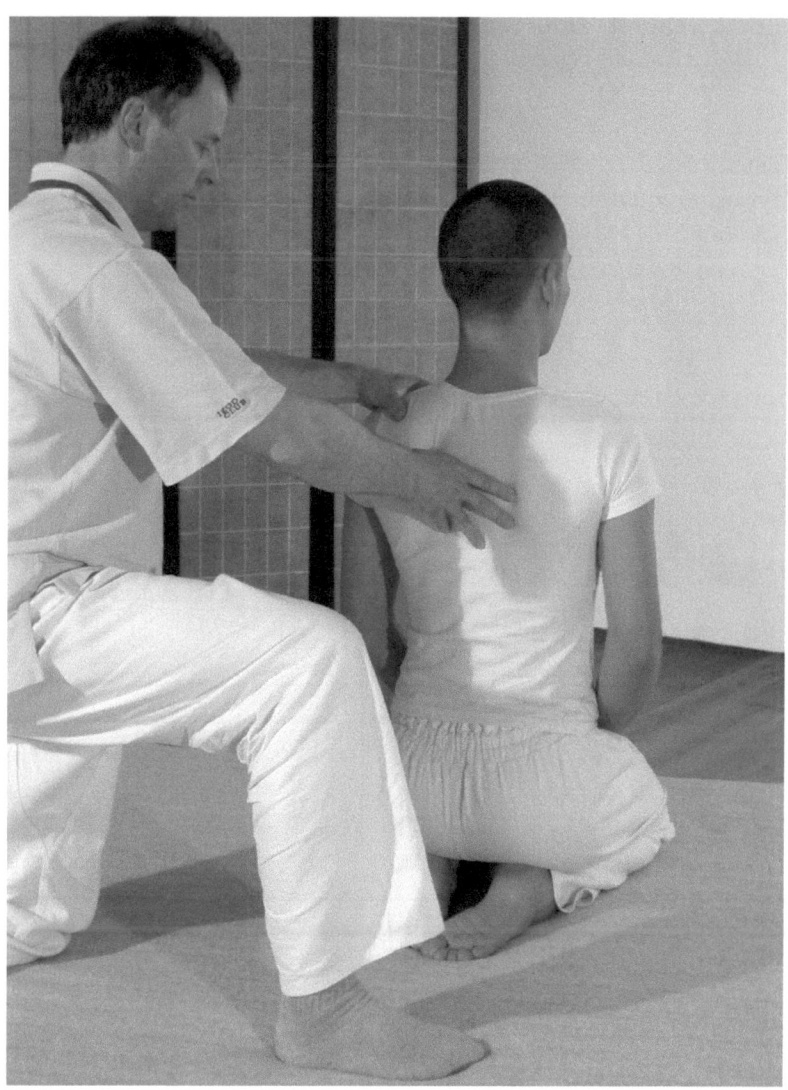

Abb. 120

Behandlung der Arme

Behandlungslinien siehe **Abbildung 121**.

Der Behandler sitzt im Fersensitz schräg hinter dem Patienten.

7. Mit der rechten Hand den linken Arm des Patienten am Handgelenk halten (Yin-Funktion) und mit dem linken Daumen die Kleinfingerseite außen (Dü) von der Schulter bis zum Handgelenk behandeln (**Abb. 122**).

8. Wie 7, die Mittelinie der Armaußenseite (3E).

9. Mit der linken Hand den Arm des Patienten am Handgelenk fixieren (Yin-Funktion) und mit dem Daumen der rechten Hand die an der Daumenseite gelegene Linie von der Schulter bis zum Handgelenk behandeln (Di).

Danach den Arm des Patienten sanft nach außen drehen, sodass Sie in gleicher Weise drei an der Innenseite des Armes gelegene Linien behandeln können (Dü, Hb, Lu; **Abb. 123**).

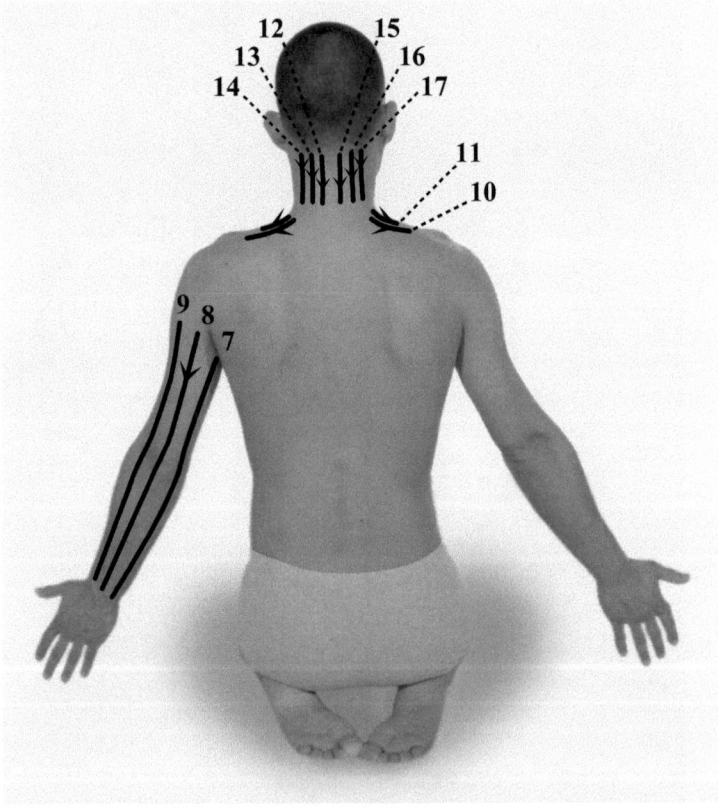

Abb. 121

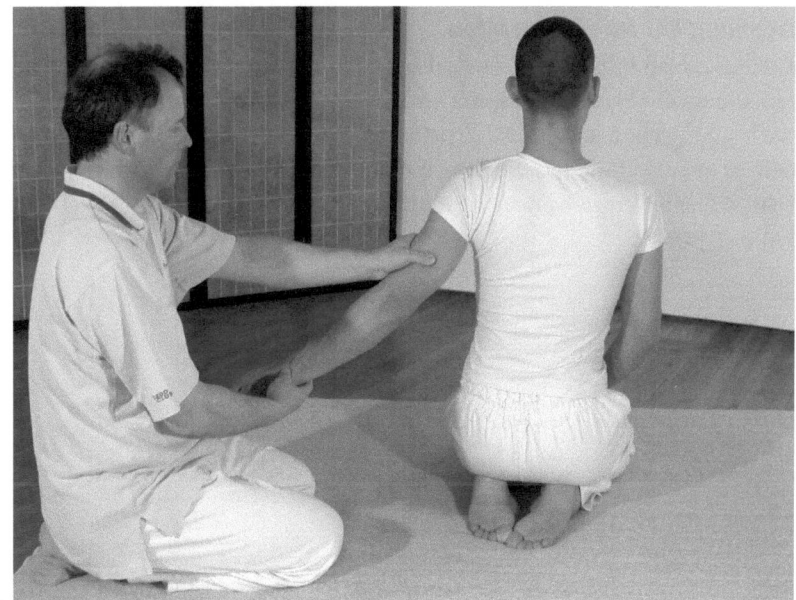

Abb. 122

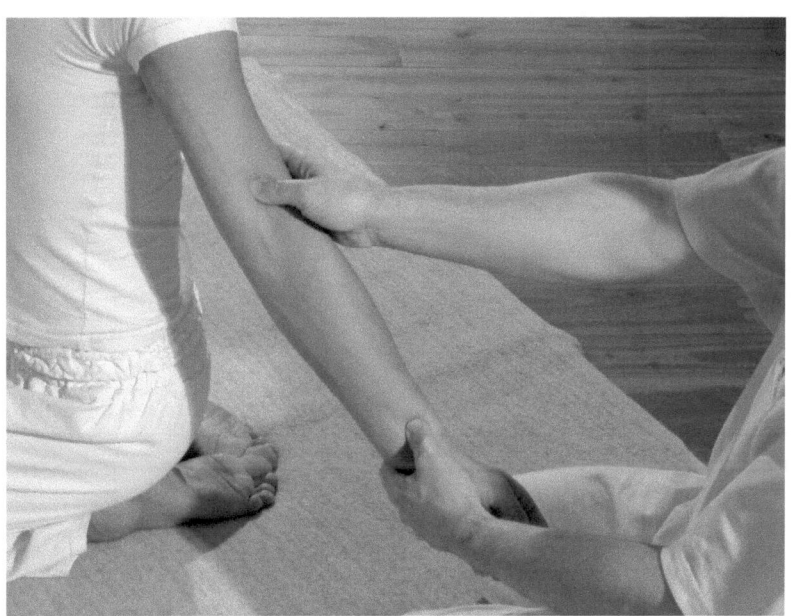

Abb. 123

Dehnung der Arminnenseiten

Die linke Hand fasst kurz oberhalb vom Ellenbogen den linken Arm des Patienten, die rechte Hand unterstützt am Schulterblatt («Gegenbewegung»), dann den nach schräg oben stehenden Arm an der Vorderseite sanft dehnen. Anschließend den Arm entspannen, indem Sie ihn auf einer Kreislinie wieder nach vorne führen und seine Vorderseite erneut, diesmal senkrecht nach oben stehend, dehnen (**Abb. 124**).

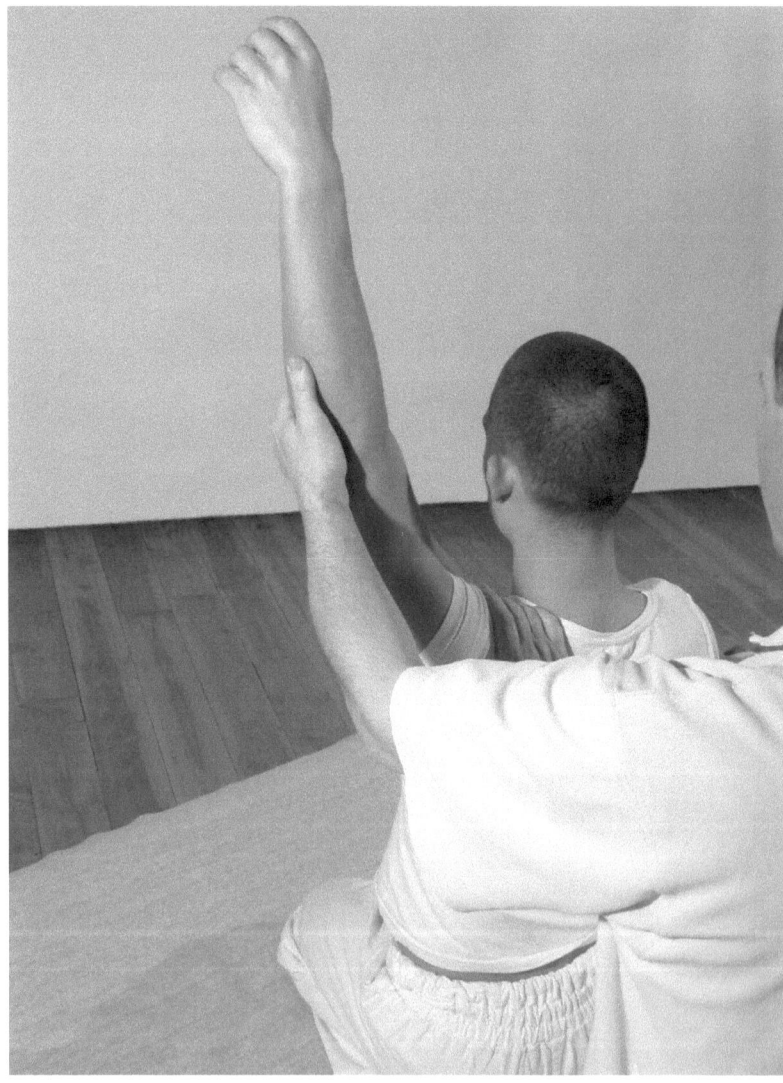

Abb. 124

Dann mit der linken Hand den Arm des Patienten hinter seinen Kopf schieben; die rechte Hand fasst zur Stabilisierung an die rechte Seite des Nackens (Yin-Funktion; **Abb. 125**).

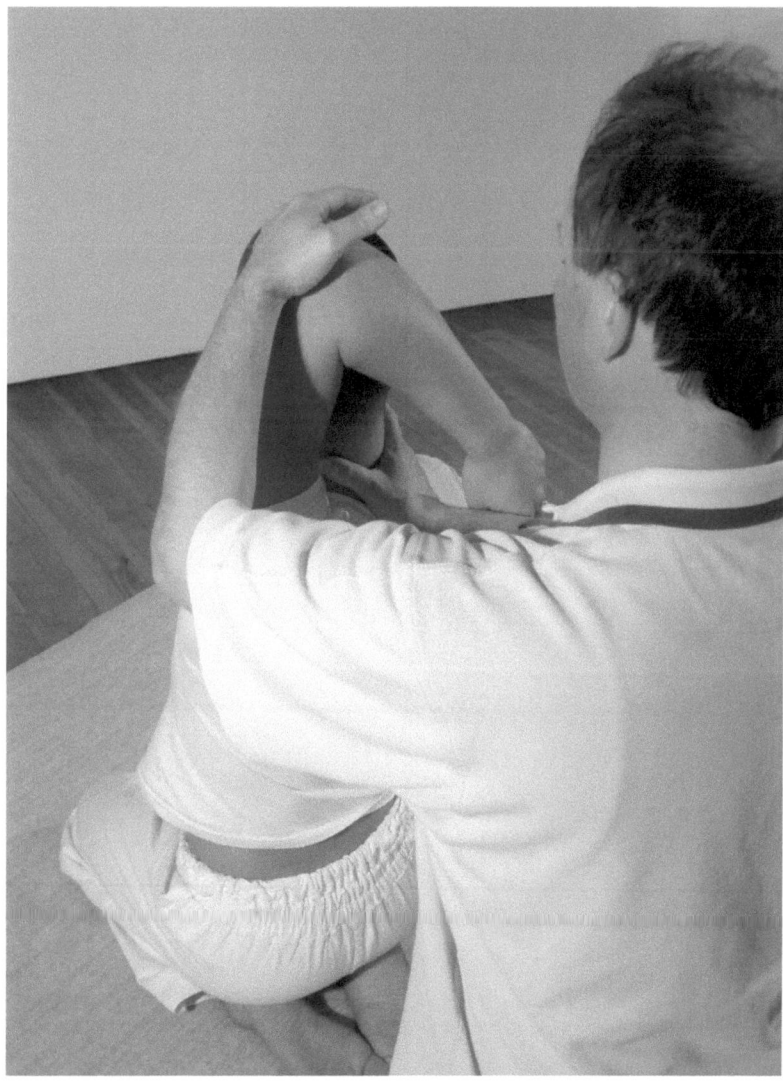

Abb. 125

Dehnen und Kreisen beider Arme: Zunächst beide Arme kurz oberhalb der Ellenbogen fassen und in verschiedenen Winkeln nach hinten dehnen, dabei mit dem Oberschenkel den Rücken stabilisieren (zur Öffnung des Brustkorbs, siehe **Abb. 126**).

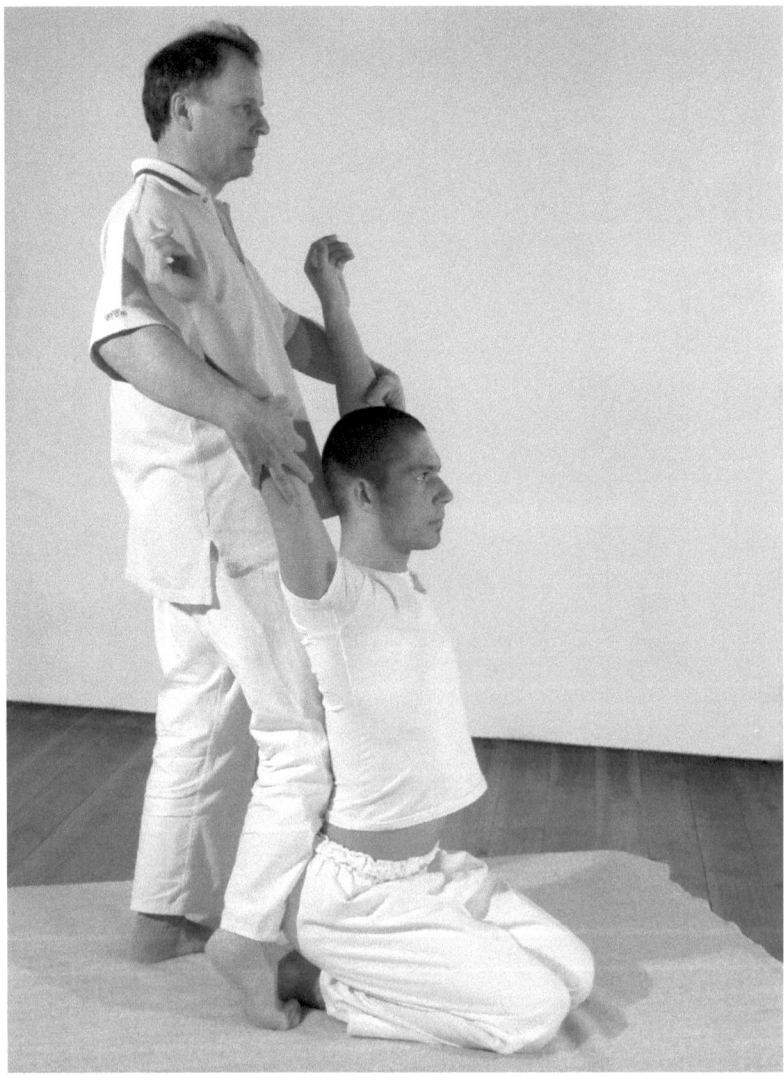

Abb. 126

Dann mit beiden Händen die Handgelenke des Patienten fassen und im Bogen beide Arme samt dem Oberkörper nach hinten dehnen (**Abb. 127**).

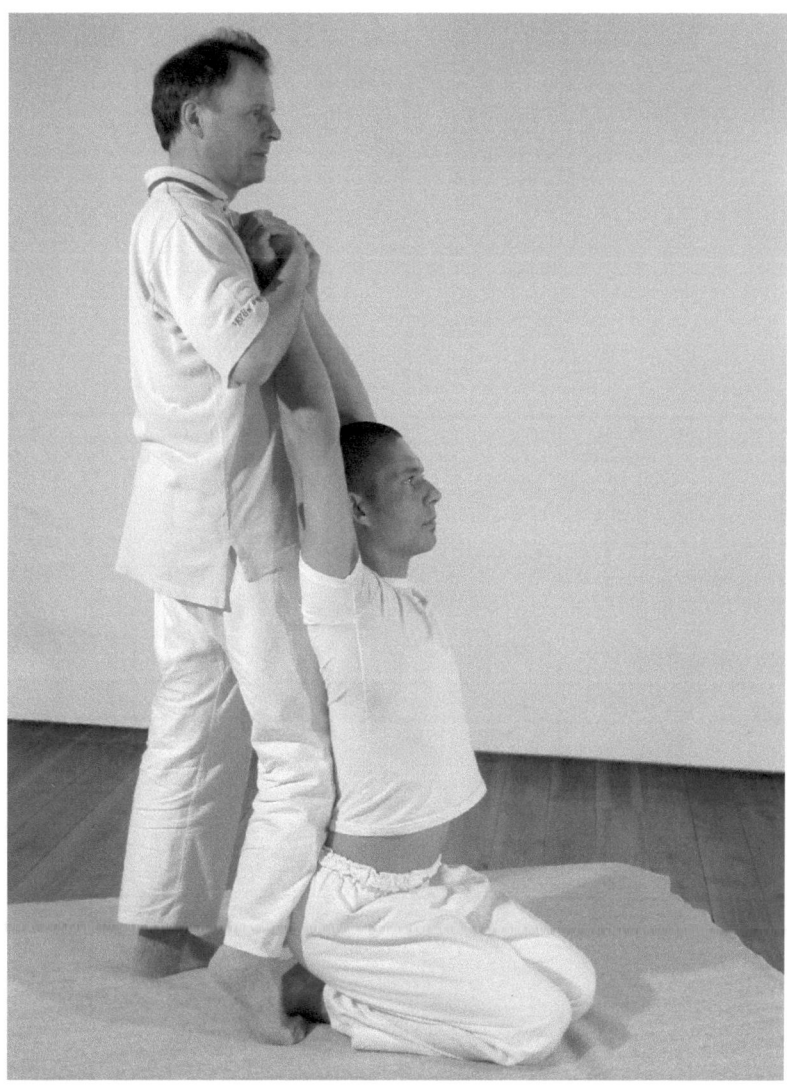

Abb. 127

Behandlung von Schulter und Nacken

10.–11. Den oberen Schulterrand in zwei Linien mit beiden Daumen gleichzeitig behandeln (3E, Ga; **Abb. 128**).

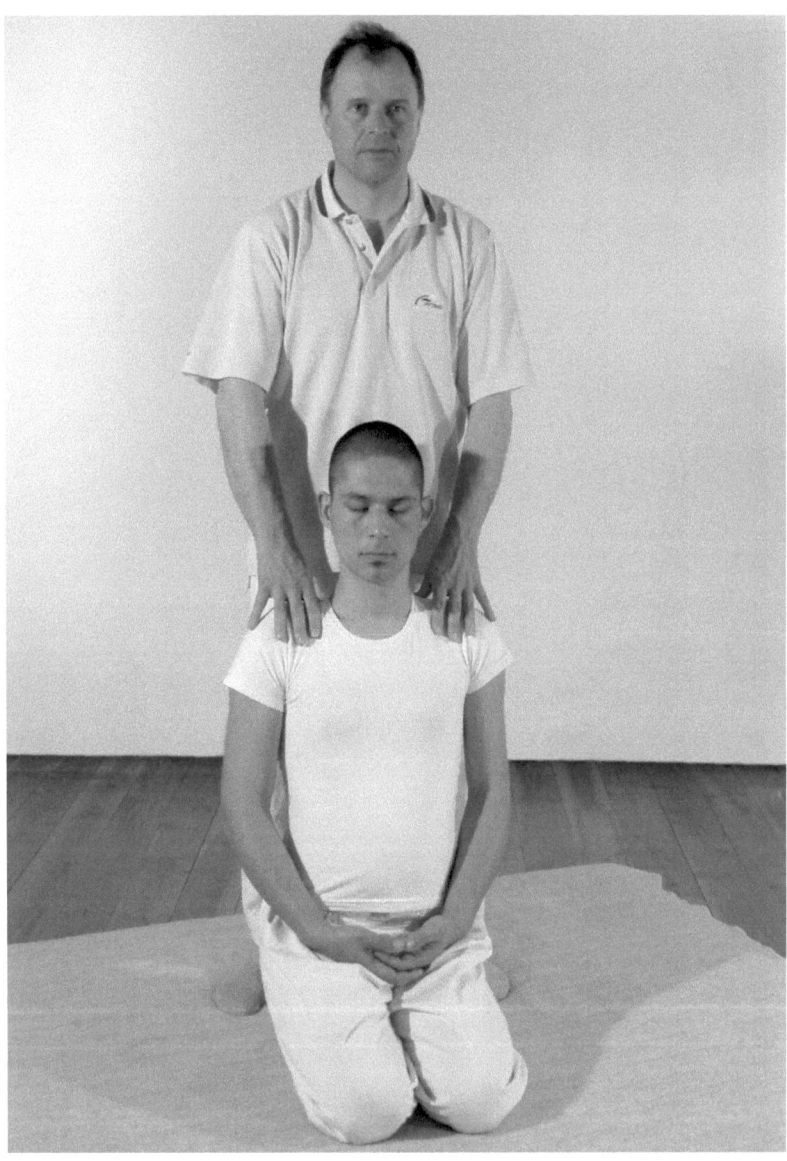

Abb. 128

12.–14. Die rechte Hand umfasst den Nacken, mit dem Daumen der rechten Hand die linke Nakkenhälfte in mehreren Linien von der Wirbelsäule in Richtung Ohr von oben nach unten behandeln; die linke Hand liegt dabei auf der linken Schulter (Yin Funktion; **Abb. 129**).

15.–17. Wie 12–14, die andere Seite.

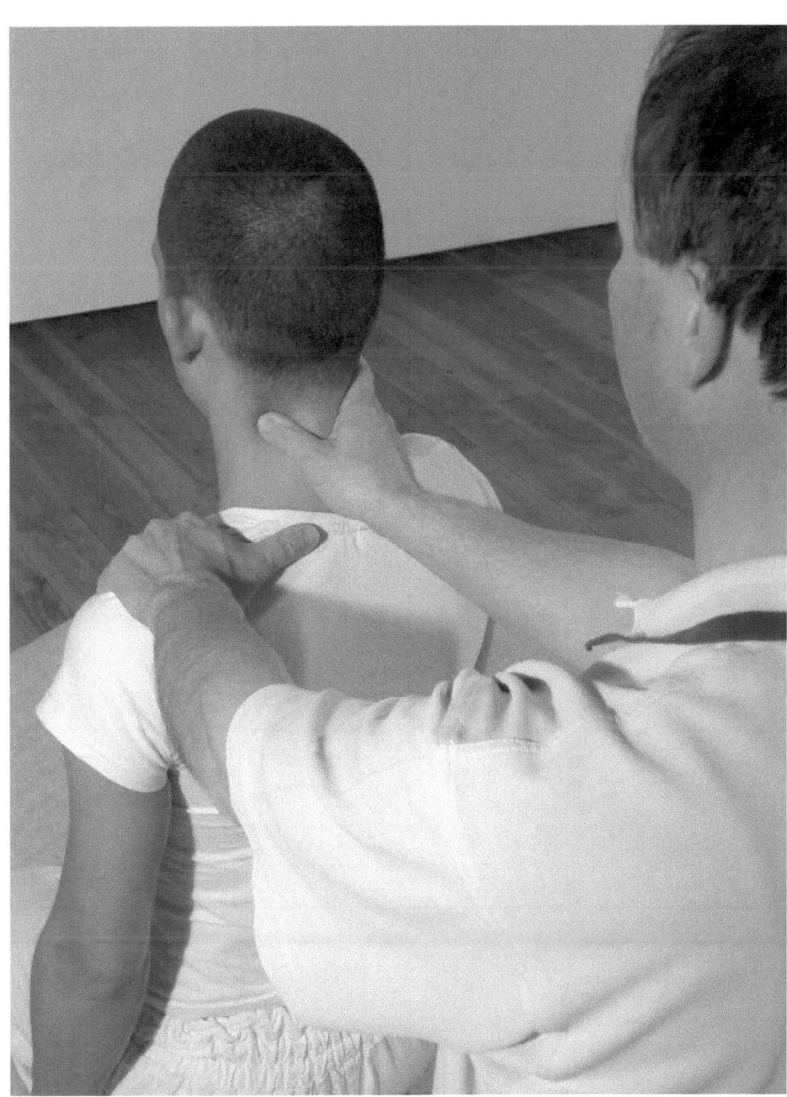

Abb. 129

Strecken der Halswirbelsäule: Die rechte Hand umfasst mit Daumen und Zeigefinger gleichmäßig die Schädelansatzlinie, dann auf dem Innenrand von Daumen
und Zeigefinger den Kopf mit der Schädelansatzlinie sanft kreisen lassen und dabei unter Zuhilfenahme Ihres Knies den Kopf leicht nach oben ziehen; die linke
Hand stabilisiert an der Stirn (Yin-Funktion; **Abb. 130**).

    Zum Abschluss vom siebten Halswirbel an mit beiden Daumen abwech-
selnd direkt neben der Wirbelsäule mit der relativ kräftigen Druck «hinunterlau-
fen»; dabei stehen Sie zentral hinter dem Patienten. Zweimaliges Ausstreichen
der Wirbelsäule von oben nach unten und kurz die Hand auf dem Kreuzbein
liegen lassen (zur Zentrierung).

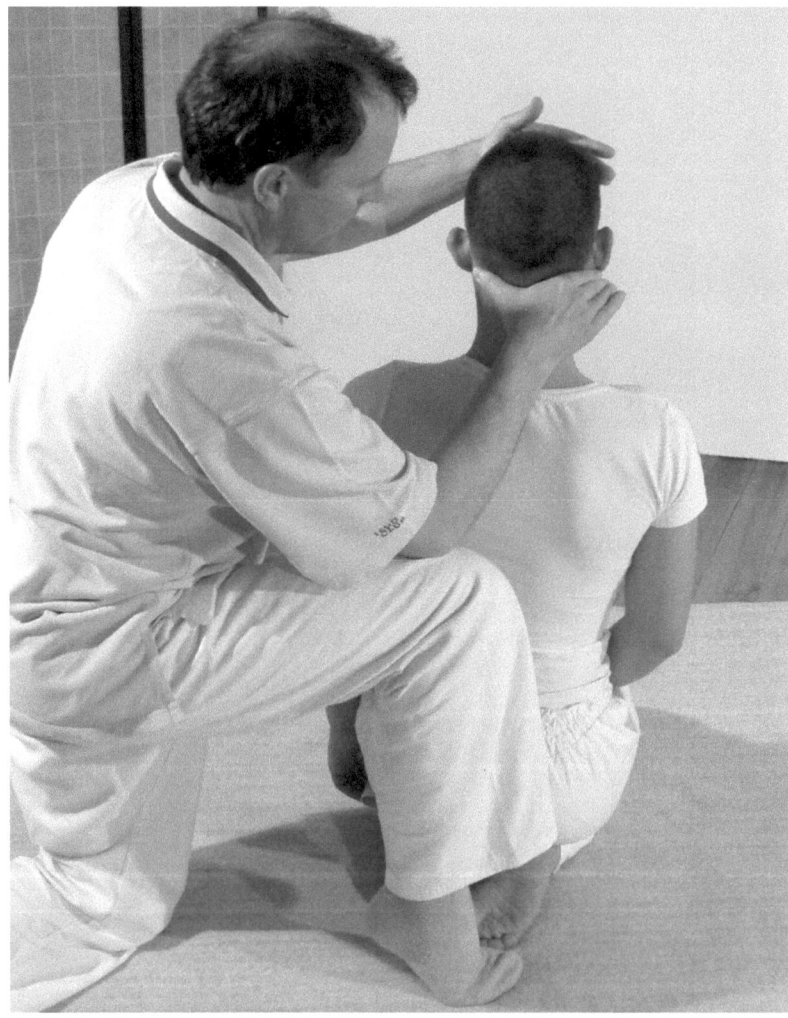

Abb. 130

4 Ursprung und Hintergrund der energetischen Körperarbeit

Wenn wir eine Shiatsu-Behandlung geben, so werden wir zunächst einmal gewissenhaft anwenden, was wir gelernt haben. Die oben beschriebene Behandlungstechnik gibt uns einen Rahmen, zu dem wir immer wieder zurückkehren können. Sie ist wie ein Fundament, auf das wir bauen können. Was wir darauf bauen, wie wir die beschriebenen Griffe mit Leben füllen, kann sehr unterschiedlich sein.

Tradition und Erleben

Wir können uns dabei ganz im Rahmen der Theorien bewegen, die uns im Shiatsu angeboten werden. Shiatsu ist in einem Kulturkreis entstanden, in dem der *Daoismus, Buddhismus* und *Konfuzianismus* das Bewusstsein und Verhalten der Menschen geprägt hat. Daraus hat sich ein bestimmter Blick auf das Leben und den Menschen und eine eigene Medizin entwickelt. Was wir sehen und erfahren, hat mit den Prägungen unseres Bewusstseins zu tun. Wollen wir Shiatsu wirklich begreifen, so müssen wir – wenigstens bis zu einem gewissen Grad – in die Kultur und in das Bewusstsein eindringen, aus dem heraus es entstanden ist.

Da wir hier im Westen – bei allem Respekt vor der östlichen Kultur – andere Prägungen mitbringen, ist es ebenso notwendig, uns unseren eigenen Hintergrund bewusst zu machen, um zu einem eigenen Verständnis von Shiatsu zu kommen. Auch in unserem Kulturkreis hat sich eine Art entwickelt, das Leben und den Menschen zu betrachten. Das abendländische Weltbild, die in unserer Kultur entwickelten Philosophien und Therapien beeinflussen unsere Wahrnehmung, unser Erleben und unser Verständnis.

Wenn die Behandlungstechnik uns in Fleisch und Blut übergegangen ist und uns keine besondere Aufmerksamkeit mehr abverlangt, so werden wir frei, uns dem zuzuwenden, was im lebendigen Kontakt mit den Patienten geschieht. So kann es zum Beispiel passieren, dass gleich zu Beginn der Behandlung, wenn wir zur Kontaktaufnahme unsere Hand auf den Bauch des Patienten legen, feine Veränderungen einsetzen. Es kann sein, dass die Atmung angeregt wird oder sich beruhigt, dass der Patient sich langsam entspannt oder zunehmend in Anspannung gerät, dass ihm heiß wird oder kalt, dass ihm Bilder und Erinnerungen kommen oder Gefühle lebendig werden, die ihm angenehm oder unangenehm sein können. Es kann auch sein, dass über viele Behandlungen nichts dergleichen geschieht und sich dann, beim Eindringen in einen der Behandlungspunkte, eine unmittelbare Veränderung des inneren Erlebens ergibt. Wenn wir in der Behandlung wach sind für solche Momente, innehalten und dem Raum geben, was dann von alleine geschieht, so beginnen wir, den spontan auftretenden Lebensbewegungen zu folgen. Diese Lebensbewegungen, die wir als Qi-Bewegungen spüren lernen können, sind nicht östlich, nicht westlich, nicht nördlich und auch nicht südlich, sondern zunächst einmal natürlich und menschlich. Der Blick, den wir darauf richten, und das Verständnis, das wir dazu entwickeln, kann westlich oder östlich sein, und beide erfassen den Vorgang auf ihre eigene Weise. Beide sind der Schlüssel zu einem Verständnis, wenn auch einem ganz unterschiedlichen.

> «Sorgsam erforsche die klassischen Schriften,
> um das Wahre darin für die Gegenwart nutzbar zu machen.»
> (Jiao Guorui)

Bekanntlich hat, was wir selbst erfahren haben, mehr Kraft und trägt uns letztendlich weiter als die Erfahrung und die Erkenntnisse anderer, von denen wir gelesen oder gehört haben. Was andere vor uns über das Leben herausgefunden haben, kann uns jedoch bei unserer Entdeckungsreise in vielfältiger Weise hilfreich sein. In Traditionen werden Erfahrungen, Gedanken, Erkenntnisse usw. gesammelt, die den Nachkommen in schriftlicher oder mündlicher Überlieferung zur Verfügung stehen. Dies ist ein Schatz von unermesslichem Wert auf der Suche nach der eigenen Antwort auf die Fragen des Lebens. Als «Westler» können wir uns dabei inspirieren lassen von der Art, wie ein chinesischer Arzt den Menschen und seine Störungen begreift oder von dem Blick, mit dem die Meditationsmeister des Ostens aus ihrer Erfahrung heraus den Menschen und sein Bewusstsein betrachten; letzten Endes geht es um die ureigene Erfahrung dessen, was wir Leben nennen, und es bleibt uns wohl nichts anderes übrig, als unseren eigenen Blick zu entwickeln. Würden wir über dem Studium der Traditionen das in unserem eigenen Erleben geborene Wissen vergessen, so würden wir uns damit nicht nur selbst einer großen Kraft berauben, es wäre auch gleichzeitig der Tod der Traditionen, die dann nicht mehr durch lebendige Erfahrungen bestätigt und denen auch keine neuen Erfahrungen, keine neuen Erkenntnisse mehr hinzugefügt würden.

Was andere erfahren haben, was in Traditionen an kollektivem Wissen beschrieben wird, ist uns gewissermaßen zur Überprüfung vorgelegt. Es sind darin grundlegende Erfahrungen enthalten, die für alle Menschen und zu allen Zeiten Gültigkeit haben; und es sind Erfahrungen enthalten, deren Bedeutung in der jeweiligen Zeit und Kultur zu sehen sind und die sich uns in unserer heutigen

Lebenssituation vielleicht anders darstellen. Nur die eigene gewissenhafte Prüfung kann das eine bestätigen und das andere modifizieren.

Die energetische Körperarbeit hat also ihre Wurzeln in den Erfahrungen, die Menschen in verschiedenen Traditionen gemacht haben, sowie in unserem eigenen Erleben. Wie bei einem langen Weg letztendlich unwichtig ist, mit welchem Fuß wir losgegangen sind, ist auch hier nicht so bedeutsam, ob wir mit der eigenen Erfahrung beginnen oder mit dem Studium der Überlieferungen. Nur wenn wir im ersten Schritt stecken bleiben, also nur die Traditionen studieren oder uns nur auf die eigenen Erfahrungen beschränken, ist der Unterschied groß. Nicht selten wird es uns so gehen, dass wir eigene Erfahrungen machen, die wir dann später in traditionellen Schriften beschrieben sehen, oder dass wir Dinge, die wir aus Schriften kennen, schließlich selbst erfahren.

In den östlichen Traditionen hat man vor allem der Erforschung des *ungehinderten Lebensflusses* Beachtung geschenkt, während unsere moderne westliche Heilkunde dem detaillierten Herausarbeiten der zu einer *Störung* führenden Vorgänge mehr Aufmerksamkeit gewidmet hat. Jedes für sich macht einen Sinn, beides zusammen macht noch mehr Sinn. Dies soll später auch an praktischen Beispielen verdeutlicht werden. Energetische Erfahrungen finden wir in fast allen Kulturen, von Afrika über Asien bis zu den Ureinwohnern Australiens, weiter über die vielen indianischen Kulturen Nord- und Südamerikas schließlich bis nach Europa. Der hier beschriebene Ansatz stellt die Verbindung eigener Erfahrungen mit den Erfahrungen der westlichen und östlichen Kultur dar.

Sich auf die östliche Sichtweise einlassen

Sich theoretisch und praktisch mit der Kunst einer fremden Kultur zu beschäftigen heißt nicht nur, etwas (z. B. Erkenntnisse) aufzunehmen, sondern auch, einen Teil des Vertrauten und Gewohnten abzugeben. Gerade in der östlichen Weisheitslehre spielt das Loslassen von Fixierungen und vertraut gewordenen Vorstellungen eine besondere Rolle. Hören wir auf, die Welt mit den alten Augen zu sehen, so erscheint sie uns von alleine auf eine neue Art. Wenn wir die einer Blockierung zugrundeliegende Fehlhaltung aufgeben, beginnt die Energie *von alleine* zu fließen, denn dies ist die Natur der Lebenskraft.

Zunächst scheint es so, als würde etwas in uns fließen, das wir von einem sicheren Standort aus beobachten können, das uns zwar ein angenehmes Gefühl verschafft, uns aber im Wesentlichen unverändert lässt. Erst wenn wir uns tiefer einlassen, merken wir allmählich, dass es nicht in uns fließt, sondern wir selbst fließen, das heißt wir erfahren, dass das, was wir bis dahin «Ich» genannt haben, sich in einem ständigen Veränderungsprozess befindet. Lassen wir uns darauf ein, erfahren wir Shiatsu in seiner ganzen Lebendigkeit. Lassen wir uns darauf nicht ein, so erfahren wir etwas *über* Shiatsu.

In diesem Zusammenhang fällt mir eine alte tibetische Geschichte ein: Eines Nachts brechen Diebe in die Hütte eines Meisters ein und beginnen, die Wertsachen auszuräumen. Zu ihrem Erstaunen finden sie einige faustgroße Goldklumpen. Gerade als sie wieder gehen wollen, weist der Meister, der alles aus den Augenwinkeln beobachtet hat, sie auf einen Schrank hin, in dem noch ein paar Goldstücke liegen. Die Diebe sind so verdutzt, dass sie ihn fragen, warum er ihnen das sagt. Der Meister steht auf, geht zu einem Stein, der, indem er ihn mit dem Finger berührt, augenblicklich zu Gold wird, und sagt: «Ich kann mir jederzeit neues Gold machen.» Gelassen beobachtet er die erstaunten Blicke der Einbrecher und fragt sie, ob sie das auch lernen wollen. Beide antworten mit einem gierigen Ja. Er weist sie darauf hin, dass das natürlich nicht ganz einfach ist und wohl mehrere Jahre Training bei ihm erfordere. Trotzdem bleiben beide dabei. Nach zwölf Jahren schließlich sind sie so weit, dass sie aus einem Stein Gold machen können, aber siehe da: Das Interesse daran ist ihnen gänzlich verloren gegangen.

Worin bestehen die großen Unterschiede zwischen West und Ost, was macht uns die östlichen Künste so schwer zugänglich? Die östliche Weisheitslehre selbst ist eigentlich gar nicht so schwer zu verstehen, da es sich ja um eine *Lehre* handelt, das heißt um etwas, das man lernen und mit dem Verstand erfassen kann. Womit wir uns schwer tun, ist, uns auf die *Erfahrung* einzulassen, aus der die Lehre entspringt und in die sie uns als Leser und Praktizierende wieder hineinzuziehen versucht. Die Fähigkeit des lebendigen Erlebens und das Vertrauen auf das Wissen aus dem eigenen Inneren fehlt uns bei der Beschäftigung mit östlichen Kulturen. Wenn Wissenschaftler zum Beispiel beim Erforschen des Sehvorgangs schließlich alle physiologischen Details, die mit dem Sehen zusammenhängen, herausgefunden und in einem dicken Werk veröffentlicht haben (wovon sie noch weit entfernt sind), so können weder sie noch irgendein Leser dadurch sehen. Andererseits muss sich ein Sehender nicht notgedrungen für die physiologischen Prozesse interessieren, die sich im Auge abspielen. Das Sehen ist ein subjektiver Vorgang, die Erkenntnisse über das Sehen scheinen objektiv zu sein. Da die Wissenschaft, auf deren Erkenntnisse wir uns in unserer Kultur gerne stützen, nach ihrer eigenen Definition zu Objektivität verpflichtet ist, bleibt ihr nichts anderes übrig, als die im subjektiven Erleben frei werdenden Kräfte, so gut es geht, auszuschalten; andernfalls würde sie den Ast absägen, auf dem sie sitzt. Der Osten hat uns jedoch Wege aufgezeichnet, wie durch scheinbar subjektive Erfahrungen, wenn sie in große Tiefen vordringen, Erkenntnisse gewonnen werden können, deren Gültigkeit sich in der Überprüfung über Jahrhunderte und sogar Jahrtausende erwiesen hat. Die Objektivität, die sich daraus ergibt, ist nicht grundsätzlich getrennt von Subjektivität, so wie auch die objektiven Erkenntnisse der Wissenschaft nicht getrennt sein müssen von der subjektiven eigenen Erfahrung.

Im energetischen Weltbild des Ostens existiert keine Trennung von Körper, Geist und Seele. Sie sind vielmehr Ausdruck einer Kraft, in der alles mit allem verbunden ist, einer Urkraft, die Gegenstand vieler philosophischer und religiöser Schriften ist. Aus dieser Sicht sind auch Medizin, Religion, Philosophie und Psychologie nicht zu trennen oder haben doch zumindest eine gemeinsame Quelle. Immer wieder hat es Menschen gegeben, die es vermochten, sich an diese Quelle anzuschließen und aus der unendlichen Weisheit zu schöpfen, die zu allen Zeiten die gleiche gewesen ist. Das einzige, was sich verändert, ist ihre Anwendung auf die jeweiligen Lebensumstände, die die verschiedenen Kulturen und politischen Systeme geschaffen haben. Es handelt sich um Erfahrungen, die im Prinzip jeder machen kann, der lernt, aus dieser Quelle zu schöpfen. In die Kraft dieser Quelle einzudringen, sie zu erfahren und zu begreifen, kann ein Schlüssel zum Verstehen und Begreifen der Naturgesetze sein; die Gesetze der Natur kennen zu lernen, um mit ihnen im Einklang zu leben, ist immer das Ziel östlicher Heilkunde gewesen.

Hier besteht ein großer Unterschied zu einer weit verbreiteten Haltung bei uns im Westen. Zu oft wurde und wird das Wissen um die Naturgesetze benutzt, um die Natur zu beherrschen in dem Glauben, damit die so genannte persönliche Freiheit zu erhöhen. In der östlichen Weisheitslehre geht mit der Vertiefung des Wissens eine Unterordnung unter die erkannten Gesetze einher; je mehr jemand weiß, desto besser kann er sich fügen.

«Der Mensch richtet sich nach der Erde.
Die Erde richtet sich nach dem Himmel.
Der Himmel richtet sich nach dem Dao.
Das Dao richtet sich nach sich selber.»
(Laotse)

Eine der Grundtatsachen des Lebens ist die der Polarität. Ob westliche Wissenschaftler Elektronen und Positronen, Nordpol und Südpol entdecken oder ein chinesischer Genius die Polarität von Yin und Yang beschreibt, beide haben auf ihre Weise eine Realität des Lebens erfasst. Und so wie Nord- und Südpol, Elektron und Positron, Yin und Yang Teile eines Ganzen beziehungsweise in ihrem Ursprung eins sind, so scheint auch den oft als Gegensätze beschriebenen Polen von Ost und West eine Einheit zugrunde zu liegen. Zumindest aber sehe ich keinen Grund, sich einer von beiden Richtungen zu verschreiben und die andere abzulehnen. Ob wir das Denken oder die Erfahrung, das Individuelle oder das Kollektive, das Persönliche oder das Nicht-Persönliche betonen, sind es nicht zwei Aspekte ein- und desselben?

4.1 Die Weisheit des Ostens

«Der Mensch lebt inmitten von Qi und Qi erfüllt den Menschen.
Angefangen bei Himmel und Erde bis zu den zehntausend Wesen,
alles bedarf des Qi, um zu leben.
Wer das Qi zu führen weiß, nährt im Inneren seinen Körper
und wehrt nach außen hin schädigende Einflüsse ab.»
(Baopuzi, 4. Jahrhundert)

Zunächst einmal muss gesagt werden, dass, wenn hier von *dem* Osten die Rede ist, es sich im Grunde um eine unzulässige Pauschalierung handelt. Zum einen beziehe ich mich unter den vielen östlichen Kulturen hauptsächlich auf die chinesische, und zum anderen beschränke ich mich auch noch auf die Aspekte, die unter dem Blickwinkel der energetischen Körperarbeit von besonderer Bedeutung sind. Auch stellt die chinesische Kultur keine einheitliche, homogene Anschauung dar, vielmehr ist sie eine Sammlung von in Jahrtausenden gesammelten Erfahrungen mit den unterschiedlichsten Betonungen und, zumindest aus unserer Perspektive, mitunter auch Widersprüchlichkeiten. Dennoch möchte ich gewisse charakteristische Merkmale der chinesischem Kultur und ihrer Weisheitslehre herausarbeiten.

Der Reichtum der überlieferten Tradition in China hängt zweifellos mit der frühen Entwicklung einer Schrift zusammen. Bereits etwa 1200 vor Christus fand man in Orakelknochen eingeritzte Schriftzeichen. Spätestens seit dieser Zeit existiert neben der mündlichen auch eine reiche schriftliche Überlieferung. Das I Ging («Buch der Wandlungen»), das zu den großen Werken der Weltliteratur gerechnet wird, wird auf etwa 700 vor Christus datiert.

Neben der mündlichen und der schriftlichen wurde im Osten von Alters her noch eine dritte Überlieferung gepflegt: die Überlieferung von Erfahrungen, die vom Lehrer zum Schüler vermittelt und oft innerhalb einer Schule oder Familie im Geheimen bewahrt wurden. Da man eine Erfahrung einer anderen Person nicht unmittelbar mitteilen kann, haben sich im Laufe der Jahrtausende verschiedene Praktiken entwickelt, die dem suchenden Schüler helfen, die Erfahrungen des Lehrers selbst zu machen. Langsam wurden diese Praktiken bis zum heutigen Tage einer immer breiteren Öffentlichkeit zugänglich. Neben der schriftlichen Überlieferung sind es für uns im Westen vor allem diese Übungspraktiken, die uns ermöglichen, ein wenig in die Erfahrungswelt der Chinesen einzudringen. Erfahrungen haben den Vorteil, dass sie nicht so leicht Opfer eines typisch westlichen Verständnisses werden können wie zum Beispiel schriftliche Ausführungen, die wir Gefahr laufen, mit unserem analysierenden Verstand zu zerlegen.

Wir können innerhalb der chinesischen Kultur verschiedene Hauptrichtungen unterscheiden. Da ist zunächst einmal der *Daoismus*, dessen Hauptvertreter Laotse der Legende nach etwa 500 vor unserer Zeitrechnung gelebt hat. In den daoistischen Schulen entwickelten sich Übungen zur inneren Reinigung und Läuterung, zur alchimistischen Umwandlung und Verfeinerung, aber auch zur körperlichen Stärkung und Gesundung. Der Daoismus, der seiner Natur nach eigentlich gar kein «-ismus» ist, war stets eng verbunden mit der Natur und den in ihr wirkenden Kräften. Eine festgelegte, äußere Morallehre wurde bereits als ein Ausdruck von Entfremdung vom natürlichen Handeln in der Einheit mit sich selbst gesehen.

> «Geht der große Sinn zu Grunde, so gibt es Sittlichkeit und Pflicht.
> Kommen Klugheit und Wissen auf, so gibt es die großen Lügen.
> Werden die Verwandten uneins, so gibt es Kindespflicht und Liebe.
> Geraten die Staaten in Verwirrung, so gibt es die treuen Beamten.»[5]

Das Unergründliche, das Dunkle wird hier als die Quelle des Wissens beschrieben. Das meditative Eintauchen in die Tiefen des Unbewussten ist der Weg, das *Dao* (von Richard Wilhelm als der «große Sinn» übersetzt) und die von ihm ausgehende Wirkkraft zu erfahren.

Als Gegenpol zu Laotse kann man *Konfuzius* sehen, der als eine weltliche Morallehre die äußere Ordnung einer hierarchisch gegliederten Gesellschaft und die innere Ordnung im Menschen in Beziehung setzt. Sowohl der Daoismus als auch der Konfuzianismus sind untrennbar mit der chinesischen Kultur verbunden. So unterschiedlich auch diese beiden Strömungen in ihrem Ansatz waren, sie wurden in China nicht in einem «Entweder-Oder» voneinander getrennt, sondern sind in einem «Sowohl-als-Auch» zu einem Ganzen zusammengewachsen.

Eine dritte, ebenfalls bedeutsame Strömung kam mit dem *Buddhismus* zu Beginn unserer Zeitrechnung von Indien nach China. Der Buddhismus und insbesondere der *Zen-Buddhismus*, der mit *Bodhidharma* in der ersten Hälfte des 6. Jahrhunderts von Indien nach China gelangte, verband sich schnell mit dem Daoismus. Auch wenn sie in vollkommen unterschiedlichen Kulturen entstanden waren, schienen sie doch auf ähnlichen Erfahrungen zu basieren. Beide waren in ihrem Wesen nach innen gerichtet, und in beiden Richtungen gab es eine Übermittlung außerhalb der Schriften, in der das Erleben der ursprünglichen Einheit – des *Dao* beziehungsweise der *Buddhanatur* – im Mittelpunkt stand. Für beide gilt wohl mit Ausnahme eines Punktes das, was Govinda Lama, ein deutscher Gelehrter, der sich der tibetischen Tradition verschrieben hat, über den Buddhismus sagt:

---

5   Laotse: *Tao te king*. München 1995, S.18.

«Es ist oft die Frage aufgeworfen worden, ob der Buddhismus eine Religion, eine Philosophie, ein psychologisches System oder eine reine Morallehre sei. Die Antwort hierauf ließe sich etwa folgendermaßen formulieren: Als Erlebnis und Weg der praktischen Verwirklichung ist der Buddhismus eine Religion; als gedankliche Formulierung dieses Erlebens ist er Philosophie; als Resultat systematischer Selbstbeobachtung ist er Psychologie; und aus diesem allem ergibt sich eine Norm des Verhaltens, die wir innerlich als Ethik, von außen gesehen als Moral bezeichnen.»[6]

Der eine Punkt, in dem sich Buddhismus und Daoismus wohl unterscheiden, ist die Moral. Vor allem Laotse und Dschuang Dsi haben in ihren klassischen Schriften in teilweise köstlichen Anekdoten[7] immer wieder vor dem Schritt gewarnt, das aus dem natürlichen Leben von allein entstehende Gute von außen zu betrachten und damit eine Moral zu entwickeln. Nichts wäre jedoch falscher, als ihnen deswegen den Vorwurf der Unmoral zu machen.

Auf dem Hintergrund dieser Hauptströmungen bildete sich eine Anschauung heraus, in der Erde, Mensch und Kosmos in einer unmittelbaren Verbindung gesehen wurden. In der aufrechten Körperhaltung des Menschen, in der ihn die Füße mit der Erde und der Kopf mit dem Himmel verbindet, wird deutlich, dass der Mensch im wahrsten Sinne des Wortes zwischen Himmel und Erde steht. Diese Tatsache an sich ist so banal, dass sie, rein intellektuell betrachtet, wohl kaum genügend Inhalt bietet, um darauf eine Philosophie aufzubauen. Wenn allerdings das aufrechte Stehen oder Sitzen in den Übungspraktiken des Ostens zum Ausgangspunkt meditativer Erfahrung wird, in der der Übende selbst erleben kann, wie sich Himmel und Erde in seinem Körper miteinander verbinden, ja vereinen, so wird nicht die Tatsache, sondern die Erfahrung des aufrechten Gangs zur Quelle umfangreicher philosophischer Erkenntnisse.

«Das Ziel der daoistischen Praxis liegt in einer Koexistenz des Menschen mit Himmel und Erde.»[8]

Die Gedanken und Erkenntnisse der östlichen Philosophie und Weisheitslehre ranken sich um Erfahrungen, die sich in ihrer Kultur über lange Zeiträume verankert haben. Eine Loslösung des Intellekts von der eigenen inneren ErfahrungZ hat es im Osten nicht in dem Ausmaß gegeben, wie wir es bei uns im Westen

---

6 Lama Anagarika Govinda: *Die Dynamik des Geistes*. München 1992. S.1.
7 Vgl. Dschuang Dsi: *Südliches Blütenland*. Köln 1969.
8 Tian Liyang, aus: *Gedanken zu Qigong-Übungen aus daoistischer Sicht in Qigong und Yangsheng*. Uelzen 2002, S. 64.

in der Neuzeit erleben. Die Betrachtung des Menschen und der in ihm stattfindenden Lebensprozesse ist eingebettet in eine Kosmologie, in der Himmel, Erde, Mensch und Qi in einer lebendigen Beziehung stehen.

> «Was sich vom Himmel in mir befindet – ist die Tugend. Was sich vom Irdischen in mir befindet – ist das Qi. Wenn Tugend sich verströmt und Qi sich ausbreitet, so ist das Leben.»[9]

Das menschliche Dasein entsteht in der Entfaltung von himmlischen und irdischen Wirkkräften, und seine Erfüllung hängt vom Grad der Harmonie in und mit diesen Kräften ab.

> «Drei Schätze birgt der Himmel – Sonne, Sterne und Mond.
> Drei Schätze birgt die Erde – Wasser, Feuer und Wind.
> Drei Schätze birgt der Mensch – Geist, Qi, und Essenz.»
> (Jiao Guorui)

Shen, Qi, Jing

Mit den Begriffen *Shen* (GEIST), *Qi* (Lebensenergie) und *Jing* (Essenz, Leiblichkeit) sind drei Wirklichkeitsebenen oder Daseinsbereiche beschrieben, die in der gesamten chinesischen Weisheitlehre wie auch in der traditionellen chinesischen Medizin grundlegende Bedeutung haben. Sie sind ihrer Natur nach eine Einheit, auch wenn sie aus bestimmten, zum Beispiel medizinischen Gründen einzeln betrachtet werden können. Alle drei werden als Substanzen beschrieben, obwohl es sich nach westlicher Sichtweise zumindest bei Qi und Shen um Energie beziehungsweise etwas Nicht-Materielles handelt. Während die wissenschaftliche Betrachtung von außen hier eindeutig keine Materie vorfindet, kann sich das Qi in der Erfahrung des Praktizierenden so verdichten, dass es subjektiv als Substanz wahrgenommen wird. Hier besteht kein Widerspruch, vielmehr wird einmal mehr die unterschiedliche Perspektive deutlich, aus der man sich in Ost und West diesem Phänomen nähert. Es wird schwierig, wenn wir Begriffe unserer Sprache benutzen, um Erfahrungen zu verstehen, die von Menschen anderer Kulturen gemacht wurden. So geschieht dies zum Beispiel auch sehr häufig mit dem Begriff *Shen*, der hier als GEIST übersetzt wird.

---

9   Aus: *Die Radnabe des Wirkvermögens*, 8. Kapitel, zitiert nach Carlos Cobos-Schlicht: *Die Bedeutung der Mitte in der Chinesischen Gedankenwelt in Qigong und Yangsheng.* Uelzen 2002, S. 46.

Wenn wir von Geist sprechen, so meinen wir im Allgemeinen den denkenden Geist, den Geist, mit dem wir Aufgaben lösen können und die Welt zu verstehen versuchen. Dieser Geist ist in unserer Vorstellung etwas anderes als das Herz, das wir mehr in Verbindung mit unseren Gefühlen sehen. In der Erfahrung des Ostens sind jedoch Herz und denkender Geist in einem Begriff zusammengefasst, der sich in unserer Umschrift ebenfalls *Shen* schreibt, jedoch einen ganz anderen Bedeutungsinhalt hat und im Chinesischen mit einem anderen Schriftzeichen geschrieben wird. Häufig wird er auch als Herz-Geist übersetzt. Wenn man zum Beispiel einen Japaner fragt, womit er denkt, so wird er auf sein Herz zeigen. Wenn alle Bewegungen unseres Herz-Geistes, unser Denken und unser Fühlen ganz zur Ruhe gekommen sind, dann entsteht der Raum, in dem der unsterbliche, transpersonale GEIST erfahren werden kann. Dieser GEIST entstammt dem Himmel und ist somit eher dem Heiligen Geist in unserer Kultur vergleichbar als unserem persönlichen Geist. Der chinesische Satz «aus der Ruhe kommt die Kraft» ist in diesem Zusammenhang zu sehen. Man könnte hier noch konkreter formulieren: «Aus der Ruhe des Herz-Geistes kommt die Kraft».

> «Wie das Tal, welches Laozi [Laotse] das ‹Geheimnisvolle Weibchen› nennt, den immer währenden Geist Shen in sich birgt, vermag die Leere des Herzens dem Geist als Residenz zu dienen. Der vage, dem gewöhnlichen Gefühl nicht fassbare Geist, der vom Himmel stammend alles belebt, durchdringt und in uns zur Wirkung kommt, bedarf der Leere, um sich niederzulassen; denn er selbst steht ja außerhalb jeglicher Bedingtheit, d. h. außerhalb der durch Yin und Yang bedingten Wandelbarkeit. Hierin wirkt die Leere wie die Nabe eines dreißigspeichigen Rades, von dem Laozi in seinem elften Kapitel sagt, dass nur aus deren Nichtsein der Nutzen des Rades entsteht. Die sich daraus ergebende Ausstrahlung des Geistes ‹shenming› bewirkt das pulsierende Leben.
>
> In der Radnabe des Wirkvermögens heißt es im 8. Kapitel daher auch: Das Herz bewahrt den Puls des Lebens auf; der Puls des Lebens bewahrt den Geist auf. Das Herz muss somit als ein Zentrum aus spiritueller Belebung verstanden werden, ohne die das menschliche Leben nicht möglich wäre. Da der Geist eine himmlische Wirkkraft darstellt, steht des Menschen Herz in direktem Kontakt zu den himmlischen Mächten. Herz und Geist bilden somit letztlich eine Einheit. Hierin empfängt der Mensch nicht alleine den Impuls des Lebens, sondern erfährt desgleichen seine spirituelle Inspiration.»[10]

---

10   Cobos-Schlicht, a.a.O., S. 48.

Obwohl Jing, Qi und Shen eine Einheit bilden, haben die verschiedenen Schulen in der Entwicklung ihrer Übungswege unterschiedliche Aspekte betont. Es gab Schulen, die zur Entwicklung besonderer Fähigkeiten, zum Beispiel in der Kampfkunst, die körperlichen Möglichkeiten zu erweitern trachteten. Andere Schulen und Richtungen betonten die Gesundheit und das Wohlergehen, und wieder andere, vor allem daoistische und buddhistische, stellten die spirituelle Erfahrung des unsterblichen Geistes in den Mittelpunkt. Ob Kampfkunst, Medizin oder Religion, alle finden eine gemeinsame Basis in der Erfahrung von Jing, Qi und Shen. Je nachdem, von welchem Standpunkt aus wir Jing, Qi und Shen betrachten, können wir von Wirklichkeitsebenen, Wahrnehmungsebenen, Daseinsbereichen, Wirkkräften, Energien oder Substanzen sprechen. Welche Bezeichnung jemand wählt, sagt dabei mehr über die Auffassung und das Verständnis des Betrachters aus, als über Jing, Qi und Shen selbst.

Shen ist die Quelle von Qi, und das Qi erfüllt den Körper mit Leben, bewegt und beeinflusst ihn. Der Körper wiederum hat Einfluss auf das Qi, das heißt, je nachdem, wie wir mit unserem Körper umgehen, was wir essen, welchen Reizen und Strapazen wir ihn aussetzen, wird unser Qi gestärkt oder geschwächt, zerstreut oder gesammelt, harmonisiert oder in Unordnung gebracht. Wenn wir das Ganze vom Standpunkt – besser müsste man sagen vom «Fließpunkt» – des Qi aus betrachten, so erscheint die Unbegrenztheit des Shen immer noch als Ursprung und Urgrund; die Materie, der Körper aber stellt sich dar als verdichtetes Qi, das heißt, die Materie erscheint nicht als grundsätzlich getrennt vom Qi, sondern vielmehr als eine mit den fünf Sinnen wahrnehmbare Erscheinungsform des Qi.

Von Shen, einer Realitätsebene jenseits von Zeit und Raum, also der Ungetrenntheit aus betrachtet, sind die vielfältigen Erscheinungsformen von Qi und Jing nichts anderes als der Ausdruck von Shen, dem Ungeteilten, in der Welt der Verschiedenheit. Bei Shen gibt es keine Wechselwirkungen, da eine Wechselwirkung immer mindestens zwei Dinge oder Bereiche voraussetzt, zwischen denen ein Austausch stattfindet. Von Shen her gesehen sind da aber nicht zwei. Das Schriftzeichen für Shen wird im Japanischen *kami* ausgesprochen und unter anderem mit «Gottheit» übersetzt. Auch die Seelen Verstorbener können zu kami werden, denen als Ahnen große Verehrung zuteil wird. Es wird deutlich, dass es sich bei Shen um einen göttlichen, unsterblichen Anteil in der Tiefe unseres Seins handelt. Was unsterblich ist, also kein Ende hat, kann naturgemäß auch keinen Anfang haben. Was nach dem Tode bleibt, muss auch vor der Geburt schon da gewesen sein. Was aber vor der Geburt und nach dem Tode da ist, muss auch während des Lebens vorhanden sein. In unserer Kultur nennen wir den Anteil des Menschen, der nach dem Tod lebendig bleibt, Seele. Shen zu erfahren, heißt, wollte man diesen Begriff in die Sprache unserer Kultur übersetzen, den

göttlichen Kern unserer eigenen Seele zu erfahren. Das Streben daoistischer Al-
chimisten nach Unsterblichkeit ist zu verstehen als die Suche nach dem Erleben
des eigenen unsterblichen Seins. Dies ist die Quelle von Urvertrauen, d. h. eines
Vertrauens, das an keine Bedingungen geknüpft ist. Es ist die Quelle von Heil und
Heilung gleichzeitig. An dieser Stelle mag man sich auch an die Worte erinnern,
die Jesus nach vollzogenen Heilungen sprach: «Dein Vertrauen hat dir geholfen.»
Auch hier wird eine heilende Wirkkraft beschrieben, die einem Vertrauen aus der
Tiefe des Seins entspringt.

Der Stand- oder «Fließ-Punkt», von dem aus wir das Leben betrachten,
ist also entscheidend für die Schlussfolgerungen, zu denen wir kommen. Dabei
ist zu beachten, dass dieser Standpunkt sich nicht in erster Linie aus intellektu-
eller Erkenntnis heraus ergibt, sondern aus der Erkenntnis, die eigener innerer
Erfahrung entspringt. Nur dadurch wird die Wirkkraft geweckt, mit deren Hilfe
sich zum Beispiel in der Begleitung von Menschen eine Umwandlung vollziehen
kann, die dem Schüler oder Patienten am Ende möglich macht, die Welt nicht nur
anders zu sehen, sondern sie auch tatsächlich anders zu erleben.

Wir haben also gesehen, dass Jing, Qi und Shen verschieden und doch
nicht verschieden sind – je nach Betrachtungsweise. Wenn es uns gelingt, nicht in
einer Sichtweise fixiert zu sein, sondern der jeweiligen Situation angemessen diese oder jene Perspektive zu betonen, so führt es uns wieder ein Stückchen mehr
aus der Welt von «entweder-oder» hinaus und in die Welt von «sowohl-als-auch»
hinein. Dies ist wichtig, wenn wir beim Eindringen in die östlichen Traditionen
nicht an dem hängen bleiben wollen, was wir durch unsere kulturelle Prägung als
widersprüchlich empfinden. Vielleicht helfen uns dabei die Erkenntnisse unserer
eigenen modernen Naturwissenschaft, die ja nachgewiesen hat, dass Licht nicht
entweder Welle *oder* Teilchen, sondern Welle *und* Teilchen zugleich ist. Auch bei
uns hat die «neue Physik» herausgefunden, dass es im Grunde genommen gar
keine Materie gibt, sondern Materie verdichtete Schwingung ist.

Wenn wir die Beziehung zwischen Jing, Qi und Shen darstellen wollen,
so könnte das zum Beispiel wie in **Abbildung 131** aussehen.

«Nach der daoistischen Kosmologie ist jeder Schöpfungsvorgang nichts
weiter als ein ständiger Prozess der Gestaltwerdung des Shen, wobei diese kosmische Energiekraft . . . als Körper, äußere Form oder als jede Art
von Materie in Erscheinung treten kann.»[11]

---

11   Livia Kohn: *Ebenen des Qigong aus der Sicht des traditionellen daoistischen Weltbildes*
in Qigong und Yangsheng. Uelzen 2002, S.18.

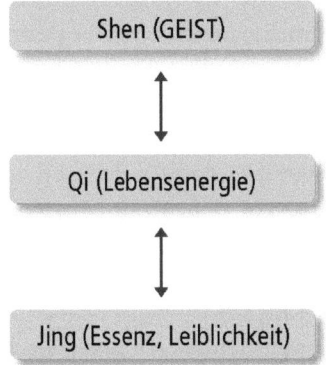

Abb. 131

Wir haben gesehen, dass weder Jing noch Qi getrennt von Shen, einer spirituellen Daseinsebene, gesehen werden dürfen. Auch kann der Körper, unsere Leiblichkeit, nie getrennt gesehen werden von Qi, den Lebenskräften, die ihn erschaffen und beeinflussen. Ebenso unzertrennlich ist aber auch unser persönlicher Herz-Geist, was wir denken und fühlen, mit unserem Qi, unserer Lebensenergie, verbunden. Wir können sagen, dass unsere Gedanken und Gefühle die Lebensenergie beeinflussen und umgekehrt, oder dass Gedanken und Gefühle der Ausdruck von Lebenskräften sind, oder dass Gedanken, Gefühle und Lebensenergie gar nicht gesondert betrachtet werden können. Jede dieser Versionen stellt dabei eine eigene Verständnisebene dar. Wenn wir uns dieser Tatsache und unseres eigenen Standpunktes bewusst werden, so kann uns dies zum Schlüssel werden, um Veränderungen zu begreifen, die zum Beispiel durch Shiatsu-Behandlungen in Gang gesetzt werden. Hierauf soll später noch ausführlich eingegangen werden.

Der Begriff Qi umfasst wesentlich mehr, als was wir *Gefühle* oder *Psyche* nennen. Qi ist eine Kraft, die nicht nur im Menschen, nicht nur in der beseelten Natur, sondern auch in Pflanzen, Bergen und Steinen, in Räumen und Handlungen (z.B. Ritualen), in Pinselstrichen und Kunstwerken wirkt. Qi ist eine universelle Kraft, die sich vermehrt, wenn etwas in sich harmonisch ist oder verschiedene Dinge miteinander in Harmonie sind. Harmonie und Schönheit hatten von daher in der chinesischen Kultur und Kunst schon immer eine besonders große Bedeutung. Die Harmonie einer Bewegung oder eines Gebäudes, die Schönheit eines Schriftzeichens in der Kalligraphie oder die Ästhetik in einem Gemälde sind in der Lage, die Harmonie und damit das Qi des Betrachters zu stärken. Eine Kunst, die die Zerrissenheit des Menschen und der Welt darstellt, ist in der alten chinesischen Kultur kaum zu finden. Man hat stets versucht, über das Stärken der Harmonie das Disharmonische abzubauen.

Die Disharmonie im Menschen, die der Ausgangspunkt von Krankheit und Leid ist, hat ihren Ursprung im Entstehen eines begrenzten und persönlichen Bewusstseins, eines Ich-Bewusstseins, dass sich getrennt von Shen und vom Universum erlebt. Die Entwicklung dieses Ich-Bewusstseins ist ein Prozess der Entfremdung von Shen, das im Bild wie strahlendes Licht von vollkommener Reinheit erscheint. Das spirituelle Bemühen daoistischer und buddhistischer Praktiken geht dahin, das Persönliche, so gut es geht, in Übereinstimmung, in Harmonie mit der Natur zu bringen, die sich noch nicht von Shen, vom Himmel und vom Dao entfernt hat. Dao ist ein unübersetzbarer Begriff (im Wörterbuch findet man als Bedeutung «Weg», Richard Wilhelm übersetzt Dao als den «großen Sinn»), der in verschiedenen Zusammenhängen und je nach Standpunkt unterschiedlich benutzt wird. Jiao Guorui beschreibt das Dao als die dem Leben und den Lebensvorgängen innewohnende Ordnung. Wenn aber diese Ordnung dem Leben, dem Menschen, seinem Stoffwechsel innewohnt, so geht es «nur» darum, diese Ordnung, das Dao sich frei entfalten zu lassen. Dao ist aber auch die Kraft, mit der sich diese Entfaltung vollzieht; der Vollzug selbst ist Ausdruck von Dao. Da sich dies in der von den Einmischungen des Menschen verschont gebliebenen Natur am ungestörtesten vollziehen kann, wird die Natur zum eigentlichen Lehrer.

Die Natur wiederum hat zwei Aspekte. Auf der einen Seite haben wir ihre äußere Erscheinungsform, die wir mit den fünf Sinnen wahrnehmen und von der wir uns immer wieder neu inspirieren lassen können. Auf der anderen Seite hat die Natur (chin. *ziran*, «das aus sich selbst heraus Seiende») auch eine innere Dimension, die erfahren werden kann, wenn das Persönliche transzendiert wird. Diese Erfahrung tut sich dann auf, wenn das Persönliche (z. B. Denken und Fühlen) ganz zur Ruhe kommt und sich nicht mehr versperrend vor das «aus sich selbst heraus Seiende» schiebt. Eine ganze Reihe von meditativen Ruheübungen sind so entstanden mit dem Ziel, die Grundentfremdung des Menschen von seiner eigentlichen Natur, die auch die Natur des Universums ist, aufzuheben.

Interessanterweise ist in der chinesischen Terminologie, wenn es um das Persönliche geht, nicht in erster Linie von persönlichem Bewusstsein die Rede, sondern vom persönlichen Körper. Immer wieder wird deutlich, wie eng und untrennbar Körper, Geist und Seele miteinander verbunden sind. Dieser persönliche Körper ist das, was dem freien Fluss der natürlichen Lebenskräfte entgegensteht und den es zu reinigen und zu verfeinern gilt.

Laozi [Laotse] sagte: «Wenn ich keinen persönlichen Körper hätte, welche Unbill hätte ich dann noch?» Wenn man dagegen keinen persönlichen Körper hat und so zur Auflösung zurückkehrt, müsste das nicht als Verlust der Grundlage ewigen Lebens bezeichnet werden? Ich antworte jedoch: Was du als *keinen persönlichen Körper haben* bezeichnest, heißt nicht, dass man keine individuelle körperliche Gestalt hat. Vielmehr bedeutet es, dass die körperliche Struktur mit dem allumfassenden dao auch vereint ist, und dass man sich nicht durch hohe Positionen beeinträchtigen lässt und nicht nach raschem Aufstieg strebt. Vielmehr bedeutet es, dass man gelassen und ohne Wünsche ist und vergisst, dass es einen persönlichen Körper gibt, der von den verschiedensten Dingen abhängig ist.[12]

Ein weiteres charakteristisches Merkmal der chinesischen Kultur ist, dass es über die Jahrtausende hinweg keine dogmatische Instanz gegeben hat, die die gesammelten Erfahrungen und Schriften als richtig oder falsch, gut oder böse eingeteilt und beurteilt hat. Ihre Richtigkeit und Bedeutung musste sich stets durch die praktische Tragfähigkeit erweisen. Wenn wir einmal das moderne, mehr vom rationalen europäischen Denken geprägte China ausklammern, so hat es im «Reich der Mitte» eine große Vielfalt kultureller und religiöser Praktiken und Schulen gegeben. Verschiedenste Formen des Schamanismus und ein ausgeprägter Ahnenkult existierten nicht nur neben einer hoch entwickelten Spiritualität, sondern sie waren auch untrennbar miteinander verwoben. Dadurch, dass nichts dogmatisch ausgeschlossen wurde, konnte alles frei wachsen und vergehen. Keine menschliche Instanz, sondern die Zeit und das Leben selbst haben über die Entwicklung und das Wachstum der verschiedenen Ansätze und Geistesrichtungen entschieden. Die Lehre, aus der sich eine Erkenntnis entwickelt hat, wurde nicht als damit überholt verworfen, sondern weiterhin praktiziert. In der Freiheit dieser Situation konnte sich vieles so gut miteinander verbinden, dass wir analytisch denkenden Europäer unsere liebe Not haben, es wieder auseinander zu dividieren. Auch hier bleibt uns, wollen wir wirklich Zugang zur chinesischen Kultur bekommen, nichts anderes übrig, als von einem analytischen zu einem «synthetischen» Begreifen zu kommen. Aus Religion und Medizin, Spiritualität und dem, was wir bei uns heute als Aberglauben bezeichnen, Kampfkunst und Philosophie und vielem anderem mehr ist ein Gewebe entstanden, das an Farbenprächtigkeit kaum zu überbieten ist. Wenn wir nicht die Schönheit des ganzen Stoffes in seine einzelnen Fäden auflösen wollen, bleibt uns nichts anderes übrig, als zu versuchen, diese Kultur in ihrer Gesamtheit zu erfassen.

---

12   Aus dem *Zuowang lun* (Abhandlung über das Sitzen und Vergessen) aus dem Jahre 829, zitiert nach Kohn, a.a.O., S.19.

Yin und Yang: das Licht, der Schatten und der Berg

Begonnen hat es damit, so sagt man, dass ein chinesischer Weiser beim Anblick eines Berges, dessen eine Hälfte von der Sonne beschienen war und dessen andere Hälfte im Schatten lag, plötzlich ein dem gesamten Universum zugrundeliegendes Urprinzip erkannte. Dieses fand dann später im Taiji-Symbol seinen Ausdruck. Dieses Urprinzip besteht darin, dass alles im Universum, makrokosmisch wie mikrokosmisch, Ausdruck des Spiels polarer Gegenkräfte ist. Tag und Nacht, oben und unten, vorne und hinten usw. erscheinen als die zwei Seiten einer Sache beziehungsweise eines Geschehens. Beide Seiten sind voneinander abhängig und erscheinen immer zugleich. Wenn wir erkennen, dass es ein Vorne gibt, so ist damit auch ein Hinten gegeben. Wenn wir das Licht als Licht benennen, so ist darin auch ein Wissen um die Dunkelheit enthalten. Die Höhen werden erst zu Höhen, wenn es auch Tiefen gibt, die Gefangenschaft erst zu Gefangenschaft, wenn es auch die Freiheit gibt. Es gibt kein Yin ohne Yang und kein Yang ohne Yin, es gibt kein Oben ohne Unten, keine Schwere ohne Leichtigkeit und keine Fülle ohne Leere.

Von der Beobachtung der Lichtseite des Berges ausgehend, die man Yang nannte, ergeben sich weitere Zuordnungen. Zum Licht gehört der Tag, die Wärme, die Aktivität, das nach vorne stürmende Männliche, das, was sich außen manifestiert, was nach oben, dem Licht und dem Himmel zugewandt ist. Zum Schatten, dem Yin, gehört die Dunkelheit, die Kälte, die Ruhe, das sich zurückziehende und aufnehmende Weibliche, das, was sich innen manifestiert und was unten ist und zur Erde gehört. In allem, in jedem Lebensvorgang findet sich die Polarität von Yin und Yang.

Yin und Yang sind keine absoluten Größen, sondern stets relativ zu sehen, und zwar jeweils in einem bestimmten Bezugsrahmen. So ist das Gefühl zum Beispiel Yin in Bezug auf den Verstand, der mehr Yang ist, wohingegen es als Nicht-Materie mehr Yang ist, wenn wir es mit dem Körper vergleichen, der in diesem Falle dem Yin zugeordnet würde.

> «Sind Yin und Yang im Zustand der Ausgewogenheit,
> fließt das Qi harmonisch, und die Leitbahnen sind durchlässig.»
> (Jiao Guorui)

Die Ausgewogenheit von Yin und Yang ist für unser seelisches, geistiges und physisches Wohlbefinden von größter Bedeutung. Yin und Yang sind ein universelles Werkzeug sowohl in der Diagnose als auch in der Therapie. Welchen Bereich des Lebens man auch immer betrachtet, alles lässt sich mit diesem genial simplen und doch ungeheuer tiefgründigen Prinzip erfassen. Es gab Schulen in der chinesischen Medizin, die ausschließlich mit dem Yin-Yang-Prinzip gearbeitet haben.

Die Natur ist ständig in immer wieder neuer Lebendigkeit bemüht, eine Harmonie von Yin und Yang zu bewahren. Verstärkt sich zum Beispiel das Yin, indem wir kalt werden, so beginnen wir zu zittern, das heißt mit der Bewegung wächst das Yang, um die Körpertemperatur wieder zu erhöhen. Yin und Yang sind wie zwei Menschen auf einer Wippe. Wenn der eine am äußersten Ende sitzt, muss auch der andere ans Ende rücken, rutscht einer zur Mitte vor, muss auch der andere vorrücken, um das Gleichgewicht zu halten.

Yin und Yang wandeln sich ineinander um, gehen ineinander über. Der Tag wird zur Nacht, die Nacht wieder zum Tag. Der Sommer geht über in den Winter, aus dem Winter kommt wieder der Sommer hervor. Was uns im Leben als Glück erscheint, kann sich in Unglück verwandeln, ein Unglück birgt den Keim des Glücks in sich. Wenn wir um Yin und Yang wissen, so wird es uns möglich, neben dem Offensichtlichen auch das dazugehörende Verborgene zu entdecken und so zu einer umfassenderen Sichtweise zu gelangen; denn oft liegt der Grund für ein leidvolles Geschehen nicht in dem, was ins Auge springt (Yang), sondern in dem, was unsichtbar im Hintergrund wirkt (Yin). Viele Beschwerden treten als Folge einer Fülle auf, aber der eigentliche Grund dafür liegt oft in einem verborgenen Mangel.

Betrachten wir einmal ein paar praktische und sehr typische Beispiele von Beschwerden, die sich aus der Unausgewogenheit von Yin und Yang ergeben und für unseren Kulturkreis schon fast normal sind – Beschwerden, die mit dem Verhältnis von Ruhe und Aktivität zu tun haben. Wir sind eine moderne Leistungsgesellschaft (wie oft nicht ohne Stolz festgestellt wird), was ganz natürlich mit sich bringt, dass wir der nach außen gerichteten Leistung wesentlich mehr Raum geben als der nach innen gerichteten Ruhe. In der Ruhe werden die Kräfte gesammelt, die die Leistung ermöglichen. Geben wir ihr nicht genügend Raum, so verstärken sich die Yang-Kräfte im Körper, die Yin-Kräfte werden schwächer. Der Mensch ist von Kopf bis Fuß auf Leistung eingestellt, die Muskelspannung nimmt zu, die Unruhe wächst. Ruhe wird nicht mehr als eigene Qualität wahrgenommen, sondern nur noch als Mangel an Aktivität empfunden; die Fähigkeit zu Erholung und Regeneration lässt nach. Als Folge mögen sich, je nach Veranlagung, Schlafstörungen, Kopfschmerz, Bluthochdruck, Nervosität oder ähnliches entwickeln. Mehr als die Hälfte aller Bundesbürger dürften unter einem der beschriebenen Symptome leiden.

Aber im übersteigerten Yang liegt bereits der Keim des Yin, mit dessen Hilfe das System Mensch sein Gleichgewicht wiederherzustellen versucht. Am Ende des auf die Spitze getriebenen Yang stehen Kopfschmerz, Erschöpfung oder Infarkt, die den Menschen dann gezwungenermaßen zur Ruhe bringen.

Ich erinnere mich an eine junge Studentin, die wegen starker Migräneanfälle zu mir kam. Sie schien eine äußerst vitale Frau mit vielen Ideen und einem anscheinend gesunden Willen zur Leistung zu sein. Nur zu verständlich, dass das stunden- oder tagelange Herumliegen in einem abgedunkelten Zimmer, zu dem sie die Migräne zwang, ihr nicht so recht ins Konzept passte. Ich ließ sie sich hinlegen und in ihren Körper hineinfühlen, während sie sich in Gedanken in die ihr natürlich erscheinende Phase gesteigerter Aktivität hineinversetzte. Zu ihrem Erstaunen bemerkte sie, wie sich alles in ihrem Körper zusammenzog und eng wurde. Daraufhin bat ich sie, sich in die Phasen zu versetzen, in der sie mit Migräne bei abgedunkeltem Licht im Bett lag. Sie fühlte, wie in ihrem Körper alles weit und schlaff wurde. Auf diese Weise konnte sie aus eigenem Erleben begreifen, dass Yin und Yang bei ihr nicht in Harmonie waren, sondern sich bis zur Zerreißprobe in die Extreme verlagert hatten. Physiologisch gesehen geschieht bei vielen Migräneanfällen in den Blutgefäßen, die den Kopf versorgen, genau das, was sie in ihrem ganzen Körper als Kräftespiel hatte wahrnehmen können: Auf eine Phase erhöhter Spannung, in der die Durchblutung erschwert wird, folgt die totale Erschlaffung der Gefäßmuskulatur.

Die Patientin begriff, dass es in den Phasen aktiven Wohlbefindens darauf zu achten gilt, dass es in ihr nicht eng wird. Die Mittel dazu sind vielfältig: mehr Arbeitspausen, das Üben innerer Entspannung, Veränderung der Einstellung, mehr Lachen, zum Beispiel Loslassen eines übermäßigen Ehrgeizes, Shiatsu, Massagen usw. Wie sie es letztlich gemacht hat, weiß ich nicht, aber nach dem inneren Begreifen des Zusammenhangs gingen Intensität und Häufigkeit der Anfälle deutlich zurück.

Es ist richtig, im Yin-Yang-Prinzip das Spiel polarer Gegenkräfte, von Tag und Nacht, von Bewegung und Ruhe, von Innen und Außen zu erkennen, so wie ja das Spiel von Licht und Schatten der Ursprung des Taiji-Symbols war. Auf diese Weise kann uns die Lehre von Yin und Yang helfen, mehr Balance in unser äußeres Leben zu bringen, indem wir jeweils das, was zu schwach ist, fördern und unterstützen, bis Yin und Yang sich ähnlich wie eine Waage um die Mitte bewegen. Aber die *äußere* Welt ist und bleibt die Welt der Getrenntheit, in der oben unterschieden ist von unten, links von rechts und die Zukunft von der Vergangenheit.

Tatsächlich aber haben wir drei Wirklichkeiten: die des Lichts, die des Schattens und die des Berges. Der Berg selbst wird durch die rhythmischen Wechsel von Hell und Dunkel nicht berührt. Im Taiji-Symbol wird der Berg durch den Kreis symbolisiert, der Yin und Yang umschließt. Diese Wirklichkeit könnte man auf der einen Seite als den natürlichen Ur-Zustand bezeichnen, in dem wir uns noch als ungetrennte Einheit erleben, das heißt ein Zustand, der so unauffällig und natürlich ist, dass wir uns dessen gar nicht bewusst sind. Kleinkinder, in denen sich noch kein Ich-Bewusstsein entwickelt hat, können noch in diesem ursprünglichen, unbewussten Zustand leben.

«Das Taiji ist die Mutter von Yin und Yang.»
(Aus den Taiji-Klassikern)

Auf der anderen Seite ist der Kreis aber auch ein Symbol für ein inneres Erleben, in dem Yin und Yang sich wieder näher kommen, immer mehr ineinander übergehen, um sich schließlich ganz zu vereinen. In der Erfahrung des Taiji werden die Gegensätze der äußeren Welt im inneren Erleben der Einheit von Yin und Yang transzendiert. Neben Hell und Dunkel erscheint die dritte Wirklichkeit: der Berg! Die Sehnsucht nach Harmonie, die in jedem Menschen existiert, ist der Ausdruck dieser in der eigenen Wesensnatur schlummernden Wirklichkeit, und ihr zu folgen ist der Weg dazu.

Fassen wir also noch einmal zusammen: Alles in der Natur und damit auch im Menschen ist darauf ausgerichtet, die Balance von Yin und Yang wieder zu finden beziehungsweise zu halten. Je weiter sich Yin und Yang voneinander entfernen, je mehr sie in die Extreme geraten, desto spannungsreicher und – wenn ein gewisser Punkt überschritten wird – desto instabiler wird der Zustand des Systems.

Mit der entstandenen Spannung, die wir als widerstreitende Kräfte wahrnehmen können, steht jedoch auch ein enormes Energiepotential zur Verfügung, mit dessen Hilfe eine Transformation auf eine neue Erfahrungsebene möglich ist: Der das ursprünglich als getrennt erlebte Yin und Yang umfassende Kreis kann erlebt werden. Nicht Licht und Schatten vereinigen sich dabei in einem verwaschenen Halbdunkel, sondern wir erfahren eine Qualität, die von Licht und Schatten nicht berührt wird, den Berg. Voraussetzung für diese Umwandlung ist, dass wir die in unseren Blockierungen und Problemen steckende Kraft nicht ablehnen und bekämpfen, sondern beginnen, mit ihr zu «arbeiten», beziehungsweise zu spielen.

Die traditionelle chinesische Medizin

Die ersten schriftlichen Zeugnisse der traditionellen chinesischen Medizin, kurz TCM genannt, stammen aus der Zhou-Dynastie (770 bis 221 vor unserer Zeitrechnung). In einer Jade-Inschrift fand man Hinweise zum Führen des Qi. In dieser Zeit entstanden auch die Grundlagen des *Huangdi Neijing Suwen*, auf Deutsch: *Klassiker des Gelben Kaisers zur Inneren Medizin*, das seit mehr als 2000 Jahren bis zum heutigen Tage als medizinisches Grundlagenwerk benutzt wird. Dies zeigt bereits einen gewaltigen Unterschied zu unserer modernen westlichen Schulmedizin, in der sich diagnostische und therapeutische Verfahren aufgrund neuer wissenschaftlicher Erkenntnisse innerhalb von wenigen Jahren ändern können. Ted J. Kaptchuk schreibt in seinem großen Buch der chinesischen Medizin:

«Tatsächlich ist die chinesische Medizin ein zusammenhängendes und unabhängiges System des Denkens und der Praxis, das über zwei Jahrtausende hinweg entwickelt wurde.»[13]

Die Perspektive und die Vorgehensweise ist in der chinesischen Medizin dennoch vollkommen anders als in der westlichen Schulmedizin. Kaptchuk schreibt dazu:

«Die verschiedenen logischen Strukturen haben der jeweiligen Medizin verschiedene Richtungen gewiesen. Die westliche Medizin ist hauptsächlich mit isolierbaren Krankheitskategorien oder -ursachen beschäftigt, die sie herausgreift und zu ändern, zu kontrollieren oder auszuschalten versucht. Der westliche Arzt fängt mit einem Symptom an und sucht dann nach dem zugrunde liegenden Mechanismus – einer präzisen Ursache für eine spezielle Krankheit. Die Krankheit mag verschiedene Teile des Körpers in Mitleidenschaft ziehen, stellt jedoch ein ziemlich klar definiertes, in sich geschlossenes Phänomen dar. Durch präzise Diagnose wird eine exakte, quantifizierbare Beschreibung eines möglichst abgegrenzten Bereiches gegeben. Die Logik des Arztes ist analytisch – wie das Skalpell eines Chirurgen durchschneidet sie eine Vielfalt körperlicher Phänomene, um zu einer einzigen Ursache vorzudringen.

Der chinesische Arzt hingegen richtet seine Aufmerksamkeit auf das gesamte physiologische und psychologische Individuum. Alle relevanten Informationen, einschließlich der Symptome und generellen Charakteristika des Patienten, werden gesammelt und zusammengewoben, bis das, was die Chinesen ein ‹Muster der Disharmonie› nennen, erkennbar wird. Dieses Disharmoniemuster beschreibt eine Situation des ‹Ungleichgewichts› im Körper des Patienten. Die östliche Diagnostik führt nicht hin zu einer speziellen, isolierten Krankheit oder zu präzisen Ursachen, sondern gibt eine fast poetische, jedoch therapeutisch brauchbare Beschreibung der ganzen Person. Die Frage nach der Ursache und Wirkung steht zweitrangig neben der Wahrnehmung des Gesamtmusters. Man fragt nicht ‹Welches X verursacht Y?›, sondern ‹Was ist die Beziehung von X zu Y?› Was die Chinesen interessiert, ist das Erkennen von Beziehungen zwischen den einzelnen Geschehnissen im Körper zu einer gegebenen Zeit. Ihre Logik ist organismisch oder synthetisch; sie versucht, Symptome und Zeichen zu verständlichen Konfigurationen zu arrangieren. Die Gesamtkonfiguration – das jeweilige Disharmoniemus-

---

13   Ted J. Kaptchuk: *Das Große Buch der chinesischen Medizin*. München 1988, S.13.

ter – stellt den Rahmen der Behandlung dar. Die Therapie versucht, die Konfiguration ins Gleichgewicht zu bringen, die Harmonie im Individuum wiederherzustellen.»[14]

Wir westlichen Rationalisten weigern uns oft, an solche Zusammenhänge zu glauben, bis die Wissenschaft nachgewiesen hat, warum dies so ist. Ein chinesischer Arzt nimmt dies als über Jahrhunderte gesammelte Erfahrung zur Kenntnis und ist damit frei, sich mit der Lösung eines Problems zu befassen, für dessen Existenz wir noch Beweise suchen.

Die moderne westliche Medizin basiert auf dem Prinzip der Standardisierung. Sie versucht zum Beispiel herauszufinden, welches Medikament bei tausend Patienten mit Kopfschmerzen am besten hilft. Es werden stets Mittel gesucht, die möglichst vielen Patienten mit gleichen oder ähnlichen Beschwerden helfen. In der chinesischen Medizin hingegen geht es darum, das Besondere an einem jeden Patienten herauszufinden, das, was ihn und seine Symptome von anderen unterscheidet, um genau die Zusammensetzung von Kräutern und Akupunkturpunkten, die Art von Massage und Diät zu finden, die ihm hilfreich ist. So kann es gut sein, dass sich hinter ähnlichen Kopfschmerzen ganz unterschiedliche Disharmoniemuster verbergen oder ähnliche Disharmoniemuster unterschiedliche Beschwerden hervorrufen.

Im Mittelpunkt der chinesischen Medizin steht nicht die momentane Struktur, sondern die innere Dynamik, die die Struktur hervorgebracht hat. *Disharmoniemuster* bringen eine Dynamik hervor, die die natürlichen Lebensprozesse stört. *Harmoniemuster*, ein gutes Miteinander der einzelnen Teile im Sinne der Gesamtfunktion, sind den Lebensprozessen förderlich im Sinne eines geistigen, physischen und spirituellen Gleichgewichts. Alle Maßnahmen helfen dabei, einen freien und ungestörten Qi-Fluss herbeizuführen und Fülle- und Leerezustände auszugleichen. Im Kern ist ihr Konzept verblüffend einfach. Die Komplexität ergibt sich aus dem Beziehungsgeflecht der für den reibungslosen Energiefluss wichtigen Komponenten. Es haben sich im Laufe der Jahrhunderte schließlich verschiedene Betrachtungsweisen und Methoden entwickelt, die dabei helfen, dieses Beziehungsgeflecht zu entwirren und Störungen im Qi-Fluss zu erkennen, bevor sie zu dem werden, was wir in unserer Kultur als Krankheit bezeichnen. Sie ist damit von ihrem Ansatz her in besonderer Weise prophylaktisch. Tatsächlich sollen in bestimmten Perioden des alten China die Ärzte auch für die Gesunderhaltung der Patienten bezahlt worden sein. Wenn jemand krank wurde, so waren sie verpflichtet, ihn unentgeltlich zu behandeln. Der Patient

---

14   Ebd., S. 14 ff.

stand seinerseits in der Verantwortung, den Empfehlungen des Arztes zu folgen, zum Beispiel seine Ernährung umzustellen oder die entsprechenden Übungen zu machen.

Die chinesische Medizin stützt sich in der therapeutischen Anwendung auf fünf Pfeiler: die Kräuterheilkunde, die Akupunktur, die Empfehlung von Diäten und Veränderungen in der Lebensweise, Massagen und Qigong, ein komplexes und vielschichtiges Übungssystem, das eine wesentliche Grundlage der energetischen Körperarbeit ist und deshalb später noch in einem eigenen Punkt ausführlich behandelt werden soll.

Krankheitsauslösende Faktoren

Die Faktoren, die beim Entstehen von Disharmoniemustern und damit beim Entstehen von Krankheiten eine Rolle spielen, sind in drei Gruppen eingeteilt: innere Faktoren, äußere Faktoren und solche, die mit der Lebensweise zusammenhängen.

> «Die Sicht der inneren Organe als physisch-emotionale Einflusssphären ist einer der wichtigsten Aspekte der Chinesischen Medizin. Hier ist das Konzept vom Qi als Materie-Energie, die gleichzeitig physische, geistige oder emotionale Phänomene entstehen lässt, von zentraler Bedeutung. In der Chinesischen Medizin sind also Körper, Geist und Emotionen ein integriertes Ganzes ohne Anfang oder Ende, in dem die inneren Organe die wichtigsten Einflüsse haben. Die ‹Niere› beispielsweise korrespondiert mit der ‹richtigen› Niere auf der anatomischen Ebene, mit der Energie der Niere auf der energetischen, mit dem Gehirn und dem Denken auf der geistigen und mit der Angst auf der emotionalen Ebene, wobei alle diese Ebenen gleichzeitig interagieren.»[15]

Wenn hier von inneren Faktoren die Rede ist, so sind in der Hauptsache Unausgewogenheiten im Gefühlsleben gemeint, die allerdings nicht getrennt gesehen werden von den inneren Organfunktionskreisen. Jeder Organfunktionskreis steht dabei in enger Beziehung zu einem der grundlegenden Gefühle des menschlichen Daseins. Der Funktionskreis Herz korrespondiert mit der Freude, der der Milz mit der Sorge, der Lunge mit der Trauer, der Nieren mit der Angst und der Funktionskreis Leber mit der Wut. Sind die Gefühlsenergien über längere Zeit nicht im Gleichgewicht, so hat dies unmittelbare Auswirkungen auf den Qi-Fluss und damit auf das Funktionieren der inneren Organe. Positiv ausgedrückt heißt

---

15   Giovanni Maciocia: *Die Grundlagen der chinesischen Medizin.* Kötzting 1994, S.137.

das: Je mehr unser Gefühlsleben in der Balance ist, desto besser fließt unser Qi und desto reibungsloser wird der Stoffwechsel in unserem gesamten Organismus funktionieren. Dabei ist wichtig zu verstehen, dass nicht das Auftreten dieser Gefühle zu Krankheiten führt – dies wäre eher ein Ausdruck von Lebendigkeit –, sondern Abweichungen, wie zum Beispiel die dauerhafte Vorherrschaft eines Gefühls zu Ungunsten der anderen. Wenn zum Beispiel eine permanente Angst das Erleben von Freude und Trauer verhindert, kann der natürliche Gefühlsfluss unterbrochen werden, der Ausdruck eines gesunden Umgangs mit unseren Mitmenschen und unserer Umgebung ist; denn das Durchleben von Gefühlen hilft uns, die Reize aus unserem psycho-sozialen Umfeld zu verarbeiten.

Die zweite Kategorie so genannter krankheitsauslösender Faktoren sind die äußeren Einflüsse von Wind, Kälte, Hitze, Feuchtigkeit und Trockenheit. Auch wenn diesen Einflüssen in einem Land, in dem die Menschen fast durchgehend den klimatischen Bedingungen in extremer Weise ausgesetzt waren, vielleicht ein größerer Stellenwert zukommt als in unserer beheizten und klimatisierten Welt, so ist selbst bei uns ein solcher Zusammenhang nicht wegzuleugnen. Im Japanischen wird er schon im Sprachgebrauch offensichtlich: Das chinesische Schriftzeichen für Qi heißt auf Japanisch *Ki*. Wetter heißt auf Japanisch *tenki*, was wörtlich übersetzt so viel heißt wie Himmels-Ki. Vor allem die wetterfühligen Menschen wissen aus eigener Erfahrung, dass die Energie des Himmels und ihre eigene Energie miteinander korrespondieren. Über die Zuordnungen der so genannten *fünf Wandlungsphasen* (Kälte gehört zum *Wasser*, Hitze zum *Feuer*, der Wind zum *Holz*, die Feuchtigkeit zur *Erde* und die Trockenheit zum *Metall*) wird deutlich, dass innere und äußere Faktoren in einer Beziehung zueinander stehen und nicht getrennt voneinander betrachtet werden dürfen. Dass äußere Hitze das Herz belastet, und dass es für Menschen, die zum Beispiel unter hohem Blutdruck leiden, zu Zeiten größter Sommer- und Mittagshitze besser ist, nicht zusätzlich noch «hitzköpfig» zu werden und in emotionale Aufregung zu kommen, ist auch in unserer Medizin bekannt. In der chinesischen Medizin misst man solchen Zusammenhängen jedoch wesentlich mehr Bedeutung bei. Die Begriffe, mit denen klimatische Bedingungen beschrieben werden, wie Wind, Kälte, Hitze und so weiter, werden auch benutzt, um die inneren «klimatischen Bedingungen», das heißt die Qualität und die Bewegungen des Qi zu beschreiben.

Die dritte Gruppe von Faktoren, die einen Nährboden für Disharmoniemuster bilden, sind: eine schwache Konstitution, Überanstrengung, übermäßige sexuelle Aktivität, falsche Ernährung und andere Faktoren, die mit unserer Lebensweise zu tun haben. Auch hier wird im Einzelnen wieder unterschieden, zum Beispiel zwischen geistiger und körperlicher Überanstrengung, die vielleicht eine gemeinsame Wurzel in einem übermäßigen Ehrgeiz haben mögen, jedoch unterschiedliche Wirkungen auf unsere Organfunktionskreise haben. Die therapeutische Korrektur liegt hier in einer an die inneren und äußeren Bedingungen angepassten Lebensweise, das heißt eine Lebensweise in größtmöglicher Harmonie. Auf diese Weise kann eine schlechte Ausgangslage durch Veränderung der Lebensweise, also aus eigener Kraft, in eine bessere umgewandelt werden. In jedem Yin liegt der Keim des Yang, in jeder Schwäche ist auch das Potential enthalten, das sie in eine Stärke umzuwandeln vermag.

Fassen wir noch einmal die wichtigsten Punkte zusammen: Der chinesischen Medizin liegt die Erkenntnis zugrunde, dass alles mit allem in Beziehung steht. Im Laufe von Jahrtausenden haben sich verschiedene Systeme entwickelt, um diese für die Gesundheit und das Wohlergehen der Menschen so wichtigen Beziehungen zu ordnen und besser zu verstehen. Die alles miteinander verbindende Kraft ist das Qi, das sowohl im Inneren des Menschen als auch in der Natur fließt und wirkt. Das zentrale Anliegen der chinesischen Medizin ist, die Lebenskraft zu stärken und zu regulieren, indem sie Innen und Außen, Oben und Unten, Körper und Geist in Einklang zu bringen versucht.

4.2 Das Meridiansystem

Die Entdeckung der *Meridiane* oder *Leitbahnen* geht mit der Entstehung der traditionellen chinesischen Medizin einher. Sie sind die Wege, auf denen das Qi den Körper durchströmt. Über den chinesischen Begriff Jing-luo *schreibt* Ted J. Kaptchuk:

> «Der chinesische Begriff Jing-luo wird im vorliegenden Buch mit *Leitbahnen* übersetzt. Jing heißt *durchgehen* oder der *Faden eines Stoffes*; Luo heißt *etwas, das verbindet oder anknüpft* beziehungsweise ein *Netz*.»[16]

Die Leitbahnen haben also eine außerordentlich wichtige Funktion für die Vernetzung der verschiedenen Anteile unseres Organismus. Sie sind wichtig für den Energie- und Informationsaustausch zwischen unserem Inneren und dem Äußeren. Da ihre Verläufe an die Meridiane erinnern, mit deren Hilfe wir die Erdoberfläche einteilen, hat sich in westlichen Sprachen neben dem Begriff *Leitbahn* auch der des *Meridians* eingebürgert.

Die Leitbahnen stehen auf der einen Seite in enger Beziehung zu den Funktionskreisen, auf der anderen Seite fließen sie durch den ganzen Körper, bis in die Finger- und Zehenspitzen. Schmerzen im Verlauf einer Leitbahn können somit Hinweise auf den Zustand des entsprechenden inneren Organs beziehungsweise des Organfunktionskreises geben. Sie können aber auch auf Störungen innerhalb der Leitbahn hinweisen, ohne dass das zugehörige Organ betroffen sein muss. Schmerzen am seitlichen Kopf, im Bereich des äußeren Nackens und des Schulterblattes können Stauungen im Verlauf der Leitbahn der Gallenblase sein oder aber auf eine Störung im Funktionskreis der Gallenblase hinweisen. Die Leitbahnen sind also in ganz besonderer Weise geeignet, Einfluss zu nehmen auf das innere Geschehen. Auf ihnen finden sich eine Vielzahl von so genannten Akupunkturpunkten, durch deren Nadelung oder Massage Wirkungen auf die Organfunktionskreise und Qi-Bewegungen erzielt werden können. Entsprechend der Komplexität des Lebens ist es dabei aber nicht so, dass alle Punkte, die auf der Leber-Leitbahn liegen, nur eine Wirkung auf die Leber haben, sondern auch auf andere Funktionskreise. Für uns Europäer, die gerne klare und eindeutige Aussagen haben, mutet es verwirrend an, dass die gleichen Punkte, je nachdem, in welchem Zusammenhang und nach welchem Konzept sie benutzt werden, zudem noch unterschiedliche Wirkungen hervorbringen können. Dies alles ist

---

16   Kaptchuk, a.a.O., S. 90.

jedoch nicht unlogisch, sondern nur auf eine andere Weise logisch, als wir es gewohnt sind.

Wir haben also bei den Leitbahnen zwei Aspekte zu beachten: Zum einen sind da die einzelnen Punkte, die oft auf einer Linie liegen und über die man therapeutisch Einfluss nehmen kann. Der zweite Aspekt ist die – für den Shiatsu-Behandler deutlich spürbare – fließende Energie. Neben der Wirkung, die die einzelnen Punkte (*Tsubos*) auf das Gesamtsystem haben, ist auch der Energiefluss selbst von großer Bedeutung. Während bei der Akupunktur dem Arzt nicht nur ein gutes Fingerspitzengefühl, sondern vor allem sein fundiertes Wissen hilft, die richtigen Punkte auszuwählen, ist es beim Shiatsu-Behandler neben einem gewissen Grundwissen gerade sein Fingerspitzengefühl, das ihm den Weg weist. Sein Erspüren, sein Erfassen mit dem Körperbewusstsein ist nicht weniger differenziert, aber es ist schwerer, das, was er spürt, differenziert zu beschreiben.

In einer Shiatsu-Behandlung gehen das Erleben des Energieflusses in der Leitbahn und die Wirkung, die der Druck auf einen Tsubo im menschlichen Energiesystem hervorbringt, so ineinander über, dass sie nicht mehr voneinander zu trennen sind. Da manche Autoren die Bedeutung der Leitbahnen auf die Körperbereiche beschränken, durch die sie fließen, möchte ich hier ganz bewusst von jetzt an den Begriff *Meridian* verwenden und darunter alle Phänomene zusammenfassen, die mit der Leitbahn selbst und den auf ihr befindlichen Punkten zu tun haben. Vielleicht hilft zum Verständnis der Zusammenhänge folgendes Bild: Stellen wir uns eine Gruppe von 30 Menschen vor, die sich in einer Reihe in Schlangenlinie durch den Raum bewegen. Damit die Harmonie in der Gesamtbewegung nicht gestört wird, muss jeder an seinem Platz in der Reihe bleiben. In diesem Falle sehen wir die einzelnen Menschen nur in ihrer Funktion für die Kette, die sie gemeinsam bilden. Aber jedes Glied dieser Kette gehört natürlich zusätzlich noch einer oder mehreren anderen Gruppen an, zum Beispiel der Gruppe der Männer oder der Frauen, der Väter oder Mütter, der Brillenträger oder der Gruppe der Friseure. Von jedem einzelnen Glied unserer Kette können also Informationen in andere Gruppen, in andere Systeme weitergeleitet werden. Der Einfluss, der auf diese Weise über einzelne Mitglieder der Kette ausgeübt werden kann, ist natürlich besonders groß, wenn der betreffende Mensch an entscheidender Stelle in wichtigen Gremien tätig ist oder als Friseur mit den verschiedensten Menschen aus allen Gesellschaftsschichten zusammenkommt.

Ähnlich verhält es sich mit den *Tsubos* als energetischen Schlüsselpunkten. Wenn wir im Meridian-Shiatsu entlang der Leitbahnen verschiedene Punkte drücken, so gehen dabei zwei Ziele ineinander über. Zum einen wollen wir den Energiefluss in der Leitbahn verbessern, zum anderen wollen wir über die einzelnen Punkte ordnende, heilende Impulse in die Tiefe des Menschen senden. So werden die Meridiane für uns zum Tor in die Tiefe, zum Tor in die energetische

Körperarbeit. Dabei wird später noch deutlich werden, dass es nicht nur von Bedeutung ist, welchen Meridian beziehungsweise welchen Punkt man drückt, sondern auch *wie*, das heißt, mit welcher energetischen Qualität wir ihn berühren. Da gerade die Druckqualität in der energetischen Körperarbeit die Hauptrolle spielt, möchte ich hier nicht näher auf die Funktion einzelner Meridiane und Akupunkturpunkte eingehen, sondern dazu auf die vorhandene Fachliteratur verweisen.

Einen Meridian erspüren

Es ist nicht so schwer, wie viele Menschen denken, einen Meridian zu ertasten, auch wenn man nichts über seine Funktionen und seine Verlaufsform weiß. Vielleicht haben Sie Lust, dazu einen kleinen Versuch zu machen. Wenn Sie nicht wissen, wo die einzelnen Meridiane verlaufen, dann können Sie dabei die Augen geöffnet halten, und wenn Sie ihre Verläufe bereits kennen, können Sie sich dadurch helfen, dass Sie die Augen schließen. Im Prinzip können Sie dazu jeden x-beliebigen Meridian an jedem Körperteil wählen, durch den er fließt. Ich gebe Ihnen hier ein Beispiel. Lassen Sie einen Partner oder eine Partnerin auf dem Rücken liegen, die Arme zur Seite ausgebreitet mit den Handflächen nach oben. Im Bereich der Arme fließen alle Meridiane parallel zum Armverlauf. Irgendwo zwischen der äußersten Kleinfingerseite und der Daumenseite des Armes fließt der Herzbeutel-Meridian. Beginnen Sie nun, gesammelt und in aller Ruhe, mit Ihrem Zeigefinger quer zum Meridianverlauf wiederholt sanft von der Kleinfingerseite zur Daumenseite zu fahren (oder umgekehrt), mit dem klaren Ziel, dass Ihr Zeigefinger den Herzbeutel-Meridian erkennen möge, wenn er ihn kreuzt (**Abb. 132**). Seien Sie dabei nicht nur auf Ihren Zeigefinger konzentriert, sondern wach und empfänglich für das Geschehen in Ihrem gesamten Körper. Geben Sie Ihrem Körper die Chance, Ihnen den Meridian zu zeigen, und haben Sie dabei Geduld. Fahren Sie diese kleine Strecke langsam und in immer größerer Ruhe, wenn nötig zehn- oder fünfzehnmal ab und warten Sie auf ein Signal in Ihrem Körper. Und das Wichtigste: Fragen Sie sich an dieser Stelle nicht, wie das gehen soll! Probieren Sie es einfach aus; und machen Sie sich bitte, wie immer bei solchen Übungen, keine Gedanken, wenn es nicht gelingt. Das muss nicht heißen, dass Sie gescheitert sind. Wenn Sie weiterlesen, werden Sie vielleicht die Gründe dafür verstehen und es mit mehr Erfolg noch einmal versuchen können. Ich mache diese Übung gerne in Gruppen, die noch nie etwas über Meridiane gehört haben, und es ist erstaunlich, wie oft eine Gruppe sich schließlich auf den richtigen Punkt einigen kann. Dabei kann das Geschehen für die Zuschauer eine ähnliche Intensität entwickeln wie für den Liegenden oder den aktiv Suchenden.

Dieses Erfühlen und Ertasten ist die Basis des *Meridian-Shiatsu*. Es sollte mit der Zeit so in Fleisch und Blut übergehen, dass die Hände wie von alleine ihren Weg zu den Meridianen und durch die Meridiane in Kontakt mit der Tiefe kommen. Es gibt in China Menschen, deren Hände auf diese Weise ihren Weg zu den wichtigsten Behandlungspunkten finden, ohne dass sie jemals etwas über die Akupunkturlehre gelernt hätten. Diese Menschen genießen die gleiche Anerkennung und erhalten auch den gleichen Lohn wie ausgebildete Ärzte, die die Punkte mit Hilfe ihres fundierten Wissens finden. Mit einer solchen Sensibilität ausgestattet hat Shizuto Masunaga über die klassischen Verläufe hinaus die so genannten *erweiterten Meridianverläufe* ertastet. So hat er zum Beispiel den Herz-Meridian,

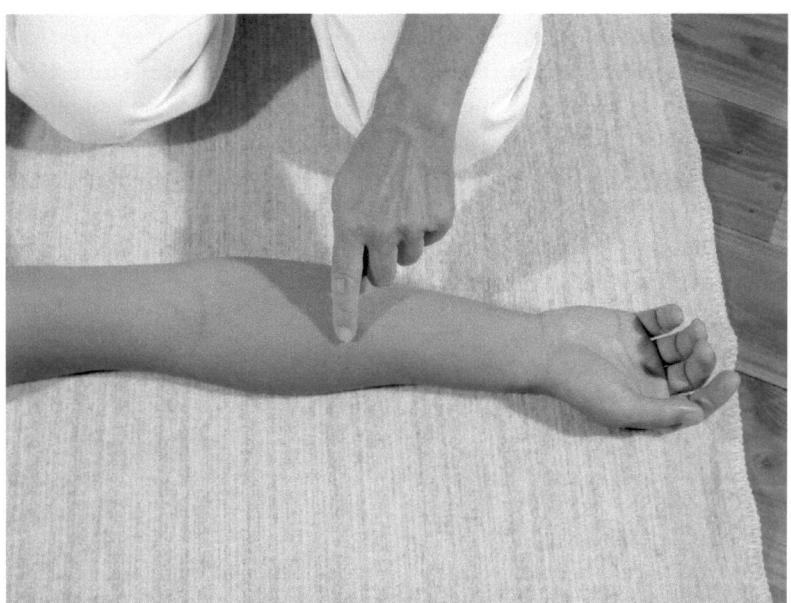

Abb. 132

der nach der klassischen Akupunkturlehre an den Armen verläuft, auch an den Beinen gefunden. Nach den alten Akupunkturkarten gibt es an den Armen und an den Beinen jeweils sechs Meridiane. Masunaga hat dort jeweils zwölf Meridiane gefunden, die er in seine Shiatsu-Behandlungen einbezogen hat.

Mancher Therapeut, der die klassischen Meridianverläufe aus der Akupunkturlehre kennt, mag außerdem durch gewisse Abweichungen irritiert sein. Diese erklären sich zum Teil dadurch, dass für Masunaga als Shiatsu-Behandler die Stimulation des Meridians in seinem *Verlauf* von Bedeutung war, während Akupunkteure ihren therapeutischen Einfluss über die Nadelung der Akupunkturpunkte ausüben. Für sie ist wichtig, *dass* das Qi fließt, und nicht so sehr, wo es genau entlang fließt. Die Energie wählt, ähnlich wie Wasserläufe in der Natur, nicht immer den kürzesten und im Allgemeinen auch keinen eckigen Weg. Wenn Sie als Behandler(in) die unterschiedlichen Darstellungen der Meridiane auf Akupunktur- und Shiatsu-Karten erst einmal so stehen lassen, wird es nur eine Frage der Zeit sein, bis Ihre Hände Ihnen die Antwort geben.

Die folgenden Beschreibungen sollen dem Übenden helfen, die Meridiane im Körper zu finden. Dabei habe ich mich auf die oberflächlichen klassischen Meridianverläufe beschränkt; die erweiterten Verläufe nach Masunaga finden Sie in seinem Buch «Das große Buch der Heilung durch Shiatsu».

Ich möchte hier noch einmal darauf hinweisen, dass das exakte Kennen der Punkte und ihrer Bedeutung innerhalb der chinesischen Energielehre zwar für die Akupunktur von herausragender Bedeutung ist, im hier beschriebenen Shiatsu jedoch das einfühlende Erspüren, das intuitive Arbeiten im Vordergrund steht. Es sind zwar deutliche Überschneidungen zwischen Akupunktur und Shiatsu vorhanden, die Schwerpunkte sind jedoch anders verteilt. Das exakte Wissen der Akupunkturlehre kann in die Intuition des Shiatsu-Behandlers mit einfließen, sollte diese jedoch nicht ersetzen.

Die Meridianverläufe

Um die Verläufe der Meridiane und die Lage bestimmter Punkte genau zu beschreiben, habe ich das chinesische Maß *cun* benutzt, das in etwa einer Daumenbreite entspricht; genauer gesagt der Länge des Mittelgliedes des Mittelfingers von Gelenkfalte zu Gelenkfalte, jeweils bezogen auf den Menschen, an dem die Punkte gesucht werden. 3 cun entsprechen somit in etwa der Breite von vier Fingern (**Abb. 133**).

Medial bedeutet zur Mitte hin gelegen, lateral seitlich beziehungsweise zur Seite hin gelegen, proximal auf den Rumpfansatz der Gliedmaße zu und distal weiter vom Rumpf entfernt liegend, anterior nach vorne hin und posterior nach hinten hin gelegen.

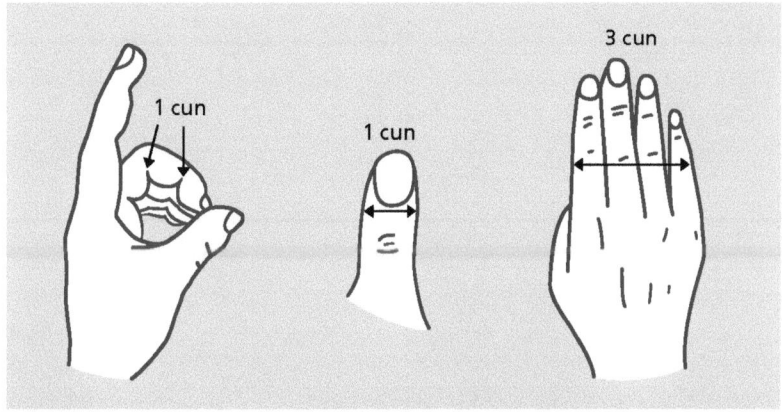

Abb. 133

Lungenmeridian (Lu; **Abb. 134**): Der oberflächliche Verlauf des Lungenmeridians beginnt im zweiten Zwischenrippenraum, etwa eine Daumenbreite unterhalb der Grube, die sich unmittelbar unter dem Schlüsselbein (besonders deutlich sichtbar bei nach vorn gehobenem Arm) befindet, zieht weiter durch eben diese Grube über die Vorderseite des Schultergelenks, dann lateral der Bicepssehne an der Daumenseite des Innenarms entlang zur Ellenbeuge. Von dort aus zieht er weiter an der Daumenseite des Innenarms entlang zum Handgelenk (über die Stelle, an der man den Puls fühlen kann) und weiter über den Daumenballen zum Endpunkt an der lateralen Seite des Nagelfalzes des Daumens.

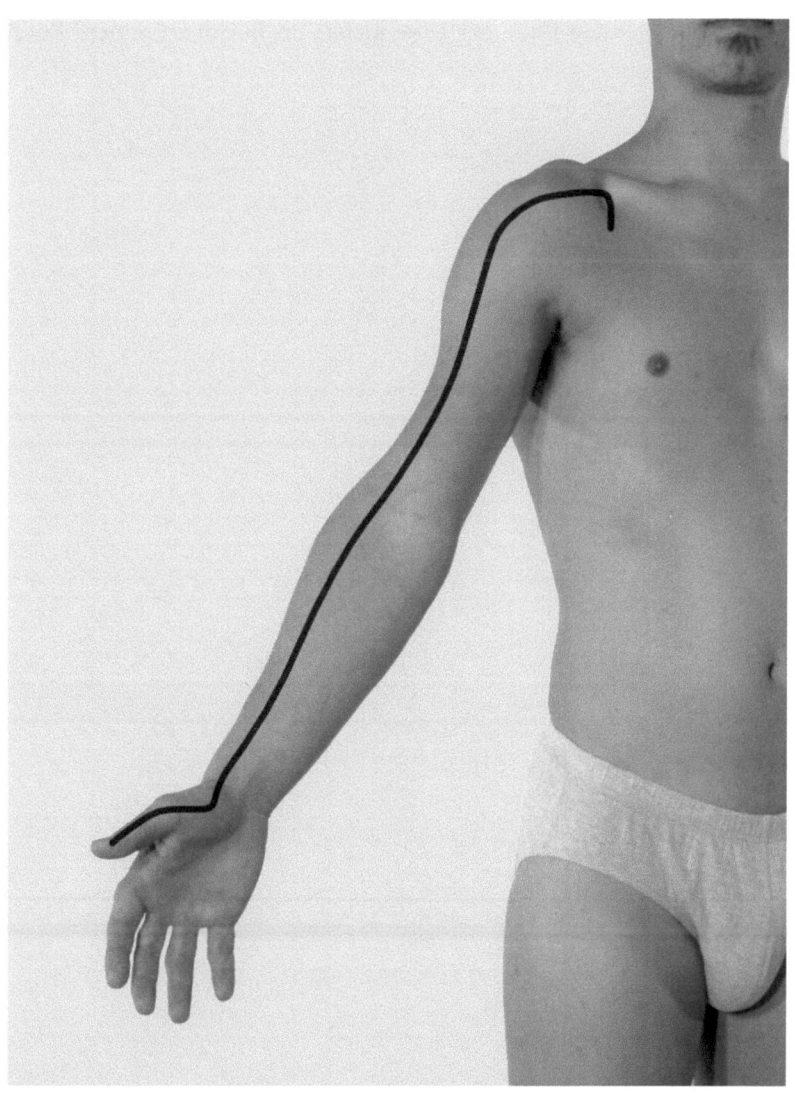

Abb. 134

Dickdarmmeridian (Di; **Abb. 135**): Der Dickdarmmeridian beginnt am lateralen Nagelfalz des Zeigefingers, verläuft an der vorderen Daumenseite des Zeigefingers zu einer Vertiefung zwischen dem ersten und zweiten Mittelhandknochen, von dort aus weiter über die «Schnupftabaksdose» (bei abgespreiztem Daumen zwischen den Sehnen des langen und kurzen Daumenstreckers) zum Ende der Ellenbogenfalte (bei gebeugtem Arm), weiter an der Daumenseite des äußeren Oberarms entlang über die Vertiefung am vorderen äußeren Rand des Schultergelenks, weiter kurz oberhalb des Schlüsselbeins entlang zum Hals, kreuzt den Kopfdrehermuskel (M. sternocleidomastoideus) und zieht dann über die Vertiefung am lateralen Ende des Unterkiefers im Bogen zu seinem Endpunkt am Nasenflügel.

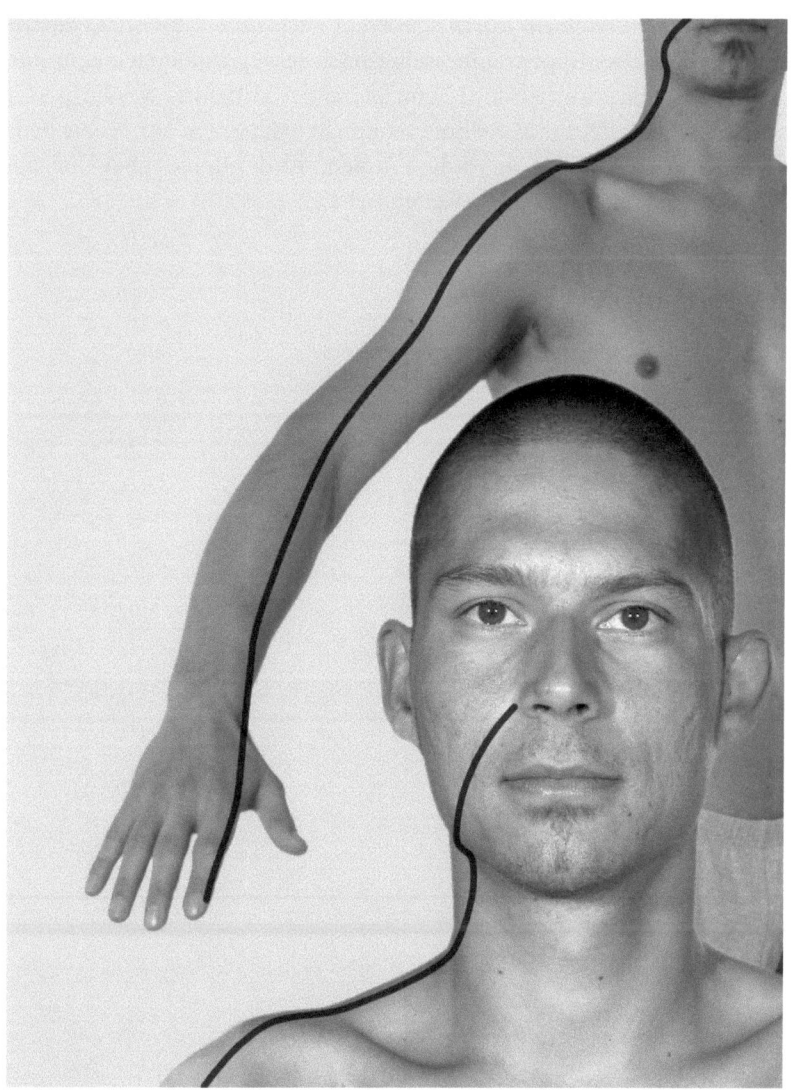

Abb. 135

Magenmeridian (Ma; **Abb. 136**): Der Magenmeridian beginnt in einer kleinen Vertiefung am unteren Augenhöhlenrand, bei nach geradeaus gerichtetem Blick direkt unter der Pupille, zieht dann weiter am Mundwinkel vorbei in eine kleine Vertiefung leicht lateral vom Mundwinkel aus gesehen; von hier aus zieht ein Ast am Unterkiefer entlang zum Kiefergelenk vor dem Ohr (die Stelle, die beim Öffnen des Mundes herausspringt) und dann weiter senkrecht nach oben bis zur «Geheimratsecke»; von der Vertiefung am Unterkiefer aus zieht er in der Nähe des Kopfdrehermuskels (M. sternocleidomastoideus) zum medialen Ende des Schlüsselbeins, oberhalb des Schlüsselbeins nach lateral bis zur Mammillarlinie, unter dem Schlüsselbein durch senkrecht nach unten über die Brustwarze zum sechsten Zwischenrippenraum, weiter nach schräg innen zu einem Punkt 6 cun oberhalb des Bauchnabels und 2 cun lateral der Mittellinie des Körpers, im weiteren Verlauf parallel zur Mittellinie senkrecht nach unten zur Leistenbeuge, weiter nach schräg außen über die vordere Außenseite des Beines über Knie und Fußrücken zum lateralen Ende der zweiten Zehe.

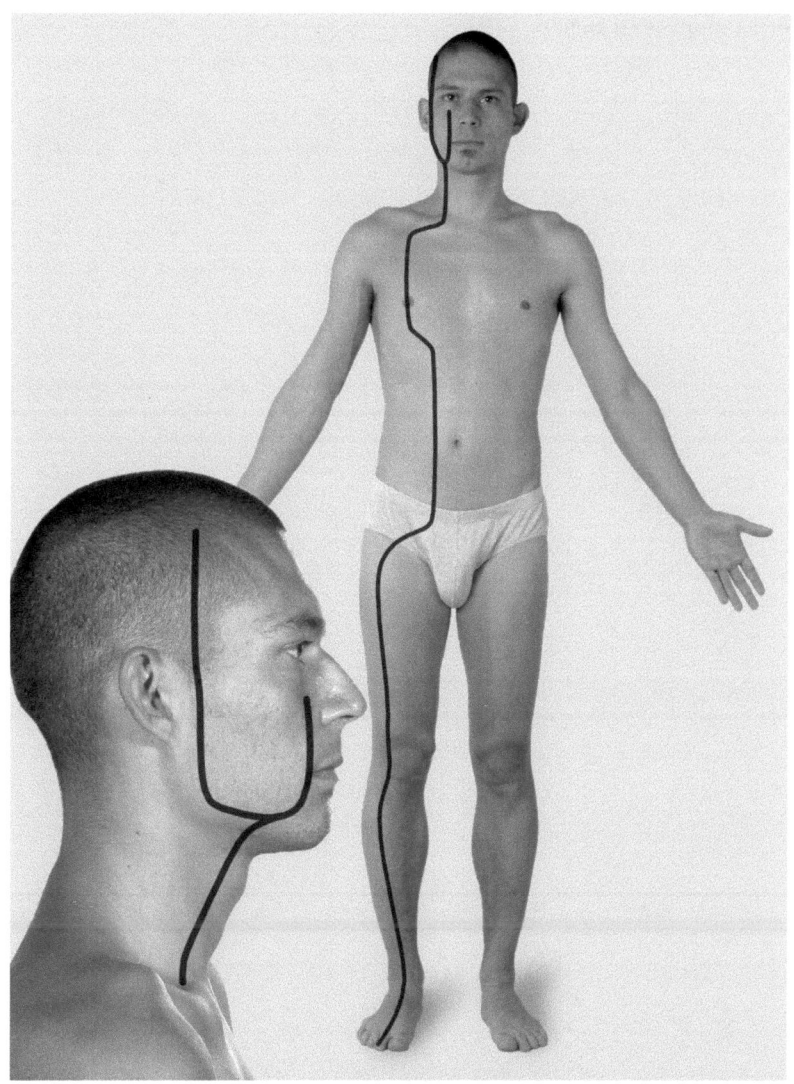

Abb. 136

Milz-Pankreasmeridian (M/Pa; **Abb. 137**): Der Milz-Pankreasmeridian beginnt am medialen Nagelfalz der Großzehe, zieht über die Innenseite des Fußgewölbes zum Innenknöchel des Sprunggelenks; von hier aus verläuft er an der inneren Vorderseite des Beines entlang zur Mitte der Leiste, weiter relativ senkrecht nach oben zu einem Punkt 4 cun lateral und 3 cun oberhalb vom Bauchnabel und von hier aus weiter nach schräg außen zum 5. Zwischenrippenraum, etwa in Höhe der Brustwarze 6 cun lateral der Mittellinie, und schließlich weiter nach oben zum 3. Zwischenrippenraum 6 cun lateral der Mittellinie, um dann im spitzen Winkel wieder nach unten zur mittleren Axillarlinie etwa in Höhe des unteren Brustansatzes zu ziehen.

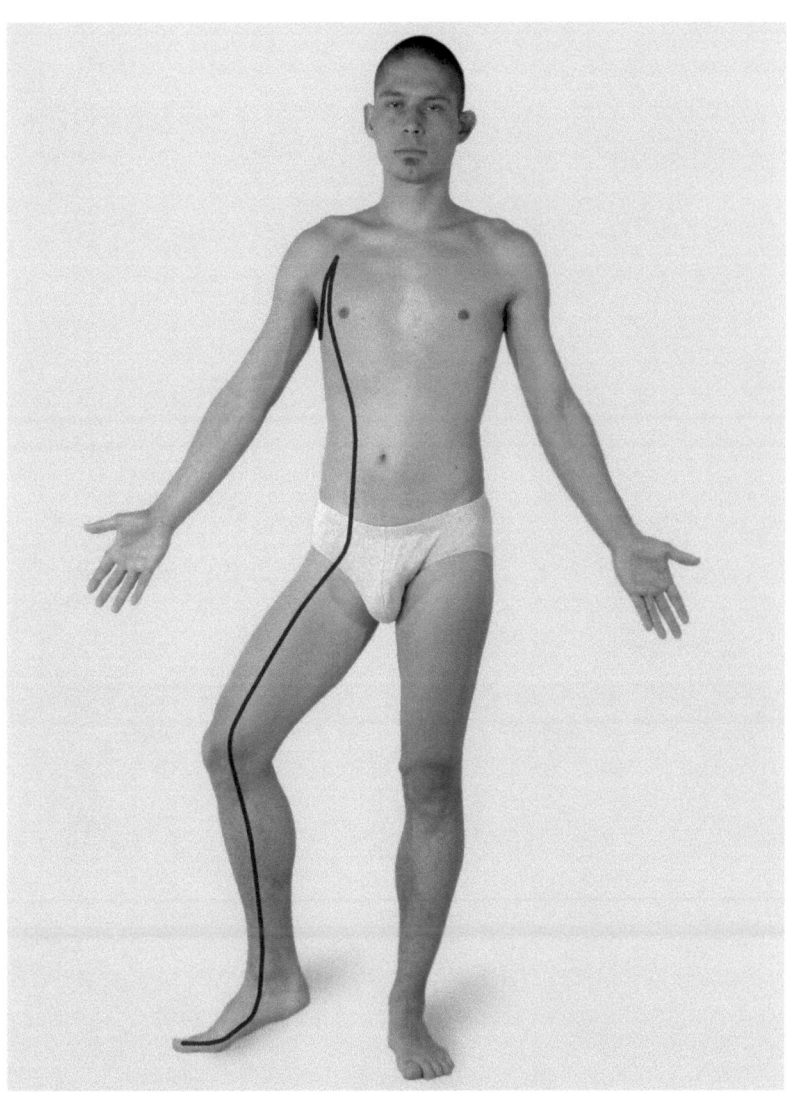

Abb. 137

Herzmeridian (H; **Abb. 138**): Der oberflächliche Verlauf des Herzmeridians beginnt im Zentrum der Achselhöhle und verläuft an der Kleinfingerseite des Innenarmes entlang zwischen dem ulnaren Ende der Ellenbogenfalte und dem Epicondylus medialis des Oberarmknochens hindurch zu einer Grube, die an der ulnaren Seite der Handgelenksfalte liegt. Von hier aus zieht er weiter zum radialen (zum Daumen hin gelegenen) Nagelfalz des kleinen Fingers.

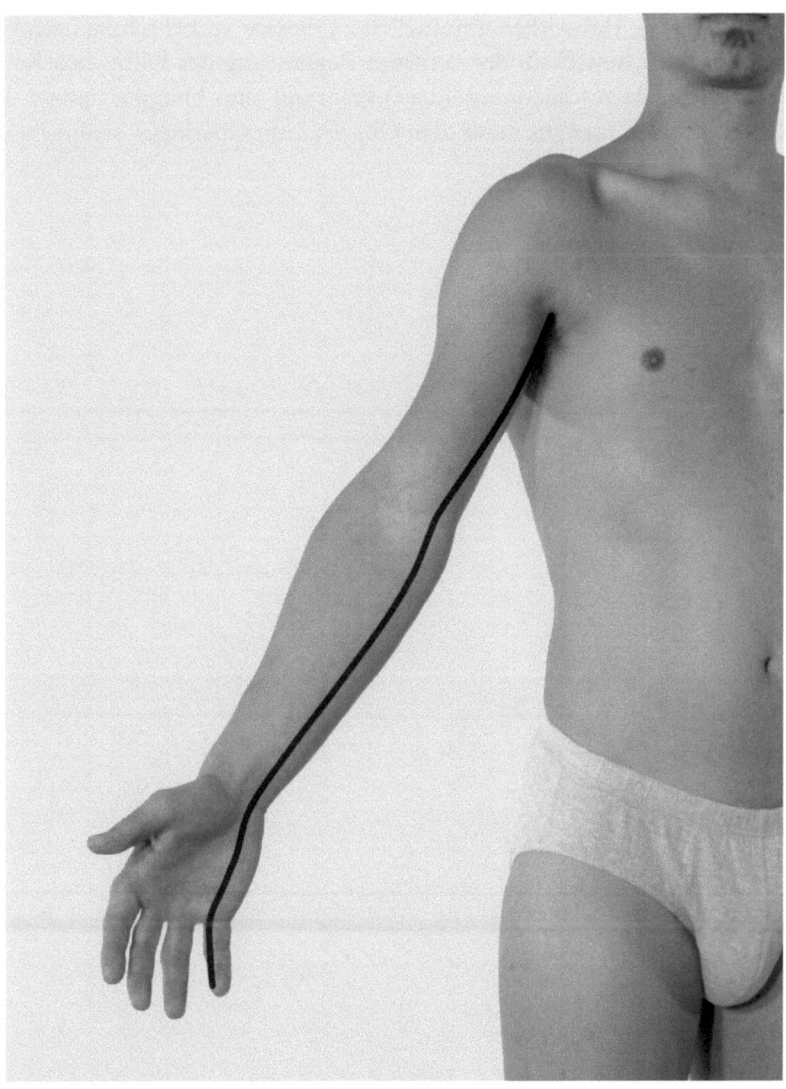

Abb. 138

Dünndarmmeridian (Dü; **Abb. 139**): Der Dünndarmmeridian beginnt am ulnaren Nagelfalz des kleinen Fingers, zieht an der Handkante entlang über das Handgelenk an der Kleinfingerseite des Außenarmes hoch über den Ellbogen durch die Rinne des Nervus ulnaris zwischen dem Olecranon und dem Epicondylus medialis des Oberarmknochens zur Rückseite des Schultergelenks, bei herunterhängenden Armen etwa l cun oberhalb des oberen Endes der hinteren Axillarfalte, macht im oberen Bereich des Schulterblatts einen kleinen Schlenker nach unten zur Mitte des Schulterblattes. Von dort aus zieht er senkrecht nach oben in die Grube oberhalb der Schulterblattgräte (Fossa supraspinata scapulae) und weiter in Richtung 7. Halswirbel, unmittelbar an diesem vorbei schräg nach vorne den Nacken hoch, unterhalb der vorderen Begrenzung des Ohres den Kopfdrehermuskel (M. sternocleidomastoideus) kreuzend zum hinteren unteren Rand des Ohres und von hier aus unter dem Ohr her zum Oberkiefer senkrecht unter der Außenseite des Auges.

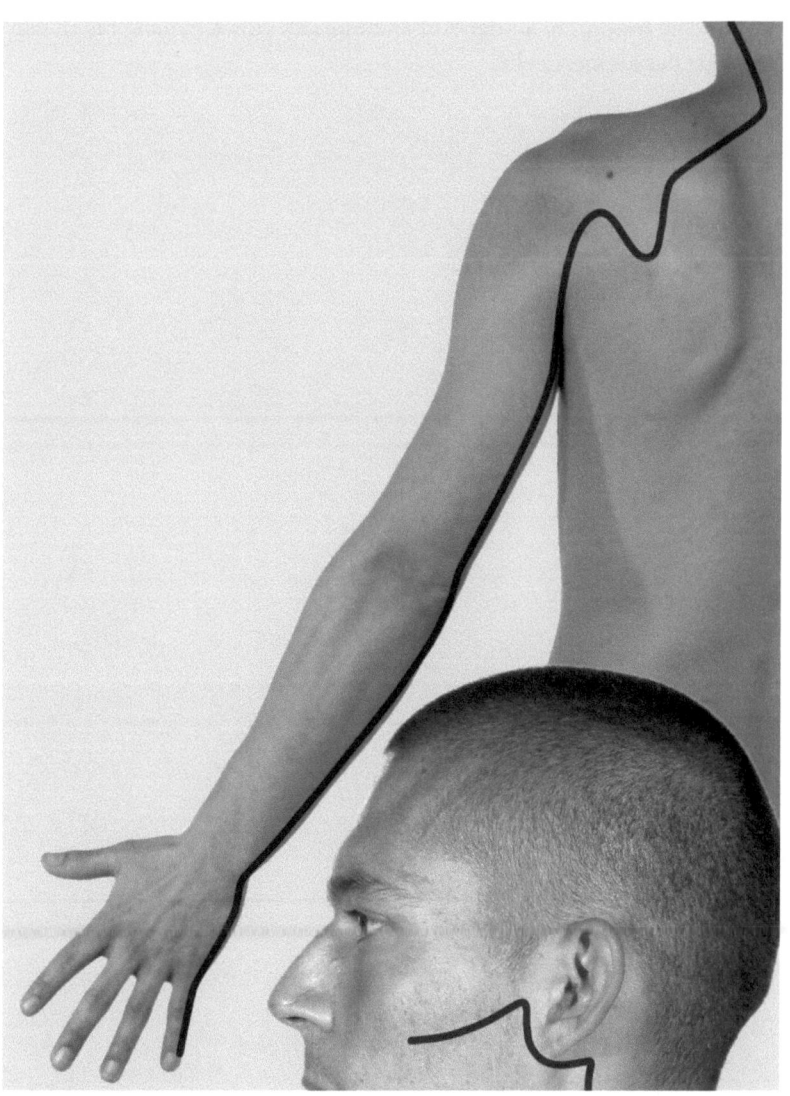

Abb. 139

Blasenmeridian (Bl; **Abb. 140**): Der Blasenmeridian beginnt in der Vertiefung medial und oberhalb des inneren Augenwinkels, zieht von dort aus parallel zur Mittellinie mit etwa l cun Abstand über den Kopf zum Nacken und schließlich weiter neben der Wirbelsäule entlang bis zum 7. Halswirbel, teilt sich hier in einen inneren und einen äußeren Ast; der innere Ast verläuft etwa 1,5 cun, der äußere etwa 3 cun lateral der Wirbelsäulenmitte, jeweils in den Muskeltälern neben dem langen Rückenstrecker bis zum Kreuzbein. Neben der Analfalte zieht er weiter nach unten über die Mitte der Falte zwischen Gesäß und Oberschenkel zur Mitte der Kniekehle, über die Wade, zwischen Achillessehne und äußerem Fußknöchel hindurch, an der Außenkante des Fußes entlang bis in den lateralen Nagelfalz der kleinen Zehe.

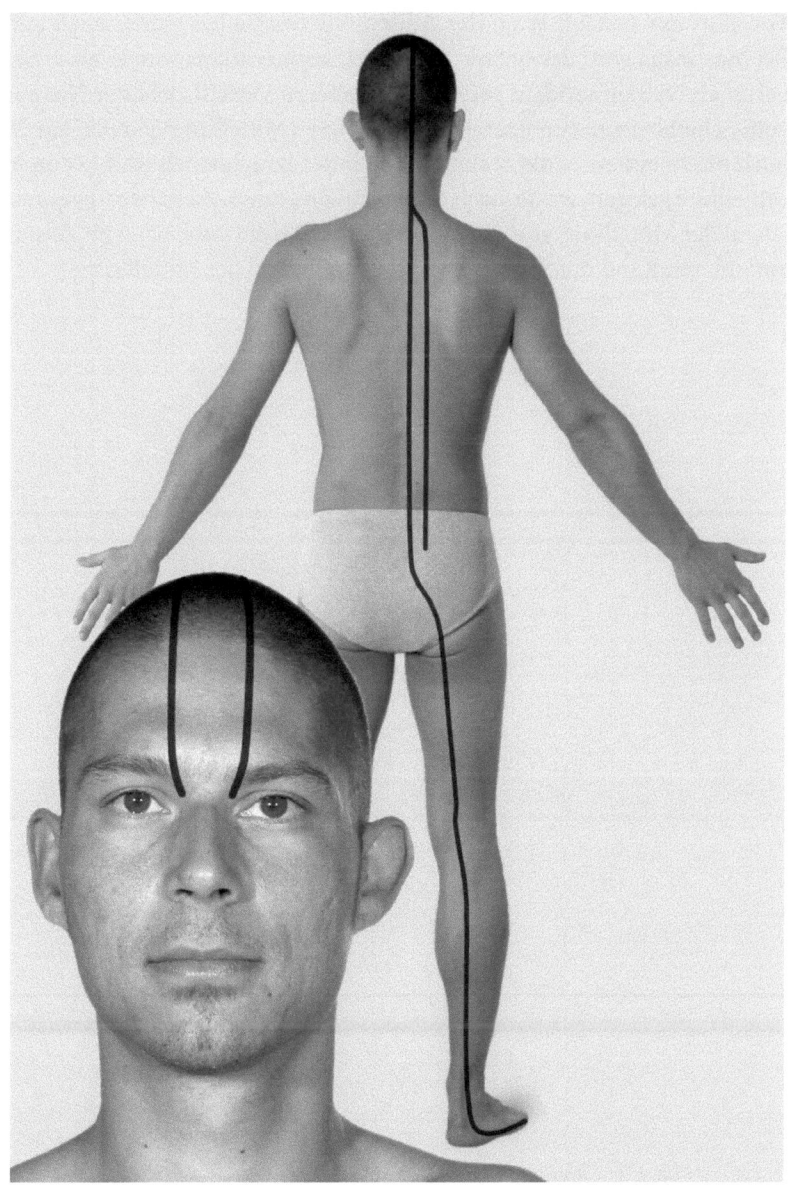

Abb. 140

Nierenmeridian (Ni; **Abb. 141**): Der Nierenmeridian beginnt auf der Mittellinie des Fußes (von der Ferse zur Spitze gesehen) direkt in der Vertiefung proximal der Zehenballen, zieht dann zum Innenrand des Fußes, zwischen Fußinnenknöchel und Achillessehne hindurch zum «Treffpunkt der drei Yin-Meridiane» 3 cun oberhalb der Spitze des Fußinnenknöchels, weiter direkt hinter der Schienbeinkante an der Innenseite der Wade hoch zum medialen Rand der Kniekehle. Von dort aus verläuft er an der Außenseite des Beines weiter hoch zum Gesäß. Bei Masunaga wird der untere Teil des Blasenmeridians vom 2. bis 3. Lendenwirbel an als Nierenmeridian geführt. Im weiteren Verlauf zieht der Nierenmeridian vom Schambein ½ cun lateral der Symphyse (Mittellinie) parallel zur Mittellinie hoch bis zu einem Punkt 5 cun oberhalb des Bauchnabels und ½ cun lateral der Mittellinie gelegen, weiter nach schräg außen zum 5. Zwischenrippenraum, 2 cun lateral der Mittellinie, von dort aus weiter senkrecht nach oben bis zum Endpunkt am unteren Rand des Schlüsselbeins, 2 cun lateral der Mittellinie.

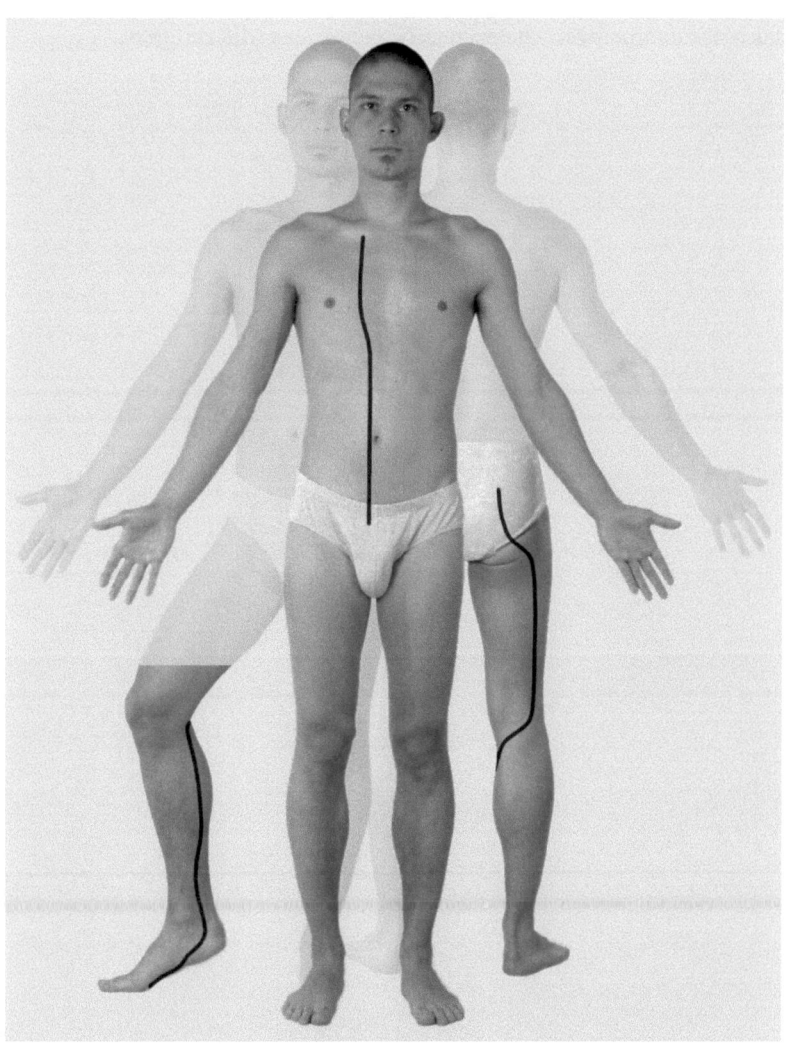

Abb. 141

Herzbeutelmeridian, **«Meister des Herzens»** (HB; **Abb. 142**): Der Herzbeutelmeridian beginnt 1 cun lateral der Brustwarze im 4. Zwischenrippenraum (bei Frauen etwa 1 cun lateral der Schlüsselbein-Mittellinie im 4. Zwischenrippenraum), zieht von dort aus nach oben über die Vorderseite des Schultergelenks (kurz unterhalb des Lungenmeridians), über die Mitte der Innenseite des Armes zwischen den Bäuchen des Biceps (zweiköpfiger Oberarmmuskel) und weiter zur Ellenbeuge, unmittelbar ulnar der Bicepssehne. Von hier aus in der Mitte der Innenseite des Unterarms in Richtung Handgelenk (zwischen den Sehnen des M. palmaris longus und des M. carpi radialis) und schließlich über das Zentrum der Handinnenfläche zwischen Zeige- und Mittelfinger zum Endpunkt am radialen, das heißt daumenwärts gelegenen Nagelfalz des Mittelfingers.

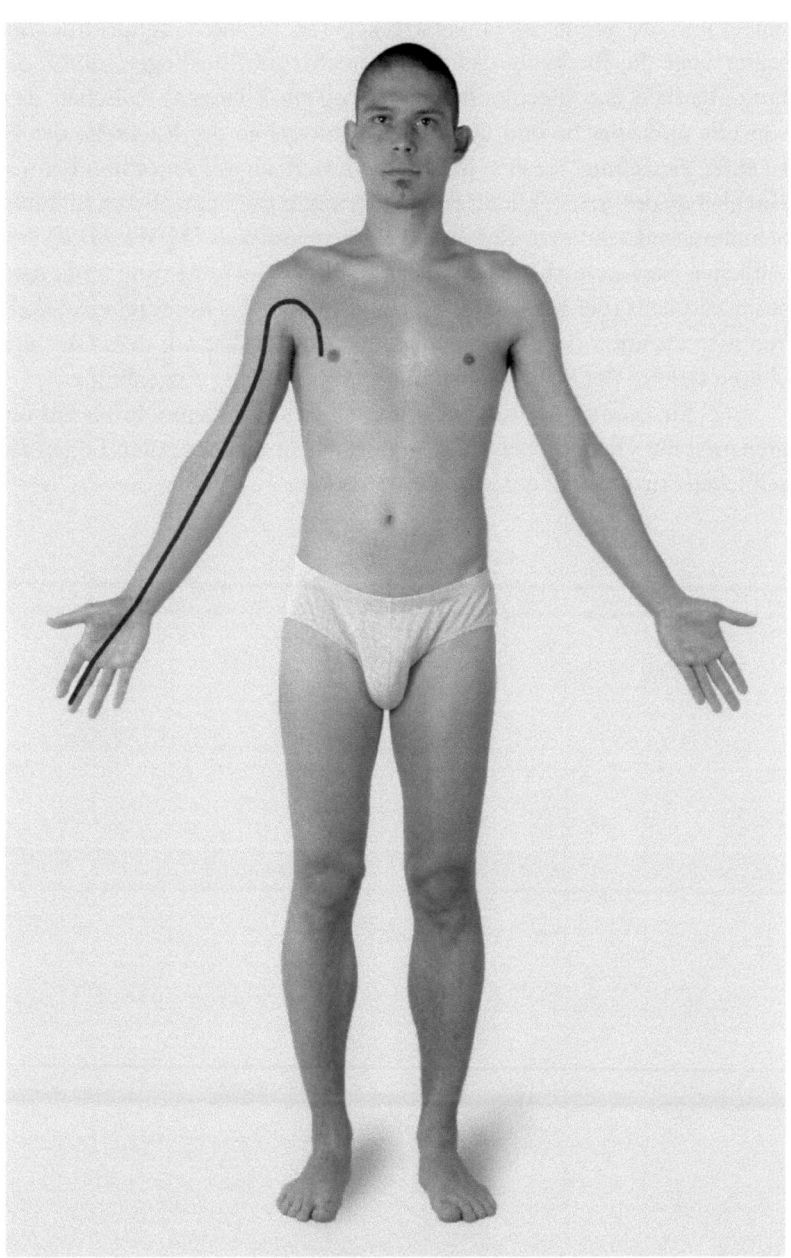

Abb. 142

Dreierwärmermeridian (3E; **Abb. 143**): Der Dreierwärmermeridian beginnt am ulnaren Nagelfalz des Ringfingers, zieht an der ulnaren Seite der äußeren Ringfingerseite zwischen dem 4. und 5. Mittelhandknochen entlang zum Handgelenk in der Vertiefung zwischen äußerem Handgelenksknochen (Processus styloideus ulnae) und der Sehne des Fingerstreckers (M. extensor digitorum); von hier aus weiter über die Rückseite des Armes hoch zum Ellenbogen, durch die Vertiefung oberhalb des Olecranon (bei gebeugtem Ellbogen) zwischen den Köpfen von Elle und Speiche und über den M. triceps an der Rückseite des Oberarms zu einer Vertiefung, die sich hinter und unterhalb des Acromion beim seitlichen Hochheben des Armes bildet; er verläuft weiter über den oberen hinteren Teil des Schultergelenks auf dem Kamm des Kapuzenmuskels (M. trapezius) entlang, am seitlichen Nacken hoch zur Schädelansatzlinie kurz hinter und unter dem Processus mastoideus (der Knochenvorsprung, an dem der Kopfdrehermuskel ansetzt), von hier aus unter dem Ohrläppchen her unmittelbar vor dem Ohr hoch in den oberen Bereich der Schläfe, etwa in Verlängerung der Augenbraue.

Ein zweiter Ast verläuft unmittelbar hinter dem Ohr bis zur oberen Begrenzung der Ohrmuschel und von dort aus in einem sanften Bogen zur oberen seitlichen Stirn medial der «Geheimratsecken».

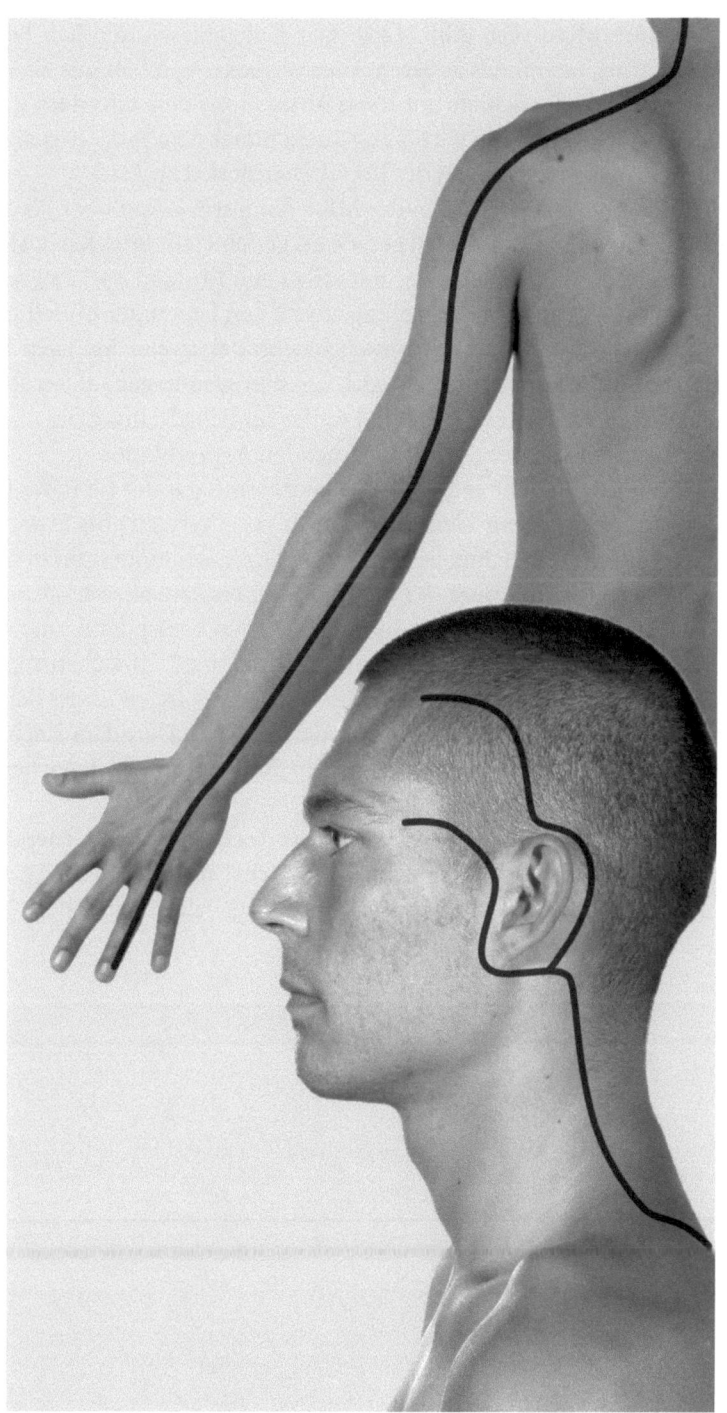

Abb. 143

Gallenblasenmeridian (Ga; **Abb. 144**): Der Gallenblasenmeridian beginnt in kleiner Vertiefung 1ateral des äußeren Augenwinkels. Von hier aus zieht er über den unteren Bereich der Schläfe mit etwas Abstand vor dem Ohr nach unten, um das untere Ohr herum in eine Vertiefung direkt hinter dem Processus mastoideus (der Knochenvorsprung, an dem der Kopfdrehermuskel ansetzt).

Ein zweiter Ast beginnt in der Mitte der Stirn, genau über der Pupille, 1 cun über der Augenbraue (bei nach geradeaus gerichtetem Blick), teilt sich gleich wieder in zwei Äste, von denen einer mit etwa 1 cun Abstand nach lateral parallel zum Blasenmeridian zu einer Vertiefung etwa 2 cun lateral der Mittellinie in der Höhe des oberen Drittels der Ohrmuschel zieht; der zweite Ast zieht in einem sanften Bogen ums Ohr herum, um sich an dem gerade genannten Punkt mit dem ersten Ast zu vereinigen. Er verläuft weiter zur Schädelansatzlinie, wo er sich schließlich mit dem von der Schläfe kommenden Ast verbindet.

Von dort aus zieht er über den Kapuzenmuskelrand (von der höchsten Kammlinie aus gesehen ein klein wenig nach vorn versetzt) bis etwa zur Mitte zwischen Nacken und Schultergelenk, um dann nach hinten um den inneren Schulterblattrand herum, unter der unteren Schulterblattspitze hindurch, zu einem Punkt auf der mittleren Axillarlinie im 4. Zwischenrippenraum zu ziehen. Von dort verläuft er nach vorne zur Mammillarlinie im 7. Zwischenrippenraum, dann wieder nach schräg hinten zum unteren Rand des freien Endes der 12. Rippe. Von hier aus zieht er weiter um den vorderen oberen Darmbeinstachel (Spina iliaca anterior superior) herum zum großen Rollhügel des Oberschenkelknochens (Trochanter maior femoris).

Am Bein verläuft er an der Außenseite des Beines, am «Generalstreifen» entlang, unmittelbar vor dem äußeren Fußknöchel in die Vertiefung zwischen dem 4. und 5. Mittelfußknochen zum lateralen Nagelfalz der 4. Zehe.

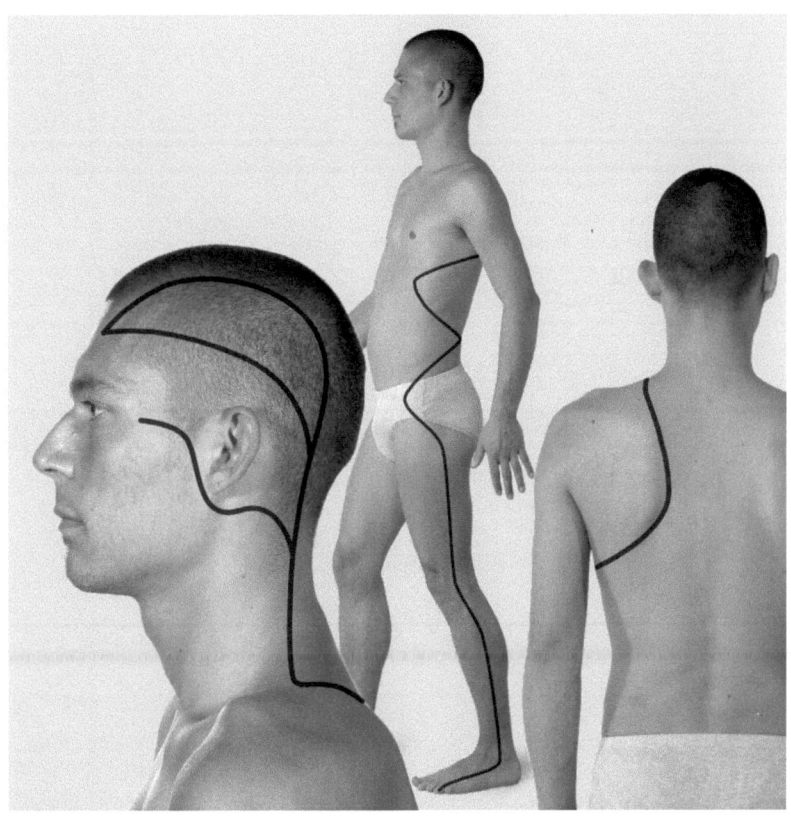

Abb. 144

Lebermeridian (Le; **Abb. 145**): Der Lebermeridian beginnt am lateralen Nagel-falz der Großzehe, zieht auf dem Fußrücken in der Vertiefung zwischen dem 1. und 2. Mittelfußknochen entlang und weiter oberhalb des Fußinnenknöchels zum «Treffpunkt der drei Yin-Meridiane» (3 cun oberhalb der Spitze des In-nenknöchels am medialen Rand des Schienbeins gelegen); von dort aus verläuft er an der mittleren Schienbeinkante in Richtung Knie, zieht unterhalb des Knies zur Innenseite des Oberschenkels unmittelbar unterhalb des M. adductor magnus hoch zur Leistenbeuge, weiter über das Schambein (2,5 cun lateral der Mittelli-nie) und nach schräg außen zum freien Ende der 11. Rippe und schließlich zum Endpunkt unter der Brustwarze im 6. Zwischenrippenraum.

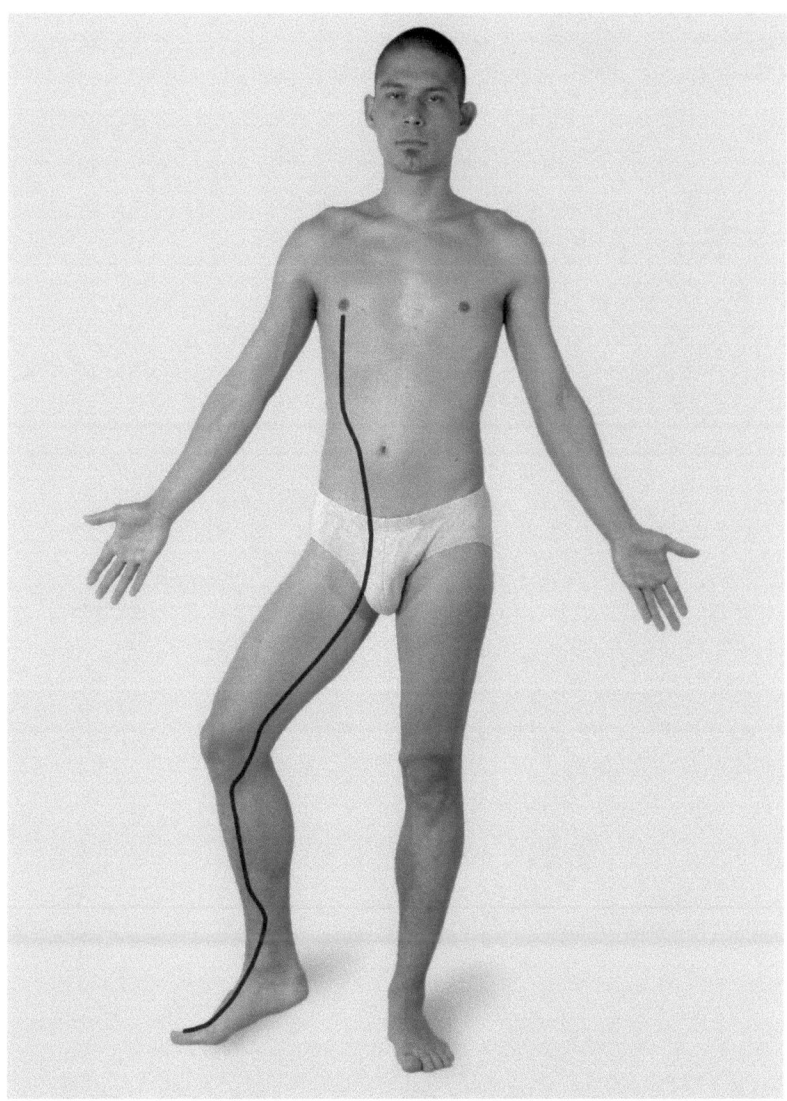

Abb. 145

4.3 Qigong Yangsheng

«Heilkunde, Konfuzianismus, Daoismus, Buddhismus, Kampfkunst, die Lehren der eklektizistischen Philosophen und auch Volksweisheit fließen im Qigong zusammen.»
(Jiao Guorui)

Qigong kann nicht verstanden, sondern nur erfahren werden. Es kann uns helfen, aus dem Reichtum der chinesischen Kultur zu schöpfen. Wenn Shiatsu das Tor zum Raum der energetischen Körperarbeit ist, so ist Qigong der Schlüssel dazu und gleichzeitig das Licht, das den Raum ausleuchtet. Durch die Übung des Qigong können wir der Augenblicke gewahr werden, in denen sich während einer Shiatsu-Behandlung das Tor nach innen öffnet, und im Qigong können wir uns die Körperbewusstheit erarbeiten, die wir benötigen, um die Einzelheiten in diesem Raum zu erkennen. Dies ist die Grundlage für Diagnose und Behandlung. Qigong hilft uns zu begreifen, was in einer Shiatsu-Behandlung wirklich geschieht. Es hilft uns als Behandler, mit unseren Patienten auf der Ebene der Lebensbewegungen selbst zu kommunizieren und den energetischen Zustand des Patienten unmittelbar zu erfassen und angemessen darauf zu reagieren, und es hilft uns nicht zuletzt, in dem intensiven Kontakt mit Patienten uns immer wieder selbst zu regenerieren beziehungsweise in der eigenen Mitte zu bleiben.

Qigong hilft dem Behandler, sich an die eigenen Kraftquellen anzuschließen und selbst im Gleichgewicht zu bleiben. Wegen seiner großen Bedeutung sollen hier seine Grundlagen ausführlich beschrieben werden.

Qigong Yangsheng («Beharrliches Üben des Qi zur Pflege des Lebens») stellt ein umfassendes System aus Theorie und Übungsmethoden zur Kultivierung des Lebens dar, in vielem der indischen Yogalehre vergleichbar. Obwohl der Begriff Qigong eine moderne Wortschöpfung ist, reichen seine Wurzeln einige Jahrtausende zurück. In einem etwa 4000 Jahre alten Werk können wir lesen:

«Im Anfang des Herrschers Tao Tang staute sich die dunkle Kraft in hohem Grade und sammelte sich in der Tiefe. Der Lauf des Lichten wurde so gehemmt, sodass es sich nicht mehr der Ordnung nach auswirken konnte. Die Stimmung des Volkes wurde trübe und träge. Die Sehnen und Knochen lockerten sich und gehorchten nicht mehr. Da erfand er den Tanz, um die Leute wieder zur Bewegung anzuleiten.»[17]

---

17   *Frühling und Herbst des Lü Bu We.* Übersetzung von Richard Wilhelm, Diederichs 1979, S. 63.

In diesem alten Text wird ein Zustand beschrieben, in dem sich die *dunkle Kraft*, also eine dem Yin, der Erde zugeordnete Kraft staut und in der Tiefe sammelt. Dies ist eine differenzierte Beschreibung eines energetischen Vorgangs, in der die Qualität der Kraft (dunkel, Yin), die Blockierung dieser Kraft und der Ort, an dem sich dies auswirkt, genannt wird. Es geht weiter mit der Beschreibung der Folgen, dass nämlich der *Lauf des Lichten*, das heißt, der Fluss der dem Himmel zugeordneten Yang-Energie, gehemmt wird und sich dadurch die natürliche Ordnung nicht mehr einstellen kann. Für die Menschen heißt das, dass ihre Stimmung trübe und träge wird und die Sehnen und Knochen sich lockern und ihnen nicht mehr gehorchen, dass also die energetischen Störungen und Ungleichgewichte, das Übergewicht des Yin und die Schwäche des Yang, sich gleichzeitig in psychischen und physischen Beschwerden wie auch in gesellschaftlichen Problemen niederschlagen. Psyche und Körper verlieren ihre Elastizität. Als Therapie schließlich wird der *Tanz*, die freudige Bewegung entwickelt. Welche tiefe Erfahrung und Weisheit sich in diesem kleinen Text verbirgt!

Die beiden Hauptströmungen, aus denen sich Qigong entwickelt hat, sind *Tuna* («auswerfen und assimilieren»), im weitesten Sinne Atemübungen, und *Daoyin*, «Übungen zum Leiten und Dehnen» des Qi-Flusses beziehungsweise der Meridiane, Muskeln und Sehnen. Neben den Übungen zur Verbesserung der Gesundheit und zur Erlangung besonderer Fähigkeiten waren es vor allem die *Neigong*, die «inneren Übungen», die in der daoistischen und buddhistischen Übungspraxis als ein Weg zu innerem Wissen und spiritueller Erfahrung entwickelt wurden. Die «äußeren Übungen» dienten der Kultivierung von Muskeln, Sehnen, Knochen und Haut.

Der Begriff *Yangsheng* ist ein alter Begriff aus der chinesischen Kultur und wird übersetzt mit «zur Pflege des Lebens». Die «Pflege des Lebens» schließt alles mit ein, was zum Leben gehört: körperliche Gesundheit, psychisches Wohlergehen und spirituelle Erfüllung. Jede Yangsheng-Übung dient dem Leben als ungeteiltem Ganzen. Obwohl es so gesehen nicht möglich ist, Übungen aus dem Bereich des Qigong Yangsheng in ihre Einzelaspekte aufzuspalten, hat es im Laufe der Zeit doch immer wieder Schulen gegeben, die bestimmte Aspekte der Übung besonders betont und weiterentwickelt haben. Auf diese Weise ist eine unendliche Vielfalt von Übungen entstanden, die doch von ihrem Ursprung her einer Familie angehören. Das Lebenswerk von Professor Jiao Guorui (1922 bis 1997), der sich nicht nur verschiedenste Übungsformen durch eigene Übungspraxis erschlossen, sondern sie auch als Wissenschaftler auf ihre Gemeinsamkeiten und wichtigsten Schlüsselpunkte hin untersucht hat, gibt uns heute eine Orientierungshilfe im Umgang mit der Vielfalt der Methoden und Ansätze. Da es sich im Wesentlichen um ein Selbstübungssystem handelt, in dem der Übende nicht unter ständiger Kontrolle des Lehrers ist, wie dies im alten China oft noch der Fall war, ist dieses

Wissen um Zusammenhänge von grundlegender Bedeutung auf dem Übungsweg, um mögliche Fehlentwicklungen zu vermeiden. Die von Jiao Guorui entwickelte, systematische Darstellung des Qigong Yangsheng liegt diesen Ausführungen zugrunde.

Bei allem Verständnis um die Zusammenhänge muss jedoch klar sein, dass es sich beim Qigong primär um ein Übungssystem handelt, dass es sich also um ein Wissen beziehungsweise Verständnis handelt, das der Übungspraxis entspringt und stets mit ihr verbunden bleibt. Was dem Nicht-Übenden als abstrakte Philosophie erscheinen mag, erschließt sich ihm in der Übung als praktische Erfahrung, und damit erst bekommt das, was vorher schon mit dem Kopf verstanden wurde, die Kraft, die zur Bewältigung von Lebenskrisen nötig ist. Nur durch die praktische Übung entwickelt sich im Laufe der Jahre ein gutes *Gong fu*, eine «Übungsfertigkeit», die uns hilft, unser inneres Wissen auch zur Anwendung zu bringen.

In einem oft gebrauchten Bild wird das Qi mit einem Pferd verglichen und unser Geist mit dem Reiter. Ein wesentlicher Aspekt der Übung liegt im Kultivieren des Qi, damit ein vollblütiges Pferd nicht mit dem Reiter durchgeht und umgekehrt ein fähiger Reiter sich nicht mit einem lahmen Gaul zufrieden geben muss. Qigong bietet uns die Möglichkeit, unter kompetenter Anleitung selbst unsere Lebenskraft zu kultivieren, selbst Einfluss zu nehmen auf unser inneres und äußeres Geschehen, in Kontakt zu kommen mit unseren Lebenspotentialen. Qigong ist ein Weg, das Wirken der Natur im eigenen Inneren zu erfahren. Sein Ziel ist die Harmonie mit dem natürlichen Spiel der Lebenskräfte, das sich im Wunder der Natur offenbart. Qi ist die Kraft, durch die das Leben Gestalt annimmt. Es durchdringt alle Lebensbereiche. Dies zu erfassen, braucht Beharrlichkeit und Ausdauer im Üben. Qigong ist wesentlicher Bestandteil chinesischer Weisheitslehre sowie der traditionellen chinesischen Medizin.

Im Qigong wird die «Philosophie» von Shen, Qi und Jing erfahrbar.

> «Die drei Aspekte – ‹Essenz›, Qi und ‹Geist› – haben zwar unterschiedliche Charakteristika, sind aber doch ein unteilbares Ganzes. Sie können sich gegenseitig beeinflussen, miteinander verbinden und ineinander übergehen. Dabei ist die ‹Essenz› die Grundlage, Qi die treibende Kraft und der ‹Geist› der Anführer.»[18]

---

18   Jiao Guorui: *Qigong Yangsheng.* Uelzen 1988 S. 95

Wenn man sich fragt, worin denn wohl der Unterschied besteht zwischen unserer westlichen Gymnastik und Qigong, so ist es neben der Erfahrung des Qi wohl vor allem die Bedeutung, die der Geist, die Aufmerksamkeit, die Vorstellungskraft in den Übungen haben. Der Geist bewegt das Qi, und das Qi bewegt den Körper. Qigong-Übungen sind keine Übungen, während derer man sich über Politik unterhalten kann wie beim Joggen oder Radfahren. Es sind Übungen, die unsere ganze Aufmerksamkeit, Herz und Geist gleichermaßen in Anspruch nehmen, in denen der Geist den Körper durchdringt. Hat sich jemand erst einmal entschlossen, Qigong zu üben, sich also die Zeit zu nehmen, die Aufmerksamkeit im Körper zu sammeln, so dauert es bei den meisten Menschen nicht sehr lange, bis sie beginnen, im eigenen Körper die ersten Entdeckungen zu machen. Das sind zunächst einmal eine ganze Reihe von Verspannungen und Blockierungen, die unserem abgelenkten Geist vorher gar nicht bewusst gewesen sind. Im Laufe der Zeit mögen dem Übenden aber auch innere Bewegungen (Qi-Bewegungen) spürbar werden, und er mag erfahren, dass die Qualität dieser inneren Bewegungen in Zusammenhang steht mit seinem physischen und psychischen Wohlbefinden, mit seiner Tatkraft, mit der Klarheit seiner Gedanken und vielem mehr. Er wird bei ausdauerndem Üben lernen, die Qualität dieser inneren Bewegungen und damit sein Wohlbefinden in einem Maße zu verbessern, wie dies im Sport kaum möglich ist.

Das Qi-Gefühl

Das Wahrnehmen der Qi-Bewegungen im eigenen Körper, das so genannte *Qi-Gefühl*, ist zwar keine unabdingbare Voraussetzung dafür, dass Qigong-Übungen auch ihre Wirkung tun, es ist jedoch eine große Hilfe. Man könnte die Wahrnehmung des Qi-Flusses in gewisser Weise vergleichen mit dem Erhalt von Kontoauszügen von der Bank. Wichtig ist in erster Linie, dass das Konto gefüllt ist und wir, wann auch immer wir mit unserer Scheckkarte bezahlen, die Ware erhalten. Kontoauszüge geben uns jedoch eine Rückmeldung, die uns bei der weiteren Planung hilft, indem sie uns unsere finanziellen Möglichkeiten vor Augen führt. Wir erfahren bereits im Vorfeld, wann unsere Geldreserven zur Neige gehen, ob Zahlungen nicht eingegangen sind und so weiter. Ähnlich verhält es sich mit dem Kontakt zum eigenen Qi, zur eigenen Lebenskraft. Manche Frustration ließe sich vermeiden, wenn wir vor einer Unternehmung unsere innere Kraft, den Zustand unseres Qi, besser erspüren könnten. Wir hätten dann die Chance, statt uns dauernd zu überfordern, unsere Lebenskraft aufzubauen und zu kultivieren, bis uns das, was uns bis dahin nur unter großer Anstrengung möglich war, mühelos gelingt.

Die Sensibilisierung für die inneren Qi-Bewegungen hilft uns aber auch, die Wirkung von äußeren Einflüssen, zum Beispiel der Korrektur der Körperhaltung, direkt zu erfahren. Wir können so unmittelbar spüren lernen, was uns gut tut und was nicht. Vielen Beschwerden gehen Disharmonien im Qi-Fluss voraus, die, würden wir sie wahrnehmen, uns helfen könnten, unser Verhalten, unser Denken zu verändern. Wir könnten zum Beispiel wahrnehmen, wie unsere Energie langsam nach oben steigt, und möglicherweise lernen, sie mit Hilfe von Übungen oder auch durch einen ganz normalen Spaziergang wieder sinken zu lassen und damit einen bevorstehenden Kopfschmerzanfall verhindern, bevor er beginnt, sich körperlich zu manifestieren. Das Wahrnehmen der inneren Qi-Bewegungen kann also ein wichtiger Aspekt in der Prophylaxe von Störungen und Krankheiten sein. Auch hier findet der Satz «aus der Ruhe kommt die Kraft» einen Sinn, denn ein zerstreuter, abgelenkter Geist hat es schwer, die inneren Bewegungen wahrzunehmen und einen harmonisierenden Einfluss auszuüben. Wenn wir die inneren Bewegungen nur wahrnehmen lernen, aber nicht in der Lage sind, ihnen in Ruhe zu begegnen, oder uns gar von ihnen beunruhigen lassen, so ist diese Wahrnehmung nicht unbedingt von Nutzen. Im schlimmsten Fall kann auf diese Weise sogar eine Fehlentwicklung eingeleitet werden.

Wenn wir mit der Qigong-Übung beginnen, schenken wir uns zunächst Zeit. Wir schenken uns Zeit, in unserem Körper anzukommen, umzuschalten vom Denken zum Fühlen. Wir schenken uns so viel Zeit, wie dieser Vorgang braucht. An manchen Tagen mag dies schnell geschehen, an anderen mögen wir bemerken, dass wir auch am Ende der Übungszeit noch nicht wirklich angekommen sind. Dies ist nicht schlimm, denn die Übung lebt von der Wiederholung. Was uns heute nicht gelingt, gelingt uns morgen, und was uns morgen nicht gelingt, gelingt uns übermorgen. Wenn wir unseren vergeblichen Bemühungen in aller Ruhe begegnen können, so ist eine gute Grundlage für die Übung gelegt. Entspannung, Ruhe und Natürlichkeit gehören mit zu den wichtigsten Übungsprinzipien im Qigong. Nur was von alleine geschieht, ohne jeden Zeitdruck, ohne jeden Ehrgeiz, entwickelt eine tragfähige Kraft.

Entspannung, Ruhe und Natürlichkeit

Wenn wir merken, dass wir angekommen sind, dass unser Geist sich in unserem Körper eingefunden hat, wenn wir beginnen, uns in unserem Körper zu spüren, wird sich normalerweise ganz von alleine eine Entspannung, eine Wohlgestimmtheit einstellen. Wir können diesen natürlichen Impuls ein wenig verstärken, indem wir uns auch bewusst noch einmal erlauben, uns tief zu entspannen, die Schultern fallen zu lassen, das Gewicht unseres Körpers zu spüren und nach unten sinken zu lassen. Wenn wir den Boden unter unseren Füßen, oder, wenn wir sitzen, unser Gewicht auf den Sitzbeinhöckern spüren, wenn wir geerdet sind, wenn unsere inneren Aufregungen sich beruhigt haben, wenn alles, was uns «zu Kopfe gestiegen ist», Zeit hatte, wieder nach unten zu sinken, dann wird sich auch ganz von alleine eine innere Ruhe einstellen. Diese Ruhe schließt Geist und Körper gleichermaßen mit ein. Sie hilft, den Geist frei zu machen von den Ablenkungen durch Gedanken, die sich im Allgemeinen mit Dingen beschäftigen, die sich an anderen Orten oder zu anderen Zeiten zutragen.

Normalerweise treten Ruhe und Entspannung gemeinsam auf, und sie werden deshalb auch in einem Atemzug genannt. Es handelt sich jedoch um zwei verschiedene Vorgänge oder Zustände, die sich gegenseitig ergänzen und unterstützen. Gelingt es uns zum Beispiel, durch eigene Übung oder auch während einer Behandlung, einen Körperteil, einen Muskel zu entspannen, in dem eine große Energie gestaut und fest gehalten war, so ist die Frage, was mit der frei werdenden Energie geschieht. Je mehr wir die innere Ruhe kultiviert haben, desto leichter wird die frei gewordene Energie ihren Weg in geordnete Bahnen finden und uns nicht durcheinander bringen und zu Kopfe steigen.

Natürlich ist, was aus sich selbst heraus geschieht, ohne dass wir mit unserem bewussten Willen allzu viel manipulieren. Wenn in der Übung von *Natürlichkeit* die Rede ist, so ist damit gemeint, dass wir dem Raum geben, was von alleine, von innen heraus geschehen möchte. Dazu gehört auch ein Vertrauen in die Lebensbewegungen, in den Prozess selbst, ein Vertrauen, dass die Dinge sich auch gut entwickeln, wenn wir sie nicht dauernd und hundertprozentig kontrollieren. Es geht dabei nicht darum, den Willen und die Kontrolle abzuschaffen, sondern sie vielmehr ein wenig zu lockern, sie letzten Endes in Übereinstimmung zu bringen mit dem, was von alleine und damit natürlich geschieht, zum Beispiel, indem wir kleine Bewegungen im Körper zulassen, die nicht selten zu einer Korrektur unserer in falscher Gewohnheit erstarrten Körperhaltung führen. Und was für unsere Körperhaltung gilt, gilt genauso gut für unsere innere Haltung.

Wir können den Himmel nicht verbessern, wir können ihm nur keine Hindernisse entgegensetzen. Es geht darum, in Einklang mit der Natur, dem Wirken der Natur zu kommen. Dies gilt sowohl für die äußere wie auch für unsere innere Natur, deren tiefsten Grund wir auch unsere *Wesensnatur* nennen können. Und es gilt auch für die natürlichen Bewegungen, die von unserer Wesensnatur ausgehen, mögen wir sie *ursprüngliche Lebendigkeit, Ursprungs-Qi* oder anders nennen, Lebensbewegungen, deren Quelle tief in unserer eigenen Mitte liegt.

Entspannung, Ruhe und Natürlichkeit machen den Geist frei, sich in der eigenen Mitte, im Dantian («Zinnoberfeld»), im «Hier und Jetzt» einzufinden.

Die Mitte finden

Das *Dantian* ist ein Körperbereich, in dem der Übende seine Aufmerksamkeit sammelt, seine Vorstellungskraft bewahrt. Es ist der «Ort» im eigenen Inneren, an dem sich unser Geist zur Ruhe begeben kann, und es ist der «Ort», von dem aus sich die Früchte der geistigen Sammlung im Körper ausbreiten können. Das

Dantian ist der Raum, in dem Shen, Qi und Jing zusammenkommen, in dem Körper, Geist und Seele sich miteinander verbinden, in dem sich persönliches und transpersonales Erleben treffen. Es wird gesehen als der Ursprung unseres Qi und als ein Ort der Transformation, an dem das *Yuan Qi,* das ursprüngliche Qi, sich umwandelt, um die verschiedenen speziellen Aufgaben in Körper und Psyche zu erfüllen. Das Dantian ist aber auch der Raum, in dem der Übende sich dem Ursprung des Qi und damit dem Ursprung des Lebens nähern kann. Es ist ein Ort der Kraft und der Meditation, der Ruhe und der Bewegung, es ist unser Mittelpunkt und der Mittelpunkt der Übung, es ist Alles und Nichts. In einem guten Übungszustand können verschiedenste innere Vorgänge ohne Mühe gleichzeitig im Dantian wahrgenommen werden, während es dem Betrachter von außen nur möglich ist, die verschiedenen Aspekte nacheinander beziehungsweise nebeneinander zu sehen.

Das Bewahren der Aufmerksamkeit im Dantian liegt allen Qigong-Übungen zugrunde, es ist vergleichbar mit der inneren Verbindung, die ein Musiker zum Takt hält. Die Aufgabe, die Aufmerksamkeit im Dantian zu bewahren, beschrieb eine Übende einmal mit einem schönen Bild: Sie sagte, ihr Geist komme ihr vor wie eine aufgescheuchte Henne und das Dantian wie das Ei, auf dem sie eigentlich sitzen sollte. So wie nach einer Zeit neues Leben entsteht, wenn eine Henne auf einem befruchteten Ei sitzt, so kann auch nach einer angemessenen Zeit durch das Bewahren der Aufmerksamkeit im Dantian neue Lebendigkeit in uns entstehen. Im Falle des Dantian ist die Befruchtung gegenseitig: Der Geist befruchtet das, was er im Dantian antrifft, und wird gleichzeitig selbst davon befruchtet.

Das Dantian ist also in erster Linie ein Ort der Sammlung der Aufmerksamkeit. Da man dies grundsätzlich an verschiedenen Körperpunkten tun kann, gibt es, je nach Schule und Ausrichtung, verschiedene Dantian beziehungsweise verschiedene Punkte, die als Dantian benutzt werden. Im Allgemeinen wird es im Körperinneren in der Nabelregion oder etwas darunter angenommen. Es nicht oberhalb der Gürtellinie anzusetzen ist wichtig, um während der Übung geerdet zu bleiben, die so genannte Wurzelkraft nicht zu verlieren. Das Entwickeln von Wurzelkraft hilft uns zu verhindern, dass unser Qi steigt und zu Symptomen «der oberen Fülle und der unteren Leere» führt. Damit ist gemeint, dass sich in der oberen Körperhälfte ein Zustand energetischer Fülle einstellt, der eine ganze Reihe von physischen und psychischen Beschwerden mit sich bringen kann. Dazu gehören unter anderem ein Druck auf der Brust, das Gefühl der Enge hinter dem Brustbein oder im Hals mit dem Gefühl, nicht mehr richtig schlucken oder atmen zu können, Bluthochdruck, das Gefühl, dauernd «einen dicken Hals» zu haben, Verspannungen im Schulter- und Nackenbereich, Kopfschmerzen, Schwindel, Seh- und Hörstörungen (z.B. Tinnitus), innere Unruhe, unbeherrschbare Gedankenflut und anderes mehr. Das dazugehörige Gefühl der unteren Leere kann zu einer Schwäche im unteren Rücken, in Knien und Beinen führen. Vom inneren Erleben her sind die Beine und Füße in einem solchen Fall oft «meilenweit» entfernt oder fühlen sich so an, als ob sie uns nicht richtig tragen könnten.

Um all diesen Symptomen, die sich auch gerne im Rahmen eines natürlichen Alterungsprozesses einstellen, entgegenzuwirken, wird das Übungsziel «oben leicht – unten fest» gegeben. Das Dantian im Unterleib anzunehmen und nicht etwa im Herzzentrum in der Mitte des Brustbeins, hilft beim Entwickeln einer guten unteren Stabilität als Basis in Übung und Leben. Wenn sich die entsprechende Fülle in der unteren Körperhälfte eingestellt hat, so wird die Entspannung und Leichtigkeit in der oberen Hälfte von alleine folgen. Dieses Übungsprinzip führt uns, wenn wir es beharrlich in die Übung mit einbeziehen, zu einer verbesserten Ausgewogenheit von Yin und Yang und kann helfen, den genannten Symptomen der oberen Fülle den Nährboden zu entziehen.

Wenn der Geist, die Aufmerksamkeit sich im Dantian eingefunden hat, wenn wir also geerdet und zentriert sind, so sind wir schon mitten in der Qigong-Praxis. Von hier aus haben wir die Möglichkeit, in die vielfältigsten Übungsformen zu gehen, Übungen in Bewegung oder in der Ruhe, Übungen im Sitzen, im Liegen oder Stehen, allein oder mit Partner, Übungen, die die Atmung bewusst mit einbeziehen oder solche, in denen die Atmung ihrem natürlichen Fluss überlassen wird. Welchem Übungssystem oder welchen Übungen auch immer wir folgen, wir werden entdecken, dass die Ausrichtung unserer Aufmerksamkeit eine entscheidende Rolle spielt.

Aufmerksamkeit (Vorstellungskraft) und Qi folgen einander

«Vorstellungskraft (Aufmerksamkeit) und Qi folgen einander» ist ein weiterer, wichtiger Schlüsselpunkt des Übens. Wenn wir hungrig sind und uns ein leckeres Essen vorstellen (so weit sich diese Vorstellung nicht schon ganz natürlich eingestellt hat), läuft uns bekanntlich das Wasser im Mund zusammen und der Magen beginnt gleichzeitig, seine Verdauungssäfte zu produzieren. Der Appetit wird angeregt, und die Lust aufs Essen steigt. Viele andere Beispiele ließen sich finden, die deutlich machen, wie stark sich unsere Vorstellungen auf unser «Körper-Geist-Instrument» auswirken.

Im Qigong setzen wir die Vorstellungskraft ein, um unseren inneren Zustand und den Qi-Fluss positiv zu beeinflussen. Dabei spielen vor allem Bilder aus der Natur eine große Rolle. Sei es, dass man sich die geschmeidigen Bewegungen einer Raubkatze vorstellt, die Leichtigkeit, mit der ein Vogel am Himmel kreist, sei es ein Baum, der mit seinen Wurzeln tief in die Erde ragt und so festen Halt findet oder die Schönheit eines Berges. Wir lernen, unseren Körper der Kraft dieser Bilder zu öffnen und ihre Wirkung zu spüren. Indem der Energiefluss und unser Körper sich verändern, können wir die Kraft der Bilder nicht nur in unserem Geist erfahren, sondern sie auch in unserem Körper verankern. Sie helfen uns, ein neues Körper- und damit Lebensgefühl zu entwickeln. So kann uns zum Beispiel das Bild des Elefanten helfen, die Schwere des eigenen Körpers zu erleben und wieder «den Boden unter den Füßen zu spüren».

Der chinesische Begriff *Yinian*, der hier als Aufmerksamkeit oder Vorstellungskraft übersetzt wird, besteht aus zwei Schriftzeichen. Das erste setzt sich zusammen aus den Zeichen für «Ton», «Laut» und dem für «Herz-Geist»; würde man es verknüpfen, so könnte man sagen der «Ton des Herz-Geistes», und das zweite wiederum setzt sich zusammen aus dem Zeichen für «jetzt» und dem für «Herz-Geist». Yinian beschreibt also einen Zustand der Wachheit, der Präsenz, des Lauschens, der Empfänglichkeit. Gemeint ist ein Bewusstseinszustand vor Gedanken und Bildern, ein Zustand, aus dem sich Gedanken und Vorstellungen herausbilden können. Die Qualität von Yinian hat maßgeblichen Einfluss auf die Kraft, die in Vorstellungen wirksam werden kann. In diesem Schriftzeichen steckt auch die Intention, die Absicht, die Grundausrichtung, ein Wunsch, eine Neigung im Innersten. Es gibt keine wirklich adäquate Übersetzung für diesen Begriff. Mir scheint, dass der deutsche Begriff *Aufmerksamkeit* die hilfreichste Übersetzung ist, da Aufmerksamkeit nicht an einen Inhalt gebunden ist, aber sehr wohl eine Kraft entfalten kann, die sich über Vorstellungen und Gedanken auswirken kann.

Diese Grundausrichtung und Einstimmung im Inneren bei gleichzeitiger Wachheit ist die Basis dafür, dass Qigong-Übungen die ihnen innewohnenden Kräfte entfalten können. Von hier nimmt die Übung ihren Lauf, von hier entscheidet sich, was im Feld unserer Aufmerksamkeit erscheint, welches Angebot uns in der Übung zur Verfügung steht. Diese Qualität unserer Aufmerksamkeit, dieses innere Eingestimmtsein macht es möglich, dass die gleichen Bewegungen, die gleichen Bilder, mögen wir sie auch zum tausendsten Mal ausführen oder uns vor Augen führen, immer wieder neu und lebendig bleiben. Mit ihrer Hilfe können die Übungen, die von Beharrlichkeit und Wiederholung leben, nie zur Routine werden. Routine beinhaltet das Gefühl, eine Sache, einen Ablauf vorher schon zu kennen. Sie ist der Tod einer jeden Qigong-Übung. Der Aspekt des Lauschens, der Empfänglichkeit öffnet uns für die Tiefe einer Bewegung. Im «Spiel der fünf Tiere» ahmen wir die Anmut eines Kranichs nach und sind gleichzeitig offen, um uns von den Bildern und Bewegungen wiederum inspirieren zu lassen.

Die Ausrichtung und Tiefe der Aufmerksamkeit in einer Bewegungsübung, wie tief wir uns von der Bewegung berühren lassen, ist entscheidend dafür, welche Wirkkraft sich durch die Übung entfaltet. Hier beschreibe ich bewusst zwei Aspekte: einen aktiven, indem wir etwas tun, nämlich unsere Aufmerksamkeit zum Beispiel einer Bewegung zuwenden, und einen passiven, indem wir empfänglich sind, uns von der Bewegung *berühren* lassen. Sehen wir nur den aktiven Aspekt, so könnten wir zu dem Schluss kommen, dass die Übung in Situationen, in denen wir «nicht gut beieinander» sind, uns zu müde oder zu zerstreut fühlen, um uns auf etwas konzentrieren zu können, keinen Sinn hätte. Ich habe es zu Beginn meiner Übungszeit wiederholt erlebt, dass ich in einer lustlosen, ja fast depressiven Stimmung die Bewegungen mechanisch auszuführen begann, um dann zu meiner eigenen Überraschung zu erleben, dass alleine das Ausführen der Bewegung in der Lage sein kann, das innere Gestimmtsein um 180 Grad zu drehen. Ich glaube, dass mich diese Erlebnisse damals schon haben erahnen lassen, welche Wirkkraft in diesen einfachen Bewegungen verborgen ist, und so geholfen haben, die nötige Beharrlichkeit beim Üben zu entwickeln. Natürlich ist es einfacher, wenn man mit Freude und in einer guten Energie bereits die Übung beginnt, die Übungen selbst sind aber auch in der Lage, diese gute Voraussetzung zu schaffen. Niemand kann Freude *machen*, aber wenn wir bereit sind, sie entstehen zu lassen, so können uns dabei Qigong-Übungen helfen. Die körperliche Bewegung fördert den Qi-Fluss, und der angeregte Qi-Fluss ist in der Lage, unsere Stimmung zu verändern; in einer veränderten Stimmung sind wir wiederum in der Lage, uns besser in die Übung hineinzugeben und so weiter.

Wenn wir begriffen haben, welch große Bedeutung unsere Aufmerksamkeit hat, so können wir auch verstehen, dass es sich lohnt, sich ihr zuzuwenden und ihre Wirkungsweise besser kennen zu lernen. Die Vorstellung von einem guten Essen hilft unserem Magen, sich auf den bevorstehenden Verdauungsprozess vorzubereiten. Sie kann aber geradezu störend sein, wenn wir gerade mit Hilfe einer Fastenkur unseren Körper entschlacken möchten, da sie nicht nur unnötigerweise die Produktion von Magensäure anregt, sondern gleichzeitig auch unser Hungergefühl steigert. Mit den gleichen Mitteln arbeitet von jeher die Werbung, die uns die vermeintlichen Objekte unserer Begierde immer wieder plastisch vor Augen führt und damit den «Hunger» anregt. Wenn wir sorgfältig hinschauen, werden wir erkennen, dass die Ausrichtung unserer Aufmerksamkeit nicht nur in der Qigong-Übung von überragender Bedeutung ist, sondern auch in unserem täglichen Leben.

Ich gebe in **Abbildung 146** einen kleinen Überblick über die verschiedenen Möglichkeiten, unsere Aufmerksamkeit auszurichten und unsere Vorstellungskraft einzusetzen.

Qigong-Übungen: Körperhaltung, Atmung, Bewegung

Beginnen wir mit dem, was den meisten Menschen am vertrautesten ist: dem Körper. Da ist zunächst einmal die Körperhaltung, die Position unserer Gelenke, die Stellung unseres Körpers im Raum. Manch einer mag bei solchen Übungen

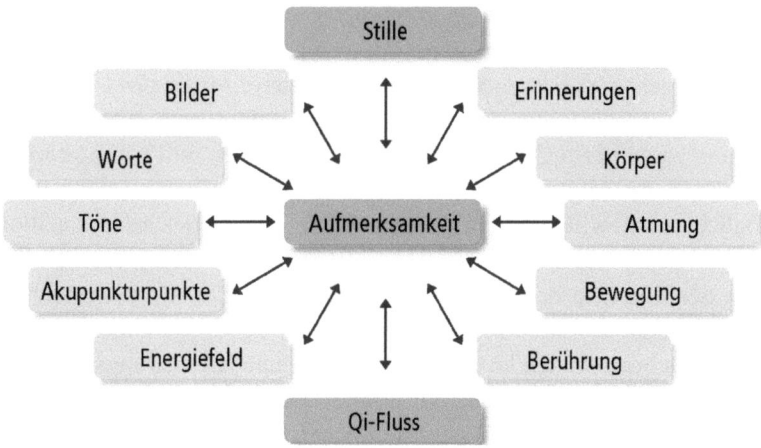

Abb. 146

merken, wie sehr er sich seinem eigenen Körper entfremdet hat, dass er nur noch unklar spürt, in welcher Stellung, in welchem Zustand sich zum Beispiel seine Arme und Beine befinden. Präzise Übungsanweisungen in Bezug auf die Körperhaltung lenken unsere Aufmerksamkeit in diese Richtung und helfen uns so, das Gefühl für unseren Körper zu verbessern. Es geht weiter mit dem Spannungszustand in unserer Muskulatur, der Lockerheit in den Gelenken und der Beschaffenheit unserer Wirbelsäule. Mit Hilfe unserer Aufmerksamkeit kommen wir in Kontakt mit Unausgewogenheiten zwischen links und rechts, vorne und hinten und können so eine natürliche Korrektur einleiten. Die Tatsache, dass etwas von uns wahrgenommen wird, kann bereits einen Prozess der Selbstregulation einleiten, dessen Zeuge wir manchmal in den darauf folgenden Übungsstunden werden können.

Ein Wunderwerk der Autoregulation ist die *Atmung*. Sie passt sich ohne unser bewusstes Zutun den jeweiligen Umständen an, schafft durch Veränderung von Rhythmus und Tiefe den Sauerstoff heran, der bei einer physischen Anstrengung benötigt wird. Die Atmung reagiert aber auch auf psychische Bewegungen: Ein Gedanke kann uns «den Atem verschlagen», «aufatmen» lassen oder dazu führen, dass wir «nach Luft schnappen». Gerade weil sich in der Atmung physische und psychische Prozesse miteinander verbinden, ist sie ein wertvolles Instrument in der Schulung von Körper und Geist. Die Atmung ist ein Tor, durch das wir Zugang zu unserem Inneren bekommen können. Wenn unser Atem stockt, können wir davon ausgehen, dass auch etwas in unserem Inneren stockt. Wenn unser Atem natürlich fließt, so können wir davon ausgehen, dass es auch in unserem Inneren fließt. Wenn unser Atem bis ins Dantian strömt, so können wir davon ausgehen, dass er uns nährt, uns in unserer Mitte stärkt.

Da die Atmung ein sehr feines Instrument psycho-physischer Selbstregulation ist, wird im Qigong, von einzelnen Schulen und Übungsformen einmal abgesehen, im Allgemeinen die natürliche Atmung betont, das heißt, dass wir möglichst nicht willkürlich in diesen subtilen Prozess der Autoregulation eingreifen und ihn so behindern. Vielmehr vertrauen wir darauf, dass die Atmung im Laufe des Übungsprozesses zu ihrem natürlichen Fluss findet. Dadurch, dass die Atmung einerseits unwillkürlich gesteuert wird, wir sie andererseits aber auch willkürlich beeinflussen können, liegt sie auch am Berührungspunkt von Natürlichkeit und unserem Willen. Wir können ihr unseren Willen aufzwingen, oder wir können ihr unseren Willen unterordnen. Wir können von ihr, wenn wir ihr in gesammelter Aufmerksamkeit lauschen, unendlich viel lernen.

Mit der Atmung sind wir bereits beim Thema der *Bewegung* angekommen. Auch hier können wir verschiedene Aspekte unterscheiden. Da sind einmal die konkreten Bewegungsanweisungen zu Übungen, die nicht selten in kaum veränderter Weise bereits seit Jahrhunderten so ausgeführt werden. Auch wenn der Anfänger nicht immer versteht, warum zum Beispiel Hände und Füße diese und nicht irgendeine andere Stellung einnehmen sollen, so kann er doch davon ausgehen, dass die Bewegungsanweisungen das Ergebnis tiefer Erfahrung sind. Ihre exakte Ausführung ist eine große Hilfe, um selbst in diese Erfahrungen einzutauchen. Dies alles betrifft wieder den Teil, den wir mehr oder weniger *machen* können, der zu unserer bewussten Aufgabe gehört. Daneben begegnen uns in der Übung vielerlei natürliche Bewegungen, die sich, ähnlich wie die Atembewegungen, ganz von alleine einstellen auf der Suche unseres Körpers nach größtmöglicher Wohlgestimmtheit. Qigong wird da zur Kunst, wo sich ein Gleichgewicht zwischen Kontrolle und Natürlichkeit einstellt.

Bewegungen können verschiedene Seiten in uns lebendig machen und fördern: zum Beispiel Ganzheitlichkeit (Koordination), Harmonie und Kraft. Je unmittelbarer wir uns in die Bewegungen unseres Körpers hineinfühlen können, desto mehr kommen Körper und Geist, Idee und Tatkraft zusammen. Mitunter sind die Übungsanweisungen so vielfältig, dass der konzentriert Übende an ihrer Fülle verzweifelt. Erst wenn die Konzentration des Geistes allmählich in eine Sammlung des Körpers übergegangen ist, offenbart sich die Einfachheit auch der komplexesten Bewegungen. Wenn nämlich alle Körperteile miteinander verbunden sind, erleben wir nur noch *eine* Bewegung. In der traditionellen chinesischen Unterrichtsweise wird normalerweise nicht viel oder überhaupt nichts erklärt. Der Lehrer macht eine Bewegung vor und der Schüler macht sie so lange nach, bis er sie aus dem Tun heraus begriffen hat. Diese Lehrweise bietet dem Kopf wenig

Nahrung, und der Übende ist von vorneherein gezwungen, mit dem Körper zu begreifen. So kann er von Anfang an ein ganzheitliches Körperbewusstsein entwickeln. Auf der anderen Seite hilft die Formulierung konkreter Übungsanweisungen vor allem uns «Westlern», einen Einstieg zu finden in diese fremdartige Bewegungskunst. Wenn wir uns mit der Zeit vom Kopf, vom bewussten Tun lösen und in ein natürliches Geschehenlassen kommen, so werden auch uns die Übungserfahrungen der Chinesen auf Dauer nicht verschlossen bleiben.

Auf den Aspekt der *Berührung* möchte ich im letzten Teil des Buches ausführlich eingehen, da er eine zentrale Bedeutung in der energetischen Körperarbeit hat. Körperliche Berührung spielt im Qigong hauptsächlich in der Selbstmassage im Daoyin und bei der Bewegungskorrektur durch den Lehrer eine Rolle.

Qi-Fluss und Energiefeld

Ein besonders wichtiger Punkt, der in der kleinen bildhaften Darstellung (Abb. 146, s. S. 259) auf einer Achse mit Aufmerksamkeit und Stille liegt, ist der Qi-Fluss. Mit *Qi-Fluss* sind die inneren Qi-Bewegungen gemeint, die sich zum Beispiel in Form von Kribbeln, Wärme, sich ausbreitender Leichtigkeit, einem Gefühl des Durchströmt-Seins, des Krafterfüllt-Seins äußern kann. Gemäß den daoistischen Grundanschauungen geht es dabei nicht um die durch unsere persönlichen Gefühle hervorgerufenen Kräfte, die die Neigung haben, nach oben zu steigen, uns zum Beispiel rot werden zu lassen, wenn wir uns für etwas schämen, sondern um jene Kräfte, die erst in unser Wahrnehmungsfeld treten, wenn wir nicht mehr mit persönlichen Angelegenheiten besetzt sind.

Durch Bewegungsreize in Verbindung mit hilfreichen Vorstellungen ist es möglich, den Energiefluss in bestimmten Leitbahnen anzuregen. Wenn wir zum Beispiel in der Übung «Der Kondor breitet seine Schwingen aus» vor allem die Innenseiten der Arme sanft dehnen und dann beim Senken der Arme uns noch vorstellen, dass wir mit den Armen (Schwingen) aufs Wasser schlagen, so regen wir damit gezielt den Energiefluss in den Yin-Meridianen der Arme an. Nach längerer Übungszeit mag es dem Übenden auch gelingen, den Energiefluss in den Leitbahnen allein dadurch anzuregen, dass er die Aufmerksamkeit darauf richtet. «Aufmerksamkeit und Qi folgen einander» beschreibt eine Erfahrung, die im Laufe eines langjährigen Übungsprozesses immer deutlicher wird.

Physikalisch gesehen ist ein Feld eine Eigenschaft des Raumes, die auf das, was sich in ihm befindet, eine Wirkung ausübt. Jeder kennt noch aus dem Physikunterricht den Versuch, in dem Eisenspäne in ein Magnetfeld gebracht werden. Die Wirkung ist in diesem Fall, dass sie sich entsprechend den Feldlinien ausrichten. Das physikalische Feld selbst ist statisch, kann aber eine Dynamik hervorrufen. Wenn hier vom *Feld der Aufmerksamkeit* gesprochen wird, so ist damit zum Beispiel das gemeint, was bei der Übung «den Ball halten» zwischen den

Händen spürbar wird. Die Wirklichkeit dieses Feldes wird durch die Wirkkraft, die es entfaltet, bestätigt.

Wie im Beispiel der Eisenspäne ein Magnetfeld, so kann auch unser eigenes Energiefeld dabei helfen, eine Wirkung nach außen zu erzielen. Gleichzeitig dient es aber auch als äußerst sensible Antenne für Reize und Kräfte, die zunächst einmal außen sind, jedoch schnell auch in unser Inneres hineinwirken. unser Energiefeld ist ein extrem sensibles Wahrnehmungsorgan, das man auch als verfeinerten Tastsinn bezeichnen könnte. Seine Eigenarten und Wirkungsweise zu kennen, hilft uns nicht nur in der Qigong-Übung, sondern trägt dazu bei, manche Gefühle und unbewusste Reaktionen zu verstehen, die aus der Kommunikation von Energiefeldern entstehen. Ähnlich wie bei chemischen Substanzen ist auch die Reaktionsfähigkeit der Energiefelder der Menschen sehr unterschiedlich. Ob wir unter dieser an sich wertneutralen Eigenschaft leiden oder von ihr profitieren, hängt maßgeblich von unserem Umgang damit ab. Menschen mit einem offenen, sensibel reagierenden Energiefeld nehmen in einem zwischenmenschlichen Kontakt viel mehr Informationen auf als Menschen mit einem mehr geschlossenen Energiefeld. Dies ist ein großes Potential auf der einen Seite, auf der anderen Seite muss aber auch alles, was aufgenommen wurde, «verdaut» werden. Wer um diese Zusammenhänge weiß, wird viel achtsamer entscheiden, welchen Situationen er sich aussetzt und welche er vermeidet.

Akupunkturpunkte

Im Qigong können wir wichtige energetische Schlüsselpunkte mit unserer Aufmerksamkeit berühren und so eine entsprechende Wirkung erzielen. Diese ist im Vergleich zur Akupunktur wesentlich unspezifischer. Der Übende lässt sich dabei – neben der Beachtung bestimmter Grundregeln – in erster Linie von seinem inneren Befinden leiten. Er wird im Laufe der Zeit herausfinden, welche Punkte ihm wohl tun, seine Wohlgestimmtheit verbessern. Dabei fließen natürlich die Erfahrung und das Wissen der chinesischen Medizin mit ein. Es gibt Übungsformen und Qigong-Schulen, in denen dieser Aspekt der Übung betont oder gar ausschließlich praktiziert wird. Wir im Westen können kaum nachvollziehen, wie stark die durch solche Übungen in Bewegung gebrachten Wirkkräfte sein können.

Eine solche alte daoistische Übung ist zum Beispiel die des «kleinen Himmelskreislaufs». Dabei richtet der Übende seine Aufmerksamkeit der Reihe nach auf verschiedene Punkte des *Dumai* (Lenkergefäß) und des *Renmai* (Konzeptionsgefäß), um damit eine anregende und ausgleichende Wirkung auf das gesamte Energiesystem zu erzielen. Diese beiden Leitbahnen haben eine allen anderen Leitbahnen übergeordnete Funktion und eignen sich von daher besonders gut für solche Übungen. Gerade weil wir uns nicht vorstellen können, wie groß die in Bewegung kommenden Kräfte sein können, sind solche Übungen nur in Begleitung eines erfahrenen Lehrers zu empfehlen.

Der wichtigste aller Energiepunkte im Qigong ist das Dantian, auf das oben bereits eingegangen wurde. In Verbindung mit dem Dantian im Unterleib werden die so genannten *sprudelnden Quellpunkte* im Herzen der Fußsohlen mit einer besonderen Aufmerksamkeit bedacht. Sie sind gleichzeitig der Anfangspunkt des *Nieren-Meridians* und helfen dem Übenden, das nach oben gestiegene Qi wieder sinken zu lassen, indem die Fußsohlen mit ihrem natürlichen Erdkontakt lebendig wahrgenommen werden. Hier wird der Unterschied zwischen Konzentration und Sammlung besonders relevant. Wenn wir als Übungsanweisung formulieren: Wir konzentrieren uns auf die sprudelnden Quellpunkte, so erhöht dies die Aktivität im Kopf, da Konzentration ja vom Kopf ausgeht. Es kann also passieren, dass das Qi noch mehr in den Kopf steigt, obwohl beziehungsweise gerade weil wir uns auf die Füße konzentrieren. Dies ist ganz anders, wenn es uns gelingt, unsere Aufmerksamkeit in den Fußsohlen beziehungsweise in den sprudelnden *Quellpunkten* zu sammeln. Dies führt die Energie vom Kopf weg, den Füßen zu. Kühler Kopf und warme Füße können das Ergebnis sein. Neben den genannten gibt es noch viele andere Punkte, die im Qigong mit Aufmerksamkeit bedacht werden und so ihre Wirkkraft entfalten können.

Töne und Worte

Es gibt wohl kaum einen Menschen, der nicht die Wirkung von Liedern und Gesängen erfahren hat. Jede Kultur hat dabei ihre eigene Art entwickelt. In der christlichen Kultur sind zum Beispiel die gregorianischen Gesänge entstanden, in den östlichen Kulturen sind Rezitationen von Sutren (buddhistische Schriften) und die Wiederholung eines *Mantra* weit verbreitet. Ein Mantra ist eine Silbe oder eine Folge von Silben, die in ständiger Wiederholung leise oder laut getönt werden. Der Übende sammelt dabei seine ganze Aufmerksamkeit in eben diesem Laut, der dann eine eigene Wirkung entfaltet.

In der chinesischen Kultur hat man entdeckt, dass bestimmte Laute mit Organsystemen in Verbindung stehen und das Summen dieser Laute – in Verbindung mit bestimmten Bewegungen in der «Übung der sechs Laute» – eine Wirkung auf die inneren Organe entfalten kann. Abgesehen von diesen speziellen Übungen, in denen der Übende selbst den Ton innerlich oder laut erzeugt, kann es aber auch hilfreich sein, die Bewegungen mit einer passenden Musik zu begleiten. Auch der Tanz, so weit die Aufmerksamkeit nach innen gerichtet bleibt, ist so gesehen ebenso eine Qigong-Übung wie das hingebungsvolle Hören von Musik.

Auch *Worte* können, wenn wir nicht über sie nachdenken, sondern sie auf uns wirken lassen, ein hilfreiches Werkzeug in der Übung sein. Die Worte, mit denen ein Lehrer die Übungen vorstellt oder begleitet, haben eine außerordentlich große Bedeutung für den Übungsverlauf. Nicht nur die Wiederholung von Bewegungen, sondern auch die Wiederholung immer derselben Sätze gehören zu den typischen Merkmalen östlicher Lehrweise. Worte können die Kraft haben, etwas, das wir schon lange wissen, zu aktualisieren, lebendig zu machen. Ein intelligenter Mensch könnte meinen, dass man nur einmal hören muss, beim Üben die Schultern zu entspannen, fallen zu lassen, um es von da an zu wissen. Erfahrungsgemäß ist es aber von großer Hilfe, wenn der Übungsleiter von Zeit zu Zeit auf diesen Punkt hinweist und damit an das längst Bekannte erinnert; denn, obwohl es der Kopf längst weiß, kann der Körper es oft nicht umsetzen. Man könnte sagen, dass diese Worte nicht in erster Linie an den Kopf, sondern an den Körper gerichtet sind. Es ist deswegen auch wenig hilfreich, viel über sie nachzudenken, vor allem dann nicht, wenn wir spüren, dass sie in uns wirken, dass sie unsere Wohlgestimmtheit verbessern.

Je tiefer der Übungszustand ist, je mehr unser Geist zur Ruhe gekommen ist, je wacher und empfänglicher wir sind, auf desto fruchtbareren Boden fallen gesprochene Worte. In den Erfahrungen der Suggestion und Autosuggestion zeigt sich besonders deutlich die Kraft des gesprochenen Wortes. Je mehr dabei das kontrollierte Wachbewusstsein (wie z.B. in der Hypnose) ausgeschaltet wird, desto größer die Wirkung. Im Übungszustand des Qigong ist das Bewusstsein in die Tiefe hinein geöffnet und bleibt gleichzeitig wach und kontrollfähig. Dies ist die Voraussetzung dafür, dass die Worte ihre Wirkung ganz entfalten können. Ob wir selbst die Worte sprechen oder jemand anders – wenn wir uns wirklich von ihnen berühren lassen, ohne ihnen mit vorgefassten Meinungen zu begegnen, können wir in aller Wachheit Zeuge ihrer wohl tuenden Wirkungen werden. Manchen Menschen hilft zum Beispiel das Wort «loslassen» nicht nur, um in einen tieferen Übungszustand zu kommen, sondern auch in vielerlei Lebenssituationen.

In diesem Zusammenhang gesehen ist es schade, dass die teilweise malerischen Namen vieler Akupunkturpunkte in der Übersetzung in westliche Sprachen zugunsten einer Nummerierung weggelassen wurden. Lassen Sie einmal die Bezeichnung *Niere 1* auf sich wirken; anschließend versuchen Sie es mit *Sprudelnder Quell*! Beide Bezeichnungen beschreiben den gleichen Akupunkturpunkt. Chinesische Schriftzeichen sind im Ursprung Bilder, und von daher ist es nicht verwunderlich, dass die ganze Sprache sehr stark von Bildern lebt. Bilder stellen immer eine in sich geschlossene Ganzheit dar, sie machen für sich alleine und in der Verbindung mit anderen Bildern einen Sinn. Die Übersetzung alter chinesischer Texte in eine europäische Sprache ist deswegen so schwierig, weil sie eine Aneinanderreihung von Schriftzeichen sind, das heißt Bildern, die, jedes für sich, nebeneinander stehen. Die in der deutschen Sprache so wichtige eindeutige logische Verknüpfung existiert in der Form in den alten chinesischen Texten nicht.

Vermutlich war es im alten China so, dass der Leser die Bilder in sich hat schwingen lassen und so zu seinem Verständnis gekommen ist.

Bilder und Erinnerungen

Wenn wir von Bildern sprechen, so betreten wir damit den Bereich der Imagination. Wenn wir beim Senken der Arme in uns das Bild eines Wasservogels lebendig werden lassen, der mit seinen Flügeln aufs Wasser schlägt, so kann dies nicht nur, wie oben bereits beschrieben, den Energiefluss in bestimmten Leitbahnen anregen, sondern auch zu einem veränderten Kraftzustand im ganzen Körper führen. Ebenso ist es mit der im Taiji Quan oft empfohlenen Vorstellung, am Scheitelpunkt an einem Faden, ähnlich wie eine Marionette, aufgehängt zu sein. Dieses Bild kann das Gefühl von Leichtigkeit erzeugen, die den Charakter und die Wirkung der Bewegungen stark verändert. Wenn wir uns beim Heben und Senken der Arme vorstellen, die Arme nicht durch die Luft, sondern durch Wasser oder gar durch Schlamm zu bewegen, so wird dies ebenfalls zu einem veränderten Körpergefühl führen und auf uns eine andere Wirkung haben. Besonders beim «Spiel der fünf Tiere», einer der alten Übungsformen, hilft uns das Bild der Tiere (Bär, Kranich, Tiger, Hirsch und Affe), um in die charakteristischen Bewegungen hineinzufinden und von ihren Kräften zu profitieren.

Die Wirkung von Bildern auf den Organismus ist von Mensch zu Mensch verschieden. Nicht jedem gelingt es, durch die Vorstellung eines leckeren Essens den Speichelfluss anzuregen, während andere Menschen ihres Speichelflusses bei solchen Vorstellungen kaum noch Herr werden können. Ein Essen in Hast, neben Telefonieren und Zeitunglesen, bei dem dem Körper keine Zeit gelassen wird, auf das Bild und den Duft des Essens zu reagieren, wird auf Dauer weder dem Menschen noch seinem Magen zuträglich sein. Vermutlich hat auch manche Potenzstörung ihren Ursprung in der verloren gegangenen Fähigkeit des Körpers, auf innere und äußere Bilder, ja sogar auf Berührung lebendig, das heißt mit Erregung, zu reagieren.

All dies hat zu tun mit der Verbindung von Körper und Geist, und manches Problem ließe sich lösen oder doch zumindest lindern, wenn die Betroffenen sich dieser Zusammenhänge mehr bewusst wären. Wenn wir im Qigong Bilder und Imagination als Hilfsmittel benutzen, so kann dies auch helfen, das Zusammenspiel von Körper und Geist zu regulieren: die gegenseitige Beeinflussung abzuschwächen, wo sie zu heftig ist, und sie anzuregen, wo sie zu schwach ist. Heilsame Veränderungen in diesem Bereich erscheinen oft als angenehme Nebenwirkungen der Übung. Würde man die Arbeit mit Vorstellungen und Bildern gezielt und zweckgebunden, das heißt ohne Inspiration und Freude trainieren, und so das Nebenergebnis zum Hauptziel machen, wäre vielleicht der Effekt gezielter, die Fülle des Erlebens würde jedoch verloren gehen. Qigong ist eben nicht in erster Linie ein Mittel zum Zweck, sondern eine Übung, die in sich selbst einen Sinn hat.

Bei der Arbeit mit Bildern spielen vor allem die erinnerten Bilder eine große Rolle. Gemeint sind Bilder, die mit Erlebnissen verknüpft sind, die eine heilsame Wirkung auf uns hatten. Dies können Bilder von Landschaften sein, durch die wir gewandert sind, Bilder von einem Strand, an dem wir Erholung und Ruhe gefunden haben, oder von einer starken Brandung, in der uns die dynamische Kraft des Wassers begegnet ist. Erinnerte, das heißt tatsächlich erlebte Bilder sind oft hilfreicher als reine Phantasiebilder. Sie knüpfen an ein Geschehen an, das bereits im Körper gespeichert ist.

Im Grunde genommen sind die Jahre des Übens ein Sammeln von Erfahrungen, an die sich der Körper bei jeder neuen Übung erinnern kann. Es braucht allerdings eine den Körper einschließende Wachheit, Aufmerksamkeit, Empfänglichkeit, damit die *Erinnerungen* auch tatsächlich geweckt werden. Ein mechanisches Üben in Routine, ein Üben, in dem wir nicht ganz bei der Sache sind, ist dabei wenig hilfreich. Qigong findet immer in der Gegenwart statt, aber das Erleben hier und jetzt ist nicht ganz unabhängig von den Erfahrungen, die in der Vergangenheit gemacht wurden. Über die Erinnerung ist es uns möglich, die Erfahrungen der Vergangenheit lebendig zu machen, um sie in der Gegenwart zu vertiefen und zu erweitern.

Im Qigong geht es vor allem um Erinnerungen, die uns helfen, in einen harmonischeren, krafterfüllteren, kurz, in einen heilsamen Zustand zu kommen. Erinnerungen können uns helfen, uns selbst zu inspirieren, und dabei können wir gar nicht kreativ genug sein. Manch einem Menschen sind kleine Rituale hilfreich, eine gemütliche Tasse Tee vor dem Üben, eine Verbeugung zum Übungsraum, wie es in japanischen Traditionen üblich ist, oder die Einstimmung mit einem immer gleichen Beginn.

Stille

Das Erleben der Stille in wacher Aufmerksamkeit ist eine besondere Form der Ruheübung, auf die im Kapitel über Meditation noch eingegangen werden soll. Die Stille ist eine Erfahrung, die keines Inhalts bedarf. Es gibt dabei eine Form der Stille, die verloren geht, wenn es laut wird, eine Form der Ruhe, die verloren geht, wenn Bewegung aufkommt. Man könnte sie die *kleine Stille* oder die kleine Ruhe nennen. Es gibt aber auch eine Form der Stille, die ungebrochen bleibt, selbst wenn wir reden oder denken, eine Form der Ruhe, die nicht verloren geht inmitten von Bewegung. Diese *große Stille*, diese große Ruhe ist das, was in bestimmten Formen der Meditation geübt wird. Sie ist in der Lage, innere wie äußere Bewegungen, Gedanken und Gefühle zu durchdringen und auf ähnliche Weise zu befruchten, wie die Frühjahrssonne die gefrorene Erde.

Wenn wir in die Ruhe eintreten und in ihr verweilen, entfaltet sich eine Wirkkraft, die alle Lebensbereiche durchdringen kann. Es ist dabei aber nicht ohne Bedeutung, durch welches Tor wir in die Ruhe eingetreten sind. Je nach dem, ob wir in einem Akupunkturpunkt, in einem inneren Bild, beim Erspüren des Atems oder in einer Bewegung ganz zur Ruhe gekommen sind, wird sich neben der allgemeinen Wirkung der Ruhe noch eine zusätzliche auf die Lebensfunktionen entfalten, die mit dem Akupunkturpunkt, dem inneren Bild oder der (Atem-) Bewegung zusammenhängen. Das Qi folgt unserer Aufmerksamkeit und belebt die Körperregion, den Meridian oder das mit einem bestimmten Bild in Resonanz stehende Organ, und dies wirkt wiederum auf unseren Geist, unser Bewusstsein zurück.

Je mehr wir mit unserem Inneren in Kontakt gekommen sind, desto natürlicher ergibt sich die Auswahl des Tores, durch das wir in die Ruhe eintreten. Welche Musik wir wählen, zu welchem Buch wir greifen, ob wir uns für einen Spaziergang oder ein warmes Bad entscheiden, um zur Ruhe zu kommen, ergibt sich dann ganz von alleine aus unserem inneren Zustand, und was wir wählen, wird uns zu mehr Ausgewogenheit und Ganzheit führen.

«Bewegung und Ruhe (Stille) gehören zusammen» ist eine weitere wichtige Übungserfahrung. Die Aufmerksamkeit, der Qi-Fluss und die Stille sind bewusst so dargestellt, dass sie auf einer Achse liegen. Wenn wir über Bewegungen, insbesondere über innere Bewegungen sprechen, dann müssen wir auch gleichzeitig die *Ruhe*, die innere Stille mit einbeziehen. Die Ruhe (Yin) ist die Wurzel der Bewegung (Yang). Bewegung ohne genügend Ruhe führt in ein Ungleichgewicht, das weiter oben bereits als der Ausgangspunkt von verschiedensten Störungen beschrieben wurde. Im Qigong wird es uns möglich, das Zusammenspiel von Ruhe und Bewegung zu kultivieren bis zu dem Punkt, an dem Ruhe und Bewegung zu einer Einheit verschmelzen.

Wenn wir die äußere Bewegung in den so genannten Ruhestellungen anhalten, sind die inneren Bewegungen besonders leicht wahrzunehmen. Bei äußerer Ruhe spüren wir die inneren Bewegungen, und bei äußerer Bewegung gilt es, die innere Ruhe zu finden, wobei der Ruhe sieben Teile der Aufmerksamkeit gewidmet sind, der Bewegung dagegen nur drei.

Schritt für Schritt üben

Wenn wir einen hohen Berg besteigen wollen, so ist es nicht sehr sinnvoll, sofort auf den Gipfel zu stürmen. Jeder wird die Notwendigkeit einsehen, sich zunächst das nötige Rüstzeug zuzulegen wie zum Beispiel ein paar gute Schuhe, Kenntnisse über die klimatischen Bedingungen, eine entsprechende Kondition sowie Erfahrung im Bergsteigen. Wir haben also die Vorbereitung, den Aufstieg und anschließend den Abstieg. Ähnlich verhält es sich im Qigong. Je höher der Gipfel, das Ziel, das wir gewählt haben, desto wichtiger ist es, zunächst eine gute, solide Grundlage zu schaffen. Es geht nicht darum, möglichst schnell zu möglichst Aufsehen erregenden Erfahrungen zu kommen, sondern Schritt für Schritt zunächst die Basis dafür zu schaffen, dass solche Erfahrungen auch verdaut, integriert werden können. Stets sollte mit der Fähigkeit, in Bewegung zu kommen, auch die Fähigkeit entwickelt werden, in die Ruhe einzutreten, ähnlich wie wir beim Autofahren auch erst Gas geben sollten, wenn wir gelernt haben zu bremsen. Wer gelernt hat, sich zu zentrieren und zu erden, ist nicht nur bei intensiven Übungserfahrungen, sondern auch in herausfordernden Lebenssituationen geschützter als jemand, der nicht verwurzelt ist und leicht außer sich gerät. Dieser Punkt spielt auch in der energetischen Körperarbeit mit Patienten eine überaus große Rolle.

In einem indischen Sprichwort heißt es: «Zuerst gib den Kindern Wurzeln, dann verleihe ihnen Flügel!» Das gleiche gilt auch im Qigong. Erst wenn die Wurzeln erfahren und gestärkt wurden (Schritt für Schritt üben!), wenn die Füße festen Boden unter sich haben, können wir uns auch der Erfahrung des grenzenlosen Himmels öffnen, erst wenn die Vorbereitungen getroffen sind, ist der Aufstieg zum Gipfel gefahrlos möglich.

Das Stehen zwischen Himmel und Erde («Stehen wie ein Pfahl») gehört zu den Grundübungen im Qigong. Zunächst lernt der Übende, die Verbindung zur Erde zu spüren und das zu entwickeln, was wir im Qigong *Wurzelkraft* nennen, dann kann er lernen, sich in seinem inneren Lot, in seinem vertikalen Zentrum zu erfahren bis hin zum Scheitelpunkt, der die Verbindung zum Himmel öffnet. Er steht damit im wahrsten Sinne des Wortes zwischen Himmel und Erde.

Wenn wir unsere Aufmerksamkeit auf unsere Wirbelsäule, auf unser inneres Lot richten, so ist dies nicht nur ein hilfreicher Impuls für unsere Körperhaltung, sondern es gibt uns auch die Möglichkeit, die Verbindung von Himmel und Erde und damit den Entwicklungsschritt des Menschen zum aufrechten Gang im eigenen Inneren zu erfahren. Manch einer mag denken: Was ist daran schon Besonderes? Schließlich stehen wir jeden Tag aufrecht, ohne uns je einen Gedanken darüber gemacht zu haben. Aber genau das ist es: Es geht eben nicht um etwas Be-sonderes, das heißt Abgesondertes, sondern um die Erfahrung von etwas ganz Natürlichem, ganz Einfachem, das deshalb aber nicht weniger tiefgründig ist.

Der Übungszustand

Durch das *Eintreten in die Ruhe* als Vorbereitung auf eine Qigong-Übung tritt der Praktizierende in einen besonderen *Übungszustand* ein. Über diesen Zustand schreibt Jiao Guorui:

«Im Qigong-Zustand zeigen die Funktionen des Körpers zahlreiche Besonderheiten; eine davon (zugleich eine der wichtigsten und grundlegendsten) ist die, dass die Großhirnrinde sich in einem spezifischen Zustand der Ruhe (einem optimalen Zustand der Klarheit) befindet, der sich auch beschreiben lässt als spezifischer Ruhezustand bei gleichzeitiger Wachheit oder als spezifischer Zustand der Wachheit bei gleichzeitiger Ruhe. Hierbei befinden sich die Funktionen der Großhirnrinde in einem Prozess des Übergangs vom Wach- in den Schlafzustand (von Erregung zu Hemmung/Kontrolle), wobei durch eine aktive Kontrolle ein gewisser Abstand sowohl vom Schlaf- als auch vom Wachzustand beibehalten wird. Der Zustand des In-die-Ruhe-Tretens wird dann von Qigong- Meistern auch beschrieben als ein Zustand ‹scheinbarer› Wachheit und ‹scheinbaren› Schlafens, da er sich vom gewöhnlichen Schlaf wie auch von gewöhnlicher Wachheit unterscheidet. Befindet sich jemand während des Übens in einem gewöhnlichen Wachzustand, so ist er nicht in die Ruhe getreten. In diesem Zustand wird das Üben zwar auch therapeutisch und gesund erhaltend wirken, doch kann sich die Wirkung des In-die-Ruhe-Tretens nicht entfalten.»[19]

Der Übungszustand führt zu einer verbesserten Wahrnehmungsfähigkeit. Ohne Ablenkung durch Gedanken und Gefühle ist der Geist hier in besonderer Weise empfänglich für Signale aus dem eigenen Inneren und entwickelt eine gesteigerte Wahrnehmungsfähigkeit für die Körperhaltung, den Spannungszustand der Muskulatur und die Harmonie einer Bewegung. Der Übungszustand bietet nicht nur die Möglichkeit, Einzelheiten im eigenen Körper besser wahrzunehmen, er hilft auch dabei, sich mehr und mehr als ungeteiltes Ganzes zu erfahren. So werden zum Beispiel die Bewegungen der Arme, der Beine, des Rumpfes und des Kopfes nicht als verschiedene Bewegungen wahrgenommen, die gleichzeitig geschehen, sondern als *eine* Bewegung, die sich gleichzeitig in verschiedenen Körperteilen vollzieht.

In einem guten Übungszustand erfahren wir Körper, Geist und Seele nicht mehr als getrennt voneinander, sondern als Einheit. Wir erfahren, dass Geist und Seele den Körper durchdringen, ihn innerlich und äußerlich bewegen. Aus einem guten Übungszustand heraus kann sich eine geistige Erkenntnis oder auch die Lösung eines seelischen Problems ergeben, nicht als Ergebnis langen Nachdenkens, sondern ganz von alleine. Nicht die angestrengte Suche, sondern die Bereitschaft, sich beschenken zu lassen, ist hier hilfreich.

---

19 Jiao Guorui: *Youfagong – Methode der induzierten Bewegung.* Uelzen 1995, S. 42.

Aber ein guter Übungszustand zeichnet sich nicht nur durch eine besondere Empfänglichkeit für Impulse aus dem eigenen Inneren aus, er verleiht auch unseren Willensimpulsen, unseren bewussten Vorstellungen, mehr Kraft und Einfluss. Wenn wir uns vorstellen, wie die Wirbelsäule sich aufrichtet, so beginnt damit eine zarte, aber nicht minder einflussreiche Kraft an der Verwirklichung dieser Vorstellung zu arbeiten, die Vorstellungskraft beginnt sich zu entfalten. Stellen wir uns vor, wie das nach oben gestiegene Qi langsam nach unten sinkt, so können wir erfahren, wie sich dies auch tatsächlich vollzieht. Der Einfluss, den wir in diesem Zustand auf unsere inneren Vorgänge haben, ist wesentlich größer als im so genannten Alltagsbewusstsein. Gerade deshalb ist es so wichtig, solchen Einfluss nur auf der Grundlage eines guten Verständnisses um die Zusammenhänge des inneren Kräftespiels auszuüben.

Der Übungszustand ist ein Zustand, in dem andere Gesetze herrschen. In ihm wird eine Brücke gebaut zwischen unseren tief innen gelegenen und unseren äußeren Anteilen, in ihm entwickeln sich die Kräfte, die wir brauchen, um uns grundlegend zu verändern. Er ist das eigentliche Geheimnis des Qigong. Wie alles im Qigong ist auch das Eintreten in die Ruhe beziehungsweise das Eintreten in einen guten Übungszustand eine Frage der Übung. Dabei gibt es verschiedene Wege und Methoden. Eine der grundlegendsten ist das Sammeln beziehungsweise Bewahren der Aufmerksamkeit im Dantian.

Entspannung, Ruhe und Natürlichkeit, Wachheit, Zentrierung und Erdung als wesentliche Übungselemente schaffen die Voraussetzung dafür, dass die Impulse, die aus dem Unbewussten aufsteigen, auch integriert und verarbeitet werden können. Obwohl sich dies alles jenseits eines intellektuellen Verständnisses vollzieht, wird es jedoch sehr bewusst erfahren, nämlich körperbewusst. Je tiefer dabei die Ruhe, die Entspannung ist, desto tiefer sind die Schichten des Unbewussten, die berührt werden. Im Übungszustand ist es möglich, im Verborgenen liegende Potentiale zu mobilisieren.

Yōufagong – Methode der induzierten Bewegung

Eine zentrale Stellung im Lehrsystem von Jiao Guorui hat das so genannte *Yōufagong*, die Methode der induzierten Bewegung. Er wandte sie als Arzt im Rahmen der chinesischen Medizin bei über 90 Prozent seiner Patienten an. Im Übungszustand des Yōufagong begegnen sich Bewusstes und Unbewusstes, Inneres und Äußeres in besonderer Weise. Ruhe und Bewegung, Kontrolle und Natürlichkeit finden sich zu einem harmonischen Miteinander. Im Unterschied zu den meisten anderen Übungsformen des Qigong sind im Yōufagong die Bewegungen nicht festgelegt. Der Übende tritt zunächst in die Ruhe ein, sammelt die Aufmerksamkeit im Dantian und ist dann bereit, Bewegungen von alleine entstehen zu lassen. Er induziert, das heißt lädt die Bewegungen bewusst ein und bleibt dabei durchgehend in einer Wachheit, die ihm jederzeit ein kontrolliertes Eingreifen erlaubt. Dies wird jedoch nur in bestimmten Fällen notwendig sein, zum Beispiel, wenn die von alleine entstehenden Bewegungen schneller und heftiger werden und den Rahmen der Kontrollfähigkeit zu verlassen drohen.

Die heilende Wirkung im Yōufagong kommt wohl in der Hauptsache dadurch zustande, dass sich Impulse aus dem Unbewussten in Bewegungen ausdrücken dürfen. Der Übende achtet dabei darauf, dass die Bewegungen harmonisch und weich sind und damit den Energiefluss fördern. Im Inneren liegende Potentiale dürfen ans Tageslicht, das heißt ins Körperbewusstsein kommen, und der Übende kann einen Umgang mit ihnen finden.

Yōufagong wird in dem Vertrauen geübt, dass die dem Leben und den entstehenden Lebensbewegungen innewohnende Ordnung zur Selbstregulation und damit zur Heilung beiträgt. Es bietet uns die Möglichkeit, langsam die Kontrolle des bewussten Ich durch die selbstregulierende Kontrolle des inneren Systems zu ersetzen. Ähnlich wie das Herz-Kreislauf-System, das Hormonsystem, das Nervensystem sich bei einem gesunden Menschen selbst regulieren und den jeweiligen Umständen anpassen, verfügt auch unser Energiesystem mit seinen inneren Bewegungen über diese selbstregulierenden Fähigkeiten. Je mehr Vertrauen ein Mensch in diese innere Weisheit hat, desto besser ist die Voraussetzung für eine fruchtbare Übung. Auf der anderen Seite ist auch die Übung ein ausgezeichnetes Mittel, eben dieses Vertrauen aufzubauen. Es handelt sich dabei nicht um ein blindes Vertrauen, das der Übende dadurch entwickelt, dass er den Aussagen anderer vertraut, es wächst vielmehr aus der eigenen Erfahrung. Ich möchte hier noch einmal betonen, dass das bewusste Ich stets seine Kontrollfähigkeit bewahrt und selbst entscheidet, inwieweit es sich den natürlichen Lebensprozessen überlassen möchte. Alles, was im Yōufagong geschieht, geschieht im Schutze ungeteilter Aufmerksamkeit. Die Erfahrungen des Yōufagong befruchten nicht nur alle anderen Qigong-Übungsformen, sondern auch in besonderer Weise Shiatsu im Rahmen energetischer Körperarbeit.

Lösen und Verdichten

Zum Schluss dieses Kapitels über Qigong möchte ich noch auf eine Übungserfahrung eingehen, die eine Ur-Bewegung menschlichen Lebens beschreibt. Entsprechend den polaren Kräften von Yin und Yang unterscheiden wir zwei Grundbewegungen: auf der einen Seite das Verdichten, Zusammenziehen, Kontrahieren, Verfestigen; auf der anderen Seite das Lösen, Weiten, Entspannen, Öffnen, Ausdehnen. Diese beiden Grundtendenzen spielen in unserem Leben eine elementare Rolle. Alle rhythmischen Bewegungen wechseln zwischen diesen beiden Zuständen: Würde unser Herz nicht dauernd zwischen Anspannung und Entspannung, zwischen Ausdehnung und Kontraktion wechseln, würden wir alsbald dieses Leben verlassen; ebenso wäre es, wenn unsere Atemmuskulatur auch nur für ein paar Minuten ihr rhythmisches Spiel unterbrechen würde. Ein gesunder, gleichmäßiger Muskeltonus ist das fein aufeinander abgestimmte Wechselspiel von Anspannung und Entspannung der einzelnen Muskelfasern. Nur dadurch erhält die Muskulatur ihre Aktionsbereitschaft, die uns handlungsfähig macht.

Aber was für einzelne Muskelfasern oder Organe gilt, gilt auch für größere Körperbereiche beziehungsweise den ganzen Menschen. Das Verdichten, das Sammeln, Zusammenziehen der Kraft ist eine wichtige Voraussetzung für aktives Handeln. Es dient der Stabilisierung, vermindert die Irritierbarkeit und ist ein natürlicher Schutz gegen Verletzungen. Eine Verdichtung der Energie hilft, klar zu werden in dem, was man will, stellt die Kraft bereit, die zur Verwirklichung eines Ziels nötig ist und hilft, sich nicht von Nebensächlichkeiten irritieren zu lassen. Sie hilft uns, äußeren Einflüssen nicht ausgeliefert zu sein, und versetzt uns in die Lage, falls notwendig, Widerstand zu leisten. Im Qigong üben wir diese Kraft zum Beispiel dadurch, dass wir uns vorstellen, unsere Hände gegen einen Widerstand zu bewegen. Indem wir uns in Gedanken auf eine Aufgabe einlassen, geben wir dem Körper die Gelegenheit, die dazu benötigte Energie zu erzeugen und bereitzustellen. Ähnlich wie die Vorstellung des guten Essens den Magen aktiviert, werden durch die Vorstellung, ein Gummiband zu spannen, die entsprechenden Muskeln angeregt. Im Qigong Yangsheng geht es hauptsächlich um diesen verbesserten Kraftzustand und nicht um die tatsächliche Ausführung wie zum Beispiel im Sport. So ist es auch gut nachvollziehbar, dass man, wenn man sich im Sport verausgabt hat, im Körper eine wohlige Müdigkeit verspürt, während eine Qigong-Übung, in der das Schließen, das Sammeln, das Innehalten geübt wird, den Körper vitalisiert und das Kraftgefühl steigert. Kurz: im Qigong Yangsheng geht es darum, das Qi zu mobilisieren, es aber nur zu einem geringen Teil auszugeben. Wenn man auf diese Weise übt, wird sich ein Kraftzuwachs einstellen.

> «Gibt es ein Öffnen und Schließen, so bildet doch das Schließen die Wurzel.
> Öffnen tendiert zum Veräußern, Schließen tendiert zum Nähren.
> Überwiegt das Öffnen, entsteht Leere; überwiegt das Schließen, entsteht Fülle.»
> (Jiao Guorui)

Die Qigong-Übung würde jedoch in ein Ungleichgewicht, in eine Verfestigung oder gar in eine Erstarrung führen, wenn nicht gleichzeitig das Lösen, Weiten, Entspannen, Öffnen, Ausdehnen geübt würde. In der Muskulatur führt ein harmonisches Miteinander von Verdichten und Lösen zu einer gesunden Elastizität, es stärkt die Kraft und Regenerationsfähigkeit. Beim Lösen kann sich das, was sich verdichtet hat, wieder verströmen. Lösen und Öffnen hilft uns, uns berühren und verändern zu lassen. Auch wenn Lösen und Verdichten sich in der Übung abwechseln, so ist doch in jedem Lösen ein Verdichten und in jeder Verdichtung ein Gelöstsein. Ist die Balance zwischen diesen beiden Grundaspekten einer jeden Bewegung verloren gegangenen, so ist dies ein idealer Nährboden für alle möglichen Störungen und Krankheiten, oder positiv ausgedrückt: Wenn es uns gelingt, durch Übung oder mit Hilfe von Behandlungen diese Balance wiederherzustellen, so entziehen wir vielerlei Beschwerden die Grundlage.

4.4 Meditation

Meditation ist in den letzten Jahren zu einem in vielfacher Weise verwendeten Begriff geworden. In Büchern beschrieben und in Seminaren angeboten finden wir Zen-Meditation, Heilmeditation, Bildmeditation, geführte Meditation, Meditation in Bewegung, Entspannungsmeditation usw. Es ist dabei nicht immer ganz einfach, Unterschiede und Gemeinsamkeiten herauszufinden. Hier ist nicht der Raum, und es steht auch nicht in meiner Kompetenz, auf alle Arten einzugehen; vielmehr möchte ich die Aspekte herausgreifen, die mir im Hinblick auf Shiatsu und energetische Körperarbeit als besonders wichtig erscheinen.

Meditation beginnt, wenn der Geist in die Ruhe eingetreten, wach und gesammelt ist. Das Eintreten in die Ruhe reduziert die Ablenkungen durch Sinneseindrücke, Gedanken und Gefühle; die Wachheit hilft, das ins Bewusstseinsfeld zu holen, was jenseits von Sinneseindrücken, Gedanken und Gefühlen liegt, und die Sammlung verstärkt die Wirkkraft, die in der Meditation entsteht. Meditation ist in erster Linie eine Übung des Geistes, die sich aber, je nach Ausrichtung und Methode, auch auf den Körper und das Energiesystem auswirken kann.

In der Meditation ist der Geist nach innen gerichtet. Es hat sie in unterschiedlicher Form in allen Kulturen und Religionen, im Osten wie im Westen gegeben – im Osten wurde ihr jedoch von jeher mehr Bedeutung beigemessen. Im Laufe der Zeit haben sich dort verschiedene Schulen und Richtungen entwickelt, die sich in lebendigen Traditionen bis zum heutigen Tag erhalten haben. Meditation selbst ist ihrer Natur nach nicht – wie viele Menschen meinen – östlich, auch wenn der Osten sie mehr gepflegt hat. Für uns, die wir uns hier im Westen heute für sie zu interessieren beginnen, stellt die jahrtausendealte Erfahrung der östlichen Traditionen natürlich eine überaus große Bereicherung dar. Meditation ist nicht nur für uns als Shiatsu-Behandler von großem Wert, sondern in vielerlei Hinsicht eine wichtige Lebenshilfe.

In unserem Kulturkreis begegnet uns Meditation zum Beispiel im Zustand der *Andacht* (vor allem ältere Menschen verbinden oft mit diesem Begriff Erfahrungen, die sich nicht nur auf Kirchenbesuche beschränken). Hier geht es nicht um ein vordergründiges Nachdenken über dieses oder jenes, auch wenn es ein bestimmter Satz, ein Gefühl oder ein Sinneseindruck war, der uns andächtig werden ließ. Die Körperhaltung spielt in der Andacht eine wichtige Rolle. Es ist gut, wenn man auch den Körper aus der Zerstreuung herausholt und sammelt, auch wenn wir nicht knien oder die Hände falten, also keine in unserer Kultur gepflegte Körperhaltung einnehmen. Unruhe und Nervosität im Körper oder eine angespannte, zwanghafte Haltung sind wenig hilfreich, ebenso wenn man während der Andacht in einem Sessel «hängt». Man kann andächtig sein in der Beschäftigung mit einem Inhalt, aber die Andacht bedarf nicht eines gedanklichen

Inhalts. Bei kleinen Kindern kann man oft noch beobachten, wie sie andächtig, versunken, das heißt in ungeteilter Aufmerksamkeit, mit etwas beschäftigt sind. Ganz ähnlich verhält es sich mit der Meditation.

Meditation hilft uns, unsere Kraft nicht in Nebensächlichkeiten zu erschöpfen und uns in der inneren Stille immer wieder an die eigenen Kraftquellen anzuschließen. Je besser Körper, Geist und Seele miteinander verbunden sind, desto mehr werden sich Ruhe und Sammlung des Geistes auf den Menschen als ganzen auswirken. Wenn wir zum Beispiel unsere Aufmerksamkeit in der natürlich aufgerichteten Wirbelsäule sammeln, so folgt, wie wir bereits gesehen haben, dieser Vorstellung eine lebendige Wirkkraft, die nicht nur in der Lage ist, unsere Körperhaltung, sondern auch den Qi-Fluss in der Wirbelsäule zu verbessern. Hier fließt der *Dumai*, einer der übergeordneten zentralen Meridiane, der wiederum viele andere Meridiane in ihren Funktionen unterstützt und reguliert. So wirkt die Meditation nicht nur heilsam auf den Geist, sondern auch auf unser Energiesystem.

Meditation geschieht nie ausschließlich zu unserem eigenen, persönlichen Wohl in Abgrenzung von anderen. Es gehört zur Erfahrung der Meditation, dass der einzelne Mensch nicht getrennt und unabhängig von seiner Umgebung existiert, sondern Teil einer allumfassenden Ordnung ist. Govinda Lama schreibt dazu:

> «Man fragte mich vor einiger Zeit, was Meditation – kurz gesagt – sei. Ich habe damals geantwortet: Meditation ist das Mittel, um den einzelnen wieder mit dem Ganzen zu verbinden, um ihm seine ständige, nie abgerissene Verbindung und Eingebundenheit bewusst zu machen. Der Pfad der Meditation ist die einzige erfolgversprechende Möglichkeit, den Ich-Komplex zu durchschauen und so die Illusion einer vom Ganzen abgesonderten und unabhängigen Seele oder Selbstheit zu überwinden . . .»[20]

Die buddhistische wie auch die daoistische Weisheitslehre sehen die Wurzel allen Leids und aller Krankheit gerade in der Illusion des individuellen Bewusstseins, das sich als abgesondert und getrennt von seiner Umgebung erlebt. Meditation ist ein Weg, sich von dieser Illusion zu befreien. Sie dient nicht nur der persönlichen Heilung, sondern schließt immer auch die Harmonie mit der dem Leben und der Natur innewohnenden Ordnung mit ein und ist im ursprünglichen Sinne re-ligiös, das heißt rück-bindend.

---

[20] Lama Anagarika Govinda: *Buddhistische Reflexionen*. Frankfurt am Main 1990, S. 75.

In vielen Meditationsarten wird das Gewahrsein des Atems geübt. Wenn sich der Meditierende dabei nicht auf den Atem konzentriert oder den Atem beobachtet, sondern sich im Atem erlebt, entwickelt sich eine Lebendigkeit, die Govinda Lama so beschreibt:

> «Weil aber die Atmung ein lebendiges Band zwischen Körper und Geist knüpft, kann man – wenn man das Atmen als ein Erlebnis begreift und nicht nur als eine automatische Gewohnheit – sich seiner Atemfunktion bewusst werden und dem Atem im ganzen Körper folgen. Man fühlt dann, wie er die Ganzheit unseres Körpers durchströmt, und indem man ihn so erlebt, fühlt man schließlich, wie das Bewusstsein den ganzen Körper erfüllt und wie unser Körper an unserem meditativen Erleben teilhat.»[21]

Atem (Qi), Körper und Bewusstsein durchdringen sich, ja verschmelzen miteinander. Wenn Meditation auf diese Weise geübt wird, so werden gleichzeitig Entwicklungsimpulse für das Bewusstsein, die körperinneren Lebenskräfte (Qi) und den Körper gegeben. Wir machen dann die Erfahrung, dass unser kognitives Bewusstsein ein Aspekt des Körperbewusstseins ist.

Ein wichtiger Aspekt der Meditation ist die Umsetzung ihrer Früchte im Alltag – und nicht nur im Alltag eines Shiatsu-Behandlers. Es gehört zur Meditation, den Geist in *einem* Vorgang zu sammeln und sich nicht mit mehreren Dinge gleichzeitig zu beschäftigen. Damit kann sie ein Gegengewicht schaffen zur Zerrissenheit unserer Zeit. Sie kann an abgeschiedenen Orten, entfernt von den Ablenkungen des äußeren Lebens stattfinden, ein wesentlicher Punkt ist jedoch, die Ruhe inmitten der Herausforderungen von Beruf und Familie zu bewahren. Genau diese Qualität beschreibt Hakuin Zenji, einer der bedeutendsten japanischen Zen-Meister, dem «Bewahren der Aufmerksamkeit im Dantian» zu.[22]

Unser Bewusstsein kann nicht mehrere Dinge gleichzeitig tun, ohne dadurch in Zerstreuung zu geraten. Was wir als Meditation übersetzen, heißt in daoistischen Quellen wörtlich: «Das Eine bewahren.»[23] Es geht darum, sich einer Sache ganz zu widmen. Durchdringt der Geist in der Meditation den Körper, entsteht Körper-Bewusstheit beziehungsweise Körper-Bewusstsein, und der Geist gewinnt die Fähigkeit, innerer Bewegungen gewahr zu werden. Die Atmung ist eine dieser Bewegungen und wird, weil sie so gut wahrnehmbar ist, gerne

---

21   Ebd., S. 84.
22   Philip B. Yampolsky: *The Zen Master Hakuin*. Columbia University Press 1971, S. 30 ff.
23   Vgl. Livia Kohn: Das Eine bewahren: Konzentrative Meditation im Daoismus. *Zeitschrift für Qigong* Yangsheng 2002, S.12.

als *das Eine* ausgewählt, um darin in ungeteilter Aufmerksamkeit zu verweilen. Wenn die Atmung durch ein gewecktes und vertieftes Körperbewusstsein, wie von Govinda Lama oben beschrieben, zu einem den ganzen Körper, ja den ganzen Menschen durchströmenden Qi-Fluss wird (besser müsste man sagen: als ein den ganzen Menschen durchströmender Qi-Fluss erkannt und erfahren wird), so taucht im *Bewahren des Einen* eine Vielfalt sich selbst regulierender Lebensbewegungen auf. Der Meditierende nimmt damit Anteil an den Bewegungen, die sich auf materieller Ebene im Wunder des Stoffwechsels offenbaren. Er wird Zeuge eines Geschehens, das sich aus sich selbst heraus vollzieht, und lernt, dass das willkürliche Eingreifen in diesen natürlichen Prozess eher störend als hilfreich ist. Aus dieser Art des Gewahr-Seins ergibt sich keine Notwendigkeit, aktiv zu handeln. Die Erfahrung zeigt vielmehr, dass allein die Wahr-Nehmung dieser Vorgänge in tiefer Ruhe einen Veränderungsprozess einleiten kann, in dem das Ich in Beziehung und Harmonie mit den Lebensbewegungen und der ihnen innewohnenden Ordnung kommt.

Was aber für die biologischen Bewegungen wie Atmung und Stoffwechsel gilt, gilt gleichermaßen für *Gemütsbewegungen*, die Emotionen (lat. e = heraus, motio = Bewegung). Jeder hat die Erfahrung gemacht, dass sich mit Gemütsbewegungen Atmung, Herzschlag usw. verändern. In einem durch Meditation verfeinerten Körperbewusstsein werden Gemütsbewegungen als subtile Veränderungen im inneren Qi-Fluss wahrnehmbar. Der Übende kann unmittelbar im eigenen Inneren spüren, wie Gefühle, die einer persönlichen Verhaftung entspringen (z.B. Wut oder Angst), zu einer Störung des Qi-Flusses führen. Je mehr Vertrauen jemand in die selbstregulierende Kraft des Qi-Flusses gewonnen hat, desto mehr wächst die Fähigkeit, Gefühle zuzulassen, die vorher abgewehrt und verdrängt werden mussten. Die in ihnen gebundene Energie kann dann langsam ihren Weg zurück in ihre natürlichen Bahnen finden und helfen, die verdrängten Gefühle wieder zu integrieren.

Versteht man Meditation auf diese Weise, so hat sie zwei Aspekte, die den zwei Beinen eines Menschen vergleichbar sind. Der erste Aspekt ist das *Loslassen* der persönlichen Verhaftung, ohne das wir nicht in den Genuss ungehinderten Qi-Flusses kommen. Der Übende muss also zunächst lernen zu vergessen, was ihn belastet, er muss lernen, seine Aufmerksamkeit von Sorgen und Ängsten abzuziehen, um frei zu werden und in die Ruhe einzutreten. Dieser Schritt hilft zu regenerieren, Urlaub zu machen von den Belastungen, die uns sonst «aufzufressen» drohen. Verhaftete Gedanken und Gefühle werden sozusagen vor oder zu Beginn der Übung wie ein Mantel an der Garderobe abgegeben. Es kann Jahre dauern, bis jemand wirklich lernt, in die Ruhe einzutreten.

Der zweite Aspekt ist das Zulassen. Wenn wir gelernt haben, in die Ruhe einzutreten, gilt es, nicht nur wachen Geistes, sondern auch offenen Herzens zu üben. Es geht hier nicht mehr darum, störende Gedanken und Gefühle abzuschneiden, sondern ihnen Raum zu geben, ohne dadurch die Sammlung und Ruhe zu verlieren. Dies ist kein Akt des Nachdenkens über Probleme, sondern eine Frage der Aufrichtigkeit, des Sich-Berühren-Lassens. Dieser zweite Schritt macht erst einen Sinn, wenn wir einen sicheren Stand gefunden haben, das heißt, wenn uns das Zulassen von Gefühlen nicht mehr aus der Ruhe der Meditation bringt. Auf diese Weise kann sich die in der Übung gewonnene Ruhe und innere Freiheit auch auf den Teil unseres Bewusstseins auswirken, den wir beim Eintreten in die Ruhe hinter uns gelassen haben. Dieser zweite Schritt hilft, den blockierten und verhafteten Anteil unserer Persönlichkeit, der im Buddhismus als Ego bezeichnet wird, mit unserem tiefsten Inneren zu synchronisieren. Wird über lange Zeit und intensiv ausschließlich der erste Schritt praktiziert, so kann es passieren, dass der Übende in der Meditation immer größere Fortschritte macht, ohne dass sich damit in seinen Alltagsproblemen etwas Nennenswertes verändert, ja dass er sogar dazu den Kontakt verliert. In solchen Fällen wächst die Diskrepanz zwischen Innen und Außen, Yin und Yang geraten in Disharmonie. Dies hat große Bedeutung für die energetische Körperarbeit, in der es ja unter anderem um die Integration von bis dahin ungelebten Gefühlen geht. In alten daoistischen Schriften wird beschrieben, wie wichtig das Ordnen von Körper und Geist ist, bevor man zu den höheren Stufen der Meditation gelangen kann.

Wenn wir beide Beine zum Gehen benutzen wollen, so folgt auf den Schritt mit dem rechten Bein wieder einer mit dem linken; auf das Zulassen folgt wieder das Loslassen usw., bis Körper und Geist, Persönliches und Spirituelles, Begrenztes und Unbegrenztes einander immer näher kommen. Bei Sogyal Rinpoche, einem tibetischen Meditationsmeister, finden wir dies auf ähnliche Weise beschrieben:

> «Der Buddha saß bescheiden und in heiterer Würde auf der Erde, den Himmel über sich und um sich, als wolle er uns demonstrieren, dass wir in der Meditation mit einer offenen, himmelsgleichen Geisteshaltung sitzen, gleichzeitig aber präsent und geerdet bleiben. Der Himmel ist unsere absolute Natur, die keine Grenzen kennt und unermesslich ist, und der Boden ist unsere Wirklichkeit, unsere relative, gewöhnliche Bedingtheit. Die Haltung, die wir in der Meditation einnehmen, zeigt, dass wir das Absolute und das Relative, oben und unten, Himmel und Erde verbinden; wie die zwei Schwingen eines Vogels symbolisiert sie die innige Verbundenheit der himmelsgleichen, unsterblichen Natur des Geistes mit dem Boden unserer flüchtigen, sterblichen Existenz.»[24]

---

24   Sogyal Rinpoche: *Funken der Erleuchtung*. München 1998, Text für den 4. März.

Neben der Polarität von Oben und Unten, Himmel und Erde, begegnet uns in der Meditation auch die des *Tuns* und des *Lassens*. Zunächst es ist notwendig, die Aufmerksamkeit aktiv zu sammeln, auf Eines auszurichten. Sind aber mit der Zeit Sammlung und Ruhe bei gleichzeitiger Wachheit eingetreten, so kann der Übende sich zunehmend dem *Einen*, das er nicht näher definieren muss, überlassen. Es tritt ein Zustand der Selbstvergessenheit ein, in dem Körper, Qi, Herz und Geist transzendiert und damit auch nicht mehr als getrennt wahrgenommen werden. Aber selbst, wenn wir in diesem Zustand nicht mehr daran denken, muss das Miteinander von Körper, Geist und Seele nicht verloren gehen.

Meditation ist ein Weg, um das eigene Wesen, die Natur des Geistes, die spirituelle Dimension des Daseins zu erfahren. Wenn der persönliche Herz-Geist, also Gefühle und Gedanken, zur Ruhe kommen, erscheint ganz von alleine Shen, ein vom persönlichen Bewusstsein unabhängiger Seins-Zustand.

Begreifen wir dies alles als Aspekte der Meditation, so verbinden sich in ihr Gesundheit und Wohlergehen in Körper und Gemüt und spirituelle Schau miteinander.

Ein solches Erleben beschreibt Hakuin Zenji (1686 bis 1769), der durch seine extreme Meditationspraxis in einen lebensbedrohlichen Zustand der oberen Fülle und der unteren Leere geraten war. Nachdem ihm kein Arzt mehr helfen konnte, gelangt er schließlich zu einem Qigong-Meister, der ihm rät, in *nai-kan*-Übungen (nai = innen, kan = schauen) seine Aufmerksamkeit im Dantian zu sammeln und sein Qi in die Füße zu leiten. Hakuin beschreibt die Wirkung dieser Qigong-Übungen in seiner Autobiographie so:

«Langsam ging ich zurück. Ich ging ganz auf in den Nai-kan-Übungen und in kaum drei Jahren verschwanden alle meine Krankheiten von selbst ohne Medizin oder Behandlung. Nicht nur, dass die Krankheit geheilt war, auch dem Koan, schwer zu halten und schwer zu folgen, schwer zu verstehen und schwer zu öffnen, an dem ich vorher keinen Ansatzpunkt für Hand noch Fuß finden konnte, in das ich keinen Biss hineinbekam, folgte ich nun bis zur Wurzel und drang durch bis auf den Grund. Sechs oder sieben Mal hatte ich die Wonne dieses Durchbrechens, ohne die tanzende Freude kleinerer Satori zu zählen.»[25]

---

25   Trevor Leggett: *A Second Zen Reader*. London 1964, S.155 (Übersetzung aus dem Englischen von Gottfried Sauer). Ein Koan ist eine innere Aufgabe, die in einigen Zen-Schulen ein Meister seinem Schüler zur Vertiefung der spirituellen Erfahrung gibt.

Wenn wir Meditation als einen Weg begreifen, um das Leben in seiner ungeteilten Ganzheit zu erfahren, muss in ihr auch alles, was zum Leben gehört, einen Platz haben. Sie ist eine Übung, in der unsere kleine, persönliche Ordnung mehr und mehr in Übereinstimmung kommt mit der «großen Ordnung», dem *Dao*. Dies ist die Grundlage der energetischen Körperarbeit, und Meditation ist dem Behandler eine Hilfe auf dem Weg. Durch sie kann er selbst die Erfahrungen machen und Umwandlungen vollziehen, durch die er seine Patienten begleitet. Meditation hilft ihm, den eigenen inneren Frieden zu bewahren, auch wenn er sich in Anteilnahme und Mitgefühl dem Leid und dem Schmerz der Patienten öffnet.

Man kann Meditation als einen Aspekt des Qigong verstehen. In der eigenen Mitte zu ruhen und in stiller, ungeteilter Aufmerksamkeit zu verweilen, ist Meditation und Qigong zugleich. Im Qigong-Übungszustand verbinden sich auf natürliche Weise die Früchte der Meditation mit dem, was wir gerade wahrnehmen, denken, fühlen und tun. Das Ziel ist nicht die Ruhe jenseits der Bewegung, sondern inmitten von Bewegung, nicht der Friede jenseits der Gefühle, sondern inmitten von Gefühlen. Dies zu erfahren, ist von unschätzbarem Wert für Shiatsu im Rahmen energetischer Körperarbeit.

4.5 Das Wissen des Westens

Im Vergleich zum Osten hat sich im Westen der Schwerpunkt mehr auf die Eroberung der äußeren Welt verlagert. Der technische Fortschritt und die Errungenschaften der Wissenschaft sind Ausdruck dieser Entwicklung. Die Erforschung der Details hat zu atemberaubenden Erkenntnissen geführt, sei es in der Physik, in der Hirnforschung oder in anderen Wissenschaften. Die Analyse, das heißt die «Aufgliederung», wurde zum wichtigsten Werkzeug der Betrachtung und damit zur Basis eines Wissens, dessen Ziel die Beherrschbarkeit der Welt durch den Menschen ist. Mit den wissenschaftlichen Erkenntnissen über die Gene ist stets der Wunsch verbunden, Krankheiten schließlich beherrschen zu können und die Natur zum Nutzen des Menschen umzugestalten. Auf der Grundlage der *Aristotelischen Logik* (wenn a = b ist und b = c, dann muss a = c sein) und des *Kausalitätsprinzips* (a ist die Ursache für b, und b ist die Folge von a) entwickelte sich ein Denken, das bis zum heutigen Tage die Basis politischer wie auch persönlicher Entscheidungen ist. Aus dieser logischen, analytischen und die Lebensvorgänge kausal verknüpfenden Sichtweise ergibt sich ein charakteristisches Vorgehen beim Lösen von Problemen: Wenn wir ein Problem haben, so muss dies eine Ursache haben, und wenn wir die Ursache beheben, so wird auch das Problem gelöst sein.

Diese Entwicklung hat sich auch in den Religionen vollzogen, die ihre Lehre aus der *Theologie*, der «Wissenschaft von Gott», entwickeln und so den Menschen ein *Verständnis* von den Mysterien des Lebens zu vermitteln versuchen. Religiöse Erfahrungen (*Gottes-* oder *Christus-Erfahrungen*) zu objektivieren und so verstehbar zu machen, folgt dem wissenschaftlich-analytischen Prinzip, ein ungeteiltes Ganzes in seine Einzelteile aufzuspalten, um sie dadurch objektiv, von außen, betrachten zu können. Das subjektive, von Projektionen und persönlichen Auffassungen geprägte Erleben zugunsten einer objektiven Betrachtung aufzugeben, hat dazu beigetragen, die Menschheit von vielen Irrtümern zu befreien. Dazu gehört zum Beispiel auch die Entdeckung Galileis, dass die Sonne sich nicht um die Erde dreht, sondern umgekehrt. Bis zu Galilei, also bis etwa zum Beginn des 17. Jahrhunderts, geschah das Begreifen der Welt noch durch die Aufarbeitung subjektiver Erfahrungen. Durch die Entwicklung entsprechender Instrumente begann mit Galilei und Kepler die Phase der Messbarkeit natürlicher Vorgänge. Von jetzt an lagen immer weniger innere Erfahrungen, sondern Messergebnisse den wissenschaftlichen Betrachtungen zugrunde. Damit entwickelte sich eine neue Art der Objektivität, die nicht mehr auf der objektiven Betrachtung subjektiver Vorgänge basiert, sondern auf Messungen, die, vom einzelnen Menschen unabhängig, zu jeder Zeit und an jedem Ort wiederholbar sein sollten.

Bis zum Ende des 19. Jahrhunderts glaubte man schließlich, die Welt nahezu ergründet zu haben.

> «Manche Physiker gaben sogar ihren Beruf auf, denn es blieb, wie einer von ihnen sagte, nichts mehr zu tun, als die Genauigkeit der Aussagen auf eine weitere Stelle hinter dem Komma zu verbessern: Jedes Phänomen des physikalischen Universums war säuberlich beschrieben in den strikt deterministischen Begriffen von Ursache und Wirkung.»[26]

Zum ersten Mal wurden die Grundfesten der Aristotelischen Logik durch den physikalischen Versuch erschüttert, in dem Albert Einstein bewies, dass Licht nicht nur, wie bis dahin bekannt, eine Welle ist, sondern gleichzeitig auch ein Teilchen. Daraus folgte, dass entweder die Aristotelische Logik oder die bis dahin gültigen wissenschaftlichen Vorstellungen von der Getrenntheit von Energie und Materie nicht stimmten. Darüber hinaus wurde durch die Erkenntnisse der modernen Physik des 20. Jahrhunderts die Dualität von Subjekt (Forscher) und Objekt (Forschungs-gegen-stand) in Frage gestellt. Die Atomphysiker fanden heraus, dass es keine objektive Messung gibt, da jede Messung beziehungsweise Beobachtung das Objekt der Beobachtung bereits verändert. Zwischen Subjekt und Objekt gab es offensichtlich eine größere Wechselwirkung, als es die Naturwissenschaft bis dahin angenommen hatte.

Erwin Schrödinger, der Begründer der Quantenmechanik, geht in seiner Aussage sogar noch einen Schritt weiter. Er spricht nicht nur von einer Wechselwirkung zwischen zwei verschiedenen Dingen, sondern hebt die Trennung vollständig auf:

> «Subjekt und Objekt sind nur eines. Man kann nicht sagen, die Schranke zwischen ihnen sei unter dem Ansturm neuester physikalischer Erfahrungen gefallen; denn diese Schranke gibt es gar nicht».[27]

Die «objektive» Wissenschaft selbst kommt also mit ihren eigenen Mitteln zu der Erkenntnis, dass sie auf bestimmten Ebenen gar nicht existiert. Daraus ergeben sich – oder sollten sich zumindest ergeben – (Heraus-) Forderungen für die Art und Weise, das Leben anzuschauen und mit ihm umzugehen. Ken Wilber, ein Vertreter der transpersonalen Psychologie schreibt dazu:

26   Ken Wilber: *Das Spektrum des Bewußtseins.* Hamburg 1991, S. 36.
27   Ebd., S. 41.

«Wenn die Wirklichkeit, nach den Worten Heisenbergs, Schrödingers und Einsteins, so beschaffen ist, dass Beobachter und Ereignis, Subjekt und Objekt, Erkennender und Erkanntes nicht zu trennen sind, brauchen wir für das Verständnis dieses Umstands eine entsprechende Weise des Erkennens, ein Erkennen, das wesenhaft ungetrennt bleibt von dem, was es erkennt.»[28]

Es soll später noch deutlich werden, dass die energetische Körperarbeit genau diesen Punkt mit einbezieht.

Wissenschaftliche Medizin zwischen Ganzheitlichkeit und Rationalismus

Eingebettet in die oben beschriebene Entwicklung herrschte auch in der abendländischen Medizin bis etwa 1700 ein in vielem der traditionellen chinesischen Medizin vergleichbares Menschen- und Weltbild. So war man etwa vertraut mit der Wechselwirkung beziehungsweise dem Nicht-Getrenntsein von Mikrokosmos und Makrokosmos, wie dies zum Beispiel in den Vorstellungen des *Paracelsus* (1494/94 bis 1541) deutlich wird. Der Medizinhistoriker Heinz Schott schreibt dazu:

«Der Mikrokosmos (Mensch) steht in Wechselwirkung zum Makrokosmos (Welt), sodass aufgrund des Ähnlichkeitsprinzips Korrespondenzen oder Sympathien zwischen drinnen und draußen möglich sind, insbesondere zwischen den Gestirnen am Himmel und den inneren Sternen im Körper. Der Mensch erscheint als ein Doppelwesen, der Himmel und Erde in seinem Leibe vereint. Paracelsus spricht auch von zwei Leibern, dem elementischen und dem astralischen: Ersterer entspringe der Erde und sei ‹viehisch›, Letzterer entspringe dem Himmel und sei ‹englisch› oder ‹geistig›. Der Mensch scheint somit als Vieh und Engel in einer Person, ein Medium zwischen der unsichtbaren und sichtbaren Welt. Verliert er das ‹Licht der Natur› aus den Augen und wendet sich von der unsichtbaren Welt ab, so werde er zum Vieh: Zum Wolf, Fuchs oder zur Natter. Die Realität der ‹unsichtbaren Welt› ist kennzeichnend für das Selbstverständnis der Paracelsisten und ihrer Vorstellung einer ‹natürlichen Magie›.»[29]

Die Vorstellungen der Medizin vom Menschen entwickelten sich entsprechend dem Zeitgeist weiter. Während auf der einen Seite eine Art «Uhrwerk-Modell»

---

28   Ebd., S. 46.

29   Heinz Schott: Zur Tradition der magischen Medizin in der Neuzeit – von Paracelsus bis Mesmer. *Qigong und Yangsheng* 2002, S. 69.

vom Menschen entstand, gab es auf der anderen Seite auch immer wieder namhafte Persönlichkeiten wie zum Beispiel *Georg Ernst Stahl*, Professor für Medizin bei der Gründung der Universität Halle 1694, die ein dynamisches und ganzheitliches Menschenbild postulierten.

> «Er [Stahl] behauptete zum Beispiel weiterhin, trotz der Bedeutung, die neuerdings der Anatomie zugemessen wurde, dass das Studium ‹toter Körper› nichts Wesentliches beizutragen hätte für die Entwicklung theoretischer und therapeutischer Konzepte. Er vertrat besonders in seiner Theoria medica vera (Halle, 1708) ein medizinisches Gesamtkonzept, das primär der Dynamik des Lebendigen Rechnung trug. Kernpunkt seiner durchaus kenntnisreichen Erörterungen physiologischer und pathogenetischer Zusammenhänge war das Prinzip seelischer Steuerung organischer Prozesse. Bei dem Stahlianischen Begriff des ‹Organismus›, der sich von dem ‹Vitalismus› des frühen 19. Jahrhunderts grundsätzlich unterscheidet, ist es unerlässlich, das Primat der Seele zu betonen. Stahl behauptet im Gegensatz zu den Annahmen eines ‹mechanischen› Uhrwerksmodells des Körpers (das auch in der Philosophie beliebt war), dass der lebendige Körper nicht aus seiner Konstruktion, das heißt aus seinen einzelnen Bauteilen, zu erfassen sei. Damit leugnet er auch die Aufspaltung zwischen bewussten und unbewussten Vorgängen. Der Dualismus, den Stahl nicht anerkennt, muss nämlich, indem er den Bau des Körpers unter dem Gesichtspunkt kausaler Faktoren untersucht, was die mechanische Physik, nicht zuletzt auch die Anatomie tut, das Bewusstsein abkoppeln. Das rationale Vermögen des Menschen unterliege solchen körperlichen Einflüssen nicht. Der Körper kann ‹repariert› werden. Stahls Seelenkonzeption postuliert hingegen nur fließende Grenzen. Jeder ‹Anstoß› von außen führt zu einer umfassenden emotionalen wie physiologischen Wechselwirkung. Im eigentlich dynamischen Sinn ‹baut sich die Seele ihren Körper›.»[30]

Die Bedeutung dieser Auffassungen Stahls lag nicht nur in der Anerkennung der damaligen wissenschaftlichen Medizin; die Tatsache, dass sich unter vielen anderen namhafte Persönlichkeiten des preußischen Hofes bis hin zur Königsfamilie

---

30   Johanna Geyer-Kordesch: Die Nachtseite der Naturwissenschaft: Die «okkulte» Vorgeschichte zu Franz Anton Mesmer. In: Heinz Schott (Hrsg.): *Franz Anton Mesmer und die Geschichte des Mesmerismus*. Stuttgart 1985, S.20 ff.

selbst zu seinen Patienten zählten, zeigt die Gestimmtheit in einfachen wie auch in Adelskreisen.

> «Diese Patienten glaubten offensichtlich an Stahls Interpretation der see-lisch- leiblichen Zusammenhänge. Sie wählten eine Medizin, die darauf beruhte, dass kognitive, emotionale und körperliche Prozesse eine Ein-heit bildeten, also ‹holistisch› zu begreifen waren. Damit wird auch er-sichtlich, wie erstaunlich stark die Bereitschaft – inmitten der Frühauf-klärung – ausgeprägt war, den Menschen als Schnittpunkt sichtbarer und unsichtbarer Kräfte zu akzeptieren.»[31]

Als ein anderes Beispiel sei hier noch der Theologe und Arzt *Johann Conrad Dippel* (1673 bis 1734) angeführt, dessen Deutung der Tradition von Paracelsus, Jakob Böhme und den Hermetikern auf das frühe 18. Jahrhundert einen entscheiden-den Einfluss ausübte.

> «Seine Schriften erläutern ein religiöses Gedankengut, das Gott, den un-sichtbaren Schöpfer, mit seiner sichtbaren Welt verbindet. Diese Gedan-kenwelt wird von einer ‹okkulten› Überlieferung geprägt, sie beschreibt ein ‹Geheimnis›, denn geheimnisvoll bleibt die letzte Erkenntnis über Gottes Wirkung. Dippel verteidigt das Prinzip dieses Einflusses, denn zu der Voraussetzung einer von Gott gewollten Schöpfung gehört auch die ihr innewohnende Logik. Diese besagt, dass alles Existierende miteinan-der in einem lebendigen, dynamischen Bezug steht.»[32]

Nach Dippels Auffassung ist es der Geist, das unsichtbare Element, der Bewegung hervorruft und vor allem in emotionalen und willensbezogenen Handlungen zum Ausdruck kommt. Medizin, Psychologie, Theologie und Kosmologie sind hier noch ganz eng miteinander verknüpft.

In der praktisch angewandten Medizin der damaligen Zeit spielte die Physik eine große Rolle. Bereits zu Zeiten des Paracelsus glaubte man, dass Eisen-magneten im Stande waren, die unsichtbaren kosmischen Kräfte auf den Men-schen zu übertragen. Sie wurden in den verschiedensten Variationen zu Heilzwe-cken verwandt und waren wesentlicher Bestandteil nicht nur der Volksmedizin, sondern hatten auch ihren festen Platz im Behandlungsrepertoire vieler Ärzte bis ins 18. Jahrhundert hinein und teilweise auch noch darüber hinaus.

Gleichzeitig wuchs der Einfluss der *Aufklärung*, die mit ihrer alleinigen Betonung der Vernunft alle dem menschlichen Verstand nicht zugänglichen Phä-

---

31   Ebd., S. 22.
32   Ebd., S. 23.

nomene des Lebens in ein Schattendasein versetzte. Mit der Aufklärung kam es zu einer Aufwertung des Verstehbaren und zu einer Abwertung des Unverstehbaren beziehungsweise des noch nicht Verstandenen. Nicht mehr der Glaube, magische Vorstellungen und eine über die Möglichkeiten des Verstandes hinausgehende Kosmologie bildeten die Grundlage des «offiziellen» Denkens, sondern zunehmend das vom Menschen Erforschte, Bewiesene. Langsam übernahm die Wissenschaft einige der Funktionen, die vorher die Religionen hatten. Ihr Vertrauen bezogen die Menschen nicht mehr ausschließlich aus dem Glauben an Gott, also an etwas, das jenseits ihres Verstehens lag, sondern zu einem immer größer werdenden Teil aus den Forschungsergebnissen der Wissenschaft. In bestimmten Kreisen wird die Wissenschaft zu einer Art Religionsersatz. Der Satz: «Wissenschaftler haben herausgefunden . . .» vermittelte der darauf folgenden Aussage eine Glaubwürdigkeit und Kraft, die zuvor dem Glauben vorbehalten war.

Mit dem wachsenden Einfluss der Wissenschaft schlich sich ein Irrtum ein, der bis zum heutigen Tage kaum an Bedeutung verloren hat: Was mit dem Verstand nicht erfasst werden kann, was noch nicht verstanden und noch nicht erforscht wurde, wird als nicht vorhanden betrachtet und damit in seiner Bedeutung unterschätzt. Eigentlich dürfte die Wissenschaft nur Aussagen machen über die Vorgänge, die sie mit ihren Mitteln untersucht hat, allem anderen gegenüber müsste sie neutral bleiben, da sie ja keine wissenschaftlich begründete Aussage darüber machen kann. Praktisch sah es und sieht es aber so aus, dass vieles von dem, was sie nicht beweisen konnte, als nicht existent betrachtet wird. Dass jedoch auch etwas Unbekanntes eine Wirkung haben kann, zeigt zum Beispiel die Tatsache, dass bereits vor der Entdeckung der Vitamine Menschen an Vitaminmangel erkrankt und gestorben sind.

Aber Aufklärung und Volksbrauch klafften (und klaffen auch heute noch) weit auseinander, und auch in der medizinischen Praxis fand sich zur damaligen Zeit eine schillernde Sammlung von Praktiken, in denen sich die unterschiedlichsten Vorstellungen miteinander vereinten. Als in der ersten Hälfte des 18. Jahrhunderts die *Elektrizität* erfunden wurde,

> «...wurden die sprühenden Funken und prickelnden Schläge nicht nur als belustigende Sensation empfunden, sondern zugleich auch als Offenbarung geheimer Naturkräfte, ja, religiöser Erleuchtung verspürt. Die ‹Elektrotheologie› jener Zeit zeigt, wie nahe religiöses Empfinden, theologische Theorien und naturwissenschaftliches Experiment beieinander lagen.»[33]

---

33   Schott, Tradition, a.a.O., S. 71.

Schnell fand die Elektrizität in Form von Elektrotherapie Eingang in die Medizin und wurde insbesondere gegen Blockaden aller Art eingesetzt, um den Organismus zu reizen und wieder in Bewegung zu versetzen. Ähnlich wie bei der Arbeit mit Magneten, die bei Übererregung, Krampf- und Schmerzzuständen sowie zur allgemeinen Beruhigung eingesetzt wurden, glaubte man, mit der Elektrizität der Natur eine Urkraft entlocken zu können, mit deren Erscheinen sich Magie, Naturwissenschaft und Technik miteinander vereinigen konnten.

Franz Anton Mesmer

In diese Zeit hinein wird *Franz Anton Mesmer* (1734 bis 1815) geboren, der nicht nur, wie wir später noch sehen werden, großen Einfluss auf die Entwicklung der Medizin und Psychotherapie hatte, sondern auch aus der Perspektive der energetischen Körperarbeit von großer Bedeutung ist. Als Kind hielt er sich viel allein in der Natur, unter freiem Himmel auf, was Justinus Kerner in seiner Mesmer-Biographie den folgenden Schluss ziehen lässt:

> «Durch dieses Herumtreiben und Leben in freier Natur scheint ihm schon als Kind und Knabe eine Naturkraft zugeflossen zu sein, die nicht in der Stube erzogenen Menschen, aber gerne solchen zufließt, die in vielseitigem Umfange und Streite mit der Natur sind, zum Beispiel Schiffern, Jägern, Hirten, Bergleuten, Landbebauern usw.»[34]

Er wird schließlich Arzt und experimentiert wie viele seiner Kollegen zu Heilversuchen mit Eisenmagneten. So behandelte er zum Beispiel die 29-jährige

> «Jungfer Oesterlin, welche schon viele Jahre von den Gichtern [Zuckungen] geplagt wurde. Die schlimmsten Zustände bei ihr waren, dass das Blut ungestümm in den Kopf drang, und fürchterlichste Zahn- und Ohrenschmerzen verursachte, welche mit Wahnwitz, Wut, Erbrechen und Ohnmachten verbunden waren.»[35]

---

34 Justinus Kerner: *Franz Anton Mesmer aus Schwaben, Entdecker des thierischen Magnetismus. Erinnerungen an denselben, nebst Nachrichten von den letzten Jahren seines Lebens zu Meersburg am Bodensee.* Frankfurt: Rütten 1856, S.15; zit.n. Heinz Schott: Mesmers Heilungskonzept und seine Nachwirkungen in der Medizin. In: Heinz Schott (Hrsg.): *Franz Anton Mesmer und die Geschichte des Mesmerismus.* Stuttgart 1985, S. 235.

35 Schott, ebd., S. 236.

Er brachte bei der Kranken drei extra für sie angefertigte Magneten an, einen auf dem Magen und zwei auf den Füßen, und beschreibt selbst folgende Wirkung:

> «Diss verursachte ihr in sehr kurzer Zeit außerordentliche Empfindungen. Sie fühlte, innerlich, ein schmerzhaftes Ströhmen einer sehr feinen Materie, welches sich bald da, bald dorthin, endlich aber in die untere Theile des Körpers zog, und sie sechs Stunden von allen fernern Anfällen befreyte.»[36]

Bald darauf entdeckte er den *animalischen Magnetismus*. Er machte nämlich die Erfahrung, dass es, um eine heilende Wirkung zu erzielen, gar keiner Eisenmagneten bedurfte, sondern seine eigenen Hände die Funktion der Magneten übernehmen konnten. Die Bezeichnung animalisch meint in diesem Zusammenhang also nicht tierisch, sondern lebendig, eben im Gegensatz zu den bis dahin benutzten Eisenmagneten. An diese Entdeckung schließen sich Jahre des Experimentierens und der praktischen Erfahrung mit vielen, teilweise spektakulären Heilerfolgen an, die auch zu einem Großteil historisch dokumentiert wurden. Es war ihm bezeugtermaßen möglich, Patienten zu heilen, denen mit den damaligen Mitteln der Medizin nicht geholfen werden konnte. Dies brachte ihm Bewunderung und Skepsis gleichermaßen ein.

Eine der berühmtesten dokumentierten Heilungsgeschichten ist die einer 19-jährigen Pianistin, die im Alter von vier Jahren des Nachts – vermutlich durch ein Schockerlebnis – erblindet war. Alle medizinischen Behandlungen waren erfolglos verlaufen.

> «Die Kranke bekam Gichter in den Augen und in den Augenliedern, die auf das Gehirn und hierdurch ein Rasen wirkten, welches eine völlige Verrückung besorgen ließ. Die Augen fingen an, zum Kopf heraus zu stehen, und waren so verdreht, dass man oft nichts anderes als das Weiße davon sahe, welches alles, mit den Gichtern verbunden, einen scheußlichen, fast unausstehlichen Anblick verursachte.»[37]

Im Krankheitsbild sind neben der Blindheit und den Augenzuckungen («Gichter») auch psychische Auffälligkeiten wie «Anfälle von Wahnsinn und Wuth» und «melancholische» Verstimmungen enthalten. Bereits nach einigen Tagen der magnetischen Behandlungen bessert sich der Zustand. Aber mit der Besserung

---

36   Ebd.
37   Helmut Siefert: Mesmer und die «Jungfer Paradis». In: Schott (Hrsg.), a.a.O., S. 176.

stellen sich auch neue Symptome ein: «Hitze im Kopf und Röthe des Gesichts», «Zittern an Händen und Füßen», «ein kleines Zucken im Genick, welches den Kopf rückwärts zog», «heftige Schmerzen in beiden Augen», «durchdringende Schmerzen im Hinterhaupt» und an verschiedenen Gliedern ihres Leibes. Mit der Zeit verlieren sich diese mit der Behandlung aufgetretenen Symptome wieder und allmählich kehrt die Sehkraft der jungen Patientin zurück. Dies wurde ausdrücklich von vielen Besuchern, darunter auch verschiedene Ärzte, bestätigt. Mit ihrem wieder gefundenen Augenlicht kommt in ihr jedoch eine Unruhe auf, die sie unglücklicher sein lässt als zu Zeiten ihrer Blindheit. Alles, was sie sieht, verursacht in ihr eine unangenehme (innere) Bewegung. Ihre natürliche Geschicklichkeit beim Klavierspielen lässt nach, und sie wünscht sich bald, wieder blind zu sein, da man in diesem Zustand ihre Geschicklichkeit und Klugheit bewundert hatte. Die Eltern der Patientin forderten schließlich den Abbruch der Behandlungen. Bald danach verliert sie wieder ihr Augenlicht, woraufhin Mesmer öffentlich der Scharlatanerie bezichtigt wird.[38]

Sie mögen sich fragen, warum ich hier so ausführlich auf historische Entwicklungen der westlichen Medizin und insbesondere auf Franz Anton Mesmer eingehe, und welche Bedeutung dies für das Thema Shiatsu und energetische Körperarbeit hat. Der Grund ist folgender: Die Erfahrungen und der Ansatz einer energetischen Körperarbeit, wie ich sie in diesem Buch vermitteln möchte, wird bislang von der so genannten «Schulmedizin» weitgehend ignoriert oder sogar abgelehnt. Dies führt dazu, dass auch die Früchte dieser Arbeit vielen Menschen vorenthalten bleiben, die dadurch Hilfe erfahren könnten. Da energetische Erfahrungen und energetisches Denken die Grundlage in der traditionellen Medizin des Ostens ist, erscheint uns Energetik in der Körperarbeit typisch östlich zu sein. Zum einen möchte ich aufzeigen, dass dies ein Irrtum ist, dass es vergleichbare Erfahrungen sehr wohl im Westen gegeben hat; zum anderen glaube ich, dass, wenn wir im historischen Rückblick die Gründe für die ablehnende Haltung gegenüber körperenergetischen Vorgängen kennen lernen, es auch möglich wird, eine Korrektur im eigenen Denken vorzunehmen. Wir könnten bei den Erfahrungen Mesmers neu ansetzen und sie in eine lebendige Forschung einbeziehen. Ich bin sicher, dass davon eine ganze Reihe befruchtender Impulse ausgehen würden.

Wir haben gesehen, dass bis zur Entwicklung der ersten Messgeräte nicht Gemessenes, sondern Erfahrenes den theoretischen Überlegungen zugrunde lag, sodass Erfahrung und Überlegung sehr eng miteinander verknüpft waren. Im Laufe der Zeit aber können sich die theoretischen Überlegungen immer weiter von den Ausgangserfahrungen entfernen, sodass sie beginnen, ein Eigenleben zu

---

38   Ebd., S.177ff.

führen. Sind sich Menschen mit einer ähnlichen Erfahrung noch sehr nahe, so entwickeln sich oft heftigste Auseinandersetzungen über die theoretische Deutung eben dieser gemeinsamen Erfahrungen. Dieses Problem kann meines Erachtens nur gelöst werden, wenn man zurückgeht zu den Erfahrungen selbst und miteinander neue, hilfreichere und vielleicht auch zeitgemäßere Erklärungen sucht. Im Unterschied zum Osten, in dem das gleiche Erleben immer wieder zur Quelle neuer Überlegungen geworden ist, hat man im Westen den theoretischen Überlegungen immer mehr Bedeutung beigemessen und schließlich sogar die zugrundeliegenden Erfahrungen begonnen abzulehnen. Es ist charakteristisch für den Westen, nach der Entwicklung neuer Erkenntnisse das Alte als überholt zu verwerfen und sich davon zu distanzieren.

Ähnlich erging es auch Franz Anton Mesmer. Die Erfahrungen, die er gemacht hat, sind, so können wir seinen Beschreibungen entnehmen, in vielem den Erfahrungen vergleichbar, die man zum Beispiel im Qigong oder in der energetischen Körperarbeit machen kann. Offensichtlich hatte er aber keinerlei Informationen über die chinesische Energielehre, sondern suchte – teilweise verzweifelt – innerhalb seiner eigenen, vom damaligen Zeitgeist geprägten Möglichkeiten nach Erklärungen für die Phänomene, die ihm in seinen Heilbehandlungen begegneten. Dabei verzichtete er bewusst und konsequent auf alle magischen Vorstellungen, die in der Vorstellungswelt des Paracelsus noch ihren Platz hatten, zur Wirkungszeit Mesmers jedoch als überholt galten. Er wollte den animalischen Magnetismus im Rahmen der neuesten wissenschaftlichen Erkenntnisse der damaligen Zeit erklären und ihm in der medizinischen Wissenschaft einen Platz geben.

Die Kraft, die in seinen magnetischen Behandlungen wirksam wurde, nannte er *Fluidum, Lebensfeuer* oder *Allflut*. Es war eine Kraft, die, wenn sie den Körper durchströmte, auf vielfältigste Art eine heilende Wirkung auf Körper, Geist und Seele entfalten konnte. Im Laufe dieses Heilungsprozesses kam es oft zu heftigen «Heilungskrisen», in denen die Patienten von Krämpfen, Fieber, Zuckungen, Schmerzen und anderen unangenehmen Symptomen befallen wurden. Mesmer deutete sie als Begleiterscheinungen eines Ordnungsprozesses, der im Inneren des Organismus und der Psyche des Patienten stattfand. Aus seinen eigenen Erfahrungen mit dem Fluidum leitete er ab, dass es sich dabei um eine Kraft handeln musste, die nicht nur im Körper eines jeden Menschen fließt, sondern die auch den Kosmos durchwirkt. So wurde für ihn nicht nur das Phänomen der Telepathie, sondern auch Fernwirkungen seiner Behandlungen durch Wände und Mauern hindurch erklärbar. Er war mit einer Dimension des Daseins in Kontakt gekommen, deren Wirkungen zwar für viele Menschen sicht- und erfahrbar wurden, die in Worten auszudrücken er aber größte Schwierigkeiten hatte. Er selbst schreibt dazu:

«Ich bereute die Zeit, die ich anwandte, Ausdrücke für meine Gedanken zu suchen. Ich fand, dass wir jeden gefassten Gedanken unmittelbar, ohne langes Nachsinnen in die Sprache einzukleiden pflegen, die uns die bekannteste ist: Und da fasst' ich den seltsamen Entschluss, mich von dieser Sclaverey loss zu machen. So gewaltig war meine Einbildungskraft gespannt, als ich dieser abstrakten Idee Wirklichkeit – Einkleidung gab. Drey Monate dacht' ich ohne Worte. Als ich diss tiefe Nachdenken endigte, sah ich mich voll' Erstaunen um. Meine Sinnen betrogen mich nicht mehr, wie vorhin. Alle Gegenstände hatten für mich eine neue Gestalt. [. . .] So erwarb ich mir die Fähigkeit, die von mir vermuthete Nachahmende Theorie durch Versuche zu bestätigen, die wirklich eine, auf das Schärfste durch Erfahrungen bewiesene, physische Wahrheit ist.»[39]

In diesem meditativen Zustand des «Denkens ohne Worte» erfährt er offensichtlich eine Klarheit im Geiste, die auch seine Sinne schärfte und ihm dabei half, Gegenstände in einem neuen Licht zu sehen. Auch dies sind Erfahrungen, die wir in vielen Texten östlicher Kulturen beschrieben finden. Es ist schmerzlich für ihn, seine Erfahrungen und Erkenntnisse nicht in die Sprache der Wissenschaft kleiden zu können.

«Sehnlich wünsch' ich den Beweis davon ordentlich, deutlich und bestimmt geben zu können. Allein finde ich für den Gegenstand keine bestimmte eigentliche Ausdrücke. Will ich mich verständlich machen, so muss ich Bilder, Vergleichungen, Annäherungen zu Hilfe nehmen, und diese Sprache, behält, trotz allen genannten Berichtigungen, noch immer tausend Unvollkommenheiten.»[40]

Mesmer wird zwar nach der abgebrochenen Behandlung der am Ende wieder erblindeten Pianistin der Scharlatanerie bezichtigt und scheitert im Ansehen der damaligen medizinischen Fachwelt; der eigentliche Grund dafür ist aber nicht in seinen mangelnden Heilerfolgen zu suchen, die ja zur Genüge dokumentiert worden waren, sondern in seinen unzureichenden Erklärungen seiner Behandlungsmethode.

Festgemacht wurde dies an einer weiteren Erfahrung, die Mesmer während seiner magnetischen Heilbehandlungen gemacht hat: der des *Schlafwachens*

---

39   Schott, Heilungskonzept, a.a.O., S. 237f.
40   Ebd., S. 238.

(Somnambulismus). Es ereignete sich während seiner Behandlungen immer wieder, dass seine Patienten in einen schlafähnlichen Zustand fielen, den magnetischen Schlaf, von dem gesagt wurde, dass in ihm die innere Entfernung von der eigenen Wesensnatur zeitweise aufgehoben sei. Damit hatte Mesmer ein Phänomen entdeckt, das später unter der Bezeichnung *Hypnose* bei der Entdeckung und Erforschung des Unbewussten eine überaus große Rolle spielte. Mesmer sah das Auftreten dieses Wachschlafs als Folge des beim Magnetisieren wirksam werdenden Fluidums an. Und genau dies war einer der Gründe für sein tragisches Scheitern. Der Engländer James Braid findet nämlich gegen Mitte des 19. Jahrhunderts heraus, dass dieser «nervöse Schlaf», den er von da an als erster Hypnose nennt, keineswegs durch den äußeren Einfluss des Hypnotiseurs zustande kommt, sondern durch innere Selbstbeeinflussung, Autosuggestion. Es komme nur darauf an, «die Aufmerksamkeit zu schulen, dass sie sich dauernd auf einen Punkt richtet und von allem außerhalb desselben abkehrt.»[41]

Von nun an wurde, um die Hypnose einzuleiten, die Aufmerksamkeit auf einen bestimmten Punkt über der Stirne konzentriert. In den achtziger Jahren des 19. Jahrhunderts wird die Sammlung der Aufmerksamkeit in einem einzigen Punkt ersetzt durch das gesprochene Wort. Bernheim schafft in seiner Suggestionslehre durch den Verzicht auf alle anderen Mittel als die des gesprochenen Wortes die letzte Trennung von den Grundthesen Mesmers, die auf der Wirkkraft des Fluidums basieren. Dies ist auch die Geburtsstunde der modernen Psychotherapie. Der Begriff *Psychotherapie* taucht erst zu diesem Zeitpunkt in seiner heutigen Bedeutung in der Medizin auf.

So wurden Mesmers Erklärungen als falsch angesehen und mit ihnen seine gesamte Arbeit verworfen. Jeder, der etwas auf sich hielt und wissenschaftlich Fuß fassen wollte, musste sich von da an von Mesmer, seinen Ideen und seiner Arbeit distanzieren. Das für das Abendland so charakteristische «Entweder- Oder», entweder «Fluidum» oder «Konzentration auf einen Punkt», hat dafür gesorgt, dass aus der Schatztruhe der Erfahrungen von Franz Anton Mesmer nicht weiter geschöpft wurde, zumindest nicht von der offiziellen, wissenschaftlichen Medizin. Die Erfahrung des Qigong zeigt, dass es einfach verschiedene Zugänge zum Zustand des hypnotischen Wachschlafs geben kann: durch das Ausnutzen von im Menschen und in der Natur vorhandenen Energien, durch Konzentration auf einen Punkt oder durch die Suggestionskraft des gesprochenen Wortes. Der folgenschwere wissenschaftliche Streit der damaligen

---

41   James Braid: Die Macht des Geistes über den Körper. Eine experimentelle Untersuchung . . . In: James Braid: *Der Hypnotismus. Ausgewählte Schriften.* Hrsg. v.W. Preyer, Berlin: Paetel 1882, S. 31.

Zeit war offensichtlich von Unkenntnis geprägt. Für uns heute ergibt sich damit die Chance, die eingetretene Fehlentwicklung zu korrigieren.

Die Verleugnung Franz Anton Mesmers in der westlichen Medizin kann jedoch nicht die fundamentale Bedeutung verdecken, die er für die Medizin und Psychotherapie hatte. Heinz Schott schreibt dazu:

> «Der tierische Magnetismus hat der Medizin der Romantik den Anstoß gegeben, nach der verborgenen Natur im Menschen zu fragen, seine Selbstverborgenheit zur Sprache zu bringen. Zum ersten Mal rückten explizit die psychologische und die psychosomatische Dimension von Kranksein und Gesundung ins Blickfeld der Ärzte. Mesmers Heilungskonzept regte zu mannigfaltigen Initiativen an, auf der vergessenen Nachtseite des Menschen den Hebel der ärztlichen Kunst anzusetzen. Die aufregendste Erfahrung war dabei sicherlich das Verschmelzungserlebnis in der magnetischen Kur, die Möglichkeit der ‹unmittelbaren Kommunikation›, die Schopenhauer (1850) so beeindruckt hat, dass er den tierischen Magnetismus als ‹Experimentalmetaphysik›, als ‹vom philosophischen Standpunkt aus betrachtet, die inhaltsschwerste aller gemachten Entdeckungen› bezeichnete.»[42]

Und an anderer Stelle lesen wir vom gleichen Autor:

> «Der Mesmerismus beeinflusste die Medizin und Naturforschung bis zur Mitte des 19. Jahrhunderts in stärkstem Ausmaß. Er beflügelte die Forschungen auf dem Gebiet der Neurophysiologie und Neuroanatomie, animierte zahllose Ärzte zu eigenen Heilexperimenten und eröffnete zum ersten Mal den Weg zu tiefenpsychologischen Forschungen im Kontext der romantischen Naturphilosophie des frühen 19. Jahrhunderts. Der ‹Somnambulismus›, insbesondere der künstlich erzeugte magnetische Schlaf, wurde für die romantischen Naturforscher und Ärzte deshalb zu einem Faszinosum, weil in diesem veränderten Bewusstseinszustand (vorzugsweise jüngere Frauen) über ihre innersten Seelenregungen, Visionen, Träume und Geistererscheinungen ausführlich berichteten. Nun endlich schien man einen wissenschaftlich gesicherten Zugang zur verborgenen Natur gefunden zu haben. Diese tiefenpsychologische Wende des Mesmerismus, welche in der Literaturgeschichte ihren beeindruckenden Niederschlag gefunden hat (Heinrich von Kleist

---

42   Schott, Heilungskonzept, a.a.O., S. 245.

bis Edgar Ellen Poe), zeigt zum letzten Mal vor Anbruch der modernen naturwissenschaftlichen Medizin, wie weit die Tradition der magischen Medizin an unsere Gegenwart heranreicht . . . Es ist heute allgemein anerkannt, dass die moderne Psychotherapie und insbesondere Psychoanalyse ihre entscheidenden Wurzeln im Mesmerismus hat und – so meine persönliche These – die Freudsche Lehre vom Unbewussten den letzten Rest der magischen Medizin im 20. Jahrhundert darstellt (wenn wir von bestimmten Ansätzen der esoterischen beziehungsweise alternativen Medizin einmal absehen).»[43]

Schott macht deutlich, dass das Bild, das uns heute von Anton Mesmer und seinem Wirken geblieben ist, weitgehend von der Perspektive Freuds geprägt ist, die Mesmer aus den oben beschriebenen historischen Gründen nicht gerecht werden konnte. Er schlägt deshalb vor,

«. . . auch einmal in umgekehrter historischer Perspektive – von Mesmer her – manche festgefahrenen Konstrukte der medizinischen Psychologie zu befragen, die ja inzwischen zu einem guten Teil in den wissenschaftlichen Kanon der gesamten Medizin eingegangen sind.»[44]

Mesmers Vorstoß in eine energetische Medizin ist daran gescheitert, dass sein Konzept vom Fluidum, Braids Sammlung der Aufmerksamkeit in einem Punkt und Bernheims Kraft des gesprochenen Wortes dem damaligen Zeitgeist entsprechend als Widerspruch empfunden wurden. Heute wissen wir – unter Zuhilfenahme östlicher Traditionen –, dass alle drei Wege lediglich verschiedene Tore zu ein und demselben Erfahrungsfeld sind; es wäre also an der Zeit, an die energetischen Erfahrungen Mesmers anzuknüpfen und sie in eine lebendige, das heißt vorurteilsfreie Forschung einzubeziehen. Würde die empirische Wissenschaft sich dem Phänomen des «animalischen Magnetismus» zuwenden und ihn erforschen, könnte er (selbst wenn es nicht möglich sein sollte, befriedigende Erklärungen dafür zu finden) auch in der heutigen Zeit einen festen Platz in der Medizin bekommen.

Dies kann aber nur gelingen, wenn wir dabei die Fehler der Vergangenheit nicht wiederholen, wenn wir nicht alle Erfahrungen verwerfen, für die wir (noch) keine Erklärungen haben; wir müssten akzeptieren, dass nicht nur das Nachdenken über eine Erfahrung zu Erkenntnissen führen, sondern dass das

---

43   Schott, Tradition, a.a.O., S. 73 und 74.
44   Schott, Heilungskonzept, a.a.O., S. 247.

Verständnis auch aus dem Erleben selbst hervorgehen kann. Wir würden dann von der Erfahrung als tragendem Fundament ausgehen und die Gefahr, dass wichtige Entdeckungen im «Kästchen-Denken» des jeweiligen Zeitgeistes untergehen, wäre dann nicht mehr ganz so groß. Genau dieser Versuch soll hier gemacht werden.

Erfahrungen aus der angewandten Psychotherapie

Es war das Verdienst vor allem *Sigmund Freuds,* wenigstens einen Teil der Erfahrungen Franz Anton Mesmers in den Hof der Wissenschaft zu retten und damit an ihrem Überleben mitzuwirken. So konnte sich zum Beispiel die Hypnose – wie auch immer sie hervorgerufen wird – einen Platz in der etablierten Medizin erobern, obwohl ihr Geheimnis noch keineswegs gelüftet werden konnte. Neben den Heilungsmöglichkeiten, die der hypnotische «Wachschlaf» eröffnete, war sie Freud vor allem ein viel benutztes Instrument zur Erforschung des Unbewussten. Ken Wilber beschreibt diese Phase in Freuds Forschungen:

> «Am Beginn seiner Laufbahn als ‹Nervenarzt› reiste Sigmund Freud nach Nancy, um sich aus erster Hand einen Eindruck von der Arbeit des Hypnotiseurs Bernheim zu verschaffen. Was Freud dort sah, sollte alle späteren Hauptströmungen der abendländischen Psychologie prägen, von Adler und Jung bis hin zur Gestaltpsychologie und Abraham Maslow. Ein Experiment Bernheims konnte etwa so aussehen, dass er den Patienten in tiefe hypnotische Trance versetzte und ihm dann eingab, auf ein bestimmtes Zeichen hin einen an der Tür abgestellten Regenschirm zu ergreifen, zu öffnen und über sich zu halten. Wieder im normalen Wachbewusstsein, nahm der Patient dann auf das Zeichen hin tatsächlich den Schirm und öffnete ihn. Gefragt, weshalb er denn im Zimmer einen Schirm aufspanne, konnte er dann für gewöhnlich gute Gründe anführen, etwa: ‹Ich wollte sehen, wem er gehört› oder ‹Ich wollte mich vergewissern, dass er auch richtig funktioniert› oder ‹Mich interessiert, welche Marke das ist›. Nun sind das wirklich alles gute Gründe, aber eben nicht der eigentliche Grund. In Wirklichkeit hatte der Patient keine Ahnung, weshalb er den Schirm aufspannte. Er hatte einen Grund dafür, aber er kannte ihn nicht; dieser eigentliche Grund war ihm nicht bewusst, und er wurde von Kräften bewegt, von denen er offenbar nichts ahnte.
>
> Freud errichtete sein ganzes psychoanalytisches Lehrgebäude auf dieser Grundeinsicht, dass der Mensch Bedürfnisse und Motive hat, deren er sich nicht bewusst ist.»[45]

---

45   Ken Wilber: *Das Spektrum des Bewußtseins.* Hamburg 1991, S. 201.

Wenn Freud mit der Befragung hypnotisierter Menschen zahlreiche Erkenntnisse über das Unbewusste sammelte, dürfen wir jedoch nicht vergessen, dass dabei nicht das Unbewusste selbst zu sprechen begann, sondern der Hypnotisierte (meist Frauen und unter ihnen eine große Anzahl von Hysterikerinnen) «lediglich» auf Fragen antwortete, die dem Bewusstsein und Verständnis des Therapeuten entsprachen. Das Bild, das sich aus dieser Arbeit ergab, war durch mindestens drei Faktoren eingeschränkt: einmal durch die Auswahl und den Bewusstseinszustand der Patienten, zum Zweiten durch die Hypnose selbst (das heißt, es können sich grundsätzlich nur die Anteile des Unbewussten offenbaren, in die der «Scheinwerfer der Hypnose» auch zu leuchten vermag), und drittens werden die Antworten stets durch die Art der Fragestellung und diese wiederum durch das Verständnis des Fragestellers begrenzt. Manche Ergebnisse der Freudschen Forschung wurden von seinen Schülern und späteren Psychologen modifiziert und erweitert.

Mit Freuds Hilfe fand die Erkenntnis, dass es neben dem *bewussten Ich* noch einen *unbewussten* Anteil gibt, – wenn auch zögerlich – Eingang in die gesellschaftliche Vorstellungswelt. Das bewusste Ich erschien nur noch wie die Spitze des Eisbergs, die vom unter Wasser liegenden Anteil getragen, aber auch gestört werden kann. Er fand heraus, dass das Verhalten eines Menschen stark von den im Unbewussten liegenden *Komplexen* beeinflusst werden kann, die sich als Folge von unverarbeiteten traumatischen Erlebnissen entwickeln. Komplexe, die um ein Thema kreisen, binden Bewusstseinskräfte, schränken den Blickwinkel ein, können zu verschiedensten körperlichen Beschwerden wie zum Beispiel Verspannungen führen oder sich anfallartig (z.B. in hysterischen Ausbrüchen) nach außen entladen. Ein Komplex kann aus einer einzelnen heftigen oder der Summe kleiner unverarbeiteter Situationen entstehen. Der Vater-Komplex bildet sich nach Freud aus den traumatischen Erlebnissen um den eigenen Vater, im Minderwertigkeitskomplex sind Bewusstseinskräfte an das Gefühl der Minderwertigkeit gebunden. Komplexe können so schwach sein, dass sie das Leben kaum beeinträchtigen, und sie können so stark sein, dass sie das Lebensglück eines Menschen dauerhaft zerstören. Vereinfacht könnte man dies wie in **Abbildung 147** darstellen.

Das bewusste Ich wäre mit allen Informationen, die im Unbewussten gespeichert liegen, total überfordert, ihre willentliche und bewusste Handhabung wäre unmöglich. Es ist also ein Segen, eine Lebensnotwendigkeit, dass es das Unbewusste gibt, das vieles für uns regelt, ohne dass wir es überhaupt merken. Dieser Segen unbewusster Ordnungskraft wird uns nur noch in verminderter Weise zuteil, wenn sich in unserem Unbewussten vom Ich verdrängte Kräfte als Komplexe ansammeln. Das Ich beginnt dann nämlich, nicht nur die in den Komplexen gebundenen Energien, sondern das Unbewusste schlechthin zu fürchten,

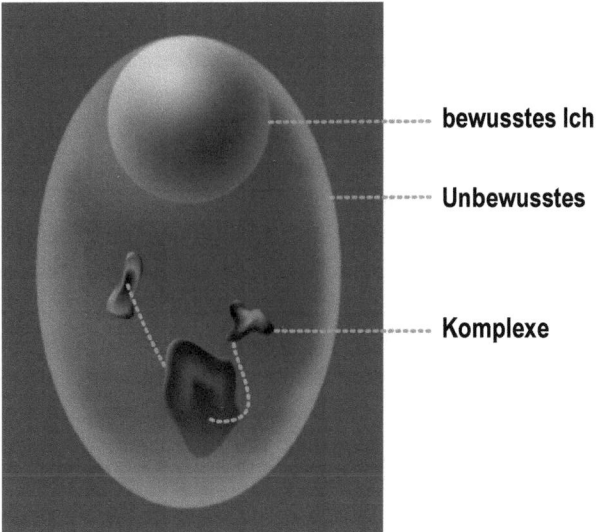

bewusstes Ich

Unbewusstes

Komplexe

Abb. 147

und versucht, sich durch Abgrenzung vor ihm zu schützen. Wenn das Ich aber das Unbewusste ignoriert oder bekämpft, so wendet es sich gegen den Grund, von dem es getragen wird, als wenn sich die Spitze des Eisbergs gegen den unter Wasser liegenden Teil wehren würde.

Während bestimmter Zeiten, im normalen Wachbewusstsein, mag es dem Ich noch recht gut gelingen, sich gegen Impulse aus dem Unbewussten zur Wehr zu setzen; zu anderen Zeiten, zum Beispiel nachts, ist die Grenze zwischen Ich und Unbewusstem durchlässiger, das Unbewusste kann sich zum Beispiel in Träumen dem bewussten Ich mitteilen. Im Wachschlaf, der in Franz Anton Mesmers magnetischen Behandlungen auftrat und Ausgangspunkt der Hypnose war, war das normale Wachbewusstsein und damit die Kontrolle des Ich ausgeschaltet, die Grenze zum Unbewussten weitgehend aufgehoben. Aber auch in anderen Zeiten, in denen die Abwehrkraft des Ich geschwächt ist, kann der Einfluss des Unbewussten zunehmen, wie zum Beispiel in Zeiten von Schwäche und Krankheit, in Krisen und Irritationen verschiedener Art. Das abwehrende Ich erlebt diese «Angriffe» aus dem Unbewussten oft als unangenehm und bedrohlich.

Wie heilsam aber der Kontakt mit den unbewussten Komplexen sein kann, zeigte Freud durch die Entwicklung seiner Psychoanalyse auf. Er ließ seine

Patienten sich mit geschlossenen Augen auf die fast sprichwörtlich gewordene Couch legen, um so das kontrollierende Wachbewusstsein zu dämpfen, und regte durch Erinnerungen und Assoziationen das Unbewusste an, sich in Bildern, Gefühlen und Empfindungen mitzuteilen. Anschließend wurde das Erlebte mit dem Patienten besprochen, der es dann mit wachsendem Verständnis neu einordnen und verdauen konnte.

Ich erinnere mich in diesem Zusammenhang an eine Patientin, die, bevor sie zum Shiatsu kam, eine Freudsche Analyse mit über 500 Stunden erfolgreich abgeschlossen hatte. Sie litt unter anderem seit vielen Jahren unter einer Allergie gegen Katzenhaare (dies war allerdings nicht der Grund für den Beginn der Analyse), die ihr asthmatische Beschwerden verursachte. Auf der Suche nach einer geeigneten Analytikerin hatte sie schließlich «ihre» Therapeutin gefunden. Diese hatte sich gerade eine Katze zugelegt, die der Patientin in der ersten Therapiestunde, kaum dass sie auf der Couch lag und die Augen geschlossen hatte, auf den Bauch sprang. In diesem Schreck wusste sie augenblicklich, dass sie entweder die Analytikerin wechseln oder aber die sich anbahnenden Reaktionen in Kauf nehmen musste. Kaum aber hatte sie sich für letzteres entschieden, tauchte in ihr die Erinnerung an eine Situation in ihrer ganz frühen Kindheit auf, in der sie als Baby im Kinderwagen lag und ihr eine Katze auf den Bauch sprang. Dies war ihr jedoch gar kein besonderes Problem gewesen. Was sie in dieser Situation traumatisiert hatte, war die hysterische Reaktion ihrer Mutter, die immer wieder schrie: «Die Katze muss raus! Die Katze muss raus! Das Kind kann an den Katzenhaaren ersticken!» Nach diesem Erlebnis verschwanden die Katzenhaarallergie und das Asthma vollständig und dauerhaft. Hier zeigt sich die enge Verbindung von psychischem Trauma und körperlicher Erkrankung. Eine Information, die sich durch ein Schockerlebnis in der Tiefe der Psyche einnistet, kann von dort aus die Selbstregulation des Körpers wie auch des Geistes beträchtlich stören.

Sich noch einmal, freiwillig und in einem geschützten Raum, unter verbesserten Voraussetzungen einem traumatischen Erleben zu öffnen, das Trauma noch einmal zu durchleben, kann – so fand Freud heraus – einen im Unbewussten liegenden Komplex lockern und im besten Falle ganz auflösen, was zu einem Zuwachs an Lebensfreude, innerer Freiheit und Kraft führt. Ein wesentlicher Anteil der Psychoanalyse ist die Bewusstmachung des Geschehens. Dies geschieht in zwei Phasen. Die erste ist das Wiedererleben des traumatischen Erlebnisses im Wachbewusstsein, die zweite Phase beinhaltet die Reflexion, die Einordnung des Erlebten in einen neuen Verständnisrahmen, nämlich den des begleitenden Therapeuten. Das Wiedererleben geschieht im Allgemeinen in Bildern, da auch die Erinnerungen und Assoziationen meist in Bildern ablaufen; sie können jedoch von körperlichen Empfindungen wie Herzklopfen, Schwitzen, Zittern, Frieren usw. begleitet sein. In diesem Prozess können schließlich in vielen klei-

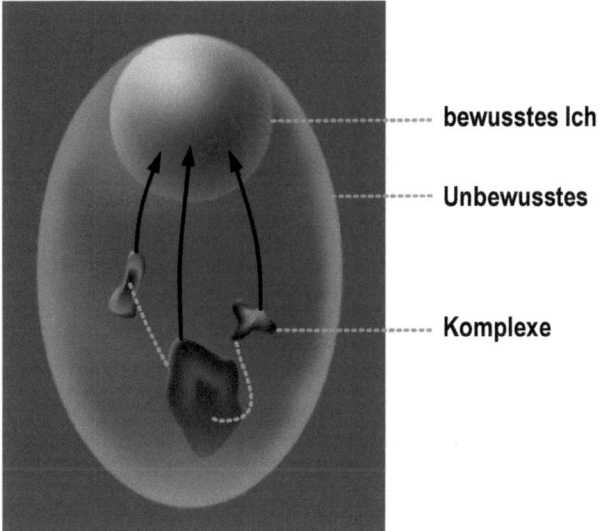

bewusstes Ich

Unbewusstes

Komplexe

Abb. 148

nen Schritten die vom Ich abgespaltenen, verdrängten Anteile wieder integriert werden (**Abb. 148**).

Eng verbunden mit den Komplexen sind die Projektionen und Übertragungen. Mit *Projektion* ist gemeint, dass eigene unbewusste Seelenanteile (z.B. traumatische Erlebnisse) auf andere Menschen oder Objekte übertragen werden. Projektionen können Teil eines Krankheitsbildes sein, wenn zum Beispiel eine Frau, der durch einen Mann Gewalt angetan wurde, in jedem Mann einen Gewalttäter sieht. Eine Erfahrung in der Vergangenheit wird *dann* zum Ausgangspunkt einer Projektion, wenn sie innerlich noch nicht verarbeitet wurde; man könnte sie auch als erstarrten Lernprozess bezeichnen. Wenn wir zum Beispiel in der Vergangenheit einmal von einem Hund gebissen wurden und wir dieses Erlebnis noch nicht verarbeitet haben, so ist die Gefahr gegeben, dass wir jeden Hund, der uns begegnet, für bissig halten. Wir übertragen damit eine Situation, die wir in der Vergangenheit erlebt haben, unverändert auf die Gegenwart. Die Vergangenheit beginnt auf diese Weise die Gegenwart zu beherrschen. In einem gesunden Lernprozess wüssten wir nach einem solchen Erlebnis, dass ein Hund, der uns begegnet, bissig sein *kann*, aber wir würden noch offen dafür sein, dass dies nicht unweigerlich so sein *muss*.

Wo immer wir aus Erfahrung lernen, besteht die Gefahr von Projektionen, auch Therapeuten sind ihr ständig ausgesetzt. Wenn sich zum Beispiel als

Ursache für die Migräne eines Patienten verdrängte Familienkonflikte herausgestellt haben, ist es nur allzu verführerisch, einen ähnlichen Hintergrund auch beim nächsten Migränepatienten zu vermuten. Projektionen hindern uns daran, die Welt und die Menschen so zu sehen, wie sie sind; sie lassen uns die Welt vielmehr so erleben, wie wir sie in der Vergangenheit erfahren haben. Feste Konzepte, in die jemand die Wirklichkeit zu zwingen versucht, sind – genau genommen – das Ergebnis von Projektionen, vor allem dann, wenn *die* Anteile der Wirklichkeit, die nicht ins Konzept passen, verleugnet werden. Je stärker wir projizieren, desto verzerrter sehen und erleben wir die Welt.

Die *Übertragung* ist eine Sonderform der Projektion, da sie sich auf das besondere Verhältnis zwischen Therapeut und Patient bezieht. Als Übertragung hat Freud die unbewusste Projektion von Phantasien und Gefühlen auf die Person des Arztes bezeichnet. Ein Patient kann zum Beispiel seine eigenen Erinnerungen und Erfahrungen mit seinem Vater auf den Therapeuten übertragen, in dem er – zeitweise – seinen eigenen Vater sieht. Freud hat die Übertragung bewusst in seinen Analysen eingesetzt, indem er den Patienten möglichst nichts von seiner eigenen Person offenbarte. Als Neutrum, so glaubte er, könne er dem Patienten ideal als Spiegel dienen und so die eigenen Projektionen bewusst machen. Als Gegenübertragung wird bezeichnet, wenn der Therapeut auf die Projektionen des Patienten seinerseits mit Übertragung reagiert (**Abb.149**). Auf diese Weise kann es geschehen, dass unbewusste Inhalte die Kommunikation beherrschen, die der gegenwärtigen Wirklichkeit nicht gerecht werden. Projektion und Wirklichkeit gehen oft Hand in Hand und können nur schwer voneinander unterschieden werden. Subjektivität und Objektivität gehen – erinnern wir uns an die Aussage Erwin Schrödingers – eben unzertrennbar ineinander über.

Freud lebte in einer Zeit, in der der Wahn von der objektiven Messbarkeit natürlicher Vorgänge auf seinen Höhepunkt zustrebte, und entwickelte seine Theorien genau wie Franz Anton Mesmer aus der Selbstanalyse, also der Analyse seiner eigenen subjektiven Erfahrungen. Damit knüpfte er an eine Tradition an, die ab etwa 1700 mit dem Aufkommen der ersten Messgeräte langsam verloren gegangen war. Ihm gelang, was Mesmer versagt geblieben ist: seine Erkenntnisse in eine Sprache zu fassen, die – trotz anfänglicher Widerstände – nach und nach in der Wissenschaft Anerkennung fand. Obwohl sich Freud aus bereits beschriebenen Gründen von Mesmer distanzierte, gibt es, so der Historiker Heinz Schott,

«eine auffallende Parallele zwischen der Entwicklungsphase Mesmers und der Zeit von Freuds Selbstanalyse, die ihn zur Begründung der Psychoanalyse führte. Beide stehen – im Alter von 40 Jahren – in der Lebensmitte; beide entwickeln im Umgang mit ihren Patienten eine Methode, die sie auch bei sich selber anwenden lernen, beide gehen von

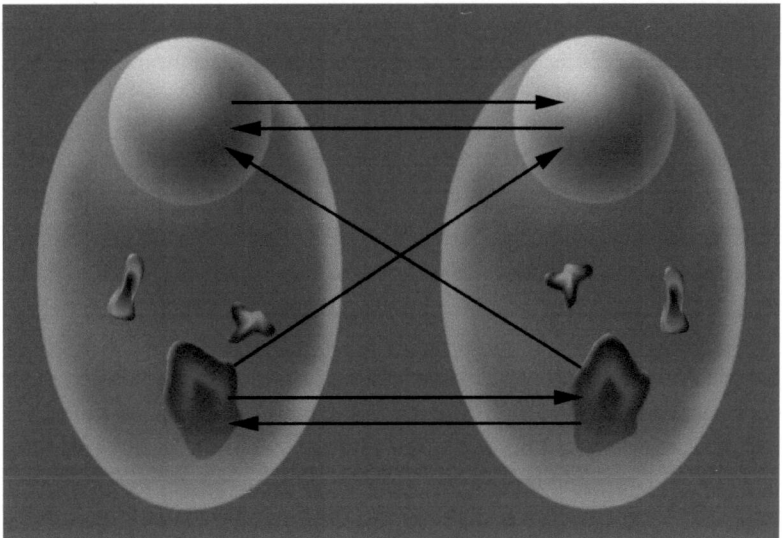

Abb. 149

ihrer Selbsterfahrung aus und versuchen, diese in eine Wissenschafts-
sprache zu übersetzen. Doch das ist hier nicht der Ort, einen systema-
tischen Vergleich zwischen Mesmer und Freud anzustellen. Ich möchte
hier nur auf das Problem der Übertragung (der ‹Mittheilung›, wie Mesmer sie nannte) eingehen. Bei einem Blick auf die jeweilige Behandlungsmethode fällt auf, dass die Richtung der therapeutischen Beeinflussung im Arzt-Patienten-Verhältnis genau entgegengesetzt gedacht wird,
dass die Vorstellung vom Energiestrom sich umkehrt: bei Mesmer wird
die kosmische Energie vom Arzt auf den Kranken übertragen, bei Freud
wird eine psychische Energie (Libido) durch Phantasiebildung vom
Kranken auf den Arzt übertragen. Beide Male geht es um die Überwin-
dung eines pathogenen krank machenden Widerstandes im Organismus: Mesmer möchte die Säftestockung in den Gefäßen auflösen, Freud
dagegen die verdrängten, abgeschnittenen Bewusstseinsinhalte. Beide
Male geht es um das freie Zirkulieren: der Säfte bei Mesmer und der
Vorstellungsassoziationen bei Freud.»[46]

---

46   Schott, Heilungskonzept, a.a.O., S. 248.

Ich möchte später aufzeigen, dass auch hier nicht das eine oder das andere richtig ist, sondern beide Sichtweisen unterschiedliche Ausschnitte einer Wirklichkeit darstellen.

Im Laufe seiner Arbeit fand Freud heraus, welch grundlegende Bedeutung vor allem die frühen Kindheitserlebnisse für die Entwicklung der späteren Persönlichkeit haben. Störungen können zum Beispiel daraus entstehen, dass zu einer gesunden Entwicklung gehörende Prozesse unterdrückt werden. Er unterschied dabei verschiedene Entwicklungsphasen, auf die ich hier im Einzelnen nicht näher eingehen möchte. Entsprechend der damaligen gesellschaftlichen Werteordnung und den ihr eigenen Tabuisierungen erlebte Freud besonders viele Beispiele in Bezug auf die Unterdrückung sexueller Triebkräfte, was ihren besonderen Stellenwert in seiner Theorie verständlich macht. Im Mittelpunkt seiner Betrachtungen stand immer das Ich und das persönliche Unbewusste, das heißt der Teil des Unbewussten, der im Zusammenhang mit der persönlichen Entwicklung und den persönlichen Erlebnissen des einzelnen Menschen steht.

Sigmund Freud ist einer der großen Pioniere, dessen Arbeit von seinen Schülern und nachfolgenden Generationen weitergeführt, erweitert und modifiziert wurde. Wilhelm Reich, Alexander Lowen, John Pierrakos, Alfred Adler, Carl Gustav Jung, Fritz Perls, Erich Fromm und Roberto Assagioli sind nur einige von vielen bedeutenden Forschern, die jeweils auf ihre eigene Art und mit ihren eigenen Schwerpunkten das Unbewusste und die in ihm verborgenen Kräfte weiter zu ergründen versuchten. Im Laufe der Zeit entstanden neben der Psychoanalyse unterschiedlichste therapeutische Methoden und Ansätze: Bioenergetik, Core Energetik, Biodynamische Psychotherapie, Gestalttherapie, Psychosynthese, Psychodrama, systemische Psychotherapie, Interaktionsanalyse und Verhaltenstherapie, um nur einige zu nennen. Bei der Vielfalt der Angebote liegt das Problem der Patienten (und der überweisenden Ärzte) oft darin, herauszufinden, welcher Ansatz und welcher Therapeut bei welchem Patienten in welcher Situation Hilfestellung geben kann. Während bei Freud noch die Wiedererlangung vor allem der psychischen Gesundheit im Vordergrund stand, bieten manche der genannten Ansätze darüber hinaus die Möglichkeit, den geistigen Horizont zu erweitern, spirituelle Erfahrungen zu machen und in den Alltag zu integrieren. Während die klassischen Psychotherapien ihren Schwerpunkt auf die Psyche legen, gibt es auch mehr und mehr Ansätze und Therapeuten, die den Körper miteinbeziehen und die Wechselwirkung von Körper, Geist und Seele in den Mittelpunkt stellen.

4.6 C.G. Jung als «Brückenbauer» zwischen Ost und West

Ein Schüler Freuds, der in besonderer Weise Brücken gebaut hat zwischen der östlichen Tradition und westlicher Psychologie, war *Carl Gustav Jung*. Die Verbindung Jungs zur östlichen Tradition entstand nicht durch das theoretische Studium der chinesischen Kultur, sondern aus der eigenen Erfahrung.

> «Ich habe eine praktische Erfahrung gemacht, die mir einen ganz neuen und unerwarteten Zugang zur östlichen Weisheit eröffnet hat. Dabei bin ich, wohl verstanden, nicht von einer mehr oder weniger unzulänglichen Kenntnis der chinesischen Philosophie ausgegangen, sondern vielmehr habe ich, in gänzlicher Unkenntnis letzterer, als praktischer Psychiater und Psychotherapeut meine Laufbahn begonnen, und erst meine späteren ärztlichen Erfahrungen haben mir gezeigt, dass ich durch meine Technik unbewusst auf jenen geheimen Weg geführt worden war, um den sich die besten Geister des Ostens seit Jahrtausenden gemüht haben.»[47]

Das kollektive Unbewusste

In den östlichen Schriften findet C.G. Jung «lebendigste Parallelen» zu dem, was er in der seelischen Entwicklung seiner Patienten selbst entdeckt hat. Die Übereinstimmung in der Erfahrung verbindet ihn mit dem Osten. Er schreibt,

> « . . . dass, wie der menschliche Körper über alle Rassenunterschiede hinaus eine gemeinsame Anatomie aufweist, auch die Psyche jenseits aller Kultur- und Bewusstseinsunterschiede ein gemeinsames Substrat besitzt, »[48]

das er das *kollektive Unbewusste* nennt. Er erkannte in seiner Arbeit, dass in diesem kollektiven Unbewussten eine Weisheit und eine Kraft verborgen lag, mit deren Hilfe

> « . . . Menschen ein Problem einfach überwuchsen, an dem andere völlig scheiterten. Dieses Überwachsen, wie ich es früher nannte, stellte sich bei weiterer Erfahrung als eine Niveauerhöhung des Bewusstseins her-

---

47   Richard Wilhelm/C.G. Jung: *Geheimnis der goldenen Blüte*. Köln 1986, S.15.
48   Ebd., S.16.

aus. Irgendein höheres und weiteres Interesse trat in den Gesichtskreis, und durch diese Erweiterung des Horizontes verlor das unlösbare Problem die Dringlichkeit. Es wurde nicht in sich selber logisch gelöst, sondern verblasste gegenüber einer neuen und stärkeren Lebensrichtung. Es wurde nicht verdrängt und unbewusst gemacht, sondern erschien bloß in einem anderen Licht, und so wurde es auch anders. Was auf tieferer Stufe Anlass zu den wildesten Konflikten und zu panischen Affektstürmen gegeben hätte, erschien nun, vom höheren Niveau der Persönlichkeit betrachtet, wie ein Talgewitter, vom Gipfel eines hohen Berges aus gesehen. Damit ist dem Gewittersturm nichts von seiner Wirklichkeit genommen, aber man ist nicht mehr darin, sondern darüber.»[49]

Diese Erfahrungen Jungs verbinden ihn nicht nur mit den Weisheitslehren fernöstlicher Meister, sondern auch mit den Mystikern des Christentums. Er zitiert Hildegard von Bingen:

«Seit meiner Kindheit [. . .] sehe ich immer ein Licht in meiner Seele, aber nicht mit den äußeren Augen und auch nicht durch die Gedanken des Herzens; auch nehmen die fünf äußeren Sinne an diesem Gesicht nicht Teil. . . . Das Licht, das ich wahrnehme, ist nicht örtlicher Art, sondern ist viel heller als die Wolke, die die Sonne trägt. Ich kann an demselben keine Höhe, Breite oder Länge unterscheiden. . . . Was ich in einer solchen Vision sehe oder lerne, das bleibt mir lange im Gedächtnis. Ich sehe, höre und weiß zugleich und lerne, was ich weiß, gleichsam im Augenblick. . . . Ich kann an diesem Licht durchaus keine Gestalt erkennen, jedoch erblicke ich in ihm bisweilen ein anderes Licht, das mir das lebende Licht genannt wird. . . . Während ich mich des Anschauens dieses Lichtes erfreue, verschwindet alle Traurigkeit und Schmerz aus meinem Gedächtnis . . .»[50]

Jung erkannte, dass die größten und wichtigsten Lebensprobleme im Grunde alle unlösbar sind, dass sie lediglich «überwachsen» werden können. Er kam zu dem Schluss, dass der Keim zu diesem höheren Bewusstseinsniveau in jedem Menschen vorhanden sein müsse und unter günstigen Umständen zur Entfaltung kommen kann. Er beobachtete bei seinen Patienten, dass dieser Wachstumspro-

49 Ebd., S. 20
50 Aus *Hildegards Brief an Mönch Wibert von Gembloux über ihre Visionen* (aus dem Jahre 1171), zit. n. Wilhelm/Jung, a.a.O., S. 35.

zess oft «stillschweigend, wie unbewusst» stattfand und herbeifloss «auf dem Strom der Zeit». Auf der Suche nach dem Geheimnis dieses Überwachsens fragt sich Jung, was diese Menschen taten,

> « . . . um den erlösenden Fortschritt herbeizuführen? Soweit ich sehen konnte, taten sie nichts (Wu Wei [Tun durch Nicht-Tun]), sondern ließen geschehen, wie der Meister Lü Dsu, es lehrt, dass das Licht nach eigenem Gesetz rotiere, wenn man seinen gewöhnlichen Beruf nicht aufgebe. Das Geschehenlassen, das Tun im Nicht-Tun, das Sich Lassen des Meister Eckart wurde mir zum Schlüssel, mit dem es gelingt, die Türe zum Weg zu eröffnen: *man muss psychisch geschehen lassen können.*»[51]

Jung, der so sehr vom eigenen seelischen Erleben ausging, erkennt die Grenzen der wissenschaftlichen Betrachtung, in der sich allzu leicht die Reflexion an die Stelle des Erlebens setzt.

> «Das ist ja die westliche Art, unter dem Mantel des so genannten wissenschaftlichen Verstehens das eigene Herz zu verhüllen, einesteils, weil die ‹misérable vanité des savants› die Anzeichen der lebendigen Anteilnahme fürchtet und zugleich perhorresziert, andernteils, weil eine gefühlsmäßige Erfassung den fremden Geist zu einem ernst zu nehmenden Erlebnis gestalten könnte...Wissenschaft ist das Werkzeug des westlichen Geistes, und man kann mit ihr mehr Türen öffnen als mit bloßen Händen. Sie gehört zu unserem Verstehen und verdunkelt die Einsicht nur dann, wenn sie das durch sie vermittelte Begreifen für das Begreifen überhaupt hält. Es ist aber gerade der Osten, der uns ein anderes, weiteres, tieferes und höheres Begreifen lehrt, nämlich das *Begreifen durch das Leben.*»[52]

Während sich Sigmund Freud ausschließlich für das Persönliche eines Menschen interessierte, kommt in der Psychologie Jungs eine *religiös-spirituelle* Komponente zum Tragen. Jung war zunächst ein enger Schüler Freuds, den er als väterliche Autorität verehrte. Neben persönlichen Konflikten waren es vor allem die unterschiedlichen Auffassungen zur Libido, die zum Bruch in der Beziehung zwischen ihnen führten. Während Freud unter *Libido* die Triebkräfte, insbesondere die sexuellen Triebkräfte verstand, gebraucht Jung diesen Begriff in einem viel umfas-

---

51   Wilhelm/Jung, a.a.O., S. 22.
52   Ebd., S. 10 f.

senderen Sinn. Libido ist für Jung eine Naturkraft, eine Antriebskraft, die Sexualität, Nahrungsbeschaffung, aber auch kulturelle und geistige Interessen mit einschließt. Sie ist die Kraft, die den Menschen nicht nur zu körperlichem, sondern auch zu innerem Wachstum führt. Libido ist für ihn ein abgekürzter Ausdruck für energetische Betrachtungsweise.

Selbst, Libido und Finalität

Nach Jungs Auffassung ist das Ich und das persönliche Unbewusste eingebettet in das kollektive Unbewusste, und dem kollektiven Unbewussten liegt das Selbst zugrunde, oder anders ausgedrückt: Das Selbst ist die Mitte allen Seins.

> «Insofern es [das Selbst] eine complexio oppositorum, eine Vereinigung von Gegensätzen, darstellt, kann es auch als eine geeinte Zweiheit erscheinen, wie zum Beispiel das Tao als Zusammenspiel von yang und yin . . .»[53]

Die tiefste ordnende Kraft geht vom *Selbst* aus, das seine heilenden Impulse (zum Beispiel in Träumen) in die Psyche und das Ich aussendet. Die Parallelen zum chinesischen Daoismus, in dem das *Dao* als der Urgrund allen Seins, als der Ursprung ordnender Lebenskräfte beschrieben wird, sind augenscheinlich. Auch Libido und Qi sind unterschiedliche Begriffe für das gleiche Phänomen, die gleiche Erfahrung, auch wenn es sicherlich gelingen würde, in den theoretischen Überlegungen zu dieser Erfahrung eine ganze Reihe von Unterschieden zwischen chinesischen und den Anschauungen C. G. Jungs aufzuzeigen.

Mit der Erweiterung des Libido-Begriffs über biologische Triebkräfte hinaus auf den seelisch-geistigen Bereich beschreibt Jung Wachstumskräfte, die den Menschen seiner ureigenen Bestimmung, seiner *Individuation* zuführen. Die Libido wird damit als eine Kraft gesehen, die hilft, die im Menschen, in seiner Natur liegenden Potentiale zu entfalten.

Jung bezeichnet diesen Aspekt der menschlichen Entwicklung als *finalen* Aspekt. In der finalen Betrachtungsweise sehen wir im Apfelkern den potentiellen Apfelbaum. Wenn die Voraussetzungen (Temperatur, Feuchtigkeit etc.) erfüllt sind und wir sein Wachstum nicht künstlich behindern, wird der Kern ganz von alleine seiner Bestimmung gemäß wachsen und zum Apfelbaum werden. Wenn wir die *Kausalität* betrachten, so schauen wir die in der Vergangenheit liegenden Ursachen für die Ereignisse und Probleme der Gegenwart an; wenn wir *final* denken, interessiert uns vor allem, auf welches Ziel sich ein Prozess zu bewegt.

---

53   C.G. Jung: GW 6, § 891.

Dies schließt mit ein, dass das Ziel, ob es nun bekannt oder unbekannt ist, eine Kraft entfalten kann, die aus der Zukunft in die Gegenwart hineinwirkt. Wenn wir dies auf den Menschen übertragen, so heißt das, dass vom Ziel unseres Daseins, wie auch immer wir es in Worten ausdrücken, eine Kraft ausgeht, die den Keimling in uns zum Wachsen bringt und aus der noch eingefalteten Zukunft in die Gegenwart hineinwirkt.

Kausalität und Finalität sind zwei Aspekte der Wahrheit, und beide sind in einem therapeutischen Prozess von Bedeutung, je nach Situation und Motivation jedoch auf unterschiedliche Weise. Im einen Fall ist der Blick in die Vergangenheit gerichtet und hilft, sie besser zu verstehen, aus ihr zu lernen; im anderen Fall ist der Blick in die Zukunft gerichtet, und was in der Vergangenheit geschehen ist und in der Gegenwart geschieht, findet seinen Sinn in dem, was die Zukunft für uns bereithält. Wenn wir aber vom Ziel, vom Sinn des menschlichen Daseins sprechen, so berühren wir damit eine religiös-spirituelle Dimension des Lebens, die in der Jung'schen Psychologie neben dem persönlichen Bereich von grundlegender Bedeutung ist.

Finalität meint aber nicht nur die letzten Ziele menschlichen Daseins, sondern schließt auch kleine, überschaubare Ziele mit ein, die wir uns selbst setzen können. Wenn zum Beispiel ein untrainierter Mensch sich das Ziel setzt, in zwölf Monaten an einem Marathonlauf teilzunehmen, so wird dieser Wunsch – vor allem, wenn er einem wirklichen Bedürfnis entspringt – den Betreffenden anspornen, an seiner Verwirklichung zu arbeiten. Die Motivation stellt die Energie bereit, die notwendig ist, um die im Wege stehenden Probleme zu lösen. Sie schafft eine Verbindung zwischen der Gegenwart und der noch eingefalteten Zukunft und weckt gleichzeitig die Energie, die diese zu ihrer Entfaltung braucht.

Das Schattenkonzept

Als *Schatten* bezeichnet Jung alles, was im Leben eines Menschen ein Schattendasein führt. Bei kultivierten Menschen können es zum Beispiel die triebhaften, ausschweifenden Regungen sein, es können aber auch andere, ins Unbewusste abgesunkene oder verdrängte Bewusstseinskräfte sein, die in der Werteordnung des bewussten Ich keinen Platz finden, die vom Ich nicht offen gelebt werden. Dies müssen nicht zwangsläufig negative Seiten des Menschen sein; wenn zum Beispiel ein Mensch nicht in der Lage ist, seine eigene Großartigkeit anzuerkennen und zu leben, so führt auch diese ein Schattendasein in seinem Leben. Was aber dem Ich nicht bewusst ist, was von ihm nicht zugelassen wird, ist damit noch keineswegs verschwunden. Es beeinflusst vielmehr aus dem Unbewussten heraus das Denken, Fühlen und Handeln eines Menschen mehr oder weniger stark, ja es kann ihn sogar völlig beherrschen.

Wenn Impulse aus dem eigenen Schatten ins Leben drängen, diese aber nicht als eigenes erkannt werden, so neigen wir dazu, sie einem anderen Menschen zuzuschreiben: Wir projizieren sie nach außen. Mit dieser *Projektion* hat der eigene Schatten einen Platz im Leben, wenn auch nicht bei uns selbst, so doch wenigstens in unserem unmittelbaren Umfeld. Diese nach außen projizierten Bewusstseinskräfte wieder nach innen, zu sich selbst zu nehmen, ist ein Schritt auf dem Weg zur Ganzwerdung, zum Heilsein.

> «Wenn man sich jemanden vorstellt, der tapfer genug ist, die Projektionen seiner Illusionen allesamt zurückzuziehen, dann ergibt sich ein Individuum, das sich eines beträchtlichen ‹Schattens› bewusst ist. Ein solcher Mensch hat sich neue Probleme und Konflikte aufgeladen. Er ist sich selbst eine ernste Aufgabe geworden, da er jetzt nicht mehr sagen kann, dass die anderen dies oder jenes tun, dass sie im Fehler sind und dass man gegen sie kämpfen muss. Er lebt in dem ‹Haus der Selbstbesinnung›, der inneren Sammlung. Solch ein Mensch weiß, dass, was immer in der Welt verkehrt ist, auch in ihm selber ist, und wenn er nur lernt, mit seinem eigenen Schatten fertig zu werden, dann hat er etwas Wirkliches für die Welt getan. Es ist ihm dann gelungen, wenigstens einen allerkleinsten Teil der ungelösten riesenhaften Fragen unserer Tage zu beantworten.»[54]

In Kontakt zu kommen mit dem eigenen Schatten, ihn wahrzunehmen, ihn als eigenes anzuerkennen, hilft, abgespaltene Anteile wieder zu integrieren.

> «Denn das Minderwertige und selbst das Verwerfliche gehört zu mir und gibt mir Wesenheit und Körper, es ist mein Schatten. Wie kann ich wesenhaft sein, ohne einen Schatten zu werfen? Auch das Dunkle gehört zu meiner Ganzheit, und indem ich mir meines Schattens bewusst werde, erlange ich auch die Erinnerung wieder, dass ich ein Mensch bin wie alle anderen. Auf alle Fälle ist mit dieser zunächst schweigenden Wiederentdeckung der eigenen Ganzheit der frühere Zustand, aus welchem die Neurose, das heißt der abgespaltene Komplex, hervorging, wieder hergestellt. Durch Verschweigen kann die Isolierung verlängert werden mit einer nur teilweisen Besserung der Schäden. Durch das Bekenntnis aber werfe ich mich der Menschheit wieder in die Arme, befreit von der Last des moralischen Exils. Die katharthische Methode bezweckt das völlige

---

54　Ders., GW 11, § 140.

Bekenntnis, und zwar nicht nur die intellektuelle Feststellung eines Tatbestandes durch den Kopf, sondern auch die Auslösung der zurückgehaltenen Affekte, die Feststellung des Tatbestandes durch das Herz.»[55]

Jungs Schattenkonzert ist deshalb so bedeutsam für die energetische Körperarbeit, weil uns die aus dem bewussten Ich verbannten Bewusstseinsinhalte und die daran gebundenen Energien im Körper wieder begegnen können. Oft sind diese Energien, da sie von uns abgelehnt und bekämpft werden, blockiert und werden zum Ausgangspunkt von Störungen und Krankheiten. Diese blockierten Energien im Shiatsu wieder in Fluss zu bringen, heißt für den Patienten, einen anderen Umgang mit seinem Schatten zu finden. Die Erfahrungen, die Jung in seinem Schattenkonzept formuliert, können dem Shiatsu-Behandler helfen, seinen Patienten in diesem Prozess hilfreich zu begleiten. Der Energiefluss in unserem Körper ist eben nicht unabhängig von unserem Denken und Fühlen, von unseren Vorstellungen und Einstellungen, von unserem Umgang mit uns selbst, sondern der Ausdruck unseres gesamten Seins.

Progression und Regression

Progression beschreibt eine von innen nach außen gehende Bewegung, die den Umgang mit den Anforderungen der Realität möglich macht. In der Progression gehen wir aktiv auf die Welt zu, setzen Erkenntnisse und Erfahrungen um. Die Progression ist eine Yang-Bewegung, sie ist nach außen, nach vorne, in die Zukunft, in die Aktivität gerichtet. Sie hat in der Werteordnung unserer Gesellschaft einen hohen Stellenwert, während die *Regression*, die als Yin-Bewegung nach innen, nach hinten, in die Vergangenheit und in die Ruhe gerichtet ist, oftmals als Störung oder gar Krankheit angesehen wird. Bei Jung stehen Regression und Progression wie Ein- und Ausatmung als grundlegende Lebensbewegungen gleichwertig nebeneinander. In der progressiven, nach außen und vorne gerichteten Aktivität gestaltet und verändert der Mensch seine Umwelt, um sich dann in die Regression zurückzuziehen, im eigenen Inneren zur Ruhe zu kommen und zu regenerieren.

Sind Progression und Regression nicht ausgewogen, so kann dies zu Störungen im psychoenergetischen System führen. Die Regression birgt die Gefahr in sich, dass jemand in unbewussten, weit zurückliegenden, inneren Bewusstseinsprozessen «hängen bleibt» und den Kontakt mit der Außenwelt verliert. Eine Überbetonung der Progression, wie sie in unserer Gesellschaft zu beobachten ist, kann dazu führen, dass ein Mensch sich verausgabt, seine inneren

---

55   Ders., GW 16, § 134.

Kraftreserven verbraucht und sich schließlich ausgebrannt fühlt («burned-out-syndrom »). Im Shiatsu haben wir als Behandler die Möglichkeit, sowohl den einseitig nach außen gerichteten Patienten mit seiner Aufmerksamkeit nach innen zu holen und damit seine Regenerationsfähigkeit zu verbessern, als auch den im Inneren, in der Vergangenheit hängen gebliebenen Patienten über klare Körperreize «wachzurütteln» und in die Gegenwart zu holen. Progression und Regression sind ein wesentlicher Aspekt des Gleichgewichts von Yin und Yang und haben damit grundlegende Bedeutung für unser physisches und psychisches Wohlergehen.

Die transzendente Funktion

Mit der *transzendenten Funktion* wird ein Vorgang beschrieben, in dem sich das bewusste Ich (zum Beispiel mit Hilfe von aktiver Imagination) dem Unbewussten öffnet und dadurch zu einer Bewusstseinserweiterung kommt. Die transzendente Funktion ist verwandt mit der Regression, da in ihr die Verbindung mit dem Inneren, dem Unbewussten hergestellt wird. Dies schließt das persönliche Unbewusste, in dem die Erfahrungen der persönlichen Lebensgeschichte gespeichert sind, das kollektive Unbewusste, in dem die Erfahrungen der Menschheitsgeschichte gespeichert sind und – allem zugrundeliegend – das Selbst mit ein. Dieser letzte Aspekt, die Verbindung zum Selbst, zum Dao spielt, wie wir gesehen haben, auch auf den östlichen Schulungswegen eine wesentliche Rolle. C.G. Jungs therapeutisches Anliegen war, das Ich seiner Patienten so zu stärken, dass sie sich den Impulsen aus den verschiedenen Schichten des Unbewussten öffnen konnten, um eine Verbindung zwischen Selbst und Ich zu schaffen. Damit ging es nicht mehr ausschließlich um die Heilung von Neurosen, sondern um Weiterentwicklung, die Erweiterung des Horizonts und die Öffnung des Herzens.

> «Ich habe oft gesehen, dass Menschen neurotisch werden, wenn sie sich mit ungenügenden oder falschen Antworten auf die Fragen des Lebens begnügen. Sie suchen Stellung, Ehe, Reputation und äußeren Erfolg und Geld und bleiben unglücklich und neurotisch, auch wenn sie erlangt haben, was sie suchten. Solche Menschen stecken meist in einer zu großen geistigen Enge. Ihr Leben hat keinen genügenden Inhalt, keinen Sinn. Wenn sie sich zu einer umfassenden Persönlichkeit entwickeln können, hört meist auch die Neurose auf. Darum war für mich von Anfang an der Entwicklungsgedanke von höchster Bedeutung.»[56]

---

56   Aniela Jaffé (Hrsg.): *Erinnerungen, Träume, Gedanken von C.G. Jung.* Olten 1986, S.145.

Die Jungsche Psychologie hilft uns als Shiatsu-Behandlern, ein besseres Verständnis für die Prozesse zu entwickeln, die uns in der energetischen Körperarbeit mit Patienten begegnen, und ist, wenn wir als im Westen aufgewachsene Menschen in unserer Arbeit nicht ausschließlich die Sprache und Bilder der östlichen Traditionen verwenden wollen, von unschätzbarem Wert. Es bestehen zwar Unterschiede zwischen der Psychologie C.G. Jungs und der östlichen Weisheitslehre, jedoch keine grundsätzlichen Widersprüche; beide folgen dem gleichen Weg: «dem Begreifen durch das Leben selbst».

5 Shiatsu als Tor zu energetischer Körperarbeit

Shiatsu ist keine Methode, sondern ein Weg. Sein Ursprung ist der Ursprung des Lebens. Sein Wirken ist das Wirken der Natur. Seine Lehre ist die Lehre vom Spiel der Lebenskräfte.

Was ich *energetische Körperarbeit* nenne, ist ein Weg, das Leben in seiner ungeteilten Ganzheit zu erfahren. Dazu gehört, die verschiedenen Erfahrungen unseres eigenen Lebens miteinander zu verbinden. Einzelerfahrungen verknüpfen sich zu Erfahrungsfeldern, und aus der Verbindung der Erfahrungsfelder entsteht ein inneres Wissen, das über den Tellerrand einzelner Fachbereiche, Glaubensrichtungen und kultureller Strömungen hinausschaut. Wir beginnen, bis dahin als voneinander getrennt erfahrene Lebensbereiche als Teile eines Ganzen zu begreifen, das Leben in Zusammenhängen zu erfahren; wir beginnen, einen Wald zu sehen, wo wir vorher nur eine Vielzahl von Blättern, Stämmen und Ästen ausmachen konnten.

Eigene Erfahrungen

Zunächst einmal möchte ich beschreiben, was ich unter *energetischer Körperarbeit* verstehe und wie ich zu ihr gekommen bin. Sie ist entstanden aus den Erfahrungen, die ich auf verschiedenen Übungs- und Schulungswegen gesammelt habe. Ich möchte zunächst meinen eigenen Erfahrungshintergrund aufzeigen, damit Sie, liebe Leserinnen und Leser, den hier beschriebenen Ansatz besser verstehen und ihn auf Ihre Situation übertragen können. Es geht nicht darum, dass Sie die gleichen Erfahrungen machen, sondern dass Sie sich von Ihrem *eigenen* Erleben leiten lassen. Wenn dies nicht eingeschränkt wird durch ein festgelegtes theoretisches Konzept, so lässt die Vielfalt der Erfahrungen den gemeinsamen Ursprung nur umso deutlicher hervortreten: das Leben als ungeteiltes Ganzes.

Während meines Studiums der Sportwissenschaften begann ich mich zunehmend für den Einfluss des Geistes auf den Körper und seine Bewegungen zu interessieren. Ich bin unendlich dankbar dafür, dass mir nach Abschluss meines Studiums ein Stipendium für einen zweijährigen Studienaufenthalt in Japan gewährt wurde, um diesem Interesse nachzugehen. Bereits einige Jahre zuvor hatte ich begonnen, Zen-Meditation zu üben. Mir war bekannt, welch großen Einfluss Zen auf verschiedene japanische Bewegungskünste hatte und wie sehr es dabei auf das Miteinander von Körper und Geist ankam. Ich kam in Japan in Kontakt mit Taiji, Qigong und Zen-Shiatsu nach Shizuto Masunaga. Außerdem vertiefte und erweiterte ich meine Erfahrungen im Zen unter Anleitung eines Lehrers.

All dies interessierte mich theoretisch und praktisch, und ich machte mir wenig Gedanken darüber, ob und wie diese verschiedenen Übungswege zusammengehörten. Sie machten mir einfach Spaß und begeisterten mich. Als ich aus Japan zurückkam, war mir klar, dass ich mit dem, was ich dort gelernt und erfahren hatte, beruflich weiterarbeiten wollte. Um auch die westlichen Formen der Massage kennen zu lernen, besuchte ich zunächst eine Massageschule und machte dann anschließend in einer Kurklinik meine ersten praktischen Erfahrungen mit Patienten. Einige der Erfahrungen, die ich dort machte, habe ich bereits im ersten Teil des Buches beschrieben. Vor allem in Momenten stiller Berührung kam es immer wieder bei Patienten zu Reaktionen, die ich mir mit allem, was ich im Westen und im Osten gelernt hatte, nicht erklären konnte. Das Leben zeigte sich unter meinen Händen von einer Seite, die in kein mir bis dahin bekanntes Konzept passte.

Manche Patienten fühlten sich während und nach den Behandlungen so leicht, als ob sie über der Erde schweben würden; andere wiederum fühlten sich so schwer, dass sie gerade noch auf ihr Zimmer kamen, um sich ins Bett fallen zu lassen. Bei den einen verschwanden Schmerzen, die sie jahrelang gequält hatten, bei den anderen tauchten Schmerzen wieder auf, die schon seit Jahren verschwunden waren. Genauso verwunderlich wie das, was die Patienten beschrieben, war oft ihre Reaktion darauf. Die einen litten unter ihren aufkommenden Schmerzen, während sich die anderen darüber freuten; die einen genossen den Zustand schwebender Leichtigkeit aus vollen Zügen, andere bekamen dabei Angst. All dies verschaffte mir einen gehörigen Respekt vor der Sache, und manchmal bekam ich auch ein wenig Angst, da ich nicht wusste, wohin das alles noch führen würde. Damals hatte ich noch nichts über die Erfahrungen Franz Anton Mesmers gehört, und ich wusste auch noch nicht viel über die Psychologie C.G. Jungs. Beides half mir später zusammen mit der östlichen Energie- und Weisheitslehre, allmählich die auftretenden Phänomene besser zu verstehen.

Shiatsu ist getragen von praktischen Erfahrungen. Ein Wissen, das aus der eigenen Erfahrung kommt, kann nicht durch ein noch so gutes theoretisches Verständnis ersetzt werden. Ich möchte hier versuchen, das Wissen darzustellen, das sich aus meiner Arbeit entwickelt hat und Sie einladen, Ihre eigenen Erfahrungen in einen Zusammenhang zu stellen und daraus Ihr *eigenes* Shiatsu, Ihre eigene energetische Körperarbeit zu entwickeln.

Energiearbeit und energetische Körperarbeit

Als ich zum ersten Mal interessierten Freunden Shiatsu-Griffe zeigte, war es mir ganz selbstverständlich, dass wir zwischendurch zur Auflockerung Qigong-Übungen machten. Erst nach vielen Jahren wurde mir langsam klar, dass alles, was ich über die Jahre praktiziert hatte, in «mein» Shiatsu mit eingeflossen war. Ich begriff, dass ich Shiatsu nicht mit Erfolg würde unterrichten können, wenn meine Schüler nicht durch *Qigong- und Ruheübungen* zu einem ähnlichen Erfahrungshintergrund kämen. Seitdem sind die Übungen integrativer Bestandteil des Shiatsu-Unterrichts.

Wenn wir im Shiatsu nicht einem vorgegebenen Konzept, sondern dem Spiel der Lebensbewegungen selbst folgen, so entwickelt sich das, was ich *Shiatsu-Energiearbeit* nenne. Die Qualität der Griffe, ihre Auswahl und Reihenfolge ergeben sich aus dem Behandlungsprozess selbst. Dieser Prozess kann uns ganz von der gelernten Behandlungstechnik wegführen. Wir werden so zum Initiator und Zeugen eines Prozesses, in dem das Leben sich unter unseren Händen im Körper des Patienten neu ordnet. Shiatsu wird dann zu einem Tor in eine Arbeit, die nicht mehr bestimmt wird von dem, was wir im Unterricht und aus Büchern gelernt haben, sondern zunehmend von den Bewegungen des Lebens selbst. Wenn in diesem Prozess die Körperlichkeit immer mehr in den Hintergrund tritt und vielleicht am Ende gar keine Rolle mehr spielt, kann es zum Beispiel passieren, dass wir den Körper nur noch ganz leicht oder gar nicht mehr berühren, dass allein der *energetische Kontakt* zu wirken beginnt und von der ursprünglich gelernten Behandlungstechnik des Shiatsu kaum noch etwas übrig bleibt; dann wird aus der Shiatsu-Energiearbeit das, was ich *Energiearbeit* nenne. In der Energiearbeit arbeiten wir überwiegend auf den verschiedenen energetischen Ebenen, das heißt in dem Bereich, von dem aus der Körper gesteuert und beeinflusst wird. Im Unterschied dazu bezieht die *energetische Körperarbeit* ganz bewusst auch die Körperlichkeit mit ein. Sie ist eine Arbeit, die Jing (Leiblichkeit), Qi und Shen (GEIST), Körper, Geist und Seele, die alle Aspekte des Lebens im Wissen um ihre unteilbare Ganzheit mit einschließt. Shiatsu-Energiearbeit und Energiearbeit sind Aspekte der energetischen Körperarbeit und ihrem Wesen nach prozessorientiert, das heißt, sie folgen dem in der Behandlung entstehenden Prozess.

Am einen Ende des Spektrums liegt der *Körper*, unser gröbster Anteil, der den Begrenzungen von Zeit und Raum unterliegt, und am anderen Ende liegt der *GEIST*, der jenseits von Zeit und Raum, jenseits persönlicher Begrenztheit existiert. Dies kann man vergleichen mit dem Farbspektrum des Lichts, das vom Rot mit der niedrigsten Schwingungsfrequenz bis zum Violett mit der höchsten reicht. So wie das ungebrochene weiße Licht keine Spektralfarben erkennen lässt, so lässt auch das *LEBEN*, wenn es als ungebrochenes, ungeteiltes Ganzes erfahren wird, den Körper nicht mehr als etwas von Geist und Seele Getrenntes erscheinen. Wo immer wir in der energetischen Körperarbeit einzelne Aspekte des LE-BENS betrachten, geschieht dies im Wissen um ihre ursprüngliche Einheit, die zu erfahren und zu leben das letzte Ziel bleibt.

Energetische Körperarbeit ist ein Abenteuer, immer lebendig und immer wieder neu. So wie wir uns nicht blindlings auf eine Expedition in den Dschungel oder ins Hochgebirge einlassen sollten, ohne die nötige Kondition, Ausrüstung und innere Sicherheit zu haben, so ist es auch in der energetischen Körperarbeit ratsam, sich gründlich vorzubereiten. Diese Vorbereitung besteht vor allem darin, die im eigenen Inneren wirkenden Kräfte kennen zu lernen und einen Umgang mit ihnen zu finden. Dabei helfen zum Beispiel die Übungswege des Qigong, des Taiji und der Meditation. Auf allen drei Wegen lernt der Übende, den Blick nach innen zu richten, den Geist zur Ruhe kommen zu lassen und in Kontakt mit der eigenen Mitte zu kommen. Hier kann das eigene Innere als Quelle von Ruhe und Kraft erfahren werden, was wiederum die Basis für die Kultivierung der Lebenskräfte ist. Je mehr wir uns öffnen, je tiefer wir uns einlassen, desto besser sollten wir in unserer Mitte verankert sein.

Erfahrungsfelder

Wenn wir die Erfahrungen, die wir in verschiedenen Lebensbereichen gemacht haben, nicht künstlich voneinander getrennt halten, so werden sie sich mit der Zeit gegenseitig beeinflussen und am Ende zu einem Ganzen zusammenwachsen. Unser Shiatsu ändert sich, wenn wir gleichzeitig Qigong üben, und unser Qigong bleibt nicht unbeeinflusst von den Erfahrungen, die wir im Shiatsu sammeln. Wenn wir gleichzeitig noch meditieren und uns auf Energiearbeit einlassen, so entsteht ein Gesamterfahrungsfeld, in dem jeder einzelne Bereich seinen Platz und seine Wirkung hat.

In meinem Falle ist die *energetische Körperarbeit* durch fünf Erfahrungs-felder geprägt (**Abb. 150**). An der Basis (Qigong und Taiji) und an der Spitze (Meditation) dieses Fünfecks stehen Übungswege, die jeder unter Anleitung selbst gehen kann. Sie bilden den Rahmen für die Arbeit mit anderen Menschen. In der Mitte finden sich zwei Behandlungsmethoden (Shiatsu und Energiearbeit), die überwiegend an anderen angewandt werden.

Taiji Quan (Taiji = höchstes Prinzip; Quan = Faust) ist eng verwandt mit Qigong und kaum von ihm zu trennen. Von seinem Ursprung her ist Taiji Quan eine Kampfkunst, in der die Ausgewogenheit von Yin und Yang, Entspannung, Ruhe und Natürlichkeit, Zentrierung und Erdung, Durchlässigkeit und Ganzheitlichkeit, ein harmonischer Bewegungsfluss und inneres Gewahrsein zur Selbstverteidigung genutzt werden. Da für mich die Entwicklung dieser Fähigkeiten im Vordergrund steht und der Kampfsportaspekt ganz in den Hintergrund getreten ist, habe ich für diese Bewegungskunst die Bezeichnung *Taiji Yangsheng*

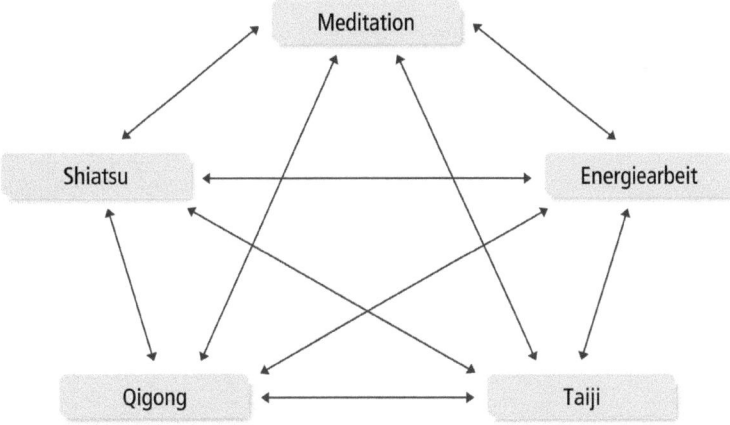

Abb. 150

(«Taiji zur Pflege des Lebens») gewählt. Taiji hat mir genauso wie Qigong ein Erfahrungsfeld eröffnet, das auf seine Weise mein Verständnis von den inneren Vorgängen mitgeprägt hat. Sie entstammen der gleichen Familie, haben in allen wesentlichen Punkten Gemeinsamkeiten, sodass ich hier nicht näher auf die Inhalte des Taiji Yangsheng einzugehen brauche.

Qigong, Taiji und Meditation sind natürlich nicht nur eine Hilfe zur Vorbereitung auf Shiatsu und Energiearbeit; sie sind auch selbst Tore, durch die der Übende aus eigener Kraft die gleichen Früchte ernten kann, die ihm im Shiatsu und in der Energiearbeit zuteil werden. Umgekehrt kann der Shiatsu-Behandler die Patienten an seiner Erfahrung in der Meditation und im Qigong teilhaben lassen, er kann sie – so weit sie dies zulassen – in sein eigenes Erfahrungsfeld mit hineinnehmen. Je besser er sich in seinem eigenen Erfahrungsfeld auskennt, desto besser kann er seine Patienten in ihrem führen und begleiten.

Wenn ich hier die einzelnen Elemente der energetischen Körperarbeit und ihre Wechselwirkungen beschreibe, so geschieht dies auf dem Hintergrund meiner persönlichen Erfahrungen. Bei anderen Menschen kann die energetische Körperarbeit entsprechend von ganz anderen Erfahrungen geprägt sein. Auch im indischen *Yoga* zum Beispiel spielen der Körper, die Energie (Prana) und der Geist (je nach Schule mit unterschiedlichem Schwerpunkt) eine Rolle. Auch im Westen sind Methoden wie *Eutonie, Feldenkrais* und *Bioenergetik* entwickelt worden, die im Spektrum der energetischen Körperarbeit ihren Platz haben. Das Bild könnte dann zum Beispiel wie in **Abbildung 151** aussehen.

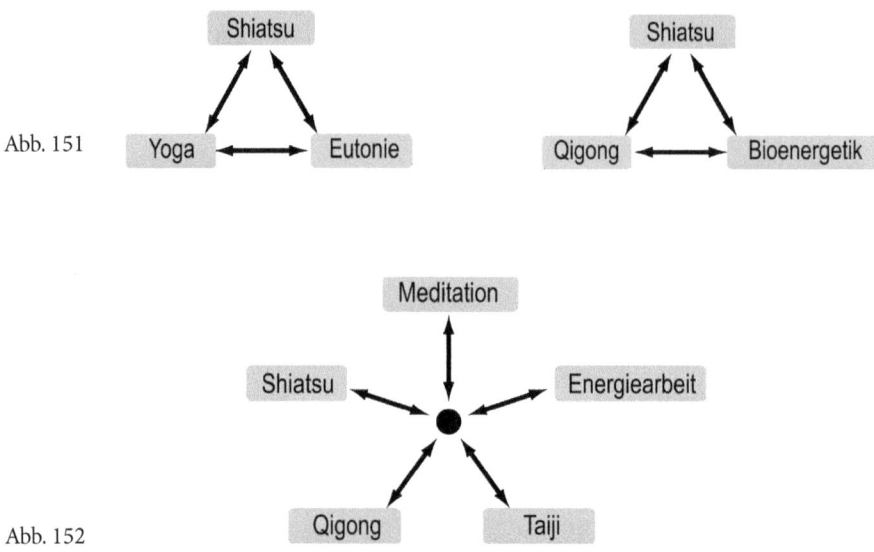

Abb. 151

Abb. 152

Wenn zum Beispiel die Erfahrungsfelder des Yoga und der Eutonie ins Shiatsu hineinwirken, so wird es eine andere Handschrift erhalten als wenn die im Qigong und in der Bioenergetik gewonnenen Erfahrungen im Shiatsu zum Tragen kommen. Aber welche Erfahrungen auch immer unser Shiatsu beeinflussen, sie alle kreisen um das gleiche Zentrum, haben eine gemeinsame Quelle, aus der sie hervorgehen. Sie alle sind entstanden aus der Hinwendung zur Mitte, zur inneren Wesensnatur, und je tiefer sie nach innen führen, desto größer werden ihre Gemeinsamkeiten. Die Mitte ist der Ursprung, die Quelle (Selbst, Dao. . .), sie ist aber auch das, was alles miteinander verbindet und als ein Ganzes erscheinen, was hinter Blättern, Ästen und Rinde den Wald erkennen lässt (**Abb. 152**).

Die Unterschiede, die zwischen den einzelnen Erfahrungsfeldern bestehen, entsprechen den Unterschieden, die es zwischen uns Menschen gibt. Die Vielfalt der Wege ermöglicht jedem einzelnen, den für ihn passenden Zugang zu finden. Am Ende führen sie doch auf verschiedene Weise zum gleichen Ziel. Der Patient muss nicht nur *seine* Methode, *seinen* Weg, sondern auch *seinen* Behandler, *seinen* Lehrer finden. Dies ist ein sehr sensibler Vorgang, an dem möglichst wenig manipuliert werden sollte. Wenn ein Patient durch einen Behandler mit demjenigen Erfahrungsfeld in Kontakt kommt, das ihm im momentanen Stand seiner Entwicklung die richtigen Impulse geben kann, so ergeben sich mühelos Veränderungen, die bei einem nicht-passenden Erfahrungsfeld auch unter größtem Aufwand nicht zu erreichen sind.

Wenn ich hier den Begriff *Erfahrungsfeld* verwende, so soll damit zum Ausdruck kommen, dass es sich dabei nicht um etwas Punktuelles oder Lineares handelt, sondern um etwas, das einen nicht klar abgegrenzten Raum einnimmt. Ähnlich wie ein Magnetfeld oder ein elektromagnetisches Feld können Erfahrungen eine Kraft entfalten, die in einer Behandlung ohne den Einsatz bestimmter Techniken und ohne medizinisches Wissen zur Wirkung kommt.

Der Behandler als Katalysator

Bei diesem Vorgang können wir verschiedene Phasen unterscheiden. Zunächst einmal arbeiten wir uns von der Oberfläche, von unserem zerstreuten Bewusstsein – aus unseren neurotischen Spannungsfeldern, aus unseren energetischen Unausgewogenheiten – mit Hilfe von Sammlungs- und Meditationsübungen in die Mitte vor. Hier kommen wir zur Ruhe, lassen die Zerrissenheit unserer äußeren Welt zurück. Wir lernen, in unserer Mitte zu ruhen, unabgelenkt von den Gedanken, Sorgen und Ängsten, die uns im Alltag oft so viel Kraft rauben (**Abb. 153**, Seite 321).

Dieser Rückzug aus der äußeren Welt, aus den Problemen, in die wir uns verstrickt haben, hilft uns, einen Abstand zu bekommen nicht durch objektivierendes Betrachten von außen, sondern durch die Ruhe im eigenen Inneren. In manchen kontemplativen oder meditativen klösterlichen Gemeinschaften wird dieser Aspekt sehr stark betont. Das klösterliche Leben ist dann so organisiert, dass Störungen von außen, so weit es geht, vermieden werden und die Mönche und Nonnen weitgehend von weltlichen Aufgaben befreit sind. Solchen über Jahrhunderte in der Abgeschiedenheit praktizierenden Gemeinschaften haben wir eine Vielzahl von Übungswegen zu verdanken, die nun mehr und mehr auch einer breiteren Öffentlichkeit zugänglich werden.

Oft braucht es einige Jahre der Übung, bis wir in der Lage sind, aus eigener Kraft in die Ruhe, in die Stille einzutreten. Dies heißt jedoch nicht, dass wir damit auch in unserer gesamten Persönlichkeit ausgeglichen und in Harmonie sind. Wir haben lediglich gelernt, unsere Aufmerksamkeit während der Zeit der Meditation nicht mehr von sich widerstreitenden Emotionen in ihren Bann ziehen zu lassen, Urlaub zu machen von den Belastungen des Alltags.

Die entscheidende Frage ist, was geschieht, wenn wir nach einem solchen erholsamen «Urlaub» wieder nach Hause kommen und wieder auf die unerledigten Aufgaben, den unaufgeräumten Schreibtisch und die hinter uns gelassenen Probleme treffen. Wird es so sein, dass wir unverändert mit den liegen gebliebenen Aufgaben hadern und am liebsten gleich wieder abreisen würden, oder haben wir im «Urlaub» die Kraft bekommen, nötige Veränderungen vorzunehmen, mit ungelösten Problemen in Beziehung zu treten und vielleicht unserem Leben eine neue Richtung zu geben? Ähnlich verhält es sich mit meditativen, nach innen gerichteten Übungen. Welche Wirkung wird die Ruhe der Meditation auf unser Alltagsbewusstsein entfalten, inwieweit kann sie uns helfen, uns aus unserer neurotischen Zerrissenheit herauszuführen? Die Wirkkraft, die der Kontakt mit der eigenen Mitte entfalten kann, könnte man wie in **Abbildung 154** und **155** darstellen.

Wenn wir unseren Blick nicht *nur* nach innen wenden, sondern die Wechselwirkung zwischen unserem Innersten und den weiter außen gelegenen Persönlichkeitsanteilen im Feld unserer Aufmerksamkeit halten, so kann der Kontakt mit der eigenen Mitte (**Abb. 156**) uns eine enorme Hilfe sein bei der Bewältigung unserer Alltagsschwierigkeiten.

Die Früchte des eigenen Übungsweges können sich natürlich auch im energetischen Kontakt einer Behandlung auswirken. Tritt ein Behandler, der in seiner Mitte ruht, in Beziehung mit einem Patienten, der von seiner Mitte abgeschnitten ist, so können dadurch die ordnenden Kräfte im Inneren des Patienten geweckt werden. Nicht der Behandler ordnet und gleicht im Patienten aus, sondern er weckt «lediglich» im Patienten ein Gefühl für die eigene Mitte, sodass diese dann ihre heilende Wirkung entfalten kann. Dies entlastet den Behandler auf eine angenehme Weise (**Abb. 157**).

Franz Anton Mesmer hat erfahren, dass es möglich ist, das kosmische Fluidum auf einen anderen Menschen zu *übertragen* und bei ihm so einen Gesundungsprozess einzuleiten. Dies entspricht der von Qigong-Meistern beschriebenen Erfahrung, in der das kosmische Qi des Himmels und der Erde im eigenen Körper erfahrbar wird und über die Hände auf andere Personen übertragen werden kann.

Sigmund Freud hat herausgefunden, dass bis dahin schlafende Problemfelder im Patienten wie im Behandler geweckt werden können, um dann ihre Kraft in der Übertragung auf den jeweils anderen Menschen zu entfalten. Ich möchte hier noch eine dritte Möglichkeit aufzeigen, in der der Behandler in der Berührung die Funktion eines *Katalysators* übernimmt, der zwar eine Veränderung im Energiesystem des Patienten hervorruft, selbst aber daran nicht unmittelbar beteiligt ist. Dadurch, dass der Behandler selbst angeschlossen ist, entfaltet sich im Patienten eine heilende Kraft, die seinem eigenen inneren Heilsein entspringt. Je mehr der Behandler in seiner eigenen Mitte ist und je mehr er dem ordnenden Qi-Fluss in sich selbst die Wege gebahnt hat, desto ordnender und ausgleichender der Behandlungsimpuls – vorausgesetzt, der Patient kann dies annehmen.

Behandler und Patient gehen den gleichen inneren Weg, und der Behandler lässt den Patienten durch Berührung an seinen Erfahrungen teilhaben. Aber zunächst einmal wollen wir etwas genauer betrachten, was unter einer *energetischen Berührung* zu verstehen ist.

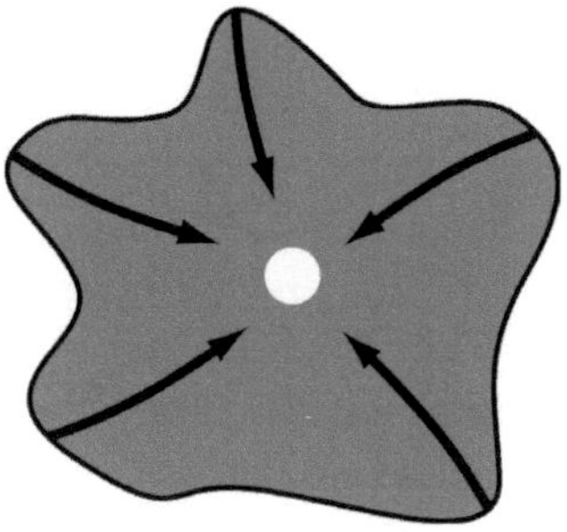

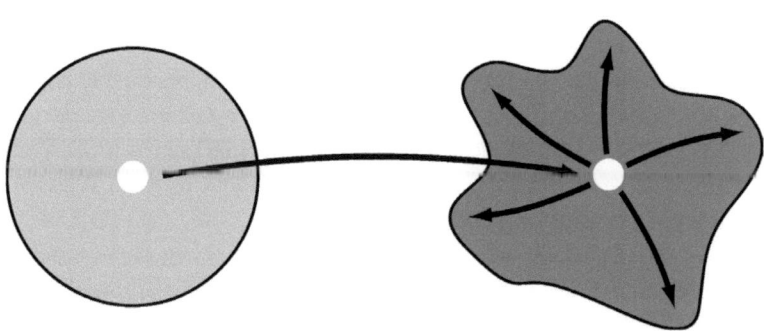

Abb. 153

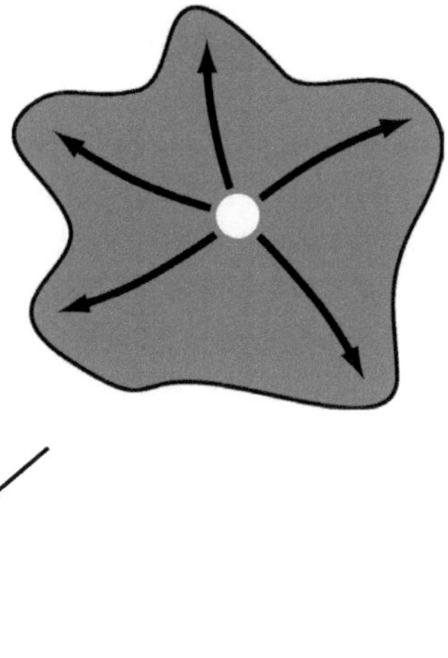

Abb. 154

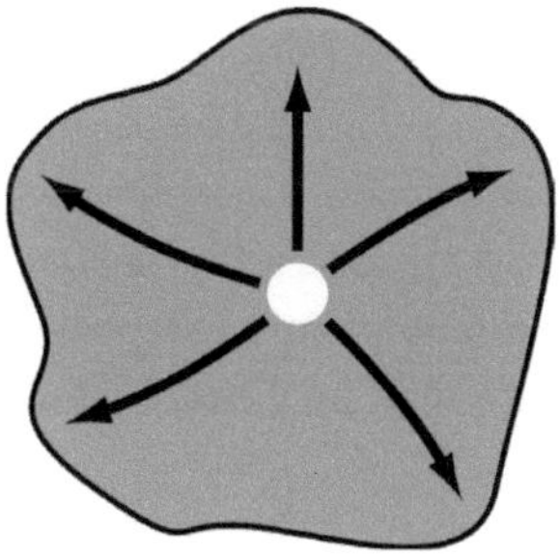

Abb. 155

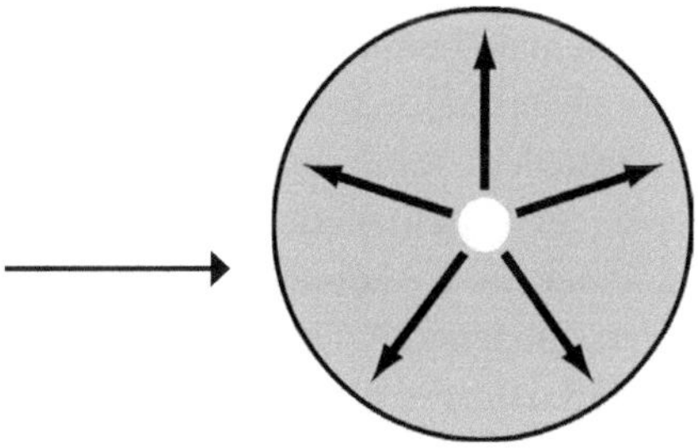

Abb. 156

Abb. 157

5.1 Energetische Berührungen

Die bekannteste Art der Berührung ist sicherlich die physische Berührung, in der wir uns selbst oder einen anderen Menschen anfassen. Subtiler und weniger greifbar sind die Berührungen, die ich hier *Berührung mit der Aufmerksamkeit* nenne. Weil ihre Wirkungen so schwer zu fassen und zu beschreiben sind, werden sie oft ignoriert oder sogar negiert. Die Folge ist, dass ihre «Wirk-lichkeit» sich ins Unbewusste verlagert und uns von dort aus beeinflusst.

Lassen wir uns bewusst auf die Berührung mit der Aufmerksamkeit ein, so kann sich daraus eine enorme Dynamik entwickeln. Sie findet immer dann statt, wenn uns etwas berührt, ohne dass wir physisch berührt werden. Wer schon einmal «über beide Ohren verliebt» war, weiß, welche Intensität und Lebendigkeit im Körper entstehen kann, wenn wir an den Partner, die Partnerin denken, uns also von seinem oder ihrem Bild innerlich berühren lassen.

Wir können auch zwischen *Fremdberührung* und *Selbstberührung* unterscheiden. Im Qigong durchdringen wir unseren Körper, einzelne Körperteile (z.B. Gelenke), Leitbahnen und Akupunkturpunkte mit unserer Aufmerksamkeit und erzielen dadurch vielschichtige Wirkungen. Ähnliche Wirkungen können sich einstellen, wenn wir unsere Aufmerksamkeit auf beziehungsweise in den Körper des Patienten richten, wenn wir uns dem Patienten, seinen Gelenken, Leitbahnen und Akupunkturpunkten in ungeteilter Aufmerksamkeit widmen. Die verschiedenen Arten der Berührung könnte man im Überblick wie in **Abbildung 158** darstellen.

Das Feld der Aufmerksamkeit

Wenn wir unsere Aufmerksamkeit bewusst ausrichten, so erfordert das eine gewisse Anstrengung, wir kommen, wenn wir nicht aufpassen, leicht in eine angespannte Konzentration. Die bewusst ausgerichtete Aufmerksamkeit neigt dazu – ähnlich wie die Konzentration –, bestimmte Aspekte zu betonen und andere zu vernachlässigen. Sie ist geprägt von unserem Wissen und unserer Erfahrung, von dem, was wir in der Vergangenheit gelernt haben und was unserem bewussten Ich zugänglich ist. Unser bewusstes Ich ist die Instanz, die die Steuerung maßgeblich beeinflusst. Wenn wir immer wieder unsere Aufmerksamkeit bewusst in einer bestimmten Weise ausrichten, so entsteht mit der Zeit ein *Feld der Aufmerksamkeit*. Wie in der Sammlung ist im Feld der Aufmerksamkeit die Wahrnehmung natürlich und mühelos. Dieses Feld kann zur Quelle inneren Wissens werden, in dem neue Erkenntnisse geboren werden.

Das Feld der Aufmerksamkeit ist aber nicht nur eine Quelle von Wahrnehmung und Erkenntnis, also dem Begreifen von Zusammenhängen, sondern in ihm entfaltet sich auch eine eigene Kraft. Diese kann dann wirken, wenn wir

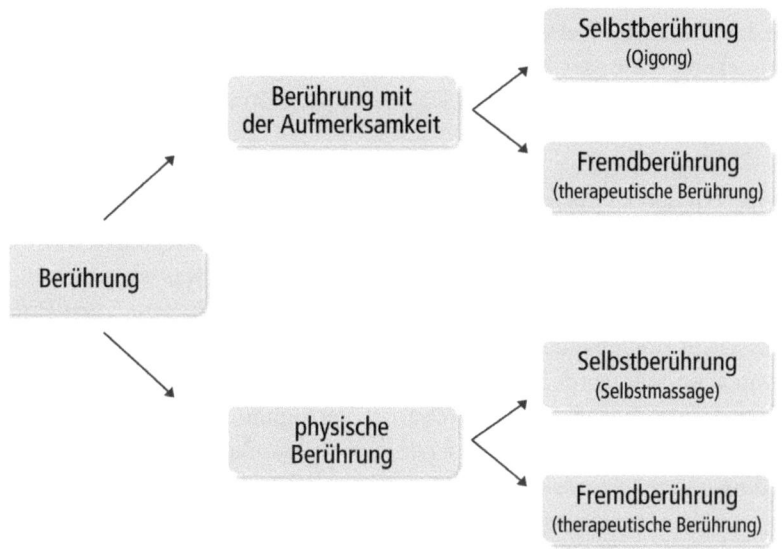

Abb. 158

mit unserem bewussten Ich nicht zu sehr eingreifen und manipulieren. Sind wir in der Lage, den so entstehenden Qi-Bewegungen zu folgen, so haben wir unseren eigentlichen Lehrer gefunden. Viele Lehren, die sich in Ost und West entwickelt haben, sind der Versuch, dieses Wirken der Natur und seine Gesetze in Worten zu beschreiben. Je mehr sich die Lehren von den tatsächlichen Lebensbewegungen und deren Erfahrungen entfernen, desto mehr führen sie in die Irre, und je näher sie dem unmittelbaren Erleben bleiben, desto mehr helfen sie uns, die inneren Gesetze auch im Nachhinein mit dem Verstand – so weit dies möglich ist – zu erfassen.

Das Feld der Aufmerksamkeit, seine Qualität, Tiefe und Wirkkraft hängen von verschiedenen Faktoren ab. Da ist zunächst einmal die *Tiefe des Übungszustandes*, die unter anderem von der Fähigkeit abhängt, Gedanken und Gefühle loszulassen, die die Aufmerksamkeit in Beschlag genommen haben. Sie beschreibt die Tiefe der meditativen Versunkenheit. Entspannung, Ruhe und Natürlichkeit sind als Schlüsselpunkte des Qigong-Übens Voraussetzung für einen guten Übungszustand.

Ein zweiter wichtiger Punkt ist die *Übungs-* und *Behandlungsintensität*. Diese ist mehr als die Tiefe des Übungszustandes vom Willen und aktuellen Einsatz abhängig. Wir können lernen, durch Einsatz unserer Willenskraft eine entsprechende Intensität zu erreichen, sie kann aber auch im Laufe der Zeit durch Übung ganz natürlich wie von alleine entstehen.

Der dritte Faktor ist die *Tiefe des Verständnisses.* Damit ist nicht nur unser intellektuelles Verständnis gemeint, sondern auch die wundersame Art des Verstehens, die unser Körperbewusstsein erlangen kann. Es entsteht aus den Erfahrungen, die wir in unserem Körper im Zusammenspiel von Erfahrung, Herz und Verstand gemacht haben.

Ein vierter wichtiger Punkt beim Aufbau eines Feldes der Aufmerksamkeit ist das *Übungsvolumen.* Mit Übungsvolumen ist die Reife der Übung gemeint, die Zahl der gemachten, reflektierten und integrierten Erfahrungen. Das Übungsvolumen ist abhängig von der Zeit. Es beschreibt nicht, was wir gegessen, sondern was wir verdaut, aufgenommen und ausgeschieden haben. Viele Erfahrungen müssen in uns absinken, mit anderen Erfahrungen verknüpft, in einen neuen Kontext gestellt werden, um am Ende eines Prozesses wieder aufzutauchen. Erst dann stehen sie uns auf eine Weise zur Verfügung, die uns auch in schwierigen Situationen trägt. Alle das Feld der Aufmerksamkeit beeinflussenden Faktoren bedingen sich gegenseitig und üben eine ständige Wechselwirkung aus.

Zusammenfassend können wir über energetische Berührungen Folgendes sagen: *Fremdberührung (therapeutische Berührung) ist nicht ohne Selbstberührung, physische Berührung nicht ohne Berührung mit der Aufmerksamkeit denkbar.* Das Yin ist die Grundlage des Yang, das Innere die Basis für alles, was im Außen geschieht.

Was geschieht in einer energetischen Berührung? Jeder hat im Alltag schon die Erfahrung gemacht, dass sich innere Zustände eines anderen Menschen auf uns übertragen können. Wenn wir einem nervösen Menschen begegnen, so kann es sein, dass auch wir nervös werden, und umgekehrt kann sich auch die Ruhe eines anderen Menschen auf uns übertragen. Dieses natürliche Phänomen kann sich in einer Berührung noch verstärken. Vielleicht kann uns die Schwingungslehre der Physik helfen, ein Bild davon zu bekommen, was im energetischen Kontakt zwischen zwei Menschen geschieht.

Schwingung und Resonanz

Stellen wir uns einmal vor, wir fassen einen entspannt auf dem Rücken liegenden Menschen an den Füßen und beginnen, diese gleichmäßig rhythmisch nach links und rechts zu bewegen. Wenn wir das Tempo langsam steigern, so werden wir bei einer bestimmten Frequenz bemerken, dass der ganze Körper in Schwingung gerät und sich die an den Füßen eingegebene Schwingung bis zum Kopf fortpflanzt.

Bleiben einzelne Körperteile (abgesehen von den Armen) von dieser großen Wellenbewegung unberührt, so können wir mit bloßem Auge erkennen, dass die Schwingung sich hier nicht mehr weiter ausbreitet, zum Beispiel wegen Verspannungen. Der Körper beginnt nach den Gesetzen der Physik zu schwingen, wenn die an den Füßen eingegebene Schwingung seiner Eigenschwingung oder einem Vielfachen davon entspricht. Dieses Phänomen bezeichnen wir als *Resonanz*. Nehmen wir nun an, wir würden die Frequenz der an den Füßen eingegebenen Schwingung weiter erhöhen, so würde dies den Körper in immer kleineren Abschnitten in Schwingung und schließlich zum Vibrieren bringen. Wir würden bemerken, dass bestimmte Körperteile besonders intensiv bei bestimmten Frequenzen reagieren. Je höher die Frequenz, desto kleiner werden die in Bewegung versetzten Körperbereiche: ganze Körperabschnitte, Organe, Zellverbände, einzelne Zellen. Und immer könnte man an der Reaktion des Gewebes erkennen, ob es mitschwingt oder nicht. Ultraschallgeräte machen sich genau dieses Prinzip diagnostisch und therapeutisch zunutze.

Gehen wir noch einen Schritt weiter und steigern die Frequenz in noch feinere Bereiche, so sind Moleküle, Atome und letztlich deren Bestandteile betroffen. Das Prinzip der Resonanz bleibt erhalten, auch wenn wir die mechanischen Abläufe verlassen. Ob die Schwingungen mechanisch, im Spektrum sichtbaren Lichts, ultraviolett, im Bereich der Röntgenstrahlen, elektrischer oder elektromagnetischer Natur sind, immer geht es um die durch eine bestimmte Schwingung erzeugte Resonanz, die Auswirkungen hat und bestimmte Rückschlüsse zulässt. Wir erhalten, je nach Medium unterschiedliche Informationen über den Körper. Die Reaktion auf Schallwellen hat eine andere Bedeutung als die Reaktion auf Licht und so weiter. Ein klassisches Musikstück und ein herrlicher Sonnentag mit Wind und Blütenduft berühren uns jeweils auf ihre eigene Art.

Nehmen wir noch ein anderes Beispiel, das viele Menschen aus dem Alltag kennen. Wir sitzen in einem Zimmer und hören von weitem ein Flugzeug kommen. Das Geräusch wird lauter, und plötzlich fängt eine Fensterscheibe an zu vibrieren. Das Flugzeug entfernt sich wieder, und die Scheibe kommt zur Ruhe. Was passiert hier genau? Die rhythmische Bewegung der Maschinenteile des Flugzeugmotors überträgt sich durch das Phänomen der Resonanz auf Luftmoleküle, die sie in einer Art Kettenreaktion bis zu unserer Fensterscheibe weiterleiten, die in Resonanz gerät und vibriert. Ihre Bewegung trifft natürlich nicht nur auf unsere Fensterscheibe, sondern auch auf unzählige andere große und kleine Gegenstände aus verschiedenen Materialien. Die in Schwingung geratenen Dinge versetzen wiederum unzählige andere Gegenstände in Bewegung, zum Beispiel unsere Trommelfelle, deren mechanische Schwingung über Nerven unserem Gehirn zur Auswertung übermittelt werden. Wir hören zwei Geräusche, das Motorengeräusch des Flugzeugs und das Klappern der Fensterscheibe. Mit Hilfe des in unserem Gehirn gespeicherten Wissens aus dem Physikunterricht erfassen wir sofort, dass diese beiden Geräusche etwas miteinander zu tun haben; und wenn wir es nicht wüssten, so könnten wir es vermuten, da beide regelmäßig gemeinsam auftreten.

Aber stellen wir uns einmal vor, wir hätten keinen Physikunterricht gehabt und wären zudem noch taub geboren. Die mit den Händen spürbare Bewegung der Fensterscheibe müsste für uns wie ein Wunder sein, wie von Geisterhand geführt. Wenn wir von Lebensbewegung sprechen, dann sprechen wir – ähnlich wie in unserem Beispiel – von Bewegungen auf verschiedenen Ebenen. Wir meinen damit einmal die messbaren körperlichen Bewegungen, die sich zum Beispiel in der Stoffwechseltätigkeit der Organe zeigen: das Schlagen unseres Herzens, das Fließen des Blutes, die Atembewegung, die in unserem Beispiel der Bewegung der Fensterscheibe entspricht. Andererseits verstehen wir unter Lebensbewegung aber auch die Qi-Bewegungen, die wir mit unseren fünf Sinnen so wenig wahrnehmen können wie der Taubgeborene das Flugzeuggeräusch. Erst wenn wir uns für diese feineren Schwingungen sensibilisiert haben, können wir den Hintergrund mancher Körper- und Gemütsbewegungen erfassen. Wenn es uns gelingt, mit Hilfe entsprechender Übungen Einfluss auf die inneren Qi-Bewegungen zu nehmen, so wäre dies in unserem Bild vergleichbar mit der Veränderung des Flugzeuggeräuschs. Dem Tauben würden wir vielleicht als Magier erscheinen, wenn wir, ohne die Fensterscheibe zu berühren, ihre Bewegung hervorrufen und auch wieder abstellen könnten. In Wirklichkeit aber ist es nichts anderes als die Anwendung des Resonanzgesetzes. Manch eine «magisch» anmutende Beeinflussung eines Menschen ohne körperliche Berührung könnte so eine einfache Erklärung finden.

Rückkopplung nennen wir, wenn ein Schwingungsträger durch Resonanz in einem anderen Schwingungsträger eine Schwingung erzeugt, die wiederum über die gleiche Resonanz zurückwirkt auf den ursprünglichen Schwingungsträger. Dies entspricht vom Prinzip her der Übertragung und Gegenübertragung in der Freudschen Psychologie. Bei Lautsprecheranlagen wird eine Rückkopplung oft durch einen grellen, unangenehmen Pfeifton hörbar. Wenn die gesendeten und empfangenen Schwingungen in ihrer Frequenz identisch sind, schaukeln sie sich gegenseitig auf.

Bisher haben wir vereinfachend so getan, als ob es sich um einzelne Schwingungen handeln würde mit einer bestimmten Frequenz und Amplitude, das heißt einem bestimmten Ausschlag der Schwingung. In unserer alltäglichen Wirklichkeit sind aber die meisten Schwingungen eine Mischung aus vielen verschiedenen Schwingungen, sodass wir eher von einem *Schwingungszustand* sprechen sollten. Als Schwingungszustand könnte man die Summe aller in einem bestimmten System wirkenden Schwingungen bezeichnen. Er spiegelt nicht nur einen einzelnen Ton wieder, sondern den Klang eines Instruments und die Sinfonie, die von einem ganzen Orchester gespielt wird.

Ein Schwingungszustand kann unterschiedliche Qualitäten haben, er kann gestreut und uneinheitlich sein, wie zum Beispiel bei diffusem Licht, oder geordnet und gebündelt wie bei einem Laserstrahl. Er kann «laut» oder «leise» sein, harmonisch oder disharmonisch. Es gibt Schwingungszustände, die dem Schwingungsträger zuträglich sind, und solche, die ihn zerstören. Es soll immer wieder Sänger gegeben haben, die mit ihrer Stimme Gläser zum Springen bringen konnten.

Es gibt zwei Möglichkeiten, wie ein in Resonanz geratener Körper reagieren kann. Es kann sein, dass er selbst dämpfend, kontrollierend, regelnd auf einen hochangeregten Schwingungszustand reagiert, zum Beispiel, wenn er aus weichem Material besteht. Die Resonanz ist ihm dann zuträglich. Es kann aber auch sein, dass ein Körper sich nicht selbst kontrollieren, regeln, die Wirkung nicht dämpfen und beherrschen kann. In diesem Fall schaukelt sich die Resonanz auf; wird weiter Energie zugeführt, wird der Körper durch die Resonanz schließlich zerstört. Resonanz kann also *zuträglich* oder *zerstörend* sein.

Quantensprünge und Transformationen

Bis 1925 hat man sich ein Atom so vorgestellt, dass die Elektronen in einer bestimmten Entfernung, das heißt auf einer bestimmten Schale um den Atomkern kreisen, ähnlich wie die Planeten um die Sonne. Führt man dem Atom Energie zu, so springen die Elektronen auf eine vom Atomkern weiter entfernt gelegene Umlaufbahn. Wir sprechen hier von einem *Schalensprung* oder *Quantensprung*. Nach einem Quantensprung befindet sich das Atom in einem angeregten, energiereicheren Zustand. Dieser Zustand ist aber oft nicht sehr stabil; vielmehr hat das Atom eine Tendenz, in seinen ursprünglichen Zustand zurückzufallen und dabei die gleiche Menge Energie abzugeben, die notwendig war, um den Quantensprung herbeizuführen.

Der Physiker Werner Heisenberg hat beschrieben, wie wir uns Elektronen sowohl als kleine Teilchen vorstellen können als auch als elektromagnetische Schwingungen, die mit einem Quantensprung in eine höhere Frequenz, das heißt in einen energiereicheren Zustand springen. Führen wir noch mehr Energie hinzu, so springt die Schwingung in eine noch höhere Frequenz und der Zustand des Atoms wird noch energiereicher; lassen wir es in Ruhe, so hat es eine Tendenz, die zusätzliche Energie wieder abzugeben, auf die niedrigere Frequenz zurückzufallen und in seinen ursprünglichen Zustand zurückzukehren. Der Quantensprung ist kein allmählicher Vorgang, sondern geschieht immer plötzlich, da sich eine Schwingung immer nur um ein Vielfaches ihrer selbst erhöhen kann (Quantisierung = Vervielfachung).

Wenn wir die gerade beschriebenen subatomaren Vorgänge auf die Materie anwenden, so ergibt sich folgendes: Die gebundenen Atome, aus denen zum Beispiel Eis besteht, befinden sich in einem bestimmten, für Eis (Festkörper) typischen Schwingungszustand. Führen wir Energie zu, so finden Quantensprünge auf molekularer, atomarer und subatomarer Ebene statt. Wird weiter Energie von außen zugeführt, so zerfällt der Festkörper in eine regellose Struktur, die feste Struktur des Eises beginnt sich zu lockern, und es entsteht Wasser.

Als *Transformation* bezeichnen wir die Umwandlung von einem Schwingungszustand in einen anderen, von einer Frequenz in eine andere oder auch von einem Aggregatzustand in einen anderen. Naturgemäß gibt es Transformationen von einem niederfrequenten Zustand in einen höherfrequenten, also von einem energieärmeren in einen energiereicheren und umgekehrt. Halten wir also fest: Je feiner die Schwingung, desto energiereicher. Und beim Eis haben wir gesehen: Je energiereicher, desto weniger fest sind die äußeren Strukturen, desto größer ist die Freiheit, das heißt die freie Beweglichkeit der Atome.

Nach diesem Ausflug in die Physik kehren wir zu unseren energetischen Berührungen zurück. Es ist nicht mein Anliegen, hier den wissenschaftlichen Beweis dafür anzutreten, dass die in der Physik beschriebenen Gesetzmäßigkeiten unmittelbar auf den Menschen und sein biologisches Schwingungsfeld anwendbar sind. Ich beschreibe sie hier, weil sie uns eine praktische Hilfe sein können, Phänomene, die uns in der Energiearbeit immer wieder begegnen, besser zu verstehen – wenn sie ihren Zweck als Verständnishilfen nicht mehr erfüllen, können wir sie getrost wieder weglassen. Die Unzulänglichkeit, energetische Erfahrungen in unserer Sprache auszudrücken und zu erklären, schmälert in keiner Weise ihre tiefe Bedeutung. Letztlich sind ja auch die physikalischen Beschreibungen für Phänomene der unbelebten Natur immer unzulänglich.

Was geschieht in einer energetischen Behandlung?

Behandler und Patient treten in Resonanz. Wie wir gesehen haben, darf man sich dabei nicht eine isolierte, in Frequenz und Amplitude klar erfassbare Schwingung vorstellen, sondern die gesamten Schwingungsfelder von Behandler und Patient sind grundsätzlich miteinander resonanzfähig. Resonanz entsteht auf der einen Seite ganz von alleine, unbewusst; andererseits hat aber auch die Ausrichtung unserer Aufmerksamkeit erheblichen Einfluss darauf. Wir können gezielt mit einem bestimmten Aspekt eines Menschen in Resonanz treten, denken wir nur zurück an das Suchen eines Meridians: Wenn wir uns innerlich einstimmen auf den Blasenmeridian, so werden ihn unsere Finger ausfindig machen; Finger und Meridian suchen und finden sich, wenn wir unsere Aufmerksamkeit entsprechend ausrichten. Da wir Menschen biologisch ähnlich gebaut sind, wir alle die gleichen Organe, Meridiane und Akupunkturpunkte haben, ist es uns über das Phänomen der Resonanz möglich, das, was in uns ist, auch beim anderen zu finden. Was uns als Menschen unabhängig von unserer jeweiligen Persönlichkeit gemein ist, möchte ich hier als *nicht-persönlichen* Anteil unseres Schwingungsfeldes bezeichnen.

Jeder weiß natürlich, wie verschieden wir Menschen auf der anderen Seite in unseren Sympathien und Antipathien, in unseren Vorstellungen, Wünschen und Sehnsüchten sein können. Persönliche Einstellungen, Grundhaltungen und Glaubenssätze sind wie ein großer Strom, der uns in seine Richtung mitnimmt, egal in welche Richtung wir mit bewusster Anstrengung zu schwimmen versuchen. Auch nur ein wenig die Grundeinstellung, das Weltbild zu verändern, kann mehr Effekt haben als viele therapeutische Sitzungen, die auf genau den Grundannahmen basieren, die maßgeblich am Entstehen der Störungen beteiligt sind. Eine solche – oft unbewusste – Grundannahme könnte zum Beispiel sein, dass es uns umso besser geht, je weniger wir an uns herankommen lassen. Würde diese ersetzt durch die Erkenntnis, dass es viel mehr darum geht, einen guten Umgang zu finden mit dem, was an uns heran- beziehungsweise in uns hineinkommt, so würden wir uns neuen Herausforderungen öffnen und damit neue Chancen zu Wachstum und Veränderung bekommen.

Unsere *persönlichen* Anteile können also einen enormen Einfluss auf die Energetik in unserem Inneren haben. Was Sigmund Freud Projektion und (Libido-) Übertragung nannte, also eine von unseren unverarbeiteten Erlebnissen verzerrte Wahrnehmung der Wirklichkeit, verändert nicht nur das innere Erleben des Projizierenden selbst, sondern über die Gegenübertragung auch den Menschen, auf den projiziert wird. Je größer die Abweichung unserer persönlichen Auffassungen und Verhaltensweisen dabei von der natürlichen, dem Menschen und dem Leben innewohnenden Ordnung ist, desto größer werden die Störungen in unserem Energiesystem sein. Je größer die Übereinstimmung mit der natürlichen Ordnung ist, desto reibungsloser fließen unsere Energien, oder umgekehrt: Je ungestörter unser Qi fließt, desto größer wird die Übereinstimmung mit der natürlichen Lebensordnung. Diese beiden grundlegenden Erfahrungsfelder des menschlichen Daseins beeinflussen und überlagern sich also gegenseitig.

Im Osten hat man den Schwerpunkt auf die Wiederherstellung eines ungehinderten Qi-Flusses gelegt, während im Westen das persönliche Erfahrungsfeld in den Mittelpunkt des Interesses gerückt ist. Zu Beginn meiner Arbeit mit Shiatsu ist es mir immer wieder passiert, dass sich trotz gewissenhafter Behandlung keine positive Veränderung einstellte. Erst nachdem ein Patient begann, sein Leben anders zu betrachten, seine bis dahin gelebte Werteordnung zu überprüfen und zu ändern, stellten sich, ohne dass ich in den Behandlungen etwas anders gemacht hätte, Veränderungen ein. Diese Veränderung der Werteordnung geschah manchmal als Begleiterscheinung der Shiatsu-Behandlungen von alleine, manchmal gab aber auch das begleitende Gespräch den ausschlaggebenden Impuls. Mir wurde klar, welch große Bedeutung unser persönliches Verständnis, unsere persönliche Vorstellungswelt für den Behandlungserfolg hat. Je stärker die Fixierung auf eine bestimmte Sicht der Dinge und je geringer die Sensibilität für

Körpersignale ist, desto mehr bedarf es des begleitenden Gesprächs. Vorgefasste Meinungen, die uns oft gar nicht bewusst sind, können unseren Heilungsprozess erheblich behindern.

Zu den nicht-persönlichen Erfahrungen, gehört im Qigong zum Beispiel das Kraftgefühl, das im Körper bei der Vorstellung entsteht, wir würden die Arme gegen den Widerstand von Gummibändern bewegen («Gummibandkräfte»). Auch wenn wir lernen, das Qi mit unserer Aufmerksamkeit zu leiten und zu lenken, es sinken zu lassen, uns zu erden, zu zentrieren und zu sammeln, führt uns dies in Erfahrungen, die als solche von unserer Persönlichkeit unabhängig sind. Wir üben «hängende Kräfte» in den Schultern und Ellenbogen, Spiralkräfte in Armen und Beinen und viele andere mehr. All dies sind Erfahrungen, die grundsätzlich jeder machen kann und die wir auch sehr ähnlich erleben, ähnlich wie das Erleben der Schwerkraft zum Leben eines jeden Menschen gehört. Welche Rolle die Schwerkraft für uns persönlich spielt, ob wir uns von ihr niedergedrückt fühlen oder wir ein Vergnügen daran finden, sie zum Beispiel beim Bergsteigen oder Drachenfliegen zu überwinden, hat wiederum mehr mit unseren persönlichen Anteilen zu tun.

Zu unserem persönlichen Erfahrungsfeld gehören unsere Gemütsbewegungen wie Freude, Wut, Hass, Ärger, Liebe, Traurigkeit, Angst und so weiter, aber auch unsere Wünsche und Sehnsüchte. Sie alle gehören zum menschlichen Dasein dazu. Zu Problemen werden sie erst, wenn wir sie unterdrücken oder einzelne Gefühle uns zu beherrschen beginnen, das heißt, wenn wir ihnen verhaftet sind. Erinnern wir uns an die von Freud entdeckten Komplexe, die ihren Ursprung in unverarbeiteten traumatischen Erlebnissen haben.

Nicht-persönliches und persönliches Erfahrungsfeld

Betrachten wir anhand eines konkreten Beispiels einmal das Zusammenspiel von nicht-persönlichem und persönlichem Erfahrungsfeld. Stellen wir uns vor, wir hätten als Kind durch unseren Vater eine seelische Misshandlung erlebt, in deren Folge wir in entsprechenden Situationen starke Ängste entwickelt hätten. Das Trauma entstand dadurch, dass wir damals nicht in der Lage waren, mit dem verletzenden Ereignis umzugehen. Freud hat herausgefunden, dass das Wiedererleben eines solchen Erlebnisses zur Heilung führen kann. Ob das Wiedererleben – in das das Leben selbst uns auch ohne Therapeuten immer wieder hineinführt – zu einer neuerlichen Traumatisierung oder zu einer Heilung führt, hängt zum einen davon ab, welchen Reifungsprozess wir inzwischen durchgemacht haben, zum anderen davon, in welchem Zustand wir uns im Moment des Wiedererlebens befinden. Lassen wir die Erinnerung an ein schreckliches Ereignis in einem Moment zu, da wir zentriert, geerdet und entspannt sind, so wird es leichter zu verkraften sein, als wenn es uns unvorbereitet und in einem zerstreuten Zustand trifft; wenn wir es in Gegenwart und in Kontakt mit einer Person unseres Vertrauens erleben (z.B. mit einem Therapeuten), wird es vielleicht leichter sein, dies zu verkraften, als wenn wir allein sind.

Hier werden bereits zwei Aspekte deutlich: Der eine ist der Selbstübungsprozess, der andere betrifft die Behandlung, in der der Therapeut dem Patienten als Helfer zur Verfügung steht. Haben wir gelernt, zentriert und geerdet, entspannt und präsent den Herausforderungen des Lebens zu begegnen, so können wir nicht nur – wenigstens zum Teil – neue Traumatisierungen verhindern, sondern auch langsam die vielen unbewältigten Ereignisse verarbeiten, die wir alle in uns tragen und an die wir immer wieder erinnert werden. Hat sich jemand diese hilfreichen Übungsfertigkeiten nicht selbst erworben, so kann ihm die Zentrierung, Erdung und Entspanntheit seines Behandlers helfen. Diese ist für den Patienten in der Yin-Hand des Shiatsu-Behandlers unmittelbar erfahrbar. Wenn der Patient sich seinem inneren Schmerz öffnet und spürt, dass der Behandler sich nicht abwendet, sondern im Kontakt, in Ruhe und Entspannung bleibt, so kann er die Erfahrung machen, dass er seinen Schmerz nicht unbedingt unterdrücken muss. So werden Lösung und Umwandlung möglich. Merkt er aber, dass der Behandler sich selbst diesem Erleben verschließt oder in Aufregung gerät, so wird er sich darin bestätigt sehen, den Schmerz auch weiterhin zu verdrängen.

Ich halte dies für eine der wichtigsten Aufgaben des Behandlers überhaupt: im Kontakt mit dem Patienten zu sein und dabei – egal was geschieht – sein Vertrauen und seine innere Weite nicht zu verlieren. «Man muss psychisch geschehen lassen können», hat C.G. Jung gesagt, um ein Problem zu «überwachsen». Hier können wir sagen: *Man muss energetisch geschehen lassen können*, damit sich das Leben neu ordnen kann. Nicht das gelernte Wissen, sondern Vertrauen, Ruhe und Kontakt sind hier die größten Hilfen.

Energieverlust nach Behandlungen

Aber die Resonanz zwischen Behandler und Patienten kann auch in umgekehrter Richtung wirken. Viele Körpertherapeuten kennen die Erfahrung, sich nach bestimmten Behandlungen innerlich ausgelaugt zu fühlen. Offenkundig haben sie Energie, Vitalität verloren. Manche Therapeuten neigen dazu, Patienten, mit denen dies regelmäßig geschieht, als «Vampire» zu bezeichnen, und beginnen sich vor ihnen durch Abgrenzung oder gar durch Widerstand zu schützen. Wenn wir diese Erfahrung im Rahmen der Schwingungslehre betrachten, so sind wir wohl in Resonanz mit einem Disharmoniemuster im Patienten getreten, das wir latent auch in uns selbst haben. Durch die Rückkopplung mit dem Patienten wurde unser eigenes Muster aktiviert, was wiederum eine Störung unseres inneren Energieflusses zur Folge hat, wir haben uns durch den Patienten energetisch «aus dem Tritt» bringen lassen. Nicht was wir abgegeben, sondern was wir aufgenommen haben, ist die eigentliche Ursache unseres Energieverlustes. Auch hier gibt es Parallelen zur psychotherapeutischen Erfahrung von Übertragung und Gegenübertragung, in der die Komplexfelder (= Disharmoniemuster) von Patient und Therapeut miteinander kommunizieren. Das Motto für den Behandler könnte hier lauten: zentrieren statt abgrenzen, nicht abwehren, sondern einen Umgang finden!

Wenn wir mit den Problemfeldern und Disharmoniemustern der Patienten in energetischen Kontakt treten, so ist jede Behandlung im Grunde genommen auch eine Selbstbehandlung. Wir müssen mit dem, was uns berührt, jedes Mal und jedes Mal neu umgehen. Der Patient kann dabei, wenn er aufmerksam bei der Sache ist, als «Beifahrer» den Weg kennen lernen, einen Weg, der hilft, inmitten von Problemen frei zu bleiben.

Erinnern wir uns noch einmal an die Energieübertragung, die vom Motorengeräusch des Flugzeugs auf unsere Fensterscheibe stattfand. Das Motorengeräusch des Flugzeugs verbreitet sich über die Luft in alle Richtungen. Überall dort, wo es auf Gegenstände trifft, die die gleiche Eigenschwingung haben, wie zum Beispiel unsere Fensterscheibe, bringt es diese in Bewegung. Für den Flugzeugmotor ist es dabei völlig ohne Belang, ob er viele Gegenstände in Bewegung versetzt oder gar keinen. Die Bewegung der Fensterscheibe wirkt sich auf ihn in keiner Weise aus. Es gibt keine Rückkopplung zwischen ihnen. Wir betrachten hier ein atemberaubendes Phänomen: Mit den Vibrationen des Flugzeugmotors verbreitet sich in alle Richtungen eine Kraft, die im Stande ist, Tausende von Gegenständen in Bewegung zu versetzen, ohne selbst dadurch mehr Kraftverlust zu erleiden.

Sollten die gleichen Resonanzgesetze auch beim energetischen Kontakt zwischen zwei Menschen gelten, so hieße das, dass wir, wenn wir uns auf jemanden einschwingen, in Bewegung versetzt werden können, ohne dass dadurch der Mensch, von dem die Schwingungen ausgehen, irgendeinen Kraftverlust erleiden müsste, so weit er an seine Kraftquellen angeschlossen bleibt und vorausgesetzt es gibt keine Rückkopplung.

Welches aber sind die Kraftquellen? Franz Anton Mesmer fand sie im kosmischen Fluidum, die Romantiker verlegten die kosmische Weite nach innen und fanden ein inneres Universum, was wiederum die Grundlage legte zur Erforschung des Unbewussten. Im christlichen Kulturkreis betrachten religiöse Menschen Gott als die eigentliche Kraftquelle; die einen suchen ihn außen, die anderen folgen dem Bibelsatz «das Königreich Gottes ist inwendig in euch»[57] und

---

57   Lk 17, 21.

suchen ihn innen. Im Advaita-Hinduismus gilt das Selbst, im Daoismus das Dao als die Wirklichkeit, in der Innen und Außen zusammenfallen. Wenn wir von der eigenen Mitte sprechen, so ist es diese Wirklichkeit im tiefsten Inneren, die nicht getrennt ist vom Außen, mit der wir in Resonanz treten, um unsere Kraft zu erneuern beziehungsweise um uns an die unerschöpfliche Kraftquelle anzuschließen.

Sehr schwierig gestaltet sich die Beziehung zwischen Behandler und Patienten, wenn der Behandler den Patienten als Kraftquelle (be-) nutzt, indem er zum Beispiel auf dessen Anerkennung hofft. Wann immer der Behandler bestimmte Erwartungen an den Patienten hat, und sei es nur die Erwartung, dass die Behandlung Erfolg haben möge, wird er einen Kraftverlust spüren, wenn dieser die Erwartungen nicht erfüllt. Der Fehler liegt dann aber nicht beim Patienten, sondern beim Behandler. In diesem Fall würde die Resonanz zwischen der Persönlichkeit des Behandlers und der des Patienten die eigene Mitte als Kraftquelle ersetzen.

Das transpersonale Erfahrungsfeld

Neben dem nicht-persönlichen und dem persönlichen Erfahrungsfeld zeigt sich also noch ein drittes, das wir in der Sprache der neueren Psychologie als transpersonales Erfahrungsfeld bezeichnen können. In einer transpersonalen Erfahrung werden die Grenzen des persönlichen Ich überschritten beziehungsweise erkannt, dass es gar keine Grenzen gibt. Es ist zum Beispiel die Erfahrung dessen, was Werner Heisenberg in seinen naturwissenschaftlichen Forschungen herausgefunden hat, wenn er schreibt:

> «Subjekt und Objekt sind nur eines. Man kann nicht sagen, die Schranke zwischen ihnen sei unter dem Ansturm neuester physikalischer Erfahrungen gefallen; denn diese Schranke gibt es gar nicht.»[58]

Transpersonales Erleben stellt sich in Momenten der Selbstvergessenheit ein, in denen wir nicht mehr von unseren Sorgen, Ängsten und Hoffnungen in ihren Bann gezogen werden; es kann sich in einem Konzert, auf einer Wanderung, in einer Kirche, in tiefer Meditation oder in Nah-Todeserfahrungen ereignen. Es kann sich so unauffällig vollziehen, dass wir es gar nicht bemerken, und es kann sich uns in einem Gipfelerlebnis offenbaren, das wir in unserem Leben nicht mehr vergessen. Es kann uns Freude oder Furcht bereiten, je nachdem, wie unser persönliches Ich damit umgeht. Es ist ein Erleben, das auch in unserer Kultur

---

58   Wilber, a.a.O., S. 41.

immer wieder beschrieben, aber nicht sehr gepflegt wurde, erinnern wir uns nur an den Erfahrungsbericht von Hildegard von Bingen. Transpersonales Erleben ist eine Kraftquelle eigener Art.

Vor einigen Jahren saß in meinem Wartezimmer eine Patientin, die ihre Nase tamponiert hatte. Auf die Frage nach dem Grund dafür antwortete sie, dass sie wie meistens in dieser Jahreszeit unter einem schrecklichen Heuschnupfen leide, sodass ihr das Wasser nur so aus der Nase laufen würde. Neben einer schweren Migräne waren es verschiedene andere Probleme, die sie in den Behandlungen zum Thema gemacht hatte, aber noch nicht den Heuschnupfen. Ich machte mit ihr folgende Übung, die ich in etwas abgewandelter Form beim Neurolinguistischen Programmieren (NLP) kennen gelernt hatte. Ich bat sie, sich entspannt hinzulegen, die Augen zu schließen und sich eine Situation vorzustellen, in der sie sich überhaupt nicht in ihrer Kraft gefühlt hatte. Nachdem sie sich eingefühlt hatte, bat ich sie, mir die Körperstelle zu zeigen, die nach ihrem Gefühl am besten zu dieser unangenehmen Situation passte. Anschließend berührte ich sie dort mit der ganzen Hand, um das innere Bild in ihrem Körper zu verankern.

Im nächsten Schritt bat ich sie, sich nun eine Situation vorzustellen, in der sie sich vollkommen wohl und in ihrer Kraft gefühlt hat. Wieder nannte sie mir eine zu diesem Erleben passende Körperstelle, und wieder berührte ich sie mit der ganzen Hand, bis das entsprechende Bild beziehungsweise Erleben dort in ihrem Körper verankert war. Danach berührte ich sie mit meinen Händen an den beiden Körperstellen und bat sie, eine Verbindung zwischen diesen beiden Berührungen entstehen, sie miteinander verschmelzen zu lassen, bis sie schließlich nur noch als eine Berührung wahrgenommen würde. Sie konnte mir in allen Anweisungen folgen und fühlte sich anschließend sehr erleichtert. Beim nächsten Besuch in meiner Praxis trug sie keine Tampons mehr in der Nase, und auf die Frage, wie es ihr gegangen sei, antwortete sie, dass ihr Heuschnupfen von dieser Behandlung an verschwunden sei, und dies blieb auch für den ganzen restlichen Sommer so.

Nun fragte ich sie, welche Situationen sie sich denn jeweils vorgestellt hatte. Sie antwortete, dass sie sich zunächst an eine Situation erinnert habe, in der sie sehr verletzt worden sei. Danach habe sie sich den blühenden Kirschbaum vor ihrem Küchenfenster vorgestellt, bei dessen Anblick sie all ihre Beschwerden und all ihren Kummer vergessen könne. Ich bin sicher, dass eine Situation des persönlichen Erfolgs nie hätte die Wirkkraft entfalten können, die die Erinnerung an diesen Moment der Selbstvergessenheit, eine Situation unauffälligen Friedens, hervorgebracht hat.

An diesem Beispiel wird auch noch einmal ganz deutlich, dass der Behandler nur Katalysator ist, jemand, der Verbindungen schafft zwischen verschiedenen Erfahrungsfeldern des Patienten und Tore öffnet, durch die der Patient

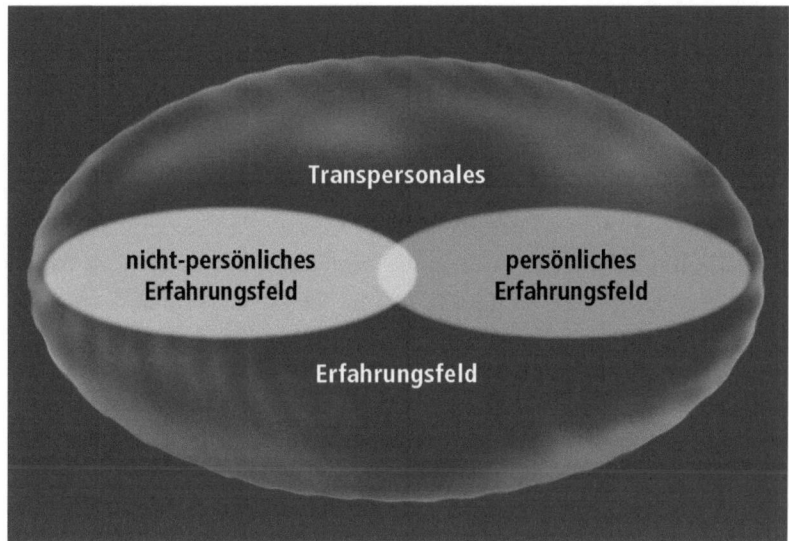

Abb. 159

wieder in Kontakt kommen kann mit der heilenden Kraft aus der *eigenen* Tiefe. Über bildhafte Erinnerungen können die in der Tiefe gespeicherten Energien geweckt werden, die in den erinnerten Situationen lebendig waren. Wenn unverarbeitete Einzelerfahrungen in Kontakt mit dem transpersonalen Erfahrungsfeld kommen, so kann mit ihnen Ähnliches geschehen wie mit Eisenspänen, wenn wir um sie herum ein Magnetfeld anlegen.

Die Verbindung der Erfahrungsfelder

Der Begriff *Erfahrungsfeld* sagt zum einen aus, dass es sich um etwas handelt, das grundsätzlich im Erfahrungsspektrum des Menschen enthalten ist, und zum anderen, dass es eine Wirkkraft enthält, die dem eines physikalischen Kraftfeldes vergleichbar ist. Ob diese Wirkkraft potentiell, latent, also eingefaltet bleibt oder zur Ent-faltung kommt, hängt von den Umständen und den Verbindungen ab. Ein Magnetfeld kann seine ordnende Wirkung auf die Eisenspäne nur entfalten, wenn beide, nämlich Magnetfeld und Eisenspäne zusammenkommen. Im Bild können wir die Wechselwirkung der drei Erfahrungsfelder wie in **Abbildung 159** darstellen.

Ich möchte noch ein Beispiel anführen, in dem die durch Erinnerung wachgerufene Kraft eines Erfahrungsfeldes zum Verschwinden einer Sonnenallergie führte. Eine Patientin, die die Sonne liebte und Urlaube in sonnigen Ländern zur Regeneration nutzte, entwickelte zu ihrem Leidwesen eine Allergie gegen Sonnenstrahlung, die sich in unangenehmen Hautreaktionen zeigte. Ich machte mit ihr die gleiche Übung wie mit der Dame, die unter Heuschnupfen litt. Auch bei ihr gelang es, auf die oben beschriebene Weise eine Verbindung herzustellen zwischen einer Situation, in der sie sich persönlich verletzt fühlte, und einer Erfahrung, in der sie sich allein an einem Strand aus sich selbst heraus wohl und kraftvoll gefühlt hatte. Auch hier war es so, dass im Zusammenfließen der Energien, die durch die Erinnerung an die jeweiligen Situationen geweckt wurden, die ordnenden Kräfte sich durchsetzten und die durch die Verletzung hervorgerufene Flussstörung beseitigten. Mir scheint hier die Tatsache bedeutsam, dass sie am Strand allein war und das erinnerte Wohlbefinden aus ihr selbst, aus ihrem eigenen Inneren herauskam. In einem solchen Erleben verbirgt sich ein anderes Kraftpotential als zum Beispiel in einem Wohlgefühl, das aus dem Lob und der Anerkennung anderer Menschen entsteht.

Es scheint ein Zusammenhang, eine Resonanz bestanden zu haben zwischen der seelischen Irritation durch die jeweilige persönliche Verletzung und der allergischen Irritation der Haut beziehungsweise Schleimhaut. Beeindruckend an diesen Erlebnissen war für mich die Tatsache, dass hier nicht das Ordnen und Verstehen des Ich den Heilimpuls auslöste, sondern eine Kraft, die offenbar in den Menschen selbst verborgen war. Diese Kraft hatte sich in den erinnerten Situationen schon einmal gezeigt und wurde nun mit Hilfe der Vorstellungskraft erneut wachgerufen und über eine Berührung im Körper verankert. In Verbindung gebracht mit dem inneren Problemfeld (Disharmoniemuster) konnte sie dann gezielt ihre heilende Wirkung entfalten. Wenn es zu einer Verbindung zwischen dem *persönlichen*, dem *nicht-persönlichen* und dem *transpersonalen Erfahrungsfeld* kommt, so zeigt sich im Begrenzten das Unbegrenzte und im Unbegrenzten das Begrenzte.

Was in den beiden beschriebenen Beispielen bewusst initiiert wurde, nämlich die Verankerung eines Erlebens und der in ihm enthaltenen Energie in einem Körperteil, geschieht mitunter ganz von alleine, meist ohne dass wir es merken. Wenn wir im Rahmen einer Shiatsu-Behandlung bestimmte Körperstellen berühren, so passiert es immer wieder, dass Patienten Bilder erscheinen, die – angenehm oder unangenehm – als Unterstützung oder Herausforderung empfunden werden. Diese Bilder können Erinnerungen an etwas tatsächlich Erlebtes, oder innere Bilder sein, die durch die Berührung aktiviert wurden. Unangenehme Bilder sind der Ausdruck blockierter Lebenskräfte beziehungsweise eines blockierten Umgangs mit den Lebenskräften, und angenehme Bilder spiegeln einen ungestörten Energiefluss wieder.

Es kann aber auch sein, dass die entsprechenden Energien geweckt werden, ohne dass es sich dem Betreffenden im Bild darstellt. Er *fühlt* dann etwas

Angenehmes oder Unangenehmes, Nährendes oder Bedrohliches. Wenn wir im Shiatsu Akupunkturpunkte und Meridiane stimulieren, so wollen wir die darin verborgenen Lebenskräfte wecken und in Umlauf bringen. Zu diesen nichtpersönlichen Lebenskräften, die zum Potential eines jeden Menschen gehören, gesellen sich noch die im persönlichen Erfahrungsfeld des einzelnen Menschen enthaltenen Kräfte. Sind sie geweckt und werden – so weit es sich um subjektiv unangenehme Energien handelt – nicht neuerdings bekämpft, sondern zugelassen, so finden sie ihren Weg in die natürlichen Bahnen zurück. Im Zulassen des Unangenehmen geschieht die Lösung und Integration.

Körpererleben und Bilder

Wir haben also *einen* Vorgang, der sich uns auf zweierlei Art darstellen kann: bildhaft oder im Körpererleben. Bilder können aus dem Körpererleben entstehen, und sie können sich in Körpererleben umwandeln. Sie sind eine Brücke zwischen dem Körperbewusstsein und dem Verstand. Sie sind dem Verstand zugänglicher als vage Körpergefühle, geben ihm aber trotzdem Rätsel auf. In Träumen sind sie die Sprache der Seele, und sie sind Mittler zwischen der unmittelbaren Erfahrung, die immer im (Energie-) Körper stattfindet und unserem bewussten Ich. In Bildern und Gleichnissen versuchen die Weisen aller Kulturen ihr Wissen und ihre Erfahrungen mitzuteilen, um es uns, die wir die unmittelbare Erfahrung nicht haben, wenigstens ein wenig zugänglich zu machen. In Bildern teilt sich uns, das heißt unserem bewussten Ich, auch das eingefaltete Wissen unseres eigenen Inneren mit. Eine unmittelbare Erfahrung muss sich aber nicht notwendigerweise in Bildern darstellen.

> «*Spricht* die Seele, so spricht,
> ach! schon die Seele nicht mehr.»
> (Friedrich Schiller)

Sowohl das *Unbewusste*, das im Dunkeln Liegende, als auch das *Überbewusstsein*, das transpersonale Erfahrungsfeld, sind dem Ich normalerweise nicht bewusst, ähnlich wie auch das menschliche Auge Lichtwellen unter- und oberhalb des sichtbaren Spektrums nicht erfassen kann (infrarot und ultraviolett). Wir können aber lernen, uns den Impulsen aus dem Unbewussten zu öffnen, um so unserem bewussten Ich Bewusstseinsinhalte aus dem dunklen, unbewussten Raum zugänglich zu machen, ebenso können wir auch empfänglich werden für die Signale aus dem transpersonalen Erfahrungsfeld. Im Unterschied zum Unbewussten, dessen Inhalte vom bewussten Ich erst geordnet und damit verdaubar gemacht werden müssen, liegt im Überbewussten selbst eine ordnende Kraft, die im Zustand stillen Gewahrseins ihre Wirkung entfalten kann. In diesem Vorgang ist die Rolle des Ich mehr die des Zeugen als eines Akteurs. Für Freud war das Unbewusste der Raum, in den unverarbeitete Erlebnisse, die vom Ich nicht in sein Leben integriert werden konnten, verdrängt wurden, also ein Raum voll mit unbewältigter Vergangenheit. Das Überbewusste aber ist ein Raum, der – jenseits der Zeit – auch die noch eingefaltete Zukunft mit einschließt. Es ist ein Raum, in den hinein wir uns unserem Lebenssinn entsprechend entwickeln können – wenn wir uns darauf einlassen. Das Überbewusste beinhaltet die Entwicklungstendenzen, die in uns und unserem Leben enthalten sind, und deren Sinn sich oft erst offenbart, wenn sie sich verwirklicht haben.

Bei C.G. Jung ist das Unbewusste nicht vom Überbewussten getrennt, und dies ist es seiner Natur nach auch nicht. Je mehr wir aber von dieser Natur abweichen, desto mehr *erfahren* wir es als getrennt. Das Ich kann sich den vom Überbewussten ausgehenden Impulsen öffnen (transzendente Funktion) oder aber seinen eigenen, davon abweichenden Glaubenssätzen folgen, die es im Laufe der Jahre aufgebaut hat. Je größer die Offenheit des Ich mit der Ordnungskraft des Überbewussten, desto mehr Licht fällt auch auf die unbewältigten Erfahrungen der Vergangenheit im Unbewussten. So gesehen erscheint das Unbewusste als der Schatten, den das persönliche Ich im Lichte des Überbewussten wirft. Dieser Schatten kann stark sein, wenn das Ich sich den Einflüssen des transpersonalen Erfahrungsfeldes verschließt, und er kann mit wachsender Transparenz des Ich auch schwächer werden. Dieser Schatten wird also geworfen durch die Grenze, die das Ich um sich und sein persönliches Unbewusstes herum zieht. Diese Grenze teilt Innen und Außen; sie ist Schutz und Gefängnis zugleich, und sie ist, will man dem Buddhismus Glauben schenken, imaginär. Unser *Körper* hat Grenzen, und es ist gut, diese zu spüren und klar zu empfinden. Wir *persönlich* haben Grenzen in Raum und Zeit, haben Unzulänglichkeiten und Fehler, aber unser *GEIST* (Shen)und unsere *Seele* sind unbegrenzt. Wenn wir diese Dimension unseres Daseins verleugnen, an ihr vorbeileben oder sie gar, wenn sie sich in unserem Leben zeigt, bekämpfen, so stauen wir damit eine enorme Lebenskraft auf.

Im folgenden Traum einer Patientin, die, als sie das erste Mal zu mir kam, seit 14 Jahren unter schwerem Gelenkrheumatismus litt, zeigen sich diese Zusammenhänge in aller Deutlichkeit. Nicht lange nach Beginn der Behandlungen hatte sie folgenden Traum:

> «Ein kleines Haus in den Bergen. Ich bin im Haus zusammen mit einem Kind. Die Perspektive wechselt, und ich sehe wieder das Haus von außen, aber plötzlich ist da eine Gestalt, und ich weiß, dass das etwas Böses, Kaltes ist. Er schleicht ums Haus und hat lange, giftige Pfeile. Jetzt wechselt wieder die Perspektive, und ich bin im Haus. Das Haus hat ja dicke Mauern, aber ich habe trotzdem Angst, will das Kind und mich

schützen. Ich mache schnell alle Luken dicht, dass nirgends einer seiner giftigen Pfeile durch kann. Er ist sehr schnell, und meine Angst wird immer größer, weil er so unberechenbar wird, er ist überall. Ich habe es geschafft – alle Läden sind zu. Und dann zielt er und schießt. Ich bin wie erstarrt – der Pfeil geht durch die dicke Mauer durch und bohrt sich in den linken Arm des Kindes. In meinem ganzen Schreck und Entsetzen weiß ich plötzlich (oder höre ich) ganz sicher: Es geht gut aus!»

Das innere Wissen, dass es gut ausgeht, hat mehr Kraft als all das für ihr Ich so schreckliche Geschehen in ihrem Traum. Es gibt ihr Zuversicht, ohne dass sie den Grund dafür versteht; sie bleibt verwirrt zurück.

Für C.G. Jung sind es die archetypischen Kräfte aus dem kollektiven Unbewussten, die in inneren Notsituationen dem an seine Grenzen gekommenen Ich Hilfe leisten, indem sie ihm einen Ausweg zeigen, der den Rahmen seines bisherigen Verständnisses übersteigt. Die Träumerin erfährt, dass selbst die dicksten Mauern keinen Schutz bieten, und spürt, dass, obwohl genau das passiert, was sie mit allen Mitteln zu verhindern suchte, alles gut ist; aber sie versteht nicht warum. Erst im Verlauf des darauf folgenden langen Prozesses mit über 60 Behandlungen wird langsam klar, dass das, was ihr im Traum als vergiftete Pfeile erschien, Impulse aus dem Bereich jenseits ihrer persönlichen «Mauern» waren, die sie nicht nur von außen als Pfeile, sondern auch von innen durch Vergiftung bedrohten. Es waren Impulse aus einer Welt, die ihr Ich nicht kontrollieren konnte. So wie sie sich dem in ihr Leben drängenden transpersonalen Erfahrungsfeld öffnen konnte, gingen tiefe Ängste und ihre rheumatischen Beschwerden zurück.

Wenn das Ich sich der ordnenden Kraft des Überbewussten zu öffnen vermag, so fällt damit auch Licht in den Schatten des Unbewussten und in die darin verborgenen Komplexe; wenn es sich nicht zu öffnen vermag, macht es sich seine eigene Wesensnatur zum Feind. Im Kontakt mit dem transpersonalen Erfahrungsfeld wird das Ich gelockert und kommt aus seiner Erstarrung. Es ist äußerst wichtig, dass dieser Prozess freiwillig geschieht, gut vorbereitet und begleitet wird. Das LEBEN ist seiner Natur nach ganz und ungeteilt, und es hat eine Tendenz, uns dies auch erfahren zu lassen. Diese Tendenz begegnet uns in Form einer inneren Wachstumskraft, die uns einlädt, unseren Horizont zu erweitern, die Welt und uns selbst ganzheitlicher, das heißt mehr und mehr als Ganzheit zu sehen und zu erfahren.

Wie sehr diese Wachstumskraft in unser Leben drängt, unsere bisherige Lebensordnung in Frage stellt und bedroht, hängt unter anderem von der geistigen Entwicklungsphase ab, in der wir uns befinden. Ein Kind, in dem die Geschlechtshormone noch nicht aktiviert sind, bleibt von den Kräften der Sexualität unbehelligt, bis es sein biologisches Alter unweigerlich in den Kontakt mit ihnen führt. Ein Verleugnen und Bekämpfen sexueller Energien ist von diesem Zeitpunkt an nicht mehr möglich, zumindest nicht ohne schwere Störungen hervorzurufen.

Ähnlich können wir es uns mit den «spirituellen Wachstumsenergien» vorstellen, die entweder aufgrund unseres natürlichen Reifegrades oder im Rahmen eines spirituellen Schulungsweges in unser Leben drängen. Diese Kräfte sind ihrer Natur nach sehr fein, sehr durchdringend – sie machen auch vor den dicksten Mauern des Ich keinen Halt – und sind überaus energiereich. Sie sind ähnlich wie in der physikalischen Transformation in der Lage, den «Festkörper unseres Ich» in eine «regellose Struktur» zu überführen. So wie das Wasser zwar im Vergleich zum Eis regellos ist, aber durchaus Regeln folgt, so geht es auch im inneren Transformationsprozess darum, die Gesetzmäßigkeiten des zunächst vom Ich als regellos empfundenen Zustandes kennen zu lernen und sich in der gewachsenen Beweglichkeit mit seinen neuen Regeln zurechtzufinden.

Da in solchen Übergangszeiten das Ich in eine große Herausforderung – um nicht zu sagen Krise – kommt, stellt sich hier die Frage nach der Ich-Stärke, nach der Kraft, mit der das Ich auf die Veränderung zu reagieren vermag. Wenn wir von *Ich-Stärke* sprechen, so kann damit – je nach Standpunkt – zweierlei gemeint sein: Wir können darunter ein Ich verstehen, das besonders gut in der Lage ist, alles, was es nicht kontrollieren kann, abzuwehren. Ein solches Ich kann sich zwar – eine gewisse Zeit zumindest – gegen Impulse von innen und von außen behaupten, arbeitet aber seiner eigenen Entwicklung und Entfaltung entgegen und wird damit auf Dauer einer sich wandelnden Welt mit ihren immer neuen Herausforderungen nicht gewachsen sein. Unter einem starken Ich verstehe ich hier, wenn es die Fähigkeit hat, im Gleichgewicht zwischen Sich-Öffnen und Sich-Behaupten, zwischen Lösen und Verdichten zu bleiben. Ein Ich, das in einer ständigen Überflutung von Impulsen aus dem Un- bzw. Überbewussten strukturlos wird und die Anpassung an den neuen Zustand nicht vollziehen kann, ist ebenso wenig gesund wie ein Ich, das nicht die Kraft hat, sich zu öffnen und in seinem Widerstand verhärtet. Das Wachstum eines Menschen hängt davon ab, wie wohldosiert er sich – zentriert und mit beiden Füßen fest auf der Erde – der Unbegrenztheit des Himmels zu öffnen vermag und ob er sich genügend Zeit gibt, die empfangenen Impulse auch zu verarbeiten, bevor er sich wieder Neuem öffnet. Zentrierung, der Kontakt zur eigenen Mitte, tritt nicht an die Stelle von Ich-Stärke, sie ist der Weg dazu (**Abb. 160**).

Natürliches Wissen

Wenn es stimmt, dass das persönliche Ich selbst den Schatten wirft, in den das in der Natur vorhandene Wissen kaum noch vordringen kann, so müsste eigentlich

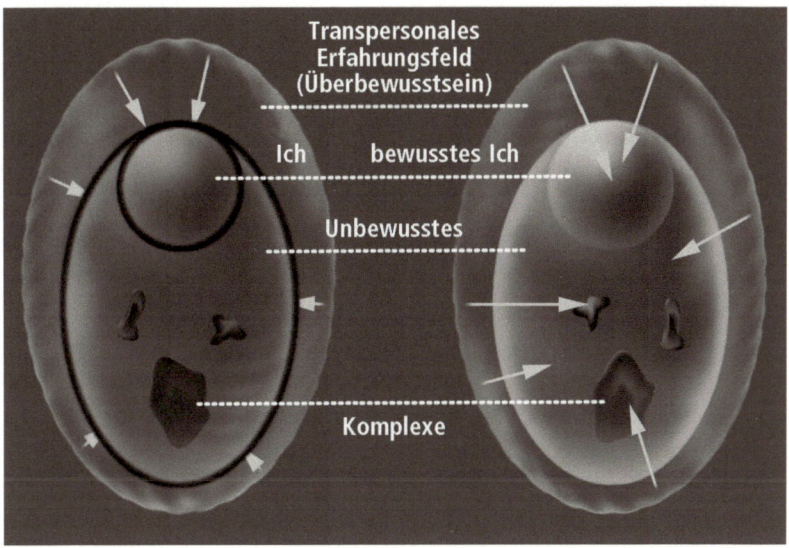

Abb. 169

im Reich der Lebewesen, die noch kein so ausgeprägtes Ich entwickelt, noch nicht vom Baum der Erkenntnis gegessen haben, noch mehr von diesem natürlichen Wissen auftauchen. Stellvertretend für viele wundersame Geschichten aus dem Reich der Pflanzen und Tiere möchte ich hier die Beobachtungen beschreiben, die vor einigen Jahren an Koalabären gemacht und in einer Fernsehsendung dokumentiert wurden.

Koalas leben in Australien und fressen Eukalyptusblätter, und zwar unter den vielen vorhandenen Sorten nur bestimmte zu einer bestimmten Zeit. Dies ist auch der Grund dafür, warum sie in Zoos so schwer zu halten sind. Aber die Koalas haben nicht von Alters her Eukalyptusblätter gefressen, sondern sich ursprünglich von Pflanzen ernährt, die mit der Zeit ausgestorben sind. Eukalyptusblätter sind normalerweise für Koalabären giftig, die Anpassungsfähigkeit der Natur hat jedoch dazu geführt, dass sie im Darm eine Substanz entwickelt haben, die das Gift der Blätter neutralisiert. Diese Substanz wird vor allem im Blinddarm gespeichert, der bei ihnen deshalb auch um ein Vielfaches länger ist als bei anderen Tieren vergleichbarer Größe. Das Problem ist nur, dass die neugeborenen Koalas diese Substanz noch nicht in ihrem eigenen Darm haben; solange sie noch von ihrer Mutter gesäugt werden, spielt dies auch keine Rolle. Was geschieht aber, wenn sie selbst beginnen, Eukalyptusblätter zu fressen? Sie drücken dann auf den Bauch ihrer Mutter, genau dort, wo der Blinddarm sitzt, die beschriebene

Substanz ergießt sich in den Dickdarm, die Mutter scheidet sie mit dem nächsten Stuhl aus, und die Jungen fressen den Kot der Mutter, sodass sie von da an selbst das Gift der Eukalyptusblätter neutralisieren können.

Woher stammt das Wissen dieser Tiere? Wir sprechen bei ihnen von *Instinkt*, und was bei Menschen davon übrig geblieben ist, bezeichnen wir als *Intuition*. Im Gegensatz zu den Menschen haben die Tiere aber keinen – ausgeprägten – freien Willen. Sie können nicht anders als ihrer Natur folgen. Der Mensch kann ihr folgen, wenn er will; er hat aber auch die Freiheit, dies nicht zu tun.

> «Schaust du das Höchste, das Größte? Die Pflanze kann es dich lehren.
> Was sie willenlos ist, sei du es wollend – das ist's!»
> (Friedrich Schiller)

Je mehr der aufgeklärte, denkende Geist des Menschen die Führung übernimmt, desto schwerer hat es die Intuition, sich aus dem inneren Wissen durch die Schicht der Gedankenkonstrukte hindurchzuarbeiten. Erst wenn wir diese für eine gewisse Zeit zur Ruhe kommen lassen können, kann sich die dem Leben innewohnende Weisheit offenbaren. Was dem Tier noch ohne Willen gelingt, kann dem Menschen erst zugänglich werden, wenn er sich *frei-willig*, das heißt frei von einem fixierten Willen, darauf einlässt. Tiere leben noch in der ersten, unbewussten Natürlichkeit, wir Menschen haben sie verlassen, und uns bleibt, wenn wir nicht den Rest unseres Daseins in dieser Entfremdung mit all ihren Folgen verbringen wollen, nichts anderes übrig, als frei-willig und bewusst in eine zweite Natürlichkeit zu kommen.

Die innere Entwicklung des Menschen

Noch ungeboren im Mutterleib – sehen wir einmal von vorgeburtlichen Traumatisierungen ab – sind auch wir Menschen noch angeschlossen, ungetrennt und in der ersten Natürlichkeit. Der Uterus steht als Symbol für ungebrochene Geborgenheit und das Gefühl des Aufgehobenseins. Mit der Geburt und der Durchtrennung der Nabelschnur ist der paradiesische Zustand vollkommener Versorgung, ohne dafür etwas leisten zu müssen, zunächst einmal beendet. Wir beginnen selbst zu atmen, müssen uns bemerkbar machen, wenn wir hungrig oder durstig sind und uns gehörig anstrengen, um die ersehnte Nahrung aus der Mutterbrust zu saugen. Trotz dieser Veränderungen bleibt unser *Urvertrauen* ungebrochen, wenn wir auch weiterhin bekommen, was ein neugeborenes Kind braucht: Liebe, Zuwendung, Geborgenheit, Vertrauen, Wärme und Nahrung und dies alles unabhängig davon, ob wir schön oder hässlich, groß oder klein, krank oder gesund, schreiend oder still sind, kurz: wenn wir geliebt werden, so wie wir sind. Urvertrauen liegt tiefer als die Verletzlichkeiten unseres Egos und bleibt davon unberührt.

Wenn uns dies als Basis mitgegeben wird, so werden wir uns *aus der Fülle heraus* anstrengen, um die Welt zu erobern und unser eigenes Dasein in Selbstständigkeit auszubauen. Die ideale Mutterliebe *schafft* dieses Urvertrauen nicht, sondern sie *erhält* es. Das Urvertrauen stammt aus unserer eigenen Wesensnatur, deshalb kann seine Quelle nie versiegen. Ich finde diesen Gedanken außerordentlich trostreich für alle Menschen, die diese Liebe nicht erfahren haben, vielleicht weil schon ihre Mütter und Väter sie ebenso wenig erfahren haben wie deren Eltern; denn wir können es als Erwachsene von unseren Eltern, selbst wenn sie noch leben und bereit sind zu geben, was sie damals nicht geben konnten, nicht mehr nehmen. Wenn die Erfahrung eines erfüllten Daseins verloren gegangen ist, weil die Quelle in den Erfahrungen der (frühen) Kindheit zugeschüttet wurde, so bleibt uns nichts, als einen neuen Brunnen zu graben. Wenn wir uns im Shiatsu mit der Unterstützung eines Behandlers lernen, vertrauensvoll in die eigene Mitte fallen zu lassen, so können Quellen wieder zugänglich werden, die schon seit frühester Kindheit versiegt waren. So kann sich die Dynamik des Lebens in eine neue Richtung entwickeln.

Was aber geschieht, wenn wir nicht mehr aus uns selbst heraus leben und glücklich sind, die Welt nicht mehr aus eigenem Antrieb erobern, wenn wir uns selbst, das heißt unserem Selbst entfremdet sind? Wir versuchen, den Mangel auszugleichen mit Ersatz: dem Lächeln der Mutter, durch das Wohlgefühl, das aus dem Lob anderer entsteht, aus der Leistung, die wir in der Schule erbringen, mit etwas, das wir durch andere, von außen bekommen. Die Natürlichkeit, in der wir geboren sind, wird überlagert von Verstrickung und psychischer Abhängigkeit. Es entsteht eine Neigung, es den anderen recht machen zu wollen, sich selbst und seine wirkliche Bedürftigkeit zu übergehen. Das Gefühl, das das Wohlwollen der anderen in uns hervorruft, tritt als Quelle von innerem Frieden und Harmonie an die Stelle der eigenen ursprünglichen Lebendigkeit.

All dies kann zu Erfolg und wirklich bemerkenswerten Leistungen führen, es kann aber nicht das hervorbringen, was Gerda Boyesen, die Begründerin der biodynamischen Psychologie, als *unabhängiges Wohlbefinden* bezeichnet, denn es bleibt abhängig vom Lächeln der Mutter, vom Lob, von der Leistung, von der Erfüllung unserer Wünsche. Ein Gefühl von *erfülltem Dasein*, dem es an nichts mangelt, selbst wenn wir unter diesem und jenem leiden, dieses oder jenes entbehren müssen, kann uns niemand von außen geben, es kann nur aus uns selbst heraus entstehen. Wir finden es nicht außen, sondern in unserem tiefsten Inneren. Es entsteht nicht aus dem Bewusstsein der eigenen Leistungsfähigkeit, sondern im Erleben einer Kraft, in der wir aufgehoben sind, die uns trägt, wie eine Mutter ihr neugeborenes Kind. Transpersonale Erfahrungen können uns in dieses menschliche

Urerleben hineinführen und geben dem Ich damit eine große Chance, sich zu verändern und zu seiner ursprünglichen Lebendigkeit zurückzukehren.

Erinnern wir uns an das Bild von der Sandburg, die von der herannahenden Flut überspült wird. Es ist nur allzu gut nachzuvollziehen, dass das Ich, das gern die Kontrolle über alles hätte, sich in der Dynamik dieses inneren Geschehens zu fürchten beginnt, ähnlich wie ein Mensch, der festen Boden unter seinen Füßen gewohnt ist und nun merkt, wie der Boden langsam weicher und weicher wird. Oder wenn das Eis, auf dem wir immer gelaufen sind, zu schmelzen beginnt, so können wir nicht einfach weiter *laufen*, sondern wir müssen *schwimmen* lernen. Wenn uns diese Anpassung an die neuen Umstände gelingt, erscheint uns das Wasser nicht mehr als bedrohliche Flutwelle, sondern als nährender Regen auf ausgetrocknetem Boden. Nicht das Wasser hat sich dann verändert, sondern das Ich; es hat gelernt, mit einer neuen Energie umzugehen, und dieses Erleben erweitert seinen Erfahrungshorizont. Es kann nun Dinge von innen heraus verstehen, die es vorher nur von außen betrachtet hat, und es kann in seinem Handeln nun auf Kräfte zurückgreifen, die es vorher als bedrohlich abgewehrt hat.

Wenn wir solche Veränderungen im Menschen als *Transformation* bezeichnen, so finden wir zu diesem Wort eine ganze Reihe von Parallelen zu dem in der Physik beschriebenen Vorgang der Transformation. Nach einer solchen Veränderung sind wir in einem energetisch anspruchsvolleren Zustand, wir sind klarer, freier und es gelingt uns, einzelne Vorgänge in größeren Zusammenhängen zu sehen.

Aber gehen wir noch einmal zur ersten Entfremdung – meist in der frühen Kindheit – zurück, zu der Zeit, da wir aus der ersten Natürlichkeit herausfallen und aus dem Grundzustand der Fülle in den des Mangels kommen. Dies ist auch der Beginn unserer Verletzlichkeit und damit der Anfang eines langen und manchmal mühevollen Weges, auf dem wir lernen, mit den unterschiedlichsten Mitteln dieser Verletzlichkeit und dem daraus resultierenden Schmerz aus dem Wege zu gehen. Je konsequenter wir dies tun, desto mehr vollzieht sich eine zweite Entfremdung: die Entfremdung von unseren Gefühlen. Für das Psychologenehepaar Hal und Sidra Stone, die die Voice-Dialog-Methode entwickelt haben, beginnt damit auch die Entwicklung dessen, was wir Persönlichkeit nennen.

> «Das Neugeborene ist sehr schutzlos, völlig verletzlich und für sein Überleben ganz auf die Welt der Erwachsenen angewiesen. Und doch: Neben seinem natürlichen und einzigartigen seelischen Fingerabdruck hat das Kleinkind die Fähigkeit, ein unendlich vielfältiges Kaleidoskop von Energiemustern oder Selbsten zu entwickeln, deren Summe dann seine individuelle Persönlichkeit bildet. An diesem Punkt unseres Lebens

beginnt das Abschirmen unserer Verletzlichkeit und die Entwicklung unserer Persönlichkeit.

Das Kleinkind lernt, dass es ein gewisses Maß von Kontrolle über seine Umgebung gewinnen muss, um Unlust zu vermeiden. Dieses Entwickeln von Kontrolle bedeutet nichts anderes als die Entstehung der Persönlichkeit. Wir entwickeln eine Persönlichkeit, weil wir mit unserer Verletzlichkeit fertigwerden müssen. Je mehr Stärke die Persönlichkeit entwickelt, umso weiter entfernt sich das Kind von seiner Verletzlichkeit und seinem seelischen Fingerabdruck. Je mehr es lernt, stark zu sein, umso mehr verliert es den Kontakt zu seinem einzigartigen Wesen.»[59]

Viele der östlichen spirituellen Wege sind darauf angelegt, dem Suchenden aus der ersten Entfremdung von unserer eigentlichen Wesensnatur, dem seelischen Fingerabdruck, wieder herauszuhelfen, sodass er sein wahres Wesen wieder – diesmal voll bewusst – erfahren kann. Es gibt viele Schriften, Übungen und Mantras, die ihm helfen, sich nicht von seinen verhafteten Gefühlen beherrschen und vom Eigentlichen wegführen zu lassen. Es werden aber keine Übungen beschrieben – zumindest sind mir keine bekannt –, die dabei helfen, wieder in Kontakt mit ungelebten und unterdrückten Gefühlen zu kommen. Anscheinend hat die zweite Entfremdung, die zu einem zunehmenden Abgeschnittensein von den persönlichen Gefühlen führt, nicht oder doch zumindest nicht in dem Ausmaß stattgefunden, wie es in unserer modernen, zivilisierten Gesellschaft der Fall ist, die am liebsten gegen jede Unannehmlichkeit eine Medizin entwickeln würde. Wir leiden eben unter zweierlei, zum einen (oft ohne es zu merken) unter dem Getrenntsein von unserem wahren Wesen und zum anderen unter den Unausgewogenheiten in unserer Persönlichkeit.

Was geschieht wohl, wenn wir als zweifach entfremdete Menschen einem Weg folgen, der darauf angelegt ist, uns aus der ersten Entfremdung herauszuführen, der aber die zweite Entfremdung unberücksichtigt lässt. Meine Erfahrung aus der Arbeit mit mir selbst und mit anderen ist, dass die Gefahr besteht, dass zwar in einem transpersonalen Erleben das eigene wahre Wesen erfahren werden kann, dies jedoch nicht automatisch zu einem freieren Umgang mit den eigenen, persönlichen Gefühlen führt. Ehrlicherweise müssen wir uns sogar fragen, ob der spirituelle Weg, den wir eingeschlagen haben, nicht auch deswegen für uns so attraktiv ist, weil er sich um das Persönliche, das oft als Niederes angesehen wird, bewusst nicht kümmert und wir so glauben, um schmerzhafte persönliche Erfahrungen herumzukommen.

---

59   Hal und Sidra Stone: *Du bist viele*. München 1994, S. 26ff.

Es ist wohl kein Zufall, dass im Westen vor allem Methoden entwickelt und gepflegt wurden, die uns helfen, aus dem Zustand herauszukommen, der hier als zweite Entfremdung bezeichnet wird. In einer Gesellschaft, in der nicht die Not, sondern die Zahl der Depressionen ständig steigt, in der sich jährlich über zehntausend Menschen das Leben nehmen, ist der Kontakt mit den Gefühlen, angenehm oder schmerzhaft, eine wesentliche Voraussetzung zum Glücklichsein. Transpersonale Erfahrungen und ein lebendiges und erfülltes Gefühlsleben, spirituelle und persönliche Weiterentwicklung können und müssen Hand in Hand gehen, vor allem, wenn wir uns nicht für ein Leben in der Zurückgezogenheit eines Klosters entschieden haben, sondern in Beruf und Familie als Gegenüber, als urteilender und fühlender Mensch gebraucht werden.

Genau diese Brücke zwischen östlichen spirituellen Wegen und westlicher Psychotherapie, zwischen Spirituellem und Alltäglichem, zwischen Innerem und Äußerem, kann mit energetischer Körperarbeit geschlagen werden. Dies setzt voraus, dass der Körper in die spirituelle Übung wie auch in die psychotherapeutische Arbeit einbezogen wird. Der Körper beziehungsweise das ihn durchpulsende Leben führt, wenn man ihm bis an den Ursprung folgt, zum Selbst als dem Urgrund allen Seins. Auf der anderen Seite ist er eng verbunden mit unserem Gemüt und Ausdruck unserer menschlichen Gefühle. Energetische Körperarbeit schließt grundsätzlich das ganze Spektrum mit ein, jeder einzelne hat jedoch in der Arbeit mit sich oder anderen die Möglichkeit, Schwerpunkte zu setzen und sich diesen oder jenen Aspekt herauszugreifen. Solange die einzelnen Aspekte, die sich als eigenständige Lehren entwickeln können, als Teile eines Ganzen begriffen werden, ergänzen sie einander, sodass sich in der bunten Vielfalt keine Widersprüchlichkeiten, sondern unterschiedliche Blickwinkel spiegeln.

5.2 Stufen der energetischen Körperarbeit

Aber wie können wir uns diesen Weg ganz praktisch vorstellen? Inhalt und Grundlagen der energetischen Körperarbeit sind die folgenden sechs Übungsschritte, die sich sowohl auf die Selbstübung als auch auf die Arbeit mit Patienten beziehen.

Sich im Körper einfinden

Zunächst einmal nehmen wir uns ausreichend Zeit, uns in unserem Körper einzufinden, unsere Aufmerksamkeit von Gedanken, Bildern und Gefühlen abzuziehen und in den Körper zu holen. Dies hilft, aus der Zerstreuung in eine Sammlung zu kommen, die nicht nur den Körper mit einschließt, sondern im Körper stattfindet; es hilft, vom Denken zum Spüren zu kommen. In China sagt man: «Unser Geist ist wie eine Horde wilder Affen.» Diese Horde wilder Affen zur Ruhe zu bringen oder ihr wenigstens die Aufmerksamkeit zu entziehen, also das Eintreten in die Ruhe, ist die Voraussetzung für alle weiteren Schritte. Natürlich können wir den Geist auch mit Hilfe eines Mantras oder anderer Übungen zur Ruhe bringen, wenn wir ihn jedoch gleichzeitig im Körper verankern, so werden auch Körper und Geist gleichermaßen davon profitieren. Wir lernen in diesem ersten Schritt, uns von unseren Sorgen- und Gedankenkreisen zu lösen und von einer – wenn man so will – virtuellen in eine körperliche Präsenz zu kommen.

Die Grenze des Körpers ist die Haut; wir könnten daher auch sagen: Der erste Schritt ist, sich in seinem Körper zu fühlen und die Grenzen wahrzunehmen.

Sich in seiner Haut wohl fühlen

Sich in seinem Körper zu spüren, bringt normalerweise ein angenehmes Körper- und Lebensgefühl mit sich. Es kann jedoch auch sein, dass wir, im Körper angekommen, erst einmal merken, welche Verspannungen, Müdigkeit und Unruhe in uns ist. Der Körper kann sein wie ein unaufgeräumter Keller, den wir schon lange nicht mehr betreten haben. Nicht jeder fühlt sich bei seinem Anblick gleich wohl. Was auch immer wir in dem beginnenden Körperbewusstsein wahrnehmen, das Wichtigste ist ein liebevoller Umgang damit. Uns in unserer Verspannung und Blockierung, in unserem Schmerz anzunehmen, uns selbst mit einem liebevollen Lächeln zu begegnen, ist der erste Schritt, uns wohl zu fühlen ohne zu verdrängen.

Im Qigong erüben wir uns eine ganze Reihe von Werkzeugen, mit deren Hilfe wir im Laufe der Zeit in eine verbesserte Wohlgestimmtheit kommen können. Wenn wir merken, dass wir zu angespannt sind, so können wir lernen, zu innerer Weite und Entspannung zu kommen; ist unsere Energie in den Kopf gestiegen, können wir lernen, das Qi sinken zu lassen, und wenn wir unserer inneren Unruhe gewahr werden, können wir lernen, zur Ruhe zu kommen. Es ist hier nicht der Raum, das ganze Spektrum der Übungsfertigkeiten («Gongfu») aufzählen, die dabei helfen, mehr Harmonie und Ausgewogenheit zu erlangen, zu einer tragfähigen Wohlgestimmtheit zu kommen.

Nicht indem wir uns durch Zerstreuung ablenken, sondern durch Hinwendung und Sammlung erlangen wir Freiheit von dem, was unseren Geist zwanghaft beschäftigt. Die so entstehende Freiheit und Ruhe sind notwendig, um zu einer inneren Neuordnung zu kommen.

Das Bewahren der Aufmerksamkeit im Dantian

Von der Haut als Grenze unseres Körpers aus gesehen, ist der Körper bereits innen und alles, was jenseits der Haut liegt, außen. Wenn wir uns zentrieren, das heißt in der Mitte einfinden, so ist damit das Innere des Inneren gemeint. Im Qigong benutzen wir das Dantian, das zwischen Nabel und Schambein, also etwa in der Mitte des physischen Körpers gelegen ist, als Tor zu unserer inneren Mitte. Zur inneren Mitte kann man natürlich auch auf andere Weise, über andere Punkte gelangen, aber gerade wegen seiner Doppelfunktion als innere und äußere Mitte ist das Dantian besonders geeignet, Körper, Geist und Seele miteinander zu verbinden.

Das *Bewahren der Aufmerksamkeit* im Dantian ist eine Übung, in der das Ich eine klare Aufgabe erhält. Es ist eine aktive Übung, in der es etwas zu tun hat, auch wenn dieses Tun auf ein Minimum reduziert ist. Es ist nicht gemeint, dass wir uns auf das Dantian konzentrieren sollen, denn dann wären wir ja wieder beim Denken angelangt. Die Aufmerksamkeit im Dantian zu bewahren, heißt, in ungeteilter Aufmerksamkeit in der entsprechenden Region im Unterleib zu verweilen. Das Bewahren der Aufmerksamkeit im Dantian sammelt den Geist und stärkt den Körper.

Die Mitte verbinden

Das Dantian als Mitte ist nicht isoliert von den anderen Teilen des Körpers und des Energiesystems. Es ist wie die Nabe, die über die Speichen mit dem Rad verbunden ist. Wir können in der Übung mit Hilfe unserer Vorstellungskraft das Dantian mit allen anderen energetischen Schlüsselpunkten verbinden. Besonders wichtig ist die Verbindung zu den «sprudelnden Quellpunkten» im Herzen der Fußsohlen (*Yongquan*) und zum Scheitelpunkt (*Baihui*). Dies fördert die Verbindungen innerhalb des Körpers. Zum anderen stellt jeder Akupunkturpunkt eine Verbindung nach außen dar, die «sprudelnden Quellpunkte» zum Beispiel zur Erde und der Scheitelpunkt zum Himmel. Neben der Verbundenheit im Inneren können wir auf diese Weise auch die Verbindung mit dem Äußeren pflegen.

Den Geist in der Mitte zur Ruhe kommen lassen

Wenn wir gelernt haben, die Aufmerksamkeit im Dantian zu bewahren und diese Übung uns ganz natürlich geworden ist, können wir den Geist im Dantian zur Ruhe kommen lassen. Dies ist weniger durch aktives Tun zu erreichen als durch Hingabe. Das Dantian erscheint hier wie ein Raum in unserem Haus, in den wir uns zurückziehen und zur Ruhe begeben können, in dem wir uns ganz fallen lassen können. Wenn wir merken, dass wir bei dieser Übung wieder in Ablenkung und Zerstreuung zurückfallen, ist es ratsam, zu der aktiveren Übungsform zurückzukommen und die Aufmerksamkeit im Dantian zu bewahren. *Den Geist in der Mitte zur Ruhe kommen lassen* schließt ein inneres Loslassen mit ein, das jedoch nicht zu einer Losgelöstheit, sondern zu einem tieferen Angebundensein führt. Es ist eine Übung, in der das Ich beginnt, sich dem Selbst anzuvertrauen.

Sich aus der Quelle nähren lassen

Wenn unser Geist sich in der Mitte gesammelt hat oder sogar in ihr ganz zur Ruhe gekommen ist, und unser Körper beziehungsweise Energiekörper nicht aus dem Feld unserer Aufmerksamkeit gefallen ist, können wir vielleicht gewahr werden, wie sich aus der tiefen Ruhe im Dantian eine nährende Kraft im ganzen Körper verbreitet. Wenn wir diese nährende Kraft aus der Mitte nicht gleich spüren können, so mag es uns helfen, wenn wir sie uns zunächst einmal vorstellen. Diese Kraft ist nicht nur für unser physisches und psychisches Wohlergehen wichtig, sie hilft auch dabei, die Erfahrungen, die unser Geist in der inneren Ruhe gemacht hat, in den weiter außen gelegenen Ebenen unseres Daseins zu verwirklichen. Je tiefer der Geist in der Lage war, sich nach innen fallen zu lassen, aus desto größerer Tiefe entspringt auch der Kraftstrom, der dabei hilft, das Äußere mit dem Inneren, das Ich mit dem Selbst in Übereinstimmung zu bringen. Das Ich tut dabei nichts, sondern es lässt zu, dass mit ihm geschieht. Je mehr es in Abweichung vom Selbst gedacht, gefühlt und gehandelt hat, desto erschütternder kann diese Kraft aus der eigenen Tiefe auf ihn wirken. Je mehr unser Ich in fixierten Vorstellungen erstarrt ist, desto mehr wird es ihm gehen wie dem Schneemann, der die Kraft der Frühjahrssonne erfährt.

Zunächst einmal holen wir also die Aufmerksamkeit aus der Zerstreuung, von außen nach innen, das heißt in den Körper (**Abb. 161a**). Im Körper angekommen, geht der Weg weiter nach innen zur Mitte (**Abb. 161b**). Die Grenze zwischen innen und außen kann unterschiedlich stark empfunden werden. In Momenten der Selbstvergessenheit kann sie vollständig aus unserem Bewusstsein verschwinden, innen und außen werden dann nicht mehr als getrennt wahrgenommen (**Abb. 161c** und **d**).

Man kann die verschiedenen Stufen oder Aspekte dieser Dynamik zeitlich hintereinander stellen und sich in der Übung einem Aspekt nach dem anderen widmen; sie können sich aber auch nach einiger Übungszeit gleichzeitig ereignen: Wir holen ständig unsere Aufmerksamkeit von außen nach innen, ständig sammeln wir unsere Aufmerksamkeit im Dantian; gleichzeitig lassen wir uns in die eigene Mitte fallen, und während dies alles geschieht, können wir die wunderbare Kraft spüren, die aus unserer eigenen Mitte strömt und uns bis in die letzte Zelle nährt.

Die hier dargestellten Stufen oder Aspekte der Übung scheinen mir nicht nur die wesentlichen Aspekte der energetischen Übung, sondern der Dynamik des Lebens überhaupt aufzuzeigen. Fehlt einer dieser Aspekte im Leben eines Menschen, so hat dies Auswirkungen auf die Entwicklung seines äußeren Lebens, den Grad seines Glücklichseins, die Grundlage seiner Gesundheit, die Entfaltung seiner schöpferischen Kräfte und auf sein spirituelles Wachstum. Wer nie wirklich bei sich ist, kann auch nicht lernen, sich in seiner Haut wohl zu fühlen. Wer zu keiner Sammlung kommen kann, kann auch nicht in Kontakt mit seiner eigenen Tiefe kommen. Wer seine Mitte nicht mit allem anderen verbinden kann, dem wird das Erleben der Mitte eine isolierte Einzelerfahrung bleiben, die sich nicht in den Kontext des Lebens integriert. Wer sich nicht dem Selbst als der tiefsten inneren Wirklichkeit überlassen kann, dem fehlt Vertrauen zum Leben und er wird kaum zu wirklichem spirituellem Wachstum kommen; und wer sich der aus dem Inneren strömenden Kraft nicht zu öffnen vermag, der wird nicht leben können, was er erfahren hat.

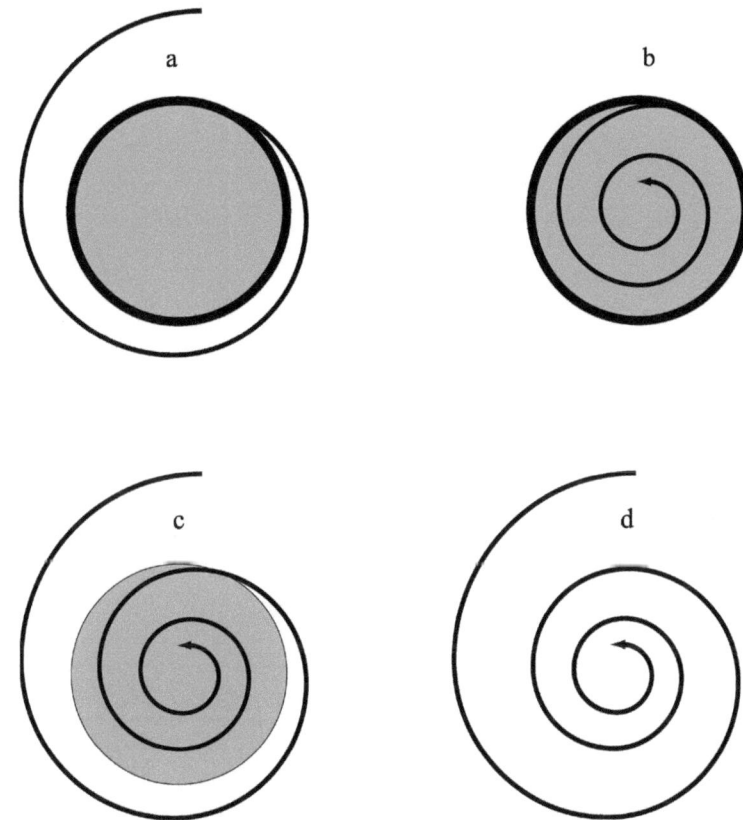

Abb. 161

5.3 Die verschiedenen Schwingungs- und Behandlungsebenen

Eine Schwingung ist eine rhythmische Bewegung. Je öfter sie sich in einer bestimmten Zeiteinheit vollzieht, desto höher ist ihre Frequenz. Je höher ihre Frequenz ist, desto energiereicher ist sie, und desto durchdringender ihre Wirkung.

Ähnlich wie Röntgenstrahlen eine höhere Frequenz haben und tiefer eindringen als sichtbares Licht, so erreichen uns auch im Bereich der Körperenergien (welcher physikalischen Natur auch immer sie sein mögen) feinere Schwingungen in größerer Tiefe als gröbere Schwingungen. Die verschiedenen *Schwingungsebenen* beziehungsweise Frequenzbereiche haben für uns Menschen unterschiedliche Funktionen und Bedeutung. Die groben Schwingungsebenen stehen mehr in Resonanz mit unseren äußeren Anteilen, dem materiellen Körper, während die feineren mehr unseren unsichtbaren Anteil betreffen, den wir Geist oder Seele nennen. Aber ähnlich wie in der Harmonielehre über die Resonanz ein intensiver Energieaustausch zwischen dem hohen und dem tiefen C stattfindet, sind auch in unserem Schwingungssystem fein und grob, Geist und Körper eng miteinander verbunden. Wenn wir von Ganzheitlichkeit sprechen, dann meinen wir damit nicht nur, dass die verschiedenen Teile unseres Körpers miteinander schwingen, sondern dass auch die verschiedenen Schwingungsebenen in Harmonie, das heißt in Resonanz miteinander sind. Statt Schwingungsebene können wir beim Menschen auch den Begriff *Schwingungskörper* oder *Energiekörper* verwenden.

Jede Schwingungsebene ist eine eigene Welt, in jedem Energiekörper erleben wir die Welt auf eine eigene Art. Je gröber wir eingestimmt sind, desto mehr erleben wir alles als voneinander getrennt und unabhängig; je feiner die Schwingungsebene, desto deutlicher offenbaren sich die Zusammenhänge, desto mehr erleben wir die Einheit, die der Vielfalt zugrunde liegt. Wenn wir von groben Ebenen sprechen, so meinen wir das Irdische, unseren Körper, begrenzt in Zeit und Raum, das, was greifbar und zum Anfassen ist. Wenn wir von feinen Schwingungen sprechen, erheben wir gern den Blick zum Himmel, als dem unbegrenzten und zeitlosen Raum, in dem unsere Seele ihr Zuhause hat. Das innere Lot, das im Menschen Himmel und Erde miteinander verbindet, hat seine physische Entsprechung in der Wirbelsäule. Das Steißbein als ihr unterstes, der Erde zugewandtes Ende, hat die gröbste und der Scheitelpunkt in der Verlängerung der Wirbelsäule die feinste Schwingung. Dazwischen liegen verschiedene energetische Schlüsselpunkte, die in der indischen Energielehre als *Chakras* (wörtl. «Rad», «Wirbel») und in der chinesischen Akupunkturlehre als Akupunkturpunkte bekannt sind. Diese Chakras haben von unten nach oben eine immer feinere Frequenz, weshalb einige Autoren ihnen auch die Farben von rot bis wie violett zuordnen. Dem obersten Chakra am Scheitelpunkt wird die Farbe weiß zugeordnet, als Zeichen dafür, dass es einer Wirklichkeit angehört, in der alles andere enthalten ist.

Da die großen Energien der feineren Schwingungsebenen uns allzu leicht entwurzeln können, ist es außerordentlich wichtig, sich zunächst zu zentrieren und zu erden, will man sich tiefer auf sie einlassen. Manch eine physische und psychische Leidensgeschichte hat ihren Ursprung in genau dieser Entwurzelung. Energetisch entwurzelt sind wir zum Beispiel dann, wenn Fein und Grob sich voneinander trennen, unser Geist nicht mehr im Körper verankert ist, wenn wir himmlische Unbegrenztheit erfahren und dabei den Kontakt zur Erde verlieren.

Neben Grob und Fein, Unten und Oben gibt es noch eine weitere Entsprechung, nämlich Außen und Innen. Was wir oben finden, finden wir auch innen, was unten liegt, findet sich außen (**Abb. 162**).

Das höchste Schwingungszentrum entspricht dem tiefsten Inneren

Wenn wir die feinsten Schwingungen nicht oben am Scheitelpunkt, sondern in unserem Dantian suchen, so ist die Gefahr der Trennung von Körper und Geist nicht so groß, beim Erklimmen geistiger Höhen bleiben wir trotzdem verbunden mit der Wirklichkeit des Körpers. Im Dantian, als der Mitte des Körpers, treffen sich spirituelle Schau und körperliche Gesundung. Wenn wir dies erfahren haben, steht der Körper mit seinen groben, «niederen» Bedürfnissen der spirituellen Entwicklung nicht mehr im Wege, wie es in vielen asketischen und körperfeindlichen Strömungen in Ost und West gesehen wurde. Es geht nicht darum, dass sich der Geist von der Herrschaft des Körpers durch Loslösung befreit, sondern durch Vereinigung von Geist und Körper. Der Geist ist nicht Sklave des Körpers und der Körper nicht Sklave des Geistes, vielmehr sind sie sich gegenseitiger Ausdruck. Die Chakras, wie auch jeder einzelne Akupunkturpunkt, wirken dabei wie kleine Transformationsstationen, in denen grobe Schwingungen in feine und feine Schwingungen in grobe umgewandelt werden. Je besser sie diese Aufgabe erfüllen, desto besser sind Fein und Grob, Innen und Außen miteinander verbunden.

In einer Shiatsu-Behandlung werden diese Erfahrungen konkret spürbar, wenn wir uns für die verschiedenen Schwingungen sensibilisiert haben. Wir können als Behandler lernen, mit unseren Händen feine Schwingungen von groben zu unterscheiden. Als Übende können wir uns aber auch darin schulen, uns selbst in unseren feineren und gröberen Schwingungskörpern wahrzunehmen, um so unmittelbar zu erfahren, was Patienten erleben, wenn sie nach einer Shiatsu-Behandlung sagen, dass sie sich leicht und ohne Grenzen fühlen – so als ob sie keinen Körper hätten. Wenn wir die Schwingungen nur mit unseren Händen wahrnehmen, wissen wir damit noch nicht um ihre Bedeutung; nehmen wir sie

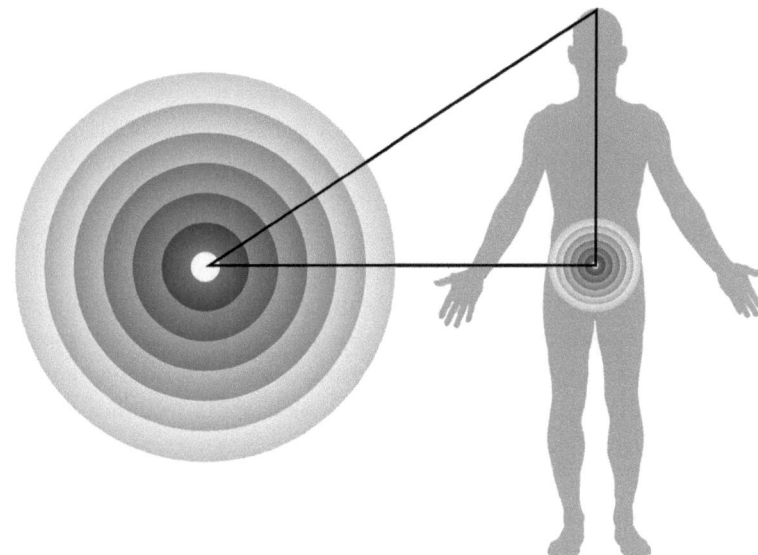

Abb. 162

aber als Übende in unserem Körper beziehungsweise in unserem Dantian wahr, so verstehen wir ihre Bedeutung aus eigenem Erleben.

Die Erfahrung einer feineren Schwingungsebene kann ein wunderbares Erleben sein. Soll sie jedoch keine losgelöste Einzelerfahrung sein und ins Leben integriert werden, so darf auch im Erleben des Feinen der Kontakt zum Groben nicht abreißen. Wenn wir die groben Schwingungen, die ja ein Teil des Lebens sind, im Erleben feinerer Schwingungen für nicht mehr existent halten, besteht die Gefahr, dass aus dem «himmelhoch jauchzend» schon nach kurzer Zeit ein «zu Tode betrübt» wird. Im Qigong üben wir daher, die Schwere in der Leichtigkeit zu erfahren und die Leichtigkeit in der Schwere. Erleben wir Leichtigkeit losgelöst von der Schwere, so wird uns das Leben unweigerlich auf diesen ungelebten Anteil aufmerksam machen; wir erleben dann, was zusammengehört, nicht mehr miteinander, sondern nacheinander.

Beispiele für die Trennung von fein und grob: manische Depression

Vor einigen Jahren meldete sich eine manisch-depressive Patientin zum Shiatsu an, ohne mir zunächst von ihrem Krankheitsbild zu erzählen. Seit Jahren war sie für einen immer gleich bleibenden Zeitraum von mehreren Wochen depressiv, um dann wie aus heiterem Himmel in eine euphorische Stimmung zu kommen, die ebenfalls mehrere Wochen anhielt. Dies wiederholte sich in einer solchen Regelmäßigkeit, dass sie ihre Terminplanung danach richten konnte. Als sie das erste Mal zur Behandlung kam, sagte sie lediglich, dass sie sich schwer und antriebslos fühle. Die Behandlung brachte sie («außerplanmäßig») in die Manie, worauf sie mir beim zweiten Mal begeistert erzählte, wie gut ihr die Behandlung getan hätte. Sie wünschte sich, immer in diesem guten Zustand zu bleiben, und erhoffte sich von Shiatsu, dass es ihr dabei helfen könne. Im Erspüren der Schwingungsebenen wurde jedoch deutlich, dass es sich keineswegs um einen guten Zustand handelte, sondern um eine Manie, eine Losgelöstheit. Bei der Patientin hatten sich grob und fein, Körper und Geist in gewisser Weise voneinander getrennt. Sie konnte die verschiedenen Schwingungsebenen nicht mehr miteinander, sondern nur noch nacheinander erleben. In der depressiven Phase fühlte der Körper sich schwer und antriebslos an, alles war ihr unendlich mühevoll, und ihr fehlte die Kraft, den Schmutz in ihrer Wohnung, den sie sehr wohl sah, zu beseitigen. Ganz anders fühlte sie sich, wenn sie mit ihren feineren Anteilen identifiziert war. Auch jetzt sah sie den Schmutz, aber er war ihr in dem beschwingten Lebensgefühl so unwichtig geworden, dass sie Wichtigeres zu tun hatte – die Niederungen des Alltags waren während ihrer Höhenflüge ohne Belang.

Es war nicht ganz einfach, sie davon zu überzeugen, dass das Wohlgefühl während ihrer Manie zwar zum menschlichen Spektrum gehört, aber in der Losgelöstheit keineswegs ein erstrebenswertes Ziel ist. Schließlich ließ sie sich jedoch darauf ein und begann auch tatsächlich nach einigen Behandlungen, grob und fein, Körper und Geist wieder gleichzeitig zu erleben. Sie war wieder in der Lage, ihre Wohnung zu putzen und die Dinge zu erledigen, die der Alltag von ihr verlangte. Aber diese Veränderung hatte eine unangenehme Nebenwirkung. Sie bekam einen Schwindel, unter dem sie schon jahrelang gelitten hatte, bevor die manische Depression begann. Was hier energetisch geschah, lässt sich vereinfacht in folgendem Bild aufzeigen: In einer über viele Jahre belasteten Lebenssituation, in der ihr vieles «über den Kopf gewachsen» war, war ihr Qi langsam nach oben gestiegen, sie fühlte sich überhaupt nicht mehr in ihrer Mitte. Sie war wie eine dauernd geschüttelte Sektflasche. Schwindel ist in dieser Situation eins von verschiedenen typischen Symptomen. Als der «Korken» schließlich herausflog, waren der Druck und die Spannung weg, und auch der Schwindel verlor sich mit der Zeit. Das Ergebnis war ein Zustand, den man in unserer Medizin als manisch-depressiv bezeichnet und den man energetisch als Abspaltung der feinen von den groben Schwingungskörpern bezeichnen könnte.

Der nächste Schritt nach dem Aufkommen des Schwindels und dem Rückgang der manischen Depressionen wäre gewesen, das nach oben gestiegene Qi langsam wieder nach unten sinken zu lassen. Dabei hätten Behandlungen wie auch eigene Übungen helfen können. Leider aber deutete diese Patientin den Schwindel als eine neuerliche Verschlechterung ihres Zustandes und brach die Behandlung ab.

An solchen extremen Beispielen kann man besonders gut sehen (und die Betroffenen auch spüren), wie die einzelnen Schwingungsbereiche in uns wirken, wie sie unser Denken, Fühlen und Handeln beeinflussen. Je besser sie miteinander verbunden sind, desto mehr beeinflussen und unterstützen sie sich auch gegenseitig. Im Zustand idealer Verbundenheit und Ausgewogenheit können wir sie kaum noch voneinander unterscheiden. Der von feinen Schwingungen, vom Geist durchströmte Körper wird leichter, lockerer und beweglicher, verliert an Trägheit und ist besser in der Lage, die Ideen und Impulse des Geistes umzusetzen. Gleichzeitig wird der Geist in seiner manchmal übergroßen Geschwindigkeit gebremst, wo er «abgehoben» war, beginnt er zu «landen»; denn der Körper existiert in der Zeit, das heißt er braucht für alle Vorgänge Zeit, während der Geist sich ohne Masse blitzschnell von einem Gedanken zum nächsten bewegen kann. Ist er in einem guten Kontakt mit dem Körper, so wird er durch die Langsamkeit des Körpers zur Ruhe kommen und seine Hektik ablegen können. Dies ist besonders wichtig für die Menschen, die unter einer ständigen Gedankenflut leiden oder zwanghaft nur noch mehrere Dinge gleichzeitig tun können. Bei wem der Geist im Körper gut verankert ist, der wird sich in seinen Theorien nicht zu weit von der Praxis entfernen und es leichter haben, seine kreativen Einfälle auch zu verwirklichen.

Ein gesundes Zusammenspiel von Fein und Grob ist jedoch kein fauler Kompromiss zwischen beiden Qualitäten, in dem der Geist etwas von seiner Leichtigkeit abgeben muss und der Körper von seiner Schwere, vielmehr ist es dann möglich, unbegrenzte Leichtigkeit und die entspannte Schwere auf eine wohlige Weise gleichzeitig zu erleben. Selbst wenn wir in diesem Zustand die Schwere des Körpers eine Zeit lang nicht wahrnehmen, sind wir dann nicht abgehoben, so wie wir auch nicht unbedingt niedergeschlagen sein müssen, wenn wir die Leichtigkeit nicht spüren.

Grobe und feine Behandlungsebenen

Jede Schwingungsebene kann in einer Shiatsu-Behandlung lebendig werden, oder anders ausgedrückt: Eine Behandlung kann sich auf jeder Ebene abspielen. Wir sprechen dann von *Behandlungsebenen*. Je feiner die Behandlungsebene ist, desto weniger spielt der Wille und desto mehr die Hingabe eine Rolle. Die groben Ebenen sind einem gut dressierten Hund vergleichbar: Er gehorcht klaren Befehlen und damit unserem Willen. Auf den feineren Ebenen herrschen andere Gesetze. Hier ist die Freiwilligkeit eine Voraussetzung, etwa so, wie beim Füttern von Eichhörnchen. Mit je mehr Druck wir das wollen und je ungeduldiger wir werden, desto mehr werden wir sie vertreiben. Je mehr wir ihnen die Freiheit geben, zu kommen oder nicht, desto größer wird die Wahrscheinlichkeit, dass sie uns schließlich die Erdnüsse aus der Hand fressen. Je mehr wir aufhören zu machen und je mehr wir in Stille und Wachheit geschehen lassen, desto leichter haben es die feineren Energien, ihre Wirkkraft zu entfalten.

Physische und psychische Probleme und ganz allgemein die Gründe dafür, dass wir nicht glücklich sind, können auf verschiedenen Schwingungsebenen liegen (**Abb. 163**).

Die Arbeit auf Ebenen, die gröber sind als die, auf denen die Störung liegt, mag vielleicht in verschiedener Hinsicht hilfreich sein, sie wird aber kaum in der Lage sein, das Problem wirklich zu lösen. *Das Feine durchdringt das Grobe, aber das Grobe ist nicht in der Lage, das Feine zu durchdringen.* Wenn wir bis zu der gestörten Ebene kommen, kommen wir auch in Kontakt mit dem Problem. Dies ist oft nur gegen große Widerstände möglich und wenn es gelingt, das Problem zu aktualisieren, ist es so noch nicht automatisch gelöst. Ein sanfter und grundlegender Weg ist, zunächst Kontakt herzustellen zu Ebenen, die tiefer liegen als das Problem. Wenn wir das Bild von einem Aufzug nehmen, dann fahren wir mit ihm in die Tiefe, steigen aber auf der Etage der Störungen einfach nicht aus, sondern fahren solange weiter, bis wir auf eine Ebene stoßen, die heil ist. Bei sehr tiefen Störungen kann dieses innere Heilsein nur in noch größerer Tiefe gefunden werden, bei oberflächlicheren Problemen reicht entsprechend eine geringere Tiefe. Dies schafft nicht nur ein Vertrauen, auf dessen Grundlage wir uns dem eigentlichen Problem ohne große Widerstände nähern können, es aktiviert auch die Kräfte, die von ihrer Qualität her in der Lage sind, das Problem zu lösen. Jede Ebene bietet dabei eine ihr charakteristische Perspektive zur Lösung des Problems (**Abb. 164**).

Wenn es bei den in der Bibel beschriebenen Heilungen immer wieder heißt: «Dein Vertrauen hat dir geholfen», so ist damit eine Kraft beschrieben, die aus der eigenen Tiefe kommt und durch Vertrauen geweckt werden kann. Nie hat Jesus gesagt: «Ich habe dir geholfen», aber offensichtlich war er in besonderer Weise in der Lage, das Vertrauen der Menschen ausreichend zu stärken.

Woran erkennt man als Shiatsu-Behandler, auf welcher Ebene die Behandlung stattfindet, wenn man die Schwingungen nicht unmittelbar spüren kann? Die Antwort ist: an den Wirkungen. Wenn der Patient den Druck auf einen Punkt nicht mehr punktuell erlebt, sondern eine ausstrahlende Wirkung (meistens im Meridianverlauf) beschreibt, so wächst das Gefühl der Verbundenheit und der Ganzheit, das heißt, er erlebt sich im Lichte einer feineren Schwingung. Dies kann so weit gehen, dass er sich in der Berührung eines einzelnen Punktes durch und durch von Kopf bis Fuß und von außen nach innen berührt fühlt. Findet sich die Behandlung auf einer so feinen Schwingungsebene ein, so behandeln wir nicht mehr einen Körperteil, einen bestimmten Akupunkturpunkt oder Meridian, sondern wir berühren in jedem Behandlungspunkt den ganzen Menschen. *Je feiner die Schwingungsebene, desto größer ist das Gefühl der Ganzheit.*

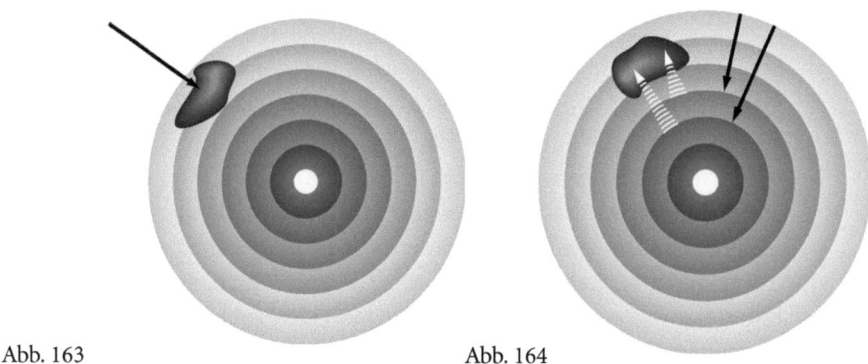

Abb. 163   Abb. 164

Es ist wie das Vordringen in den Ursprung, aus dem alles Differenzierte hervorgeht und in den es auch wieder zurückkehrt.

Die Vielschichtigkeit der Wirkungen

Dies erklärt ein wenig, warum die Wirkungen von energetischen Behandlungen so vielseitig und vielschichtig sein können, mehr als in medizinischem und psychologischem Verständnis zu fassen ist. Es scheint, dass wir zu einem ganz neuen Denken, zu einer ganz neuen Sicht der Dinge gelangen müssen. Ich möchte für den Wechsel der Ebenen ein Beispiel beschreiben, das ich vor einigen Jahren mit einer Patientin erlebt habe.

> Etwa ein halbes Jahr, nachdem sie das Pfeiffer'sche Drüsenfieber gehabt hatte, kam Frau R. zur Behandlung. Sie hatte als Folge der Krankheit eine vergrößerte Leber, die ihr einen Druck im rechten Oberbauch verursachte. Außerdem war sie seither besonders anfällig für Infektionen und häufig krankgeschrieben. Aus früheren Zeiten hatte sie Erfahrung mit Shiatsu-Behandlungen und kannte auch aus eigenen Qigong-Übungen das Gefühl des Fließens in ihrem Körper, das ihr stets geholfen hatte zu regenerieren. Durch die Krankheit war ihr der Zugang zu diesem lebendigen Körpererleben verloren gegangen, sodass sie sich nicht mehr in ihrer Kraft fühlte. Während der Shiatsu-Behandlung stellte sich das ihr bekannte Fließgefühl im ganzen Körper nach Monaten zum ersten Mal wieder ein, mit Ausnahme der Leber. Dort fühlte sie lediglich eine dumpfe, dunkle Schwere.

Ich lud sie ein, das Fließgefühl, das sich im ganzen Körper eingestellt hatte, doch auch in den dunklen Bereich im rechten Oberbauch hineinzulassen. Sie war ein energetisch äußerst sensibler Mensch und hatte in Qigong-Kursen und Shiatsu-Behandlungen gelernt, ihre Energie mit Hilfe ihrer Aufmerksamkeit in bestimmte Körperteile zu lenken. Diesmal wollte es ihr aber nicht gelingen, das Qi in die Leberregion zu leiten. Ich bat sie daraufhin, wenn schon das helle, fließende Gefühl nicht in das Dunkle hinein wollte, es eben umgekehrt zu machen und das Dunkle der Leber in den übrigen Körper hineinströmen zu lassen. Kaum hatte ich die Worte ausgesprochen, kam auch schon ein Laut des Erstaunens über ihre Lippen, und sie sagte spontan: «Das ist ja noch mal ein ganz anderes Gefühl!» Das dunkle, dumpfe Gefühl in der Lebergegend löste sich auf und strömte ohne jede Schwierigkeit in ihren Körper. Die Qualität dieses Strömens beschrieb sie auf der einen Seite als feiner und auf der anderen Seite als geerdeter als bei ihren früheren Erfahrungen. Ihre Infektanfälligkeit verschwand und eine Ultraschalluntersuchung der Leber einige Wochen später ergab, dass auch die Schwellung zurückgegangen war.

Neben dieser mehr medizinischen Wirkung trat in der Folge dieses Erlebens aber noch eine andere Veränderung ein. Die Patientin war Lehrerin an einer Schule und erlebte es seit geraumer Zeit immer wieder, dass sich ihr Schülerinnen in innerer Not anvertrauten, die – meist innerhalb ihrer Familie – missbraucht wurden. Sie empfand es als ihre Aufgabe, nicht als erstes zum Jugendamt oder zur Polizei zu gehen, sondern in die Familie selbst und die Eltern mit dieser Aussage zu konfrontieren. Bei ihrem ersten Elternbesuch dieser Art war sie wie erstarrt in einer Welle von Wut und Hass, die sie vom beschuldigten Vater auf sich zukommen spürte. Mit Hilfe von Qigong-Übungen hatte sie dann gelernt, in solchen Situationen die auf sie zukommende Energie durch den Körper bis zu den Füßen abzuleiten. Wenn ihr das gelang, kam sie nicht in die gewohnte Erstarrung. Dies war der Stand der Dinge vor der oben beschriebenen Shiatsu-Behandlung.

Nachdem sich die Energie, die sich ihr im gestauten Zustand als dunkles, inneres Druckgefühl gezeigt hatte, im Körper hat verströmen können, spürte sie bei ähnlichen Familienbesuchen die auf sie zukommenden Hassgefühle nicht mehr als geballte Faust in sich, sondern hatte jetzt das Gefühl, dass diese ihr keinen Schaden mehr zufügen könnten. Während sie vorher immer das Gefühl gehabt hatte, dass sie in einem Raum den Eltern gegenüber saß, hatte sie jetzt das Gefühl, dass sie der ganze Raum war, in dem alle Platz hatten. In diesem Zustand war keine Abwehr mehr gegen die «feindlichen» Energien nötig. Während sie früher die Ängste und Gefühle anderer Menschen, zum Beispiel ihrer Schülerinnen, lähmend in sich selbst wahrgenommen hatte, nahm sie sie jetzt in diesen Menschen selber als deren eigenes wahr. Wo sie sich vorher drückend schwer und depressiv gefühlt hatte, erlebte sie sich jetzt angenehm schwer und geerdet. Sie selbst stellte diese Veränderungen in einen eindeutigen Zusammenhang mit dem Erleben in der beschriebenen Shiatsu-Behandlung.

Oft ist die Lösung eines Problems nicht auf der gleichen Ebene zu finden, sondern es bedarf eines Wechsels der Ebenen. Das Geschehen wäre auf der gleichen Ebene geblieben, wenn es der Patientin gelungen wäre, das wieder gefundene Fließen im Körper in die dunkle Leber hineinzuleiten. Es scheint fast so, als ob sich ein anstehender Entwicklungsschritt in Form einer feineren Energie in der Leber von Frau R. aufgestaut hatte. Vor diesem Schritt schien ihr subjektiv diese neue Lebenskraft, die ihr später so hilfreich wurde, als dunkle, kranke Energie. Erst als sie dieser dunklen Kraft erlaubte zu fließen, konnte sie ihre heilende und transformierende Wirkung entfalten. Fein und Grob haben in ihr zusammengefunden und damit nicht nur zur Gesundung beigetragen, sondern sie auch zu mehr innerer Weite und zu innerem Wachstum geführt.

Je feiner die Schwingungen, die in einer Behandlung geweckt werden und zu fließen beginnen, desto tiefer und grundlegender ist die Veränderung und desto weniger beschränken sich die Wirkungen auf den Blickwinkel eines einzigen Fachbereichs. Wenn wir den oben beschriebenen Prozess nur medizinisch oder ihn nur aus der Perspektive der Psychologie, Pädagogik oder Sozialpädagogik betrachten, können wir nicht die ganzheitliche Entwicklung und Gesundung dieses Menschen erfassen.

Dieses Hinabsinken in größere Tiefe und das Wecken der dort verborgenen feineren Kräfte ist, was Jung als «Überwachsen» bezeichnet hat. Mit einer Erweiterung des Horizontes können Probleme «überwachsen» werden. «Überwachsene» Probleme verlieren an Bedeutung und können dann entspannter, mit mehr innerem Raum, bewältigt werden. Sie lösen sich auch vielfach im Laufe der Zeit ganz von alleine auf.

Damit es jedoch im Wechsel der Schwingungs- beziehungsweise Erlebnisebene zu einem wirklichen Überwachsen und nicht nur zu einer Verdrängung des Groben zugunsten des Feinen kommt, ist wichtig, dass die gefundene Leichtigkeit und Freiheit wieder mit dem Ausgangsproblem verbunden wird. In unserem Inneren laufen immer verschiedene Filme gleichzeitig ab. Wenn es in einer Behandlung gelingt, einem Patienten aus seinem immer gleichen, oft quälenden Film herauszuhelfen, sodass er sich in einem anderen, angenehmeren Film wieder findet, so darf man dies nicht mit Heilung verwechseln. Das Problemgeschehen kann zwar mit einem Wechsel der Identifikationsebene aus Körper und Bewusstsein für eine Zeit vollkommen verschwinden, es ist damit aber noch keineswegs aufgelöst.

Ein solcher Wechsel vollzieht sich nicht nur als Folge von energetischen Behandlungen, sondern zum Beispiel auch in Schockzuständen. Eine Patientin, die wegen einer langjährigen Knorpelerkrankung an beiden Kniegelenken unter ständigen Schmerzen beim Laufen und Treppensteigen gelitten hatte, verlor unerwartet ihren Lebenspartner durch Herzinfarkt. Sie kam dadurch in einen Schockzustand, der über ein Vierteljahr anhielt. Während dieser ganzen Zeit hatte sie keinerlei Schmerzen selbst bei größeren Belastungen. Dass es sich bei diesem Vorgang nicht um eine wirkliche Heilung gehandelt hat, wurde am Ende des Schockzustandes deutlich: Das Gefühl der Trauer stellte sich ebenso ein wie der Schmerz an den Knien.

Ganz ähnlich verhält es sich mit vielen, zunächst verblüffenden Veränderungen unmittelbar nach Shiatsu-Behandlungen. Was die Natur im Falle des Schocks in uns geschehen lässt, scheint jedoch ein wesentlicher Schritt zur Heilung zu sein. Sie holt uns zunächst von unserem Schmerz, in dem wir vollkommen gefangen sind, weg und schenkt uns damit eine gewisse Freiheit; und das Erleben dieser Freiheit scheint uns die Basis zu geben für die Bearbeitung des Schmerzes, den wir sonst nicht hätten bewältigen können. Der Wechsel der Schwingungsebene kann zweifellos ein wichtiger Schritt auf dem Weg zur Heilung sein.

Es soll am Schluss dieses Abschnitts noch einmal betont werden, dass mit Grob und Fein keinerlei Wertung verbunden ist. Auch wenn das Geschehen auf den feineren Schwingungsebenen auf viele Menschen eine größere Faszination ausübt, ist es doch nicht besser als die Veränderungen auf groben Ebenen. Ausschlaggebend ist immer das Anliegen des Patienten. Eine tiefe Seelenarbeit mag faszinierend und grundlegend verändernd sein, sie ist jedoch nicht angemessen, wenn ein Patient mit einem überdehnten Außenband am Fußgelenk als Folge eines Sportunfalls zu uns kommt. Die Behandlung sollte dem Anliegen des Patienten entsprechen. In Prozessen zeigt sich zwar immer mal wieder, dass sich hinter einer vermeintlich oberflächlichen Störung eine grundlegende Unordnung verbirgt, aber es liegt dann immer beim Patienten, sich für einen tieferen Prozess zu entscheiden oder eine einfachere Lösung, zum Beispiel mit Hilfe von Medikamenten, zu wählen.

5.4 Die Tore zu inneren Kräften öffnen

«Behandlung aus dem Herzen»

Shiatsu arbeitet nicht nur mit äußeren, sondern auch mit inneren Berührungen. Es lebt davon, dass der Patient sich vom Behandler und von sich selbst berühren lässt; es lebt aber auch davon, dass der Behandler sich vom Schmerz wie auch von der Freude des Patienten berühren lässt. Die Begegnung zwischen Behandler und Patient ist immer eingebettet in Anteilnahme und Mitgefühl. Entgegen der vielfach in westlichen Behandlungsformen bestehenden Regel, dass der Behandler eine emotionale Distanz zum Patienten halten sollte, darf der Shiatsu-Behandler nicht nur eigene Betroffenheit zulassen, sie ist sogar ein wesentliches Element der Behandlung. Die Behandlung ist ein natürlicher Akt der Mitmenschlichkeit. Gelingt es durch die Behandlung nicht, Schmerz und Leid zu beenden, so hilft doch die Kraft, die aus aufrichtiger Anteilnahme kommt, das Leid erträglicher zu machen.

Schon wer einem anderen Menschen im Gespräch in aller Offenheit zuhört, muss mit dem, was er über die Ohren aufgenommen hat, umgehen. Er kann darüber nachdenken, das Gehörte in der Stille in sich wirken lassen, er kann es mit anderen besprechen oder es als Anstoß nehmen, sich vertieft mit dem Thema zu beschäftigen. Genauso ist es mit dem, was wir vom Patienten in der Behandlung aufnehmen, von Körper zu Körper, von Herz zu Herz. Unser Schutz im Shiatsu ist nicht, dass wir lernen, alles Belastende, das vom Patienten kommt, an uns abperlen oder durch uns hindurchgehen zu lassen, und auch nicht, dass wir unser Energiefeld so stark machen, dass es wie ein Schutzschild wirkt. Unser Schutz ist, dass wir lernen, mit dem Schmerz und dem Leid des Patienten umzugehen. Dies ist in dem Ausmaß möglich, wie wir den Zugang zu unserer eigenen Tiefe gefunden haben.

Erinnern wir uns an die Lehrerin, die die Ängste ihrer Schülerinnen wie eine geballte Faust in ihrem eigenen Körper gespürt hat. Sie konnte und wollte sich dem Leid ihrer Schülerinnen nicht entziehen und hat selbst mit ihnen gelitten, bis sie den Raum in sich entdeckte, in dem sie ihren Seelenfrieden wieder fand. Wenn sich uns ein Patient verbal oder nonverbal in einer Shiatsu-Behandlung in seinem Leid anvertraut, so müssten wir den natürlichen Fluss der Herzensenergien abblocken oder geschickt so an uns vorbeileiten, damit er uns nicht trifft. Wir würden der Begegnung ausweichen und die Behandlung damit einer der wichtigsten Kräfte berauben. Auf der anderen Seite können wir natürlich auch nicht alle Schmerzen unserer Patienten als geballte Fäuste in uns tragen. Die Lösung des Problems liegt wie bei Frau R. in dem Raum, der sich in der Tiefe unserer eigenen Seele öffnet. Anteilnahme und Mitgefühl selbst können uns zu diesem Raum führen und die Tür zu ihm öffnen.

Mit dem Öffnen des Herzens entfaltet sich eine Energie, die heilsamer sein kann als alles Verstehen. Eine amerikanische Freundin erzählte mir folgende Geschichte: In ein Krankenhaus in New York wurde eine Frau eingeliefert, die sich das Leben nehmen wollte, aber gerade noch rechtzeitig gerettet wurde. Sie lag in ihrem Bett, antwortete auf keine Fragen und war zu keinem Gespräch bereit. Der Krankenhauspsychologe gab sich alle Mühe, konnte aber in keinen Kontakt mit der Patientin kommen. Verschiedene Ärzte bis hin zum Chefarzt versuchten es vergeblich. Geschafft hat es schließlich eine warmherzige schwarze Putzfrau, die, in allen medizinischen und psychologischen Fragen vollkommen ungeschult, «ganz normal» mit ihr umging.

Die verschiedenen Ebenen der Herzenskraft

Das *Herzens-Qi* hat eine eigene Qualität und entfaltet eine eigene Wirkkraft. Es ist in der Lage, innere Verhärtungen zum Schmelzen zu bringen und Verbitterung aufzulösen. Es macht weich und hilft im Umgang mit anderen, auch einmal «Gnade vor Recht ergehen zu lassen». Wie bei allen Energien gibt es auch hier verschiedene Schwingungsebenen, von denen jede einzelne charakteristische Merkmale und in der Behandlung eine eigene Bedeutung hat. Je tiefer wir als Behandler unser eigenes Herz öffnen und je tiefer wir uns auf unsere Patienten einlassen, desto feiner und freier ist die Schwingungsebene, auf der wir miteinander kommunizieren.

Wir können uns als Behandler vom Leid und vom Schicksal des Patienten berühren lassen, mit ihm mitfühlen, ohne dabei sentimental zu werden. Unser eigenes Schicksal bleibt dann bei aller Anteilnahme klar getrennt vom Schicksal des Patienten, der seine Probleme selbst zu lösen und seinen Schmerz selbst zu tragen hat. Der Behandler entwickelt ein echtes Mitempfinden, ohne eine wirkliche Verbindung einzugehen; gemeint ist eine Beziehung ohne gegenseitige Ansprüche, so wie sie vielfach von Menschen in Zeiten ohne große Herausforderung eingegangen werden. Es entsteht dabei nicht die Erwartung, durch dick und dünn miteinander zu gehen. Diese Beziehung ist mit der Behandlung beendet.

Behandler und Patient können sich aber auch tiefer aufeinander einlassen, eine Herzensverbindung eingehen. Auch diese Verbindung bleibt immer frei, das heißt ohne Sentimentalität einerseits und ohne Ansprüche an den anderen andererseits. Gemeint ist eine Verbindung, wie sie zum Beispiel bei Menschen in Notsituationen zustande kommt, die wissen, dass sie keine Hilfe annehmen würden, wenn dies zum Nachteil des anderen wäre. Es ist eine Verbindung, die auf Gegenseitigkeit beruht. Sie kommt nur zustande, wenn auch der Patient sich öffnet und an seinen «wunden Punkten» berühren lässt. Auch diese Verbindung bleibt im Bereich *persönlicher* Anteilnahme am Leid des anderen. Je tiefer das Gefühl der *Verbundenheit* – ohne sich dabei *gebunden* zu fühlen –, aus desto größerer Tiefe entspringt die Kraft und desto nachhaltiger ist die Wirkung.

Viele Leute glauben, dass sie, je mehr sie sich auf jemand anderen einlassen, in Unfreiheit und Bindung kommen. Dies ist aber nur dann der Fall, wenn wir uns *mehr* und nicht *tiefer* einlassen. Die Weite, die wir in unserer eigenen Tiefe finden, findet sich auch in den Beziehungen, auf die wir uns einlassen, und es wird möglich, bei aller Verbundenheit die innere Freiheit zu bewahren. In unserer größten Tiefe, in den feinsten Bereichen ist die Freiheit am größten. Ähnlich wie bei der allmählichen Erwärmung von Eis bei null Grad Celsius eine bedeutende Veränderung eintritt und sich die feste Struktur des Eises auflöst, so ergibt sich auch in einer gewissen Tiefe, bei einer bestimmten Feinheit der Schwingung, der Sprung vom persönlichen Erfahrungsfeld zu einem transpersonalen Erleben. Wir können dem anderen dann mit einem befreiten Herzen begegnen. Gelingt uns dies als Behandler, so dringen wir in jenen Bereich inneren Erlebens vor, in dem jeder Mensch jenseits aller persönlichen Eigenarten liebenswürdig ist. In diesem Zustand ist unser Geben weder von Sympathie noch von einer Gegenleistung abhängig. Der Patient kann das Gefühl hinter sich lassen, etwas tun, leisten zu müssen, um liebevoll angenommen zu sein. In diesem Zustand folgen wir dem Strom des Lebens, ohne dass dabei unser persönlicher Vorteil eine Rolle spielt.

Als erschütterndes Beispiel für die Tiefe und die Freiheit der hier angesprochenen Verbindung fällt mir immer wieder ein Ereignis ein, das im Frühjahr 1993 tagelang die Welt in Atem hielt. Ein offenbar geistesgestörter Mann hatte mehrere Sprengsätze an einem Kindergarten in der Nähe von Paris angebracht und war anschließend, mit an seinem Körper befestigten Sprengsätzen in den Kindergarten eingedrungen, um eine Kindergruppe und deren Erzieherin als Geiseln zu nehmen. Er behielt die Gruppe einige Tage lang in seiner Gewalt und bot der Erzieherin mehrmals an, die Räume zu verlassen, wollte die Kinder jedoch als Geiseln behalten. Die Erzieherin lehnte ab, da sie sich für «ihre» Kinder als Bezugsperson verantwortlich fühlte und wusste, dass nur sie größeren psychischen Schaden bei den Kindern verhindern konnte. Und sie tat dies, obwohl zu Hause ihr eigenes 20 Monate altes Kind auf sie wartete. Die Situation ging glücklich für die Geiseln aus, die von der Polizei schließlich befreit wurden, und tragisch für den geistesgestörten Geiselnehmer, der dabei erschossen wurde. Die Erzieherin erhielt den höchsten Orden, der in Frankreich an Zivilisten verliehen werden kann. Auf Befragen war sie sich überhaupt keiner Heldentat bewusst, sondern gab an, nur das getan zu haben, was die Situation von ihr verlangt hatte.

Dies ist der Punkt: sich nicht den eigenen (persönlichen) Bedürfnissen und Gefühlen entsprechend zu verhalten, sondern der Situation gerecht zu werden. Dieses Beispiel zeigt den Sprung von persönlicher zu überpersönlicher Anteilnahme. Die persönliche Liebe zu ihrem eigenen Kind trat in den Hintergrund und machte Platz für ein Geschehen, das sie selbst als «ganz natürlich» bezeichnete.

Das Schicksal hat – wenn man so will – die eingefaltete Herzenskraft durch die Notsituation zur Entfaltung gebracht. Wie subtil und schwer fassbar die Wirkung dieser Kraft ist, merkt man, wenn man sich vorstellt, es wäre gar keine Geiselnahme erfolgt. Die Herzenskraft der Erzieherin wäre zwar genauso vorhanden gewesen, hätte sich jedoch nicht offenbart. Was bekommen die von ihr betreuten Kinder durch sie? Wenn auch schwer zu fassen ist, was diese Qualität ausmacht, so ist doch deutlich, dass sie mit Fachwissen und der Fähigkeit, gesammelt und aufmerksam seine Arbeit zu tun, nicht erfasst werden kann.

Gehen wir zurück zur Behandlung. Es ist klar, dass die in diesem Beispiel sichtbar gewordene Herzenskraft nicht machbar oder lehrbar ist. Solche Beispiele können uns aber für die unsichtbare Tiefe sensibilisieren, die ein ganz alltägliches menschliches Miteinander haben kann. Diese Herzensqualität ist natürlich nicht mehr an bestimmte Griffe oder irgendeine Form gebunden, sie ist eben zusätzlich zu allen anderen Fähigkeiten da oder nicht.

Ob Muskelverspannungen, Gelenkschmerzen oder psychische Konflikte die Motivation für eine Shiatsu-Behandlung sind, normalerweise ist immer die Hoffnung auf Heilung oder Linderung mit eingeschlossen. Was ist jedoch, wenn eine Aussicht auf körperliche Heilung nicht mehr besteht und die fortschreitende Krankheit absehbar zum Tode des Patienten führen wird? Ein rein medizinisches Shiatsu, das nur auf die Heilung des Patienten ausgerichtet ist, würde an dieser Stelle seinen Sinn verlieren. Lassen wir als Behandler auch an diesem Punkt die Herzensverbindung nicht abreißen, so reicht die Verbundenheit bis in den Tod und darüber hinaus. Die Berührungen haben dann nicht mehr zum Ziel, die Vitalkräfte des Patienten zu aktivieren, sondern ihm in seinem bevorstehenden Übergang beizustehen, eine Atmosphäre zu schaffen, in der sich in Frieden und Zuversicht die tiefste Heilung vollziehen kann, die uns Menschen möglich ist.

Wir können uns fragen, warum wir als Behandler diese verschiedenen Ebenen der Herzensöffnung beziehungsweise Herzenskraft überhaupt unterscheiden müssen. Als Behandler könnten wir jedem Patienten in aller Herzensoffenheit begegnen. Das ist sicherlich richtig, aber zum einen hilft uns diese Unterscheidung, deutlicher zu erkennen, wo wir selber stehen, und zum anderen können wir damit vielleicht besser spüren, wie tief sich der Patient öffnet und einlässt. Je tiefer die Öffnung des Herzens, desto größer sind die Kräfte, die an der möglichen Umwandlung mitwirken. Hat jemand große Erwartungen und Hoffnungen in Bezug auf seine Heilung, so muss er auch bereit sein, sich in entsprechender Tiefe zu öffnen.

Schließen wir aus unseren menschlichen Begegnungen diese tiefsten Tiefen des Menschseins nicht aus, so können sich im Freundes- wie auch Patientenkreis Situationen ergeben, in denen das Leben gerade solches von uns verlangt. Hinweise wie: «Jeder Behandler sollte nur in den Bereichen mit seinen Patienten arbeiten, die er selbst erfahren und kultiviert hat», verlieren an dieser Stelle ihre Bedeutung. Nicht mehr was wir beherrschen und gelernt haben, sondern was das Leben von uns verlangt, ist hier ausschlaggebend. Auch wenn wir glauben, diesen Anspruch nicht erfüllen zu können, wir aber den aufrichtigen Wunsch danach in uns tragen, kann sich aus diesem Wunsch die Kraft entfalten, die uns zu seiner Verwirklichung führt. Denn der Wunsch ist die eingefaltete Qualität seiner Erfüllung.

Die Behandlung aus dem Dantian

Shizuto Masunaga hat eine Behandlungstechnik entwickelt, in der der Behandler auf natürliche Weise die Schwerkraft seines Körpers nutzen und so ohne Anstrengung auch mehrere Behandlungen hintereinander geben kann. Der Rhythmus und der harmonische Fluss der Bewegungen helfen ihm und dem Patienten gleichermaßen, sich tiefer zu entspannen und aufeinander einzulassen.

In der *Behandlung aus dem Dantian* nutzt der Behandler zusätzlich zur Schwerkraft sein eigenes Zentrum, um zum einen seinen Körper (z.B. die Daumen) weiter zu entlasten, zum anderen, um dem Druck gezielt eine ganz bestimmte Qualität zu geben, die er vorher in seinem Dantian erzeugt hat. In traditionellen japanischen Schulungen wie zum Beispiel beim Spiel der Koto (eines japanischen Saiteninstruments), deren Saiten vor allem von jungen Mädchen nur mit großer Anstrengung hinuntergedrückt werden können, lernen die Schüler von Anfang an, dies aus der Kraft des Dantian (japanisch «Tanden») heraus zu tun. Im Shiatsu geht es darum, das eigene Qi im Dantian zu sammeln und von dort über die Arme bis in die Finger beziehungsweise Daumen zu leiten. Diese innere Technik zu entwickeln, ist für den Shiatsu-Behandler von größtem Wert. Sie hilft dem Behandler zum einen, Kräfte zu sparen. Zum anderen ist die äußere Bewegung, mit der der eigentliche Druck erzeugt wird, der «Aus-druck» einer inneren Qi-Bewegung, sodass sie dem geübten Behandler hilft, die passende Antwort auf den energetischen Zustand des Patienten zu finden. Der Behandler kann auf diese Weise durch eine im eigenen Inneren erzeugte und gesammelte Energie die Qualität des Daumendrucks in differenzierter Weise so verändern, dass er im Patienten zum Beispiel eine lösende oder verdichtende, verfeinernde oder erdende, beruhigende oder anregende Wirkung gezielt erzeugen kann.

Es geht bei der Behandlung aus dem Dantian nicht darum, dass der Behandler sein Qi auf den Patienten überträgt; er gibt lediglich seinen Händen und Daumen gezielt eine Lebendigkeit, die dem Patienten in der Berührung hilft, in einen energetisch besseren, das heißt ihm als ganzem Menschen hilfreicheren Zustand zu kommen.

Ich möchte dies an einem Beispiel deutlich machen. Wenn wir einen Patienten haben, dessen Qi zu verdichtet, dessen Körper zu fest und angespannt ist, so können wir als Behandler in unserem Dantian die Qualität von Gelöstheit erzeugen und diese dem Patienten in jedem einzelnen Daumendruck erfahrbar machen. Wenn sein Körper beziehungsweise sein Qi «versteht», kann er die Qualität von Gelöstheit langsam in sich aufnehmen und mit der Zeit (wieder) selbst entwickeln. Umgekehrt ist es genauso möglich, einen Patienten, der zu gelöst, zu schlaff geworden ist, über den Daumendruck immer wieder die Qualität von Verdichtung spüren zu lassen, bis er, wenn er den Impulsen folgt, wieder zu seiner eigenen Spannkraft zurückfindet. Dieses Prinzip gilt grundsätzlich für alle Schwingungszustände des menschlichen Spektrums. Die Schwingungszustände, die im Dantian erzeugt werden können, sind so komplex, dass sie nur schwer in Worte zu fassen sind. Im Kapitel über die energetische Diagnose und den Behandlungsaufbau möchte ich trotzdem versuchen, sie in groben Zügen zu beschreiben.

Das Dantian als Quelle und Speicher

Neben der Entlastung des Körpers und der differenzierten Erzeugung und Weiterleitung bestimmter Schwingungen gewährt die Behandlung aus dem Dantian Zugang zu inneren Kraftpotentialen und gibt dem Behandler dadurch die Möglichkeit, sich ganz auf den Patienten und die Behandlung einzulassen, ohne dabei selbst Kraft zu verlieren. Aus dem Dantian heraus zu arbeiten heißt, durchgehend an die eigenen (unendlichen) Kraftreserven angeschlossen zu sein. Hier begegnen ihm die Kräfte, die ihm helfen, mit seinem eigenen wie auch dem Schmerz des Patienten umzugehen.

Aber das Dantian ist nicht nur Quelle, sondern auch Speicher für innere Energien. Wenn es einen gewissen Füllezustand erreicht hat, so gibt dies nicht nur dem Behandler Kraft, sondern es schärft auch sein Wahrnehmungsvermögen und erhöht seine Klarheit. Steigert sich die Fülle noch weiter, so kann es passieren, dass Behandler und Patient buchstäblich «über sich hinauswachsen» und einen Zustand erreichen, in dem sich Zusammenhänge offenbaren, die im normalen Alltagsbewusstsein nicht erfasst werden können. Auch hier ereignet sich etwas Ähnliches wie beim Schmelzen von Eis oder vielleicht auch wie beim Verdampfen von Wasser. In einer wachsenden Fülle von Energie wechselt die Substanz ihren Aggregatzustand, was ihr einen ganz neuen Raum erschließt. Eine solche Behandlung kann zu einem Gipfelerlebnis werden, aus dem Behandler und Patient noch lange schöpfen können. Dies ist durchaus dem in der Physik als Quantensprung beschriebenen Vorgang vergleichbar.

Natürlich kann man solche Erlebnisse nicht wie auf Knopfdruck *machen*, aber sie ergeben sich von Zeit zu Zeit aus der Fülle des Qi. In einem solchen Zustand kann sich der Behandler ganz dem Geschehen anvertrauen, das ihn und den Patienten auf eine Weise trägt, die er sich vorher hätte nie ausdenken können. Zweifel an dem, was geschieht, muss er nicht ablegen, sie verschwinden ganz von alleine. Erst wenn dieser besondere Behandlungszustand zu Ende ist, mögen Zweifel kommen an der Wirklichkeit dieses Geschehens, an dem, was auf diese Weise gesehen, erfahren und erkannt wurde. Wenn es ein echtes Erleben war, eine wirkliche innere Schau, so wird es auch im Nachhinein der kritischsten Prüfung standhalten. Auch hier gibt es durchaus Berührungspunkte mit dem Erleben, das Hildegard von Bingen beschrieben hat (vgl. S. 304).

All diese Vorgänge in Worten beschrieben zu lesen, mag hochkompliziert oder schlichtweg unglaubwürdig erscheinen, wenn man sie nicht selbst erlebt hat; auch mir selbst ist es über viele Jahre so gegangen. Letzten Endes stößt jeder, der ein inneres Erleben zu beschreiben versucht, an die gleichen Grenzen, die schon Franz Anton Mesmer zur Verzweiflung gebracht haben. Schon das simple Aufheben eines Schlüsselbundes von der Erde in all seinen äußeren Muskelbewegungen zu beschreiben, ist unmöglich. Auch wenn wir exakt beschreiben würden, wann welche Muskeln in welcher Weise betätigt werden, wäre es keinem Menschen möglich, diese Bewegung genau auszuführen. Es wird erst ganz einfach, wenn wir ihren Sinn erfahren haben. Schließlich kann sich jeder ohne großes Nachdenken bücken und einen Schlüsselbund vom Boden aufheben, wenn er dazu aufgefordert wird. So ähnlich verhält es sich auch mit den hier beschriebenen inneren Bewegungen, allerdings mit dem Unterschied, dass sich ihr Sinn nur im eigenen Erleben offenbart. Wer selbst Ähnliches erlebt hat, mag sich freuen, es hier auch von jemand anderem beschrieben zu sehen, und wer es nicht erlebt hat, mag sich vielleicht davon inspirieren lassen, um dieses oder Ähnliches einmal selbst zu erleben. In jedem Fall ist es in der therapeutischen Arbeit eine Erfahrung von unschätzbarem Wert.

5.5 Die energetische Diagnose

Dies alles ist der Rahmen und Hintergrund einer *energetischen Diagnose*. Die diagnostische Betrachtung beinhaltet nicht nur, was verstehbar ist, sondern auch alles, was sich nur in unmittelbarem Erleben offenbart. Sie wird im Grunde nur über die Erfahrung zugänglich. Je tiefer die zugrunde liegenden Erfahrungen sind, desto weiter wird der Rahmen der Betrachtung.

Die größte Tragkraft in der Behandlung hat, was der Behandler selbst erlebt hat. Überaus hilfreich können jedoch auch die in den verschiedenen Kulturen und Traditionen gesammelten Erfahrungen sein. Ihr Wert wird jedoch sehr zweifelhaft, wenn sie in keinerlei Resonanz zum eigenen Erleben des Behandlers stehen und von diesem nur mit dem Verstand nachvollzogen werden. Im Shiatsu kann das zum Beispiel heißen, dass ein Behandler alle Akupunkturpunkte und Meridianverläufe auswendig gelernt hat und sie behandelt, ohne die energetischen Veränderungen zu erspüren, die durch seine Behandlung hervorgerufen werden. Wenn spirituelle Meister in Ost und West Leben und Tod, Licht und Schatten, Gesundheit und Krankheit als zwei Seiten einer Münze beschreiben, die man LEBEN nennen könnte, so wird uns dies erst dann wirklich zur Hilfe, wenn wir es – zumindest ein wenig – auch selbst erfahren haben. Ein tiefer Glaube daran kann uns Trost und Zuversicht geben und den Weg in die eigene Erfahrung weisen. Was wir gelernt haben und was wir glauben, spielt eine Rolle, das Wichtigste aber ist, was wir mit unserer eigenen Erfahrung durchdrungen haben.

Es geht in der *energetischen Diagnose* nicht darum, Abweichungen von einer vorgegebenen Norm zu finden, sondern um die Ausgewogenheit im Spiel der Lebenskräfte, um den Grad des Erfülltseins im Leben. Dabei spielt die Gesundheit eine große, aber keineswegs die einzige Rolle. Oft zeigt sich in Lebensprozessen sogar, dass Krisen, die nicht selten von gesundheitlichen Störungen begleitet werden, Teil einer Entwicklung zu einem erfüllteren Leben sind. Es geht also nicht darum, sie «wegzumachen», sondern sie in einen größeren Zusammenhang zu stellen. Denken wir zurück an die hochaktive junge Studentin, die unter immer stärker werdender Migräne litt. Wir können Migräne als Krankheit betrachten, da sie uns unter Schmerzen an dem hindert, was wir tun wollen. Wir können sie aber auch als Teil eines Heilungsprozesses begreifen, in dem uns unser Körper zum Beispiel darauf hinweist, dass unsere Vorstellungen vom Leben korrekturbedürftig sind. Die Migräne hat die junge Frau zur Ruhe gezwungen. Nachdem sie begriffen hatte, dass die Ruhe in ihrem Leben zu wenig Raum hatte und sie dies änderte, ging die Migräne zurück. Wenn wir begriffen haben, welch große Bedeutung der Ruhe bei der Entwicklung eines erfüllten Daseins zukommt, so hat die Migräne bei dieser Patientin möglicherweise eine wichtige Rolle in ihrem Lebensprozess gespielt. Wäre es ihr gelungen, die Migräne durch Medikamente zu beherrschen, so hätte sie damit ihren Körper im Sinne ihrer Vorstellungen vom Leben gefügig gemacht. So hat es sich umgekehrt entwickelt: Ihrem Körper folgend hat sie ihr Leben umgestellt. Vielleicht musste sie zugunsten eines harmonischeren Lebensgefühls auf den einen oder anderen Karriereschritt verzichten, aber vielleicht hat sie auch erkannt, dass ein zugrunde liegender Mangel durch Leistung immer nur vorübergehend gestillt werden kann.

Wie auch immer sich das Leben dieses Menschen entwickelt haben mag, es macht auf jeden Fall deutlich, dass wir unsere Krankheiten und Störungen nicht unabhängig von unseren Vorstellungen, unserer Werteordnung und unseren Lebenszielen sehen dürfen. Leider sind die Zusammenhänge nicht immer so leicht aufzudecken wie in diesem Beispiel. Oft ist es mühselig, an den entscheidenden Dreh- und Angelpunkt zu kommen, und oft geht eine heilsame Veränderung im Inneren auch nicht mit einer bewussten Erkenntnis einher. Der Körper selbst hat dann etwas begriffen und umgesetzt, ohne dass unser bewusstes Ich je erfahren wird, was es war. Bewusste Erkenntnis *kann*, muss aber nicht Teil eines Heilungsprozesses sein.

Wenn wir im Shiatsu von Energien, vom Energiesystem oder Energiekörper sprechen, so ist damit das Spiel der unsichtbaren Kräfte gemeint, aus dem die äußere Welt entsteht und vergeht – vergleichbar dem Wind, der die Bäume, Äste und Blätter bewegt, aber selbst nicht sichtbar ist. Natürlich interessieren wir uns in diesem Zusammenhang auch für die Manifestationen in der materiellen Welt (z.B. im Körper), primär jedoch für die Vorgänge «dahinter». Die Energien, die in allen lebenden Wesen wirken, sind sehr ähnlich, vielleicht sogar die gleichen. Was die einzelnen Lebewesen jedoch voneinander unterscheidet, ist ihre Reaktion darauf beziehungsweise ihr Umgang damit. Es ist ein natürliches Gesetz, dass alle lebenden Wesen, wenn sie für eine gewisse Zeit keine Nahrung bekommen, hungrig werden. Dieser biologische Vorgang ist allen gemein. Der Umgang mit dem Hunger ist jedoch von Gattung zu Gattung und von Mensch zu Mensch verschieden. In diesem Sinne heißt Diagnose, dass wir uns sowohl mit der gemeinsamen Grundlage als auch mit den ganz individuellen Reaktionen beschäftigen, die wiederum teilweise im sichtbaren und teilweise im unsichtbaren Bereich stattfinden. Man kann sogar sagen, dass alles Individuelle erst im Spiegel einer gemeinsamen Grundlage deutlich wird, oder sich die vielfältigen Unterschiede erst im Erleben der Einheit offenbaren.

Was mit Diagnose hier also nicht gemeint ist, ist die Beschreibung bestimmter Symptome, die dann standardisiert, das heißt ihrer individuellen Unterschiede weitgehend beraubt und mit einem Namen versehen werden, wie zum Beispiel Rheuma, Migräne, Morbus Bechterew usw. Während bei der Standardisierung von Symptomen die vermeintliche Gemeinsamkeit durch Weglassen der individuellen Unterschiede hervorgehoben wird, stehen im hier beschriebenen

Ansatz Einzigartigkeit und gemeinsamer Ursprung in keinem Widerspruch. Sie zusammen ergeben im Sinne von Yin und Yang ein Ganzes.

Der ideale Grundzustand des Therapeuten in Diagnose und Behandlung ist der ungeteilter Aufmerksamkeit, dem weißen Lichts vergleichbar, in dem alle Formen und Farben deutlich wahrnehmbar werden. Gemeint ist ein Bewusstsein jenseits alles Gelernten, aller Kategorien und Raster, in die der Patient dann nur noch eingeordnet wird. In diesem Bewusstseinszustand ist es jederzeit möglich, dass Neues und Unerwartetes zu uns durchdringt, sodass der entstehende Prozess immer spannend und voller Überraschungen ist – alles kann so in einem neuen Licht erscheinen. Es ist ein immer wieder neuer, schöpferischer Prozess.

Qi und äußere Form
Aus der äußeren Form können wir auf die Kräfte schließen, die die Form hervorgebracht haben. Aus dem Muster im Sand können wir auf die Bewegungen des Wassers oder Windes schließen, aus denen es entstanden ist. An ausgeprägten Lachfalten können wir ablesen, dass dieser Mensch in seinem Leben viel gelacht haben muss, an ausgeprägten Muskelverhärtungen, dass er auf viele Herausforderungen in seinem Leben mit Anspannung reagiert hat. Aber mit dem Beobachten und Erforschen des Körpers wissen wir noch nicht, wie es jetzt im Moment um den Patienten steht und in welche Richtung er sich zu verändern im Begriffe ist. Wir sehen die Spuren, die das Leben in der Materie hinterlassen hat, aber das Leben selbst, das heißt das Qi und seine Flussrichtung, sehen wir damit noch nicht. Wenn wir ans Meer kommen und den Wasserstand sehen, wissen wir zunächst nicht, ob das Wasser kommt oder geht. Wenn wir es herausfinden wollen, haben wir zwei Möglichkeiten: Wir können das Wasser eine Zeit lang beobachten und sehen dann die Veränderung, oder wir können ins Wasser hineingehen und seine Bewegungen spüren.

> Eine Frau – sie war selbst Krankenschwester von Beruf – wurde zu ihrer schwer kranken Mutter gerufen, die im Koma lag. Die Ärzte befürchteten, dass sie sterben würde. Als die Tochter ihre Mutter berührte, spürte sie jedoch, dass die Energie nicht weiter zurückging, sondern wieder kam. Was sie gespürt hatte, bestätigte sich dann im weiteren Verlauf: Die Mutter kam wieder zu sich und erholte sich aus dieser kritischen Lage.

In einem energetischen Kontakt spielen die innere Grundausrichtung, die Klarheit und die Echtheit des Behandlers eine große Rolle. Je mehr ein Behandler ein Gefühl dafür hat, wo er in seiner eigenen Entwicklung steht, über welches Wissen er verfügt, auf welche Erfahrungen er zurückgreifen kann, worauf er sich einlassen möchte und worauf nicht, desto authentischer ist er. In der Tiefe wirkt nicht, was wir gelernt haben oder tun, sondern was wir sind. Grundsätzlich sollte der Behandler mit Patienten nur in den Bereichen arbeiten, die er selbst erfahren und kultiviert hat. Es geht nicht darum, mit geschickten Techniken Energien in Bewegung zu bringen und Räume zu öffnen, in denen der Patient dann Schwierigkeiten hat, sich alleine zurechtzufinden. Als Behandler sollten wir die Räume kennen, in die wir unsere Patienten führen. Manchmal kann es jedoch auch sein, dass uns ein nicht zu erschütterndes Vertrauen mit dem Patienten zusammen in einen für beide neuen Raum hineinführt. Je mehr wir gelernt haben, uns von unserem inneren Wissen führen zu lassen, desto gefahrloser können wir uns auch auf unbekannten Wegen in unbekannten Regionen bewegen. Ein kritischer und wacher Verstand ist auf diesem Weg ein guter Begleiter.

Behandlungsmotivation

In den ersten Begegnungen mit einem Patienten ist es hilfreich, seine Motivation für die Behandlung herauszubekommen, denn diese liefert die Energie für die notwendigen Veränderungen. Da diese dem Patienten selbst nicht immer bewusst ist, müssen uns neben dem Befragen und Beobachten auch unsere Hände beim Finden der Antwort helfen. Die Motivation des Patienten sollte sich mit der Grundausrichtung des Behandlers vereinbaren lassen. Der Patient bestimmt den Weg, den er gehen möchte, und der Therapeut (griechisch «Diener») begleitet ihn dabei, solange dieser Weg ein Weg zur Heilung ist. Sollten die Wege von Patienten und Behandler nicht übereinstimmen, so ist es besser, sich zu trennen, denn der Therapeut ordnet sich nicht in erster Linie dem Patienten unter, sondern den Gesetzen des Lebens.

Wie wir gesehen haben, spielen beim Entstehen von Störungen und Leiden unsere inneren Einstellungen und Verhaltensweisen eine zentrale Rolle – nämlich immer dann, wenn sie nicht mit dem Wirken der Natur im Einklang sind. Es ist daher wichtig herauszufinden, ob die das Leiden verursachende Kraft noch aktiv wirkt oder nicht. Ist der Patient noch mit den Mustern, die seine Beschwerden hervorgerufen haben, identifiziert, oder hat er sich bereits davon gelöst und ist auf der Suche nach einer neuen Ordnung? Eine Behandlung ist so lange zum Scheitern verurteilt, wie der Patient den Griffen des Behandlers, die seine alte Ordnung zu einer Veränderung einladen, aktiven Widerstand entgegenbringt. Wehrt sich ein verhärteter und verbitterter Patient innerlich gegen eine Berührung, die ihn einlädt, seine Gefühle fließen zu lassen, so kann sich die Symptomatik sogar verschlimmern. Es geht in der energetischen Körperarbeit um das freie Fließen der Kräfte, und dies sollte grundsätzlich auch das Anliegen des Patienten sein.

Stellen wir uns einmal einen Bach vor, der über die Ufer getreten ist und an Straßen und Häusern alle möglichen Schäden angerichtet hat. Wir werden, wenn wir zu Hilfe gerufen werden, sicher nicht die Häuser wieder herrichten, wenn das Wasser immer noch hindurchfließt, sondern zunächst versuchen, den Bach wieder in sein Bett zurückzubringen. Solange die Kräfte, die die Zerstörung hervorrufen, noch ungehindert weiterfließen, macht es nicht viel Sinn, mit den Aufräumarbeiten zu beginnen. Hängt die Fehlleitung der Energien zum Beispiel mit einer den Lebensfluss blockierenden Einstellung zusammen, so sollte beim Patienten wenigstens die Bereitschaft vorhanden sein, die innere Haltung zu überprüfen und gegebenenfalls zu ändern. Alle Menschen wollen ihre Schmerzen und Beschwerden loswerden, aber nicht jeder ist bereit, sich auf die dazu notwendigen Veränderungen einzulassen.

Der Behandler kann nichts *für* den Patienten, das heißt an seiner Stelle tun, sondern ihm nur dabei helfen, etwas für sich selbst zu tun. Die Aufgabe des Behandlers ist, den Patienten darauf hinzuweisen und ihn in vielen freiwilligen Schritten in die Veränderung hineinzuführen. Weigert sich der Patient konsequent, eine innere Veränderung zuzulassen, ist Heilung nicht möglich.

Zyklische Entwicklung

In unser aller Leben gibt es zyklische Veränderungsprozesse, die sich zwar höchst individuell manifestieren können, denen jedoch ein einfaches Geschehen zugrunde liegt. Wir alle erleben, dass eine gefundene Ordnung eine Zeit lang stimmig ist, uns trägt, bis sie uns nicht mehr die Antwort auf unsere Fragen und die Lösung für unsere Probleme geben kann. In dieser Phase versuchen wir oft unbewusst, an der alten Ordnung, für deren Funktionieren wir in der Vergangenheit genügend Beweise gesammelt haben, festzuhalten, und es kann lange dauern, bis wir begreifen, dass wir nach einer neuen Ordnung Ausschau halten müssen, aus der heraus wir unseren Problemen mit mehr Weite und Überblick begegnen können.

Mit dem *Annehmen* der mit allen bekannten Mitteln unlösbaren Situation beginnen wir langsam, offen zu werden für eine neue Sichtweise, für ein neues Verständnis, das unser Denken, Fühlen, Handeln und Leiden nachhaltig beeinflussen kann. Zu spüren, dass eine bis dahin tragfähige Ordnung nicht mehr funktioniert, ist leidvoll, ihr Zusammenbruch ist mit Unsicherheit verbunden; das Auftauchen einer neuen Ordnung jedoch, wie das Licht am Ende eines Tunnels, stimmt hoffnungsfroh, und der Aufbau und das Leben in der neuen Ordnung gehen einher mit Zufriedenheit und Wohlgefühl. Diesen Zyklus können wir in kleinen Dingen innerhalb von einem Tag durchlaufen. Er kann sich aber auch über Jahre erstrecken oder im Werden und Vergehen ganzer Kulturen Jahrhunderte dauern. Er spiegelt ein natürliches Lebensgesetz wieder.

Jede dieser beschriebenen Phasen des Zyklus bringt für uns, aber natürlich auch für unsere Patienten, eigene Aufgaben mit sich. Problematisch wird es, wenn wir uns gegen diesen natürlichen Wechsel von Werden und Vergehen, von Leben und Tod wehren und ihn aufzuhalten versuchen. An einem Bein, das bereits amputiert wurde, innerlich fest zu halten, ist zwar menschlich nur allzu verständlich, aber genauso wenig hilfreich wie der Kampf um einen Partner, der uns unwiderruflich verlassen hat. Einen Patienten in diesem Kampf zu unterstützen, würde sein Elend nur vergrößern. Es ist tragisch, wenn ein Sterbender seine letzte Kraft für den Kampf ums Überleben einsetzt und sich so selbst des Friedens beraubt, der ihm im Angesicht seines nahenden Übergangs zuteil werden würde. Dies bezieht sich nicht nur auf unseren physischen Tod, sondern auf jeden wirklichen Veränderungsprozess, der ja immer mit einem Sterben des Alten einhergeht. Die Diagnose, Behandlung und Begleitung des Patienten sollten die Phase mitberücksichtigen, in der er gerade steht.

Diagnose und Behandlung gehören immer zusammen, ihre gemeinsame Basis ist der Kontakt zwischen Behandler und Patient. Dieser schließt neben den fünf Sinnen auch den Kontakt der Schwingungsfelder mit ein. Wenn sich der Behandler wirklich auf einen Patienten einlässt, also einschwingt, kann er im eigenen Inneren spüren, was im Patienten vor sich geht. Es geht dabei um zweierlei, nämlich zum einen die Schwingungen wahrzunehmen, die im Patienten lebendig sind, zum anderen seine Reaktion darauf. Das erste ist nicht-persönlich und wertneutral, das zweite in Bezug auf den Patienten persönlich gefärbt. Wenn wir zum Beispiel herausfinden, dass das Schwingungsfeld eines Menschen insgesamt sehr verdichtet ist, so beschreibt dies zunächst einmal eine Eigenart, die ihn ähnlich wie Körpergröße, Haarfarbe, Körperbau und anderes charakterisiert. Wenn wir sehen, dass ein Mensch klein ist, wissen wir damit noch nicht, welche Bedeutung dies für ihn hat, ob es ihm egal ist, er darunter leidet oder es als Vorteil empfindet. Zum Beispiel ermöglicht ein verdichtetes Energiefeld auf körperlicher Ebene, kraftvoll zuzufassen, auf feineren Ebenen eine starke Willenskraft und Durchsetzungsfähigkeit sowie Schärfe und Präzision im Denken.

Dies alles sind wertneutrale Eigenarten, das heißt sie sagen nichts darüber aus, ob ein Mensch gut oder schlecht ist. Die Bewertung erfolgt in einem zweiten Schritt, der mit den Wertvorstellungen des Einzelnen und seiner Umgebung zu tun hat. Wenn dies alles Eigenarten sind, die in seinem familiären und sozialen Umfeld nicht gefragt sind oder sogar abgelehnt werden, so wird er selbst und seine Umgebung beginnen, diese Merkmale negativ zu bewerten.

Mitschwingen

Wenn wir uns zum Beispiel auf einen Patienten einschwingen und dabei eine Stille und Weite erleben, wie sie sich normalerweise in sehr feinen Schwingungsbereichen einstellt, so erfahren wir etwas über die Potentiale, die dieser Mensch in sich trägt. Wir wissen damit aber noch nicht, ob er selbst diese Potentiale kennt und lebt, ob sie ihm als Sehnsucht oder Ahnung begegnen oder ob er sie fürchtet und bekämpft, wie sein Ich damit umgeht. Wenn er diese feinen Energien, die den Zugang zu inneren Räumen von großer Weite ermöglichen, in sein Leben integriert hat, so wird er mit Zuversicht und Vertrauen durchs Leben gehen. Das Schicksal mag ihn zwar immer wieder herausfordern und vorübergehend in die Enge treiben, es wird ihm jedoch wie einem «Stehaufmännchen» immer wieder gelingen, einen Raum zu öffnen, in dem das Leben genügend Platz hat weiterzufließen. Er wird die Dinge vom Grunde und nicht von der Oberfläche her betrachten; er hat die Fähigkeit, Lebenssituationen in größeren Zusammenhängen zu sehen, und das Vertrauen, in etwas hineinwachsen zu können. Seine Scharfsinnigkeit beruht nicht nur auf den Ergebnissen logischen Denkens, sondern auch auf einer guten Intuition, die manchmal bis zur Hellsichtigkeit reichen kann. Es ließen sich noch viele andere Merkmale aufzählen, die charakteristisch sind für Menschen, in deren Schwingungssystem sehr feine, das heißt transpersonale Schwingungen lebendig und integriert sind.

Ganz anders kann das bei Menschen aussehen, in denen solche Schwingungen zwar angelegt und lebendig sind, die aber aus ihren Lebensumständen heraus keinen Umgang damit finden konnten. Die gleichen Schwingungen können diese Menschen in Angstzustände versetzen, größenwahnsinnig machen oder zu Träumern werden lassen, die ihren Alltag kaum noch bewältigen können. Sie können zu Schlaflosigkeit führen und Depressionen oder zu Einsamkeit, wenn niemand in der Umgebung mehr versteht, was in dem Betroffenen vor sich geht. Oft werden spirituelle Potentiale nicht als solche erkannt, sondern ignoriert oder sogar pathologisiert. Ich glaube, viele Menschen in unserer Gesellschaft würden sich wundern, wenn sie wüssten, wie weit verbreitet zum Beispiel telepathische Fähigkeiten sind. Dass dies nicht bekannt ist und vor allem die Betroffenen selbst sich kaum trauen, darüber zu sprechen, liegt unter anderem daran, dass dieser ganze, der Vernunft nur schwer zugängliche Bereich menschlicher Erfahrungen kulturell verdrängt wurde.

Wenn Sie von einer Diagnose hören, die auf dem Prinzip des Mitschwingens beruht, mag es dem einen oder anderen Leser unter Ihnen ähnlich gehen. Vielleicht erscheint Ihnen die Behauptung, dass man, indem man sich innerlich auf einen anderen Menschen einstellt (einschwingt), etwas von ihm erfahren kann, so fremd und unfassbar, dass Sie nicht anders können, als es abzulehnen. Aus über 20-jähriger Erfahrung heraus kann ich Ihnen jedoch versichern, dass dies eine hervorragende Möglichkeit ist, einen anderen Menschen in wesentlichen inneren Vorgängen zu erfassen. Es bedarf einer langen Übung, der Einhaltung bestimmter Regeln zum eigenen Schutz und zum Schutz des Patienten und auch eines gewissen Talentes in «energetischer Feinfühligkeit»; ein Mangel an Talent kann dabei durch die Tiefe des Interesses und eine entsprechende Beharrlichkeit mehr als aufgewogen werden.

Auf dem Weg des Mitschwingens können wir nur innere Vorgänge erfassen, die in unserem eigenen Schwingungsspektrum lebendig und uns (körper-)bewusst sind. Den Bereich unseres inneren Erfahrungsfeldes, den wir selbst durchdrungen und begriffen haben, zu verlassen, indem wir uns tief auf den Patienten einlassen, hilft uns in der Diagnose nicht weiter. Dies ist gemeint, wenn es heißt, dass wir uns im anderen nicht verlieren sollen. Sollte das trotzdem geschehen, trägt uns nicht mehr unsere eigene Erfahrung, und die Deutung der empfangenen Informationen verliert sich schnell im Spekulativen.

Ich möchte noch einmal auf den oben beschriebenen Fall zurückkommen, dass uns ein Patient oder eine Patientin begegnet, in deren Schwingungsfeld feine Energien geweckt und lebendig sind. Ein Beispiel hierfür ist die Rheumatikerin, die gleich zu Beginn der Behandlungen im Traum von dem Mann mit den Giftpfeilen verfolgt wurde. Bei ihr begegneten mir diese feinen Kräfte, die ihr selbst größte Furcht einflößten. Ihr fehlte das Vertrauen, sich auf Erfahrungen einzulassen, die sie mit dem Verstand nicht kontrollieren konnte, wurde jedoch von ihrer eigenen inneren Wirklichkeit ständig damit konfrontiert. So hatte sie zum Beispiel regelmäßig Klarträume, das heißt Träume, in denen sie sich dessen bewusst war, dass sie träumte. Auch diese besondere Art der Bewusstheit findet sich bei Menschen, in denen die feineren Bereiche des transpersonalen Erfahrungsfeldes lebendig sind. In bestimmten Situationen ihres Lebens *wusste* sie um Zusammenhänge, die sie eigentlich gar nicht wissen konnte.

Um mit ihren Ängsten umgehen zu können, wollte sie ihr Leben «in den Griff bekommen», indem sie alles mit dem Verstand zu erfassen und zu kontrollieren versuchte. Was mit dem Verstand nicht erfasst werden konnte, verdrängte sie weitgehend. All diese Befürchtungen, die sie in ihrem Leben entwickelt hatte, kamen in ihrem Traum zum Ausdruck; aber da war auch am Schluss das innere Wissen oder die innere Stimme, die sagte: «Es geht gut aus!» Dieses Wissen kam aus größerer Tiefe, es war die Manifestation feinerer Schwingungsebenen, die sie mit viel Vertrauensarbeit dann langsam in ihrem Leben zulassen konnte. Es war ihr mit der Zeit möglich, sich aus den kontrollierenden Fesseln ihres Verstandes zu befreien und dem inneren Wissen mehr Raum zu geben.

Gelenkrheumatismus ist eine Autoaggressionskrankheit, das heißt, Teile des Körpers werden nicht mehr als eigenes erkannt, sondern wie ein Fremdkörper, wie ein Eindringling von außen bekämpft. Die Abwehr richtet sich auf zellulärer Ebene gegen sich selbst und verursacht die typischen entzündlichen Prozesse. Ein ähnliches Geschehen zeigte sich in der energetischen Diagnose bei der Patientin in unserem Beispiel. Da war Weite und Grenzenlosigkeit in ihr, und da war die Angst davor und der Kampf dagegen. Zumindest in diesem Fall schien es so, dass sich auf der körperlichen Ebene das abspielte, was auch in ihrem Inneren vor sich ging.

Hätte ich nicht selbst in eigenen Lebenskrisen Ähnliches erlebt und durchgemacht, wäre es mir kaum gelungen, mich angstfrei auf das innere Erleben dieser Patientin einzulassen. Wenn wir im «Mitschwingen mit einem Patienten» nicht frei sind, so tut es weder uns noch dem Patienten gut, und es wird uns natürlich auch nicht möglich sein, eine Dia-gnose zu stellen, das heißt, «durch und durch zu erkennen». Die Grundregel, dass wir mit Patienten nur in solchen Bereichen arbeiten, die wir selbst erfahren und durchdrungen haben, ist ganz besonders wichtig im Umgang mit feineren Schwingungen.

Wenn wir wirklich mit einem Patienten mitschwingen, uns von ihm berühren lassen, seine inneren Bewegungen auch in uns zulassen, so bekommen wir auf diese Weise eine Fülle von Informationen, ohne zunächst zu wissen, welche davon bedeutsam und welche eher nebensächlich sind. Mit dem Kopf ist es unmöglich, diese Fülle zu ordnen und zu verstehen. Was aber der Kopf nicht vermag, ist dem Körperbewusstsein möglich. Zentrierung und die Anbindung an das Anliegen des Patienten helfen, ein Bild von dem Prozess beziehungsweise ein Gefühl für seine Dynamik zu bekommen. Wollte man das, wonach der Behandler sucht, in Worte fassen, so könnte dies vielleicht so lauten: *Welche Schwingung, welche energetische Qualität ist diesem Patienten hier und jetzt auf seinem Lebensweg unter Einbeziehung seines Anliegens (Leidens) hilfreich?*

Wer diese Art der Arbeit nicht kennt, wird vielleicht nicht glauben können, dass der Körper Antworten auf Fragen geben kann, die den Kopf überfordern. Aber der Körper gibt seine Antworten nicht in Prosa formuliert, sondern auf seine eigene Weise, wenn man so will poetisch. Poesie regt uns an, mit dem Herzen zu verstehen, anders als eine wissenschaftliche Erklärung. Ein Gedicht beschreibt das Leben nicht so exakt wie die Wissenschaft, sondern auf seine eigene Art. Ein Gedicht, das dem Herzen entspringt, können wir nur mit dem Herzen verstehen; eine Erkenntnis, die aus logischem Denken entwickelt wurde, können wir nur mit dem Kopf verstehen, und das im Körper verborgene Wissen teilt sich uns eben im Körper mit. Das Wissen des Körpers ist nicht unlogisch, sondern es hat eine andere Logik als der Kopf. Dies gilt auch dann, wenn wir die Logik des Körpers mit dem Verstand nicht nachvollziehen und nicht in Sprache fassen können.

Soll der Körper aber eine klare Antwort geben, so müssen wir auch klar sein in der Formulierung der Frage, das heißt, klar sein in der Ausrichtung unserer Aufmerksamkeit. Wir wollen nicht *irgendetwas* über den Patienten erfahren, sondern das, was ihm in seinem Anliegen weiterhilft. Wir wollen aber auch nicht sein Anliegen isoliert von seinem Lebenszusammenhang sehen, also nicht nach dem suchen, was ihm zwar kurzfristig hilft, aber langfristig Schaden zufügt. Je klarer wir als Behandler in diesen Punkten sind, desto deutlicher formuliert sich auch im Körper die Antwort.

Dieses Buch ist der Versuch, diesen Teil des Lebens in Worte zu fassen. Ich habe mich bemüht, ihn über Beispiele und Analogien auch dem Verstand ein wenig zugänglich zu machen im Wissen um die Begrenztheit der Möglichkeiten. Je mehr es Ihnen gelingt, es auch mit Ihrem Kopf, Herz und Bauch, also mit Ihrem ganzen Körper zu verstehen, desto mehr haben Sie auch das Prinzip der energetischen Diagnose verstanden.

Schematische Diagnose

Wenn wir uns zum ersten Mal auf einen energetischen Kontakt einlassen, ist die Fülle der empfangenen Informationen so groß, dass dies zunächst einmal mehr zu unserer Verwirrung beiträgt als zu einer hilfreichen Diagnose. Um zu einer diagnostischen Aussage zu kommen, ist es von daher hilfreich, am Anfang einem vereinfachten Schema zu folgen. Ein solches Schema möchte ich im Folgenden beschreiben.

Eine energetische Diagnose versucht immer, Ungleichgewichte, Disharmonien herauszufinden, um den Menschen und sein Energiesystem dann in der anschließenden Therapie zu mehr Ausgewogenheit und Harmonie zu führen. Der Bezugsrahmen, also die Frage, in Bezug auf was Ungleichgewicht herrscht, ist dabei unterschiedlich. Shizuto Masunaga hat in seiner *Hara-Diagnose* stets nach dem Meridian gesucht, der die größte Fülle aufweist (*jitsu*), und nach dem, in dem sich die größte Leere findet (*kyō*). Das Ziel der Behandlung war, dieses Ungleichgewicht auszubalancieren, wodurch sich die entsprechenden Symptome oft verringerten oder verschwanden. Nie wurden bei ihm aber nur die beiden als *kyo* und *jitsu* diagnostizierten Meridiane behandelt, sondern immer alle Meridiane im Rahmen einer Ganzbehandlung von Kopf bis Fuß. Diese Hara-Diagnose, die nur wenige Schüler und Mitarbeiter Masunagas sicher beherrschten, war allerdings nicht, wie heute teilweise praktiziert, dem subjektiven Empfinden und Ermessen des jeweiligen Behandlers unterworfen; vielmehr musste jeder Behandler zum gleichen Ergebnis kommen, wenn die Diagnose korrekt sein sollte.

Wenn wir Shiatsu im Rahmen energetischer Körperarbeit geben, suchen wir zunächst einmal Ungleichgewichte innerhalb dreier Gegensatzpaare: *grob* und f*ein, verdichtet* und *gelöst, Herz* und *Geist*. Alle sechs Qualitäten sind ihrer Natur nach wertneutral, das heißt weder gut noch schlecht. Sie beschreiben sechs wesentliche Aspekte des Menschseins, Fähigkeiten, die jeder Mensch zum Leben braucht (**Abb. 165**).

Je nachdem, ob sie im Schwingungsfeld eines Menschen sehr stark oder nur ganz schwach vertreten sind, bringen sie besondere Stärken oder Schwächen hervor. Solange ein Mensch diese Stärken oder Schwächen kennt, sie bei sich angenommen und sich darauf eingestellt hat, sind es nur Merkmale, die ihn charakterisieren, die seine Persönlichkeit ausmachen. Wenn ein Mensch seinem Leben

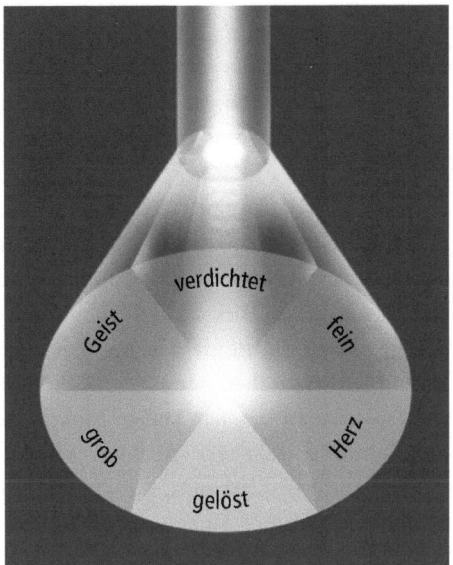

Abb. 165

aber eine Ausrichtung gegeben hat, die zu diesen energetischen Merkmalen nicht passt, wenn er zum Beispiel einen Beruf gewählt hat, in dem von ihm verlangt wird, was er energetisch nicht zu leisten in der Lage ist, so kann dies zu einer Quelle von Krankheit und Leid werden. Ein wesentlicher Aspekt der Diagnose ist also, dass sie dem Patienten hilft, sich selbst, das heißt seine energetischen Konstellationen und Potentiale kennen zu lernen, um sein Leben im Einklang damit zu gestalten.

Verdichtet und gelöst

Das Ungleichgewicht in diesen drei Gegensatzpaaren kann aber auch so groß werden, dass es durch entsprechende Lebensführung nicht mehr kompensiert werden kann. Ein Beispiel, das mir in meiner Praxis sehr häufig begegnet, ist eine *übergroße Gelöstheit*, das heißt Offenheit des Energiefeldes. Ein Mensch, dessen Energiefeld weit geöffnet ist, ist sehr sensibel und aufnahmefähig für Reize und Impulse verschiedenster Art. Wenn ein «normaler» Mensch zehn Antennen hat, um Schwingungen aufzunehmen, so hat jemand mit einem sehr offenen Energiefeld vielleicht hundert Antennen, um Informationen zu empfangen. Wenn es ein solcher Menschen nicht schafft, gleichzeitig in seiner Mitte zu ruhen, also der Gegenpol der Zentrierung zu schwach ausgeprägt ist, so wird er mit der Zeit die vielen Informationen nicht mehr verarbeiten können. Er wird seine Stabilität verlieren und immer beeinflussbarer werden durch andere Menschen, das Wetter, Lärm und vieles andere mehr. Er sehnt sich nach Ruhe und beginnt, Situationen zu vermeiden, in denen allzu viel auf ihn einstürmt. Vielleicht entwickelt er eine Migräne, die ihn wie eine Notbremse zurückhält, wenn ihm wieder einmal alles zu viel geworden ist. In einem solchen Fall ist die Migräne nicht die eigentliche Erkrankung, sondern vielmehr der Versuch des Körpers, Schlimmeres zu verhindern.

Menschen mit einem sehr offenen Energiefeld sind meist äußerst interessiert und wach, sie sind in der Lage, vielen Dingen – oft gleichzeitig – ihre Aufmerksamkeit zu schenken; was sie allerdings oft nicht können, ist, einer Sache oder einem Vorgang ihre Aufmerksamkeit entziehen. Sie sind mit ihrer Aufmerksamkeit gern überall und nirgends, aber nicht bei sich selbst. Eine Patientin beschrieb ihr Lebensgefühl mit folgendem Bild: «Ich sehe mich bis zum Bauchnabel aus dem Fenster meines Hauses lehnen und verfolge alles, was außen passiert, mit Aufmerksamkeit, aber ich kann nicht in meinem Haus sein und Ruhe finden.» Solche Menschen sind oft hochbegabt im Erspüren anderer, haben aber größte Schwierigkeiten, ihre eigenen Bedürfnisse zu fühlen. Sie kümmern sich gern um andere, übergehen aber dabei sich selbst. Es ließen sich noch viele Merkmale aufzeigen, die typischerweise mit einem sehr gelösten Energiefeld einhergehen. Die Fähigkeit zu lösen, ist ein Juwel. Sie hilft uns, auf körperliche Ebene zu entspannen und macht uns auf feineren Ebenen kontaktfähig. Pathologisch wird es erst, wenn es sich nicht mehr um eine Fähigkeit, sondern um einen Zwang handelt, wenn der Fähigkeit zu lösen nicht mehr die zu verdichten gegenübersteht, wenn wir alle unsere Antennen nur noch ausfahren, aber nicht mehr einholen können.

Herz und Geist

Worum geht es in der Polarität von Herz und Geist? Der *Geist* bietet die Möglichkeit, das Leben nüchtern und ohne die Einmischung persönlicher Gefühle zu betrachten. Er ist kühl, präzise und schneidend klar. Dies entspricht dem Ideal eines Wissenschaftlers, der sich unvoreingenommen und unbeeinflusst von persönlichen Gefühlen dem Forschungsgegenstand widmet. Wir können etwas über eine Blume erfahren, wenn wir sie nüchtern analytisch betrachten, sie in ihre Bestandteile zerlegen, wie ist die Wissenschaft zu tun pflegt, aber wir erfahren auch etwas über sie, wenn wir sie lieben, uns an ihr freuen, ihr unser *Herz* öffnen. Die Herzensqualität entspricht dem weiblichen Aspekt, der Mutterliebe in ihrem tiefsten Sinn, sie wärmt und bringt zum Schmelzen, sie macht weich und gefühlvoll. Sie kann innere Knoten nicht durch analytisches Verstehen, sondern durch Verzeihen lösen. Ist sie zu stark und die energetische Qualität des Geistes zu schwach vertreten, so neigen wir zur Sentimentalität, verlieren uns gerne in unseren Gefühlen und kennen vielleicht die Gnade, aber nicht das Recht.

Halten wir also fest: Das Problem ist nicht, dass wir von einer der sechs Eigenarten zu viel haben, sondern von ihrem Gegenpol zu wenig. Alle sechs Qualitäten, *grob* und *fein, verdichtet* und *gelöst, Herz* und *Geist* haben eine eigene Schwingungsqualität, die es in der Diagnose zu erspüren gilt. Je mehr sie als Gegensätze erscheinen, die sich gegenseitig ausschließen, je mehr wir uns und die Welt grob *oder* fein, verdichtet *oder* gelöst, mit Geist *oder* Herz erleben, desto mehr haben sie sich von ihrer natürlichen Einheit entfernt. So wie die einzelnen Spektralfarben erst sichtbar werden, wenn wir weißes Licht aufspalten, erscheinen auch diese sechs Schwingungsqualitäten erst, wenn ihre natürliche Einheit gebrochen ist.

So einfach dieses Schema auch zu sein scheint, es wird doch relativ komplex, wenn wir bedenken, dass alle sechs Qualitäten miteinander kombinierbar sind. Die verschiedenen Schwingungs- beziehungsweise Behandlungsebenen werden wie unterschiedliche innere Räume erfahren, die auf verschiedenste Weise miteinander verbunden oder auch ineinander enthalten sind. Wenn wir auf einer groben Ebene verdichtet und auf einer feinen Ebene gelöst sind, so öffnet sich uns ein anderer (Lebens-) Raum, als wenn wir auf einer groben Ebene gelöst und auf feinen Ebenen verdichtet sind. Wenn sich dazu noch eine Herzenskraft beziehungsweise Herzenswärme gesellt, so öffnet sich wieder ein anderer innerer Raum, der die anderen Qualitäten enthält, jedoch noch einmal ein anderes Licht auf sie wirft. Die Räume, in denen ein Mensch lebt, spiegeln, wie er sich und die Welt erfährt, und auch die im Laufe seines Lebens entwickelten Glaubenssätze hängen maßgeblich mit ihnen zusammen. Öffnen sich im Rahmen einer Shiatsu-Behandlung neue Räume, so macht dies auch den Weg frei für neue Lebenserfahrungen und neue Glaubenssätze.

Die energetische Diagnose: Mitschwingen und Begreifen

Es geht darum, im Patienten die Energie zu wecken und lebendig werden zu lassen, die ihm in seinem Anliegen und auf seinem Lebensweg unter den hier und jetzt gegebenen Umständen hilfreich ist. Das Medium, dessen wir uns dabei bedienen, ist das Mitschwingen. Wir lassen uns als Behandler innerlich auf den Patienten ein, schwingen mit ihm mit und betreten damit die gleichen Räume, sodass wir seine Welt im eigenen Erleben kennen lernen. Auf diese Weise erfahren wir nichts über seine Lebensumstände, aber über seinen Umgang damit. Wir können die Spannungen spüren, die in ihm sind, die Erschlaffungen und Resignation und vieles mehr.

Wir verstehen den Patienten mit unserem Körperbewusstsein, entwickeln in unserem eigenen Schwingungsfeld die energetische Qualität, den Raum, der ihn zu mehr Ausgewogenheit und Heilsein führt und laden ihn nun unsererseits ein, mit uns mitzuschwingen, mit uns zusammen diesen Raum zu betreten. Lebt er in einer inneren Enge, so können wir in uns selbst Weite erzeugen und ihn in diese Weite einladen. Ist sein Herz verschlossen, so können wir ihn in der Berührung Herzenswärme erfahren lassen und ihm damit das Tor öffnen, sie auch in sich selbst zu erleben. Hat jemand sein Leben auf feineren Schwingungsebenen eingerichtet und dabei den Bezug zur äußeren Realität verloren, so können wir uns als Behandler selbst erden, das heißt in uns selbst vor allem die groben Schwingungen lebendig werden lassen und unserem Patienten auf diese Weise helfen, wieder Boden unter die Füße zu bekommen. Auf diese Weise erinnern wir ihn an einen Zustand, an eine Erfahrung, die auch in seiner Natur angelegt ist, jedoch in Vergessenheit geraten beziehungsweise überlagert war.

Das wichtigste Werkzeug des Behandlers, um Impulse auf den Patienten zu übertragen, ist die Qualität des Fingerdrucks, in dem Verdichtung oder Gelöstheit, Herzenswärme oder nüchterne Klarheit, grobe oder feine Schwingungen zum Aus-druck kommen.

All dies kann sich ganz natürlich zwischen Schwingungsfeld und Schwingungsfeld, zwischen Körperbewusstsein und Körperbewusstsein ereignen, ohne dass unser Verstand es begreifen und in Worte fassen kann. Um einen Patienten zu führen und zu begleiten, ist es jedoch hilfreich, wenn wir auch verstehen, was in unserem und im Inneren des Patienten geschieht. Nur wenn er zu den einzelnen Entwicklungsschritten ja sagen kann, kann er seinen Widerstand dagegen aufgeben. Patienten sind oft darüber verblüfft, dass jemand in einer stillen Berührung so viel über ihre innere Welt erfahren und mitunter besser in Worte fassen kann, als es ihnen selbst möglich ist. Dies schafft eine Vertrauensgrundlage, die es ermöglicht, sich weiter und tiefer aufeinander einzulassen oder besser gesagt, sich gemeinsam auf das Abenteuer des Lebens einzulassen.

5.6 Energetische Körperarbeit und Träume

Die Verbindung zwischen Shiatsu, energetischer Körperarbeit und Träumen ist ganz aus der Praxis entstanden. Über viele Jahre erzählten mir Patienten immer wieder Träume, die sie in Zusammenhang mit dem durch die Behandlungen initiierten Prozess brachten, ohne dass ich sie danach fragte oder mich dafür interessierte. Erst mit der Zeit begriff ich, dass Träume auf ihre eigene Weise den inneren Prozess widerspiegeln und oft mit einem wachsenden Bewusstsein für die körperinneren Vorgänge einhergehen.

Eine ganze Reihe von Patienten, die sich bis dahin gar nicht oder sehr selten an Träume erinnern konnten, entwickelten mit den Behandlungen ein lebendiges Traumleben. Andere erlebten, wie sich Wiederholungsträume, die sie jahre- oder jahrzehntelang in gleich bleibender Form geträumt hatten, durch die Behandlungen veränderten, sie zum Beispiel den gleichen Traum aus der Perspektive einer anderen Traumfigur träumten. Bei wieder anderen veränderte sich die Erlebnisintensität: Mit wachsender Bewusstwerdung ihres Körpers wurden auch ihre Träume körperlicher, sodass sie beim Aufwachen regelrecht nachschauen mussten, ob sie wirklich – wie gerade geträumt – jemand festhielt, während solche Träume vor Beginn der Shiatsu-Behandlungen eher unkörperlich und damit weniger real empfunden wurden.

Wenn das Ich nachts in seiner Kontrolle nachlässt, wird es berührbar für die Impulse, die vom Unbewussten und vom Überbewussten ausgehen. Dies geschieht – wie wir heute wissen – jede Nacht bei jedem Menschen, auch wenn wir uns nur an einen Bruchteil dieses nächtlichen Geschehens erinnern können. Das Eintauchen ins Un- beziehungsweise Überbewusste ist lebensnotwendig und erfüllt verschiedene Funktionen. Es hilft uns, noch einmal mit den Herausforderungen des Tages und den damit in Resonanz stehenden inneren Energiefeldern umzugehen; es hilft uns, Kraft zu tanken im unbegrenzten Anteil unseres Daseins, und dies alles geschieht, ob wir uns dessen bewusst sind oder nicht. Wenn man in Versuchen Menschen über längere Zeit durch Aufwecken am Träumen gehindert hat, stellten sich starke psychische Störungen, zum Beispiel Halluzinationen ein.

Wenn wir uns an Träume erinnern, bekommt unser bewusstes Ich einen winzigen Teil dieses vielschichtigen nächtlichen Geschehens mit. Das Problem ist jedoch, dass Träume sich nicht in der Sprache des Ich, sondern in der der Seele formulieren. Sie enthalten zwar oft eine Botschaft für das Ich, jedoch in verschlüsselter Form. Ähnlich wie bei den Körperenergien – oder sollten wir besser Energiekörpern sagen? – gibt es auch bei Träumen wiederkehrende, für die Träume vieler Menschen charakteristische Elemente, wie auch ganz individuelle Aspekte, in denen sich die Eigenarten der jeweiligen Persönlichkeit zeigen. Von daher ist es auch nicht möglich, die Bedeutung eines Traums zu beschreiben, wenn wir nicht die Charakteristika des Träumers und seiner momentanen Lebenssituation kennen. Ein Traum macht keine allgemein gültige Aussage, sondern ist immer im Kontext zu sehen – speziell für den Träumer in einer bestimmten Situation –, wenn wir hier einmal die höchst seltenen prophetischen Träume außer Acht lassen.

Wie aber können wir Träume im Rahmen energetischer Körperarbeit entschlüsseln? Zunächst einmal ist jede im Traum vorkommende Person, jede Landschaft, jeder Gegenstand, jede Handlung und jede Gefühlsregung der – meist bildhafte – Ausdruck des Spiels der Lebenskräfte im Träumer. Dies entspricht der so genannten *subjektstufigen Deutung* nach C.G. Jung, in der alles, was im Traum vorkommt, Aspekte und Anteile des Träumers selbst sind. Sie zeigen sich dem Träumer wie in einem Film und geben ihm damit Gelegenheit, sie zu betrachten. Der Traum – so subjektiv er auch sein mag – objektiviert unsere eigenen inneren Lebenskräfte, das heißt, er stellt sie uns gegenüber. Streng genommen spaltet er den Zustand natürlichen Einsseins mit sich selbst auf und bringt uns dazu, uns selbst und unsere eigenen Lebensbewegungen wie ein Objekt von außen zu betrachten. So ist es auch nicht verwunderlich, dass in manchen alten chinesischen Schriften der Schlaf von Vollendeten, also in der Einheit lebenden, als traumlos beschrieben wird.

Träume können eine Hilfe sein, uns auf ungelebte Anteile aufmerksam zu machen, um sie schließlich in unser Leben zu integrieren. Dann haben die Traumbilder ihre Aufgabe erfüllt und verschwinden wieder. Ausgelöst werden solche Träume oft dadurch, dass in einer Shiatsu-Behandlung Teile des Körpers beziehungsweise des Energiesystems angeregt werden, die vorher eher unbelebt waren. Unbelebte Körperpartien entsprechen oft ungelebten Persönlichkeitsanteilen. Für unser Ich geschieht diese Integration mitunter auf dramatische Weise, zum Beispiel durch den Tod der entsprechenden Traumfigur. Eine Patientin träumte im Rahmen von Shiatsu-Behandlungen wiederholt, dass ihr Patenonkel, den sie sehr liebte, immer wieder starb, was sie mit Trauer und Sorgen erfüllte. Sie fragte sich, ob dies ein Hinweis sein könnte auf den baldigen Tod des geliebten Onkels, der über einen klaren Verstand, große Herzensweite und Souveränität verfügte – alles Eigenarten, die sie bei ihm, nicht aber bei sich selbst fand. Erst als wir in der Besprechung des Traumes herausfanden, dass es wohl darum geht, die in die Traumfigur des Onkels nach außen projizierten Lebenspotentiale selbst zu leben, hörte dieser Wiederholungstraum auf und es trat eine erstaunliche Wandlung ein: Die Souveränität und innere Sicherheit der Patientin wuchsen schlagartig. Der Onkel hatte als Leitbild seine Funktion erfüllt, er konnte im Traum sterben und in ihrem Leben Platz nehmen.

Interessant ist hier wie bei vielen Wiederholungsträumen, dass sie – oft über Jahre – Botschaften für uns haben und erst aufhören, wenn wir sie begriffen und sie somit ihren Zweck erfüllt haben. Dieses Begreifen geschieht mit dem

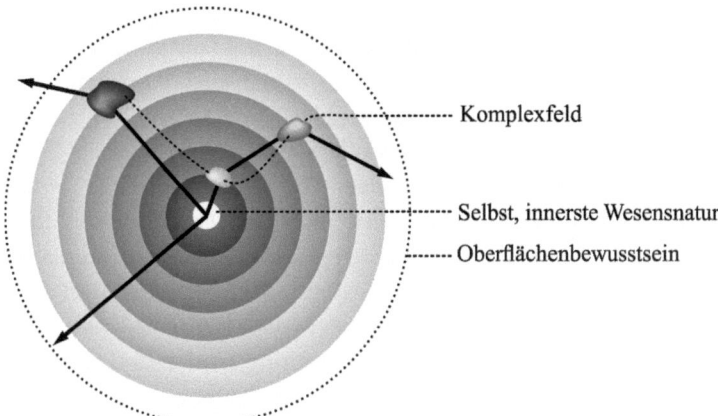

Komplexfeld

Selbst, innerste Wesensnatur

Oberflächenbewusstsein

Abb. 166

und Körperbewusstsein, und ein Teil davon wird schließlich auch unserem Ich zugänglich und damit ganz bewusst. Manchmal ist dieses letzte, auch intellektuelle Verstehen notwendig, um die Wiederholungsträume zu beenden, manchmal reicht das Zulassen der blockierten Energien aus, ohne darüber hinaus irgendetwas verstehen zu müssen. Im Gegensatz zu Wiederholungsträumen, die eine gewisse Stagnation in der inneren Entwicklung anzeigen, sind viele Träume der Ausdruck von Veränderungen und bedürfen nicht notwendigerweise eines bewussten Verstehens.

Unsere Lebensenergien haben ihren Ursprung in unserer tiefsten Wesensnatur. Wenn wir Träume als den bildhaften Ausdruck eben dieser Kräfte begreifen, so müssen auch sie im Selbst als dem Urgrund menschlichen Daseins ihren Ursprung haben. Wie unser vom Selbst entfremdetes Ich die aus der Tiefe kommenden Lebensbewegungen abwehrt oder verfälscht, so gestaltet auch unser Traum-Ich die vom Selbst kommenden Impulse um oder versucht, sie abzuwehren. Die aus der Tiefe kommenden Impulse brechen sich in den Komplexfeldern.

Träume sind sowohl Ausdruck feinster spiritueller Kräfte als auch der Abwehrmechanismen des Ich. Je neurotischer das Ich ist, je verzerrter es die – äußere wie innere – Welt wahrnimmt, desto unkenntlicher macht es auch im Traum das aus dem Inneren stammende Wissen und versucht, ihm die Gestalt zu geben, die seiner Vorstellungs- und Erfahrungswelt entspricht (**Abb. 166**).

Die Impulse aus dem Inneren können an den verschiedensten Schwingungsebenen gebrochen werden. Je öfter und je stärker dies geschieht, desto mehr spiegelt der Traum die Irrtümer des Ich und desto weniger die Weisheit des Selbst wider.

In besonderen Situationen, zum Beispiel in großer Not, wenn die Abwehrkraft des Ich durch entkräftende Krankheit geschwächt ist, oder auch in Zeiten intensiver Meditation, kann es jedoch auch passieren, dass ein Impuls unverfälscht bis ins Traum- und, wenn wir uns an den Traum erinnern, auch ins Wachbewusstsein gelangt. Dies offenbart nicht nur die im Inneren verborgene Weisheit, sondern macht auch den Weg frei für eine Kraft, aus der der Träumer oft noch Jahre später wie aus einem unbegrenzten Reservoir schöpfen kann. Eine schwer krebskranke und körperlich geschwächte Frau träumte zum Beispiel, wie sie mit kraftvollen Zügen durch ein endloses Meer schwimmt. Es ist, als ob ihr die Weite und Tiefe des vor ihr liegenden Meeres selbst die Kraft gibt, um ihm freudig entgegenzuschwimmen. In der Erinnerung an diesen Traum fließt ihr auch im Wachbewusstsein immer wieder diese im Traum erlebte Kraft zu. Sie erfährt eine Kraft, die ihr hilft, die Herausforderungen dieser für sie so schweren Zeit besser zu bewältigen.

Wenn das Ich mit seinen begrenzten Verständnismöglichkeiten die Traumbilder zu erfassen versucht, so läuft es Gefahr, eine schillernde, von ungelebten Potentialen erfüllte Welt in das Gefängnis seiner in der Vergangenheit aufgebauten Vorstellungen zu pressen. Wollen wir einen Traum wirklich ausschöpfen, so müssen wir die Kräfte in uns zulassen, die uns im Traum begegnen, seien sie nun bedrohlich oder freundlich. Wir müssen uns in die Abgründe fallen lassen, die sich im Traum vor uns auftun. Indem wir – zentriert und geerdet – die Kräfte in uns zulassen, die wir im Traum als Verfolger gefürchtet haben, verwandeln sie sich, und es zeigt sich, dass die empfundene Bedrohung mehr durch unsere Abwehr als durch die Kräfte selbst entstanden war.

Kräfte, die in unser Leben drängen, die befreit werden wollen, gegen die wir aber noch Widerstände haben, begegnen uns in Träumen oftmals zunächst als Bedrohung. Deuten wir den Traum dann nur aus der Perspektive des bedrohten Ich, so unterstützen wir es damit im Kampf gegen die von ihm verdrängten und aufgestauten Energien und damit gegen anstehende Entwicklungsschritte. Eine Patientin hatte folgenden Traum:

> «Ich werde von einer Spinne verfolgt. Sie ist gar nicht groß, aber wenn sie mich stechen wird, werde ich sofort sterben. Eine Stimme sagt mir, dass ich zwar versuchen kann zu fliehen, aber sie wird mich immer finden. Ich fliehe tatsächlich überall hin über die ganze Welt, aber immer wieder spüre ich, dass sie in meiner Nähe ist und mich stechen wird.
>
> Nun bin ich in einem großen Wald mit hohen Bäumen um mich herum. Die Spinne ist mir ganz nah. Ich aber kann nicht mehr, bin zu erschöpft und sehe, wie sinnlos es ist, dauernd davonzurennen. Nun springt die Spinne ab, mir entgegen, und auf einmal weiß ich, was ich

tun muss, damit sie mich nicht sticht: sie streicheln. Sie ist auf einmal größer, wie ein Fußball, und hat ein Gesicht (wie ein ‹Smily›), das lächelt. Man sieht, dass sie sich freut.»

Die Integration der im Traum erscheinenden Energien kann sich im Laufe der Zeit von alleine vollziehen, wir können aber auch im Rahmen der energetischen Körperarbeit daran mitwirken. Grundlage der Integration ist das Annehmen dessen, was vorher abgewehrt wurde, wie zum Beispiel der Tod des Patenonkels im oben beschriebenen Traum. In diesem Falle half ein Verstehen des Traums dabei, manchmal hilft die Entkräftung des Traum-Ichs wie im Falle des Spinnentraums, in dem die Träumerin erst im Zustand der völligen Erschöpfung den Widerstand aufgibt und sich damit die Spinne in ein freundliches Wesen verwandeln kann. Wir können aber auch freiwillig in einem guten Übungs- beziehungsweise Behandlungszustand die Traumbilder und Traumfiguren in uns wieder lebendig werden lassen, die in ihnen verborgenen Energien unmittelbar wahrnehmen und in uns zulassen. Dabei zeigt sich deutlich, dass die Bedrohung durch Verfolger und Abgründe in dem Ausmaß abnimmt, wie wir den dazugehörigen Kräften in uns Raum zu geben vermögen. Ein Grund für das vermehrte Auftreten von Träumen, vor allem auch von unangenehmen Träumen, ist, dass es dem Ich mit dem im Übungs- beziehungsweise Behandlungszustand gewachsenen Vertrauen möglich ist, bis dahin vollkommen verdrängte Gefühle, das heißt unbewusst abgewehrte und dadurch blockierte Energien, wieder fließen zu lassen. Das Zulassen selbst ist die Lösung, und die Ruhe, tiefe Entspannung, Zentrierung, Erdung und Verbundenheit des Übungs- beziehungsweise Behandlungszustandes schaffen die Voraussetzung dafür.

Energien sind immer wertneutral; ob wir uns von ihnen bedroht fühlen oder sie uns hilfreich zur Seite stehen und in unseren Unternehmungen unterstützen, ob wir sie fürchten oder genießen, hängt weniger von den Kräften selbst als von unserem Umgang mit ihnen ab. Wer auf einer Welle reiten kann, dem kann sie nicht hoch genug sein; wer hingegen gar nicht schwimmen kann, dem erscheint schon das flache Wasser tödlich – und dies zu Recht. Wenn wir im Rahmen von Shiatsu mit Träumen umgehen, so können wir uns also zwei grundlegende Fragen stellen: Welche Energien tauchen im Traum auf und wie erlebt sie das Ich? Dabei sind sich Wach-Ich und Traum-Ich zwar ähnlich, aber nicht ganz gleich. Wenn wir den Träumer fragen, wie er dieses oder jenes im Traum erlebt hat, so erfahren wir etwas über die Empfindungen und Gefühle des Traum-Ich. Mit der Frage nach den Gefühlen und Empfindungen nach dem Aufwachen erfahren wir etwas über das Wach-Ich; wenn wir den Träumer fragen, wie er seine Träume selbst sieht, so erhalten wir Informationen über seine Gedanken und Einstellungen.

Träume spiegeln den Prozess, der im Patienten stattgefunden hat beziehungsweise gerade stattfindet und sind ein diagnostisches Hilfsmittel. Der große Vorteil eines Traumes ist, dass er nicht, wie die energetische Diagnose, vom Behandler, sondern vom Inneren des Patienten selbst «formuliert» wird. Manche Träume sprechen eine so eindeutige Sprache, dass sie kaum einer zusätzlichen Interpretation bedürfen, andere erschließen sich erst, wenn Behandler und Patient den Traum miteinander betrachten beziehungsweise auf sich wirken lassen oder sich in die Welt des Traumes hineinbegeben. Beginnen sie sich intensiv mit den Trauminhalten zu beschäftigen, ihnen ihre Aufmerksamkeit zu schenken, so werden sie «energetisiert» und es beginnt eine – manchmal sehr intensive – *Traumarbeit*, die wiederum eine Rückwirkung auf die energetische Körperarbeit hat. Träume werden dabei nicht nach einem festgelegten Schema gedeutet, sondern bekommen einen Raum, in dem sie sich offenbaren können.

So wie uns der Behandlungsprozess von den gelernten Shiatsu-Griffen in eine reine Energiearbeit führen kann, so kann er uns auch in eine Traumarbeit führen. Im Unterschied zu verschiedenen psychotherapeutischen Ansätzen bleibt hier die Traumarbeit aber an den (Energie-) Körper gebunden. Vorrangig bleibt immer die Frage: Wie fühlt sich dieser oder jener Aspekt des Traumerlebens im Körper an? Erst wenn die im Traum erschienenen Kräfte im Körper ihren Platz gefunden haben, ihr Qi frei fließen kann, stehen sie uns wirklich zur Verfügung beziehungsweise kann der Prozess der Umwandlung des Ich beginnen.

Neben dem diagnostischen und therapeutischen Aspekt gibt es in der Arbeit mit Träumen nach C.G. Jung noch den *finalen Aspekt*. In Träumen tauchen Kräfte auf, die im realen Alltagsleben noch nicht verwirklicht wurden. Träume können die Entwicklungstendenzen der Zukunft aufzeigen. Sie zeigen die energetische Gegenwart auf, aber was im Energiesystem Gegenwart ist, ist in der äußeren Wirklichkeit des Lebens vielleicht noch eingefaltete Zukunft, die sich dann langsam entfalten kann.

Als Beispiel für diesen Vorgang möchte ich den Traum einer Patientin mit der Diagnose «rezidivierende Schizophrenie» beschreiben, den sie vor etwa drei Jahren hatte. Sie schreibt:

«Vor kurzem hatte ich einen Traum: Eine enge Freundin von mir sei eine Art Eulenmutter, sie ziehe Eulen groß. Auch ich hatte eine Eule, durch ihren Kopf ging aber ein Riss. Das erschreckte mich im Traum sehr. Ich versuchte, die beiden Teile zusammenzusetzen, und erstaunlicherweise gelang mir dies. Geradezu wunderbar war die Tatsache, dass jene Freundin – so stellte sich heraus – wenige Tage zuvor ebenfalls einen Traum hatte, in dem sie eine Eule groß gezogen hatte, die ihr plötzlich wie ein Baby mit großen, wissenden Augen erschien. Eine wunderbare

Freundschaft einerseits, ein hoffnungsvoller Traum andererseits, der bei der kurz danach stattfindenden Shiatsu-Behandlung eine Entsprechung fand. Der Behandler sagte, jetzt fließe die Energie wie noch nie. Er habe jetzt das Gefühl, ich ‹sei richtig in meinem Körper drin›. Ich selbst nahm das so wahr, dass ich Emotionen zulassen konnte, die für mich aus einer tiefen Schicht stammten. Lebensfreude kehrte ein. Ich weiß von anderen Betroffenen, dass Lebensfreude jahrelang nach psychotischen Schüben ausbleiben kann.»

Bis zum Zeitpunkt des Traumes zwang ihre Krankheit sie mindestens zweimal im Jahr zu einem Klinikaufenthalt. Seit diesem Traum hatte sie keinen akuten psychotischen Schub mehr, sodass sie auch nicht mehr in die Klinik musste, selbst wenn ihre Ängste noch nicht verschwunden sind. Ihr Traum zeigt ein Stück Heilung auf, das in ihr stattgefunden hat; in ihrem äußeren Leben zeigte es sich erst später. Die heilsame Veränderung ist vor allem ihrem eigenen spirituellen Bemühen unter der Führung eines erfahrenen Lehrers zu verdanken: Im Traum setzt sie aus eigener Kraft die beiden Teile wieder zusammen. Begleitend dazu bekam sie allopathische und homöopathische Medikamente sowie kontinuierlich angewandte Shiatsu-Behandlungen. Interessant war, dass sich in der energetischen Diagnose nach dem Traum zeigte, dass Körper und Geist, grob und fein in einem so guten Kontakt waren, wie es seit Beginn der Shiatsu-Behandlungen einige Jahre zuvor noch nicht vorgekommen war. Was ich in der Sprache der energetischen Diagnose «Harmonie von grob und fein» oder «der Geist ist gut im Körper verankert» nenne, zeigte der Traum im Bild des zusammengefügten Eulengesichts. Die Eule ist ein Tier, das nachts wach ist, wenn das Dunkle, Unbewusste die Herrschaft übernimmt. Sie ist in verschiedenen Kulturen ein Symbol für Weisheit.

Träume als Ausdruck des Behandlungsprozesses

Träume können in einem energetischen Prozess gar nicht oder sporadisch auftreten oder ihn kontinuierlich begleiten und so ein Licht auf die Veränderungen werfen, die eingetreten sind. Als Beispiel für die dauerhafte Verbindung von energetischer Veränderung und Traumerlebnissen möchte ich den Behandlungsverlauf einer Patientin beschreiben, die bei der ersten Shiatsu-Behandlung angab, nie zu träumen. Nicht nur nach der ersten, sondern von da an nach fast jeder Behandlung hatte sie über einen Zeitraum von anderthalb Jahren mindestens einen Traum, von denen ich hier aus Platzgründen nur vier beschreiben möchte. Sie zeigen, wie sich ein durch Shiatsu in Gang gebrachter Veränderungsprozess in Träumen widerspiegeln kann. Der erste Traum, der sich nach der ersten Behandlung einstellte, ist kurz und prägnant und zeigt die Situation zu Beginn der Behandlungsserie:

«Eine Wühlmaus hat allen Rosensträuchern, die vor meinem Küchenfenster stehen, die Wurzeln abgefressen. Den Blättern ist noch nichts anzumerken. Ob Blüten da sind, weiß ich nicht.»

Die Patientin kam mit Migräne, Kopfschmerzen, Verspannungen im Schulter- und Nackenbereich, Schwindel und zeitweiligen Konzentrationsproblemen. Die Diagnose ergab einen Zustand der oberen Fülle und unteren Leere, das Qi war bei ihr als Dauerzustand nach oben gestiegen. Neben den genannten Symptomen, die sie selbst als Störungen empfand, hatte sie noch die Eigenart, alles sehr sorgfältig zu bedenken und bevor sie eine Meinung oder ein Gefühl äußerte, stets über die Konsequenzen und Reaktionen der anderen nachzudenken. Dies erlebte sie selbst nicht als Störung.

Wenn wir die Zukunftstendenz betrachten, die sich in ihrem ersten Traum zeigt, so ist diese nicht sehr vielversprechend. An der Pflanze selbst, das heißt außen, sieht man noch keine Schäden, aber die Wurzeln, aus der die Blätter ihre Nahrung beziehen, sind abgefressen. Ihr äußeres, sichtbares Leben funktioniert noch so, dass niemand etwas merkt, dies wäre aber – wenn man dem Traum Glauben schenken will – wohl nicht mehr lange so geblieben. Aber zum Glück verkünden auch Träume keine unverrückbaren Wahrheiten, sondern sind vielmehr Teil eines dynamischen Geschehens, das sich auch jederzeit wieder ändern kann. Nach der zweiten Behandlung hatte sie folgenden Traum:

«Ich bin unterwegs mit einer Gruppe von Leuten. An einer Kirche treffen wir eine Frau. Sie ist wandermäßig ausgerüstet und hat wenig Gepäck. ‹Das ist alles, was ich habe. Ich bin unterwegs nach Nordschottland.› Wir gehen zusammen in die sehr helle, große, offene Kirche. Dort hat die Frau noch zwei schäbige Koffer. In der Kirche bewegen sich viele rot gekleidete Würdenträger. Sie sehen ein wenig aus wie Spielfiguren von ‹Fang-den-Hut› und versuchen, in einem Nebenraum rote, offensichtlich leere Koffer auf einem sehr hohen Schrank zu stapeln. Dazu bilden sie eine ‹Lausbubenleiter›. Es entsteht ein sehr wackliger Turm. Trotzdem soll als Letzter der schwere, abgewetzte Koffer der Frau oben drauf. Der Koffer könnte jeden Moment herunterfallen und einen der Würdenträger treffen. Kommentar der Frau dazu: ‹Na und?› Sie setzt sich in eine Bank, winkt mich zu sich und fragt, ob ich ein Problem hätte. Ich: ‹Wir haben zu viel und ein großer Teil davon ist von meiner Schwiegermutter.› Ihre Antwort ist ein vieldeutiger Blick.»

Ein Traum ist so vielschichtig und wir können ihn aus so vielen Perspektiven betrachten, dass es unmöglich ist, ihn wirklich erschöpfend zu verstehen. Auch in den hier beschriebenen Träumen gibt es viele Elemente, die es Wert wären, näher betrachtet zu werden. Leider ist hier nicht der Raum, um ausführlicher darauf einzugehen. Hier möchte ich nur den Aspekt der oberen Fülle und der unteren Leere hervorheben, der bei dieser Patientin zu den genannten Symptomen führte. Mit der hellen, großen und offenen Kirche taucht ein sakraler Raum auf, in dem sich die Handlung vollzieht. Wenn wir energetisch an den Traum herangehen, so können wir uns fragen, welche Schwingung, welche Schwingungsebene sich im Bild der hellen, weiten, offenen Kirche zeigt. Wir können in die Ruhe eintreten und – ähnlich wie in der Arbeit mit Bildern im Qigong – das Bild der Kirche in uns wieder lebendig werden lassen, darin verweilen und in der verfeinerten Körperwahrnehmung des Übungszustandes unmittelbar erfahren, welche Kraft in uns durch das Bild der Kirche lebendig wird. Auf die gleiche Weise könnten wir auch mit allen anderen Inhalten des Traumes verfahren, sodass wir die im Traum wirkenden Kräfte unmittelbar in unserem (Energie-) Körper erleben. Ein Behandler könnte uns durch seine Anwesenheit und Begleitung dabei unterstützen. Dieses Erleben kann sehr differenziert und klar sein, es in Worte zu fassen ist, wie bei allen energetischen Erfahrungen, nur sehr begrenzt möglich. Dies ist aber für den eigentlichen Prozess auch gar nicht nötig. Hier ist das Erfassen mit dem Verstand nur ein Teilaspekt der Traumarbeit.

Wenn es gelingt, die im Traum erscheinenden Kräfte unmittelbar zu spüren und fließen zu lassen, so hilft uns dies, sie in unser Leben zu integrieren. Aus den Traumfiguren (Kräften), die uns verfolgt und gepeinigt haben, können so Weggefährten und Helfer werden. Kräfte, die uns im Traum – oder im Wachzustand – «den Hals zuschnüren», «die Knie wackelig machen» oder «den Atem rauben», können uns, wenn wir ihnen genügend Raum geben, zu Wohlgefühl und Freude führen.

Aber zurück zum Traum in der Kirche. Es tauchen rot gekleidete Würdenträger auf, die rote, offenbar leere, leichte Koffer auf einem sehr hohen Schrank stapeln, oben drauf kommt der schwere, volle Koffer der Frau. «Es entsteht ein wackliger Turm.» Deutlicher kann obere Fülle und untere Leere kaum noch beschrieben werden. Aber es taucht auch in aller Deutlichkeit die Farbe Rot auf, die für die Patientin Lebensfreude, Energiereichtum und Spontaneität bedeutet. Aber sie taucht im Zusammenhang mit Würdenträgern auf, die sie selbst als «hohle Gestalten» beschreibt mit viel Fassade und wenig Inhalt – ähnlich wie die roten Koffer. Dies ändert sich bereits im nächsten Traum vom «Mädchen mit dem roten Kleid»:

«Irgendwo, vielleicht in einem Ort in Osteuropa. Ärmliche, graue, dicht beieinander stehende Häuser. Verwinkelt, mit kleinen Höfen. Ich bin als Touristin da. Ein kleines Mädchen in einem roten Kleid sucht meine

Nähe. Es scheint sehr genau zu wissen, was es will. Wir reden nicht miteinander (verschiedene Sprachen?). Die Anhänglichkeit des Mädchens macht mich unsicher, aber seine Entschiedenheit imponiert mir. Sie bringt mich zum Lachen. Trotzdem versuche ich herauszufinden, wo das Mädchen zu Hause ist, denn es scheint mir nicht richtig zu sein, es einfach mitgehen zu lassen. Wir finden das Zuhause, aber das Mädchen will dort nicht bleiben. Immer wenn ich weggehen will, geht es mit. Ich bin ratlos.»

Hier steckt in dem roten Kleid ein Mädchen, eine kindliche, frische und – wie wir im Traum hören – entschiedene Energie, mit der sich die Träumerin zwar noch nicht ganz anfreunden kann, die aber wohl zu ihr passt, von ihr angenommen werden möchte.

Es folgt ein Traum, in dem Schuhe als Hauptelement auftauchen, Schuhe, die der Patientin immer wieder Energie spenden, wenn sie an sie denkt. Die Lebendigkeit hat die Füße erreicht. In dem Maße, wie die Farbe Rot, kindliche Vitalität, Beine und Füße im Traum auftauchen und eine größere Rolle spielen, gehen auch die Symptome der Patientin zurück. Zusätzlich stellt sich eine Spontaneität ein, die sie so an sich noch nicht kannte. Sie äußerte in Gruppen ihre Meinung, ohne vorher die möglichen Folgen bis ins kleinste Detail zu bedenken, und ließ zunehmend auch ihren Gefühlen mehr Raum. Einer der letzten Träume vor Beendigung der Behandlungen war folgender:

«Ich sitze im Rollstuhl. Warum weiß ich nicht. Jemand sagt, ich soll nach Warendorf zu einem besonderen Gottesdienst gehen. Ich müsse aber schon früh dort sein, weil es nur wenige Parkplätze gebe. Ich fahre mit dem Auto hin, bekomme aber bei dem Raum, in dem der Gottesdienst stattfinden soll, keinen Parkplatz mehr. Bei der Kirche darf ich nicht parken, weil dort später auch ein Gottesdienst sein soll. Ich stelle das Auto irgendwo unter Bäumen ab und ‹gehe› (?) in ein Haus. Es ist ein Heim für alte oder behinderte Menschen. Einige sind gehbehindert. Wir unterhalten uns. Dabei kommt mir plötzlich der Gedanke: ‹Warum sitze ich eigentlich im Rollstuhl? Jeden Morgen stehe ich doch ganz normal auf und stehe dabei auf meinen Beinen.› Ich versuche aus dem Rollstuhl aufzustehen, und es geht. Ich klappe ihn zusammen und räume ihn beiseite. Mir fällt auf, dass auf dem Boden viel Schmutz liegt, den ich zum Teil mit ins Haus gebracht habe. Mit einer kleinen, primitiven Handkehrmaschine versuche ich ihn zusammenzukehren. Es geht schlecht. Deshalb sammle ich den Rest mit den Händen ein. Dabei hilft mir mein Mann.»

Vergleichen wir diesen Traum mit dem Traum nach der ersten Behandlung, so wird die Entwicklung offenkundig. Am Anfang stehen die abgefressen Wurzeln der Rosen im Garten, ein deutliches Beispiel mangelnder Wurzelkraft, aber noch weit entfernt: nicht ihr selbst, auch keinem nahe stehenden Menschen, überhaupt keinem Menschen, sondern den Rosen vor ihrem Küchenfenster fehlen die Wurzeln. Am Ende steht nicht ein lieber Angehöriger, sondern sie selbst auf ihren eigenen Beinen, und klappt den Rollstuhl zusammen. Sie ist mit der Kraft, die in ihr gewachsen ist, identifiziert.

Resonanzkette: Erinnerungen, psychische Not, Körperempfindungen und Träume

Ich möchte noch ein weiteres Beispiel anführen, das besonders eindrücklich den Zusammenhang zwischen einer energetischen Blockade, unverarbeiteten Erlebnissen, großen physischen und psychischen Problemen und dem Traumgeschehen aufzeigt. Die betroffene Patientin kommt zum Shiatsu mit starken Depressionen und Ängsten. Nachdem ihr die begonnene Psychotherapie zwar eine Verlagerung ihrer Symptome, aber keine Erleichterung verschafft hat, möchte sie es mit einer Form der Körperarbeit versuchen. Ihre Ängste beziehen sich auf Situationen des Alleinseins, vor allem, wenn sie zusätzlich noch in ihrer Bewegungsfreiheit eingeschränkt ist (Aufzug, Auto, Flugzeug usw.). In solchen Situationen wird ihr schwindelig, und sie hat Angst, ohnmächtig zu werden.

Begonnen hatten diese psychischen Störungen mit einem Schwellungsgefühl im Hals, der ihr wie zugeschnürt vorkam, Taubheitsgefühlen in der gesamten linken Körperhälfte, Schwindel, Bauchschmerzen mit Verdacht auf Blinddarmentzündung, unerträglicher Unruhe und einem inneren Vibrieren, als ob sie an einen Stromkreis angeschlossen wäre. Dazu hatte sie das Gefühl, ihre Haut würde brennen, während sie gleichzeitig innerlich fror. Alle diese Symptome quälten sie durchgehend, lediglich ein bis zwei Stunden am Tag ließen sie ein wenig nach. Sie empfand ihr Leben nicht mehr als lebenswert. Alle medizinischen Untersuchungen blieben ergebnislos, sodass sie schließlich selbst einen psychischen Hintergrund vermutete. Nachdem sie dieser Vermutung in einer Psychotherapie nachging, gingen die meisten physischen Symptome zurück, während die Ängste und Depressionen stärker wurden.

Bei der Behandlung des Blasenmeridians in der Bauchlage begann sie bei jeder Behandlung, wenn ich in den Bereich der Nierengegend kam, unruhig zu werden, und es stellten sich unwillkürliche Bewegungen ihres Rumpfes ein. Auf die Frage, ob ihr der Druck auf diese Punkte Schmerzen bereite, sagte sie, dass dies eine Art «Lustschmerz» sei, der ihr dann in der Nachwirkung ein angenehmes Gefühl des Fließens verschaffe. Das Verschwinden ihrer Symptome und die Wiederkehr eines normalen Lebensgefühls für etwa zwei Stunden im Anschluss an die erste Behandlung gab ihr die Hoffnung, dass vielleicht doch auch bei ihr Hilfe möglich ist.

Über viele Behandlungen änderte sich nichts an dem «Lustschmerz», ohne den der Shiatsu-Behandlung in ihrem Erleben etwas Entscheidendes gefehlt hätte. Bei einer Behandlung schließlich forderte ich sie auf, doch den unwillkürlich auftretenden Bewegungen zu folgen, sie, so weit es ihr möglich war, zuzulassen. Dies tat sie schließlich trotz anfänglicher Hemmungen, bis ihr Körper sich heftig bewegte. Plötzlich hielt sie inne. Mit einem Mal war ihr eine Situation eingefallen, in der sie als 14-Jährige mit einem gleichaltrigen Jungen bei einem Bauern im Stroh lag, und ihre Körper sich – beide waren angezogen – aneinander rieben und sie zum ersten Mal die Kraft der erwachenden Sexualität erlebten. Sie bekam damals Angst, brach die Bewegungen ab und vergaß dann die für sie unangenehme Situation, die ihr nun durch die Berührungen am Rücken und die dadurch entstandenen «rangelnden» Bewegungen wieder ins Gedächtnis kam.

Viele Jahre später, als junge erwachsene Frau, hatte sie eine kurze, aber sehr leidenschaftliche Liebschaft, die durch ein Missverständnis abgebrochen wurde, ohne dass die Leidenschaft abgeklungen war. Zu der Zeit hatte sie einen Traum, in dem in ihrem Doppelbett eine Mauer wächst, die sie von ihrem Liebhaber trennt. 13 Jahre später, nach einem Telefonat mit eben diesem Freund, beginnt ein Wiederholungstraum, den sie regelmäßig mindestens alle drei Wochen einmal träumt und in dessen Folge sie sich immer drei Tage lang ausgelaugt und kraftlos fühlt. In diesem Traum geht es immer wieder auf unterschiedliche Weise darum, dass sie mit einem Mann verabredet ist, ihn treffen und berühren möchte, aber stets wird dieses Treffen verhindert: mal dadurch, dass einer von beiden den Zug verpasst, mal rutscht sie an ihm vorbei einen Schneehang hinunter und kann seine ausgestreckte Hand nicht fassen. Sie träumt viele Variationen zu diesem Thema.

Diese Geschichte zeigt eine *Resonanzkette* auf. Am Anfang stand die jugendliche Begegnung in der Scheune. Hier entstand möglicherweise ein energetisches Muster, in dem eine beginnende sexuelle Leidenschaft nicht zu einem natürlichen Ende gebracht, sondern – mehr oder weniger gewaltsam – abgebrochen wurde. Etwas Ähnliches wiederholt sich in reiferen Jahren mit dem Freund, zu dem sie aus einem Missverständnis heraus die Beziehung abbricht, ohne dass die Leidenschaft erloschen war. Beide Ereignisse stehen in Resonanz miteinander, und auch der Wiederholungstraum erinnert sie über viele Jahre immer wieder an dieses nicht verarbeitete Erleben. Die Resonanzkette führt schließlich weiter zu der Berührung der Nierenzonen im Bereich des Blasenmeridians, die ihr den «Lustschmerz» verursacht. Mit diesem Wiedererleben lassen nicht nur die Druckempfindlichkeit, der Energiestau im Bereich der Nieren und die damit verbundenen unwillkürlichen Bewegungen nach, sondern auch der Wiederholungstraum taucht von da an nur noch sporadisch und in wesentlich geringerer Intensität auf, sodass er auch anschließend zu keinem Kraftverlust mehr führt. Die Patientin gewinnt langsam ihre Lebensfreude zurück, und auch ihre Ängste verringern sich auf ein erträgliches Maß.

Wir können davon ausgehen, dass in jedem von uns viele solcher Resonanzketten wirksam sind, auch wenn sie sich selten in solcher Klarheit und mit Hilfe von Träumen darstellen lassen. Shiatsu-Berührungen können die durch die unverarbeiteten Erlebnisse blockierten Energien ins Wahrnehmungsfeld holen und so dem Betroffenen helfen, die Zusammenhänge besser zu verstehen. Sie können aber auch die Blockaden lösen und ihm damit helfen, alle damit in Resonanz stehenden Erlebnisse zu bewältigen. Historisch bleibt ein schreckliches Ereignis, das uns zugestoßen ist, unverändert. In unserem inneren Erleben jedoch kann sich nach der Auflösung des damit verbundenen Energiestaus Grundlegendes verändern: Statt unter den Ereignissen zu leiden, können wir beginnen, an ihnen zu wachsen.

Die Traumarbeit: Integration von Psychologie und Energielehre

Es ließen sich noch viele interessante Traumbeispiele anführen, die den unmittelbaren Zusammenhang zwischen energetischen Veränderungen und Träumen aufzeigen, aber das würde über den Rahmen dieses Buches hinausgehen. Halten wir am Ende fest: Wenn wir im Shiatsu dem energetischen Prozess folgen, so kann er uns in die Welt der Traumarbeit hineinführen. Je mehr Interesse und Aufmerksamkeit wir den Träumen entgegenbringen, desto lebendiger entwickeln sie sich. Träume sind Teil des Lebensflusses, und sie sind von großer Bedeutung für die Entwicklung des Bewusstseins. Sie sind der individuelle Ausdruck der inneren Lebenskräfte des Träumers und damit – wenn wir sie zu lesen vermögen – ein diagnostisches Hilfsmittel. Mit ihrer Hilfe kann der Träumer in unmittelbaren Kontakt treten mit den in seinem Inneren wirkenden Kräften, seien es die in Komplexen beziehungsweise im ungelebten Schatten gebundenen Energien, seien es er-lösende Impulse aus der Tiefe. Die Integration dieser Lebenskräfte geschieht zum Beispiel dann, wenn wir uns auf die bedrohlichen, problematischen Anteile der Träume einlassen und sie in der Ruhe des Übungs- beziehungsweise Behandlungszustandes mit dem nicht-persönlichen und transpersonalen Erfahrungsfeld verbinden. Auf diese Weise treffen sich in der energetischen Körperarbeit östliche Energielehre und westliche Psychologie auf harmonische Weise.

5.7 Durch Berührung wachsen: Möglichkeiten und Grenzen

Ich habe in diesem Buch Berührung und Begegnung thematisiert und versucht, meine Erfahrungen in einen Sinnzusammenhang zu stellen – den Rahmen dafür haben mir östliche und westliche Traditionen gegeben. Ganz bewusst ist hier die *Erfahrung* und nicht die Theorie – schon gar nicht eine von der Erfahrung losgelöste Theorie – in den Mittelpunkt gestellt. Dieses Buch ist eine Anregung, zu berühren und sich berühren zu lassen: von Menschen, von den Ideen dieses Buches, von Ihren eigenen inneren Bildern, von der Stille. Wenn Sie den hier beschriebenen Erfahrungen Ihre eigenen hinzufügen, die Zusammenhänge erweitern und das Verständnis vertiefen können, so können sich auch Shiatsu und energetische Körperarbeit in unserer Kultur etablieren und die damit verbundene Energie in unserer Kultur langsam wachsen. Die Erfahrungen und Gedanken aus diesem Buch sind Ihnen, liebe Leserinnen und Leser, zur kritischen Überprüfung vorgelegt.

Der Sinn ist Wachstum

Durch Berührung entsteht Bewegung, und Bewegung ist die Voraussetzung für Wachstum. Dazu gehört:

- wachsende (innere) Freiheit und Unabhängigkeit von Menschen, Ideologien, Normen usw.
- wachsende Selbstbestimmung, das heißt ein wachsendes Bestimmtsein vom Selbst
- wachsende Selbstkompetenz und Selbstverantwortung
- wachsende Harmonie im eigenen Inneren, mit Mensch und Natur
- wachsendes Heilsein, das auch eine verbesserte Gesundheit mit einschließen kann
- spirituelles Wachstum, die Erfahrung der eigenen, in Raum und Zeit unbegrenzten Wesensnatur.

Durch die Arbeit lernen wir, auf die im Körper vorhandene Weisheit zu vertrauen, um uns so selbst näher zu kommen. Wenn hier von der *Weisheit des Körpers* die Rede ist, ist nicht der Körper als Materie gemeint, sondern der beseelte Körper, genau genommen: die Seele im Körper, also die Weisheit der Seele. So aufgefasst ist *Körperarbeit* immer auch *Seelenarbeit*. Es geht um das Leben im Körper (Qi), die Kraft, die uns bewegt, aus der unsere Gedanken, Ideen und Handlungen hervorgehen. Je mehr wir mit dem Körper identifiziert sind, desto mehr leben wir im Bewusstsein der Vergänglichkeit; je mehr wir uns aber als die Kraft begreifen,

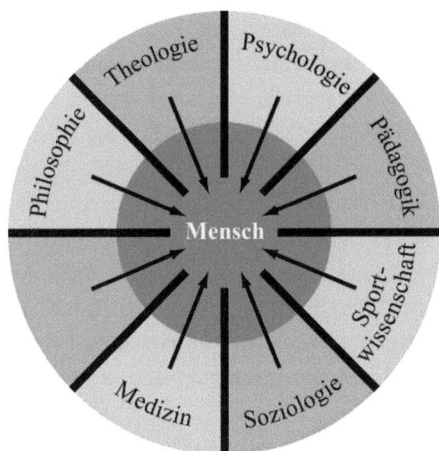

Abb. 167

die den Körper belebt und beseelt, desto mehr können wir uns als das erfahren, was wir eigentlich sind. Das Leben selbst ist ohne Grenzen. Es nährt zwar unseren Körper und hält ihn am Leben, aber es ist nicht von ihm abhängig. Es kann sich aus ihm zurückziehen und ihn als das zurücklassen, was er ohne es ist: vergängliche Materie, die in kürzester Zeit verfällt. Die Verbindung von Körper und Seele ist endlich, die Seele, das Leben selbst, ist unendlich.

Alles hängt zusammen

Die Entwicklung der Wissenschaften in der abendländischen Kultur hat uns gelehrt, dass wir den Menschen, das Leben objektivieren, das heißt uns ihm gegenüberstellen und von außen betrachten. Was so betrachtet und analysiert werden kann, rückte mehr und mehr in den Vordergrund, während alles, was nur im Inneren erfahrbar ist, an Gewicht verlor.

Das Betrachten des Menschen von außen – mit Hilfe des Verstandes und entsprechender Apparate – hat zur Erkenntnis erstaunlicher Details geführt und der westlichen Medizin enorme Möglichkeiten zur therapeutischen Manipulation in die Hand gegeben. Ihre Stärke liegt im Erfassen von Details, ihre Schwäche im Nicht-Wahrnehmen des Ganzen. Jeder Spezialist schaut sich die Aspekte des Menschen an, die seinem Fachbereich entsprechen: der Hautarzt die Haut, der Orthopäde die Knochen und der Hals-Nasen-Ohren-Arzt eben Hals, Nase und Ohren. Der Psychologe schaut auf die Seele, aber auf eine andere Weise als der Theologe (**Abb. 167**).

Letztlich sind die Blicke und Blickwinkel der verschiedenen Fachleute so verschieden und eingeengt, dass die Kommunikation untereinander äußerst schwierig geworden ist. Wird zum Beispiel ein Patient gleichzeitig von einem Hautarzt und einem Orthopäden behandelt, so kommunizieren diese im Allgemeinen gar nicht miteinander, und wenn sie es täten, hätten sie kaum noch eine gemeinsame Gesprächsgrundlage. Der Mensch wird in Segmente aufgeteilt, und wir tun so, als ob diese Segmente in ihm voneinander getrennt existieren würden. Mit immer aufwendigeren Geräten werden immer mehr Einzelheiten entdeckt, analysiert und manipuliert. Das Scheitern einer solchen Medizin, nicht zuletzt wegen ihrer Unbezahlbarkeit, ist vorprogrammiert. In ihrer Eigenschaft, sich auf voneinander abgegrenzte Einzelaspekte zu konzentrieren, hat sie Enormes geleistet und ist täglich lebensrettend, aber sie ist nicht darauf angelegt, dem Menschen in seiner Ganzheit und im Zusammenspiel der in ihm wirkenden Kräfte zu helfen.

Die Schwäche der «objektiven», wissenschaftlichen Medizin zeigt sich vor allem in der Behandlung der Leiden, die ihren Ursprung in einem schlechten Zusammenspiel von Körper, Geist und Seele haben, was sich oft auch in einem mangelnden Miteinander der verschiedenen Körperfunktionen zeigt. Gelingt es uns, im eigenen Inneren oder im Inneren des Patienten ein Ungleichgewicht wahrzunehmen, *bevor* es sich als physische oder psychische Krankheit manifestiert, und finden wir einen Weg, dieses Ungleichgewicht auszugleichen, so ist dies wirkliche Prophylaxe. Dabei handelt es sich in erster Linie um ein körperliches und kein intellektuelles Geschehen.

Wenn der Verstand die Erfahrung nicht ersetzt, sondern ergänzt, so ist er ein ausgezeichnetes Mittel, Erfahrungen zu ordnen und miteinander in Beziehung zu setzen. Er hilft, was im Körper bewusst geworden ist, auch dem Ich bewusst zu machen und die inneren Erfahrungen in den verschiedenen Fachbereichen zu nutzen. Mit seiner Hilfe entsteht eine lebendige Beziehung zwischen eigener Erfahrung und wissenschaftlicher Betrachtung, zum Beispiel in der Medizin, Psychologie, Pädagogik, Philosophie, Theologie usw. (**Abb. 168**).

Wenn die energetische Körperarbeit ein Weg zu wachsender Harmonie im eigenen Inneren, mit Mensch und Natur sein soll, dann muss sie auch gesellschaftliche Zusammenhänge mit einbeziehen. Shizuto Masunaga schreibt zur Funktion der Heilkunde:

«Der heutige große Bedarf an ärztlicher Betreuung ist ein Anzeichen dafür, dass wir unnormal und nicht nach den Gesetzen der Natur leben. Damit Krankheiten wirklich behoben werden, müssen wir ihre Ursachen beheben. So ist zum Beispiel eine Weiterentwicklung der Behandlungsmethoden für Kriegsverwundete im Grunde widersinnig. Wir sollten uns lieber darum bemühen, keine Kriege mehr zu führen. Eine Medizin, die durch Luftverschmutzung verursachte Schäden zu heilen

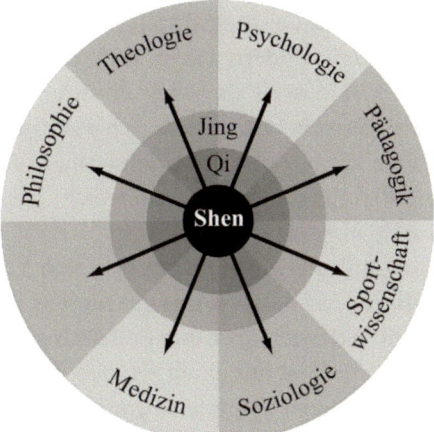

Abb. 168

versucht, kann nicht als Fortschritt angesehen werden, solange wir nicht mit der Verschmutzung aufhören. Wenn sich die Medizin weiter darauf konzentriert, Symptome von Krankheiten zu kurieren, die von unserem unnatürlichen gesellschaftlichen und technologischen System hervorgerufen werden, trägt sie nur dazu bei, diese abnorme Lebensweise zu festigen.»[60]

Die Erfahrungen der energetischen Körperarbeit lassen sich in vielfältiger Weise in die verschiedenen Lebensbereiche einbringen. Das Ziel eines ungebrochenen Energieflusses sowie Selbstbestimmtheit und Selbstverantwortung würde dann nicht nur zu einer grundlegend neuen Sichtweise in unserem Gesundheitswesen führen, sondern kann auch in der Erziehung in Elternhaus, Kindergärten und Schulen Veränderungen bewirken. Dass immer noch von Fachleuten bestimmt wird, welche medizinischen Maßnahmen bei Menschen mit chronischen Leiden getroffen und bezahlt werden, ist ebenso wenig einsichtig wie die Tatsache, dass ein Kind in der Schule fragen muss, ob es auf die Toilette gehen darf. Wir erfahren im Shiatsu, dass Veränderungen zu ihrer eigenen Zeit, in ihrem eigenen Rhythmus geschehen. Wie könnte eine Schule aussehen, in der der Unterricht nicht vom Stundenplan, sondern vom Lernrhythmus der Kinder selbst bestimmt wird? Je mehr die Seele, das heißt auch die feineren Schwingungsebenen einbezogen werden, desto weniger ist Druck zum Beispiel durch Angst und Strafandrohung ein geeignetes Mittel, um Fortschritte zu erzielen. Wie würde ein Schulsystem

---

60 Shizuto Masunaga: *Das große Buch der Heilung durch Shiatsu.* Bern 1985, S. 23.

aussehen, in dem der Zensuren- und Leistungsdruck ersetzt wird durch Freude und Freiwilligkeit beim Lernen, den Kindern neben der Wissensvermittlung von außen auch gezeigt wird, wie viel Wissen als Schatz in ihrem eigenen Inneren verborgen ist? Die Schule wäre dann ein Ort, an dem sich das Kind in seiner angeborenen Großartigkeit entfalten könnte; der Strom seiner natürlichen Neugierde würde zwar in verschiedene Richtungen gelenkt, aber nicht gestaut und durch von Erwachsenen vorgegebene Lernziele ersetzt.

Die eigene Erfahrung mit uns selbst macht uns zum Fachmann beziehungsweise zur Fachfrau in Bezug auf das, was uns gut tut und was nicht. Sie ersetzt zwar die Spezialisten nicht, relativiert aber ihre Bedeutung und reduziert das Gefühl der Fremdbestimmtheit. Sie lässt uns einen eigenen Blick auf die Lebensumstände werfen und hilft uns, an deren Veränderung mitzuwirken. Sie kann uns als Eltern helfen, ein Gefühl für das zu entwickeln, was unsere Kinder zu einer gesunden Entwicklung brauchen: *Geborgenheit, Kontakt, Wurzeln, Körperlichkeit und Bewegung.* Ein Mangel an diesen grundlegenden menschlichen Bedürfnissen ist die Grundlage vieler Störungen, bei denen es sich eben nicht um ein medizinisches *oder* pädagogisches *oder* psychologisches *oder* soziales Problem handelt; vielmehr liegt ein innermenschliches Geschehen zugrunde, das eine medizinische, pädagogische, psychologische und soziale Komponente hat. Die gängige These, dass, sobald bestimmte Erreger oder eine Veränderung im Stoffwechsel gefunden wurden, damit auch die Ursache für die Störung feststeht, lässt zu viele Aspekte außer Acht. Sie trennt die Seele und den Geist vom Körper beziehungsweise degradiert sie zu Anhängseln, die vom Körper abhängig sind. Zwar entlässt sie den Betroffenen aus dem Gefühl, an seiner Krankheit schuld zu sein, aber sie verkennt die Tatsache, dass auch der Körper mit allen seinen Funktionen und Fehlfunktionen Ausdruck seelischer und geistiger Prozesse ist. Es geht natürlich nicht darum, Schuld zu verteilen, aber wir kommen nicht umhin, Zusammenhänge aufzudecken. Wir machen alle Fehler, nicht weil wir böse sind, sondern weil wir vieles einfach nicht wissen. Dies ist keine Frage der Schuld, sondern der Verantwortung.

Auch die Hirnforschung der letzten Jahre hat herausgefunden, wie stark der Einfluss von seelischen Erlebnissen und der allgemeinen Lebenssituation auf die Entwicklung des Gehirns, seine Stoffwechseltätigkeit und sogar seine Struktur ist. Der Neurobiologe und Hirnforscher Gerald Hüther schreibt dazu:

«Noch vor einigen Jahren schien es unvorstellbar, dass psychosoziale Einflüsse in der Lage wären, die Struktur des Gehirns in irgendeiner Weise zu verändern. Inzwischen hat sich unter den Hirnforschern die Einsicht durchgesetzt, dass die im Lauf des Lebens gemachten Erfahrungen strukturell im Gehirn verankert werden.

Bisher hielt man es für selbstverständlich, dass der Mensch sein großes Gehirn zum Denken besitzt. Neueste Forschungsergebnisse haben jedoch deutlich gemacht, dass der Bau und die Funktion des menschlichen Gehirns in besonderer Weise für Aufgaben optimiert sind, die wir unter dem Begriff ‹psychosoziale Kompetenz› zusammenfassen. Unser Gehirn ist demnach weniger ein Denk- als vielmehr ein Sozialorgan. Noch bis vor wenigen Jahren schien den Hirnforschern alles suspekt, was mit Gefühlen zusammenhing. Inzwischen beginnen sie zu verstehen, welche Bedeutung Gefühle nicht nur für die Ausrichtung von Wahrnehmungs- und Denkprozessen besitzen, sondern auch, wie frühe emotionale Erfahrungen im Gehirn verankert werden und wie sehr sie spätere Grundhaltungen und Überzeugungen bestimmen.

Fast ein ganzes Jahrhundert lang wurde heftig darüber gestritten, ob Denken, Fühlen und Handeln des Menschen stärker von angeborenen Verhaltensprogrammen oder von den im Lauf des Lebens gemachten Erfahrungen bestimmt werden. Heute beginnt man zu begreifen, dass der Mensch nur deshalb ein so anpassungsfähiges, zeitlebens lernfähiges Gehirn besitzt, weil die das Denken, Fühlen und Handeln bestimmenden Nervenzellverschaltungen durch genetische Programme eben noch nicht endgültig festgelegt sind.»[61]

Diese Erkenntnisse der neuesten Hirnforschung stimmen mit den Erfahrungen der energetischen Körperarbeit überein.

«Unabhängiges Wohlbefinden»

Aber nicht immer lassen sich die Umstände so ändern, wie wir es uns wünschen würden. Zunächst einmal geht es im Shiatsu darum, einem Patienten zu helfen, unter den gegebenen Umständen – ohne sie zu verdrängen – zu einem verbesserten Wohlgefühl, zu einem «unabhängigen Wohlbefinden» zu kommen. Denn es ist nicht nur von Bedeutung, *was uns* begegnet, sondern auch *wie wir ihm* begegnen. Innen und außen stehen in einer permanenten Wechselwirkung.

> «Gott gebe mir die Gelassenheit, Dinge hinzunehmen,
> die ich nicht ändern kann,
> den Mut, Dinge zu ändern, die ich ändern kann
> und die Weisheit, das eine vom anderen zu unterscheiden.»
> (Leitspruch der anonymen Alkoholiker)

---

61   Gerald Hüther, Helmut Bonney: *Neues vom Zappelphilipp*, Düsseldorf und Zürich 2002, S. 25ff.

Wenn es gelingt, den ins Stocken geratenen inneren Fluss wiederherzustellen, ein verschlossenes Herz wieder zu öffnen, so entwickelt sich auch unter widrigen Umständen eine Wohlgestimmtheit, die wiederum helfen kann, auch in der äußeren Situation den entstandenen Knoten zu lösen. Wir erfahren, dass wir nicht allein auf der Welt sind, dass alles mit allem verbunden ist, dass das «kosmische Fluidum», wie Franz Anton Mesmer es nannte, uns und alles andere durchdringt. Diese Erfahrung ist ein Gegengewicht zu den Schwierigkeiten des Alltags, und sie hilft uns, nicht so schnell in eine Abwehrhaltung zu geraten, sondern offen und beweglich zu bleiben.

Im Shiatsu treffen sich die Erfahrungen östlicher Schulungswege mit denen der westlichen Psychologie. Die Entdeckungen Franz Anton Mesmers, Sigmund Freuds und C.G. Jungs tragen ebenso zum Verständnis bei wie die Darlegungen daoistischer und buddhistischer Meister. Die Hypnose diente Sigmund Freud bei der Erforschung des *Unbewussten*. Ein tiefer Übungszustand führt uns in ähnliche Tiefen, allerdings bei gleichzeitiger Wachheit. Er ist dem Übenden das Tor zum Un- beziehungsweise *Überbewussten*. Die von C.G. Jung entwickelte Methode der *aktiven Imagination*, in der man im Zustand der Tiefenentspannung – ähnlich wie im Traum – innere Bilder entstehen lässt und ihnen folgt, hat viele Berührungspunkte mit dem *Yōufagong*, in dem wir im Übungszustand innere Bewegungen zulassen, ihnen folgen und ihnen erlauben, sich auch in äußeren Bewegungen auszudrücken. Es ist eine fruchtbare Arbeit, diese beiden Methoden miteinander zu verknüpfen, ihre Unterschiede und Parallelen herauszuarbeiten, um sie einander ergänzend anzuwenden.

Ähnlich verhält es sich mit dem Bearbeiten von Komplexen. Sigmund Freud hat herausgefunden, dass sich Komplexe ganz oder partiell auflösen können, wenn die ihnen zugrundeliegenden unverarbeiteten Erlebnisse psychisch wiedererlebt werden und dieses anschließend besprochen wird. Im Shiatsu begegnen uns Komplexe zum Beispiel als Verspannungen beziehungsweise Stauungen im Energiefluss, und es zeigt sich, dass sie auch über die Körperarbeit gelöst werden können. Was spricht dagegen, diese beiden Methoden miteinander zu kombinieren? Letztlich handelt es sich bei psychischen und körperlichen Problemen um unterschiedliche Erscheinungsformen ein und derselben Störung, und die in der Psychoanalyse angeregte Rückerinnerung tritt in der Körperarbeit mitunter spontan auf. Es gibt Menschen, denen der Zugang zu ihren inneren Problemfeldern über den Körper leichter fällt als über eine klassische Psychotherapie und umgekehrt; in vielen Fällen scheint aber eine Kombination beider Wege am erfolgversprechendsten zu sein.

Heilungskrisen

Im Shiatsu beobachten wir oft *Heilungskrisen*, das heißt eine vorübergehende Verschlimmerung beziehungsweise Verlagerung der Symptomatik, wie sie schon Franz Anton Mesmer bei der Behandlung der blinden Pianistin begegnet sind. Das Wiedererlangen ihrer Sehfähigkeit war mit dem Auftreten anderer unangenehmer Symptome verbunden, sodass sie schließlich die Behandlung abbrach. Heilungskrisen können entstehen, wenn durch eine Behandlung die mit einer Störung verbundene gestaute Energie in Bewegung gerät. Ihre Dynamik ist vergleichbar mit der des Wassers nach dem Öffnen einer Schleuse. Sie treten auf, wenn ein Patient im Begriffe ist, etwas, das er vorher aus seinem Leben verdrängt hat, wieder zu integrieren, nach Jung «ungelebte Schattenanteile». Diese innere Bewegung kann dem Betroffenen physisch oder psychisch oder auf beide Arten begegnen und auf neue Art durchaus schmerzhaft sein. Es macht daher keinen Sinn, den Körper und die Psyche von unterschiedlichen Fachleuten betreuen zu lassen.

Es bleibt die Frage offen, ob die Krisen, in die uns das Leben hineinbringt, nicht auch Heilungskrisen sind. Das Leben ist ungeteilt, und es hat eine Tendenz, sich uns als solches zu offenbaren. Zeigt es sich uns in den Aspekten, die wir bis dahin nicht sehen und leben wollten, so empfinden wir es gerne als feindselig. Wenn es uns gelingt, Krisen und Herausforderungen als Impulse zu sehen, die uns helfen, zu mehr Ganzheit, zu mehr Heilsein zu kommen, so wird es auch eher möglich sein, an ihnen zu wachsen.

Widerstreitende Kräfte

Wie sehr auch jedem Menschen die Sehnsucht nach Harmonie innewohnt, wir alle wissen, dass das Leben voller Spannungen und widerstreitender Kräfte ist. Als widerstreitende Kräfte bezeichnen wir im Qigong zum Beispiel, wenn wir eine Hand nach oben und eine nach unten bewegen mit der Vorstellung, dabei ein Gummiband zu spannen. Sie sind die Kräfte, die der Übung ihre Dynamik, ihre Lebendigkeit verleihen. Wir lernen im Qigong, sie zu erzeugen, zu verstärken und zu handhaben. Soll Energie fließen, so braucht es, wie beim elektrischen Strom, eine Spannung. Der Energiefluss, die Lebensbewegung ist ein Versuch, diese Spannung auszugleichen. Dies gelingt am besten, wenn wir uns inmitten des Spannungsfeldes entspannen und unsere Leitbahnen durchlässig werden.

Niemand mag das Gefühl großen Hungers. Hunger erzeugt eine Spannung in uns, und je größer diese Spannung ist , desto größer wird auch die Energie, mit der wir sie zu reduzieren versuchen. Sie setzt uns schließlich in Bewegung, wir essen und erleben für eine gewisse Zeit im Gefühl des Satt-Seins einen Zustand relativ geringer Spannung, bis das ganze Spiel von neuem los geht. Beim Hunger wird deutlich, wie wichtig Spannung für unser Leben ist: Hätten wir keinen Hunger, würden wir nichts essen; wenn wir nichts essen, sterben wir.

Energetische Ausgeglichenheit ist also kein statischer Zustand ohne Spannung, sondern der permanente Ausgleich durchgehend vorhandener Spannungsfelder. Das eigentliche Problem für uns ist nicht das Spannungsfeld, sondern unsere mangelnde Fähigkeit, das Qi zwischen den beiden Polen fließen zu lassen. Je weniger uns dies gelingt, desto mehr versuchen wir, Spannungen zu vermeiden, mitunter auch dadurch, dass wir einen Pol des Spannungsfeldes ausblenden und so zu einer die Wirklichkeit verzerrenden Scheinharmonie finden. Damit fällt zwar die Spannung aus unserem Wahrnehmungsfeld, jedoch nicht aus unserem Leben. Wenn wir ihr aber in unserem Bewusstsein keine Chance geben, berauben wir uns selbst der Möglichkeit, mit ihr zu arbeiten. Statt dessen beginnen die Spannungen mit uns zu arbeiten, unsere Muskeln zu verkrampfen oder auf andere Weise unsere Körperfunktionen zu beeinträchtigen: Wir somatisieren.

Wollen wir körperliche Beschwerden heilen, so müssen wir den Energiefluss fördern; den Energiefluss fördern aber heißt, sich den Spannungsfeldern des Lebens zu öffnen, der Widersprüchlichkeit der Welt in uns selbst einen Platz zu geben und an ihr zu wachsen.

Anwendungen im Alltag

Neben der Tatsache, dass die energetische Körperarbeit im Laufe der Zeit zu einer Veränderung unserer Einstellungen führt, die sich immer auch im Alltag niederschlägt, gibt es noch eine ganze Reihe von Anwendungsmöglichkeiten in Alltagssituationen.

Eine Lehrerin, in deren Klasse ein stotterndes Kind war, machte zum Beispiel die Erfahrung, dass das Kind immer dann flüssig sprach, wenn sie selbst in Ruhe und dem Kind ganz zugewandt war. Sie nahm das Stottern des Kindes als einen Hinweis, sich selbst in die Sammlung und den lebendigen Kontakt zurückzuholen. Eine andere Lehrerin fand heraus, dass ein Kind mit Aufmerksamkeitsstörungen und Überaktivität sich mit kleinen, sanften Berührungen an der Schulter beruhigen ließ. Das Kind begann, diese Berührungen von sich aus zu suchen und konnte sich mit der Zeit so stabilisieren, dass es für einen längeren Zeitraum seine Aufmerksamkeit halten und dem Unterricht folgen konnte. Ein Kind, das von seiner Mutter Shiatsu bekam, sagte nach der Behandlung spontan: «Mama, jetzt habe ich dich wirklich ganz gehabt!» Die Reihe ließe sich unendlich fortsetzen, der Kreativität sind dabei keine Grenzen gesetzt.

Grenzen der energetischen Körperarbeit

Nachdem viel von den Möglichkeiten die Rede war, die sich im Shiatsu und der energetischen Körperarbeit auftun, möchte ich am Schluss auch auf die Grenzen eingehen, die diese Arbeit hat. Wenn Sie die im ersten Kapitel dieses Buches beschriebenen Übungen durchgeführt haben, sind Sie vielleicht gleich zu Beginn schon an diese Grenzen gestoßen. Vielleicht haben weder Sie noch Ihr Partner oder Ihre Partnerin irgendetwas wahrgenommen, oder Sie haben eine Wahrnehmung gehabt, von der Sie nicht wussten, ob Sie es wirklich spüren oder sich nur einbilden, oder Ihr Einsatz hat zu keinerlei sicht- oder spürbaren Veränderungen geführt. Dies geht auch «professionellen» Behandlern immer wieder so. Mit Hilfe der energetischen Körperarbeit kann zwar «theoretisch» jedem Menschen – körperlich, seelisch oder geistig – Hilfe zuteil werden, praktisch aber vollzieht sich dies oft nicht so, wie wir es erwarten. Erfahrung lässt sich eben nicht exakt vorherbestimmen und kontrollieren. Es soll hier auch nicht der Eindruck erweckt werden, dass mit der energetischen Körperarbeit andere therapeutische Ansätze ihren Sinn verlieren. Das Schwierigste ist wohl herauszufinden, welche Therapie welchem Menschen bei welchem Therapeuten zu welcher Zeit in Bezug auf welches Anliegen am besten hilft.

Eine der wichtigsten Einschränkungen der hier beschriebenen Arbeit liegt in der Freiheit des Patienten, das heißt in der Freiwilligkeit, die Voraussetzung für jeden Schritt dieses Weges ist. Wir können nur erfolgreich mit Patienten arbeiten, die sich auch – in der entsprechenden Tiefe – darauf einlassen. Shiatsu und energetische Körperarbeit können nicht konsumiert werden. In dieser Freiwilligkeit liegt auch ein gewisses aktives Bemühen, ein Wunsch, eine Suche nach Neuem, nach Veränderung. Insofern lässt sich Shiatsu auch nicht fremdbestimmt vom Arzt verordnen, wenn der Patient nicht selbst sucht, was er im Shiatsu finden kann. Vielleicht kann man das Weichkneten von Muskeln verordnen; sobald es aber darum geht, dass der Mensch die Härte verliert, die in seiner Muskulatur zum Ausdruck kommt, muss er natürlich damit einverstanden sein. Je größer der Einklang zwischen dem, was der Patient sucht und dem, was der Behandler mit ihm entdecken kann, desto größer sind die Möglichkeiten. Umgekehrt ausgedrückt heißt das: Wenn der Patient nicht sucht, was in der energetischen Körperarbeit zu finden ist, so wird sie logischerweise zu keinem Erfolg führen. QigongÜbungen müssen uns – zumindest nach einer gewissen Anlaufzeit – in irgendeiner Weise Freude bereiten, damit wir sie in der nötigen Beharrlichkeit pflegen und sie auch die entsprechenden Früchte hervorbringen können.

Ein anderer Faktor sind falsche Erwartungen. Aus der Placebo-Forschung wissen wir, welche enorme Kraft infolge bestimmter Vorstellungen wirksam werden kann. Jürgen Hansel schreibt dazu:

«Placebos sind Tabletten aus Zucker oder Stärke, die von Chemotherapeutika äußerlich nicht zu unterscheiden sind. Sie erleichtern – in gutem Glauben eingenommen – die meisten Beschwerden in zirka 35 Prozent der Fälle. Für manche Krankheiten erreicht der Placebo-Effekt eine Erfolgsquote zwischen 60 und 70 Prozent und liegt dann nicht mehr weit unter der Wirkungsrate der Arzneimittel, die in vergleichbaren Fällen eingesetzt werden. Man führt ihn auf die psychischen Begleitfaktoren jeder Krankheit und jeder Behandlung zurück. Sein Erfolg hängt von den Erwartungen und Vorstellungen eines Kranken ebenso ab wie vom Ruf und von der Ausstrahlung des Therapeuten. Jedes Wort, jeder Blick, jeder Handgriff eines Arztes oder einer Krankenschwester wirkt auf den Patienten . . .

Der Effekt lässt sich sogar dosieren. Gibt man Placebos als Schlafmittel, so wirkt die doppelte Menge etwa zweimal so stark wie die einfache. Injektionen oder gar Infusionen physiologischer Kochsalzlösung übertreffen die Wirkung von Zucker-Pillen. Doppelblindstudien, die die spezifische Wirkung neuer Medikamente gegenüber Placebos nachweisen sollen, beweisen – als Nebenergebnis – meist auch die hohe Wirksamkeit der Placebos. Ein extremes Beispiel dafür bieten Schein-Operationen, die man in Amerika durchführte, um die Ergebnisse der koronaren Bypass-Chirurgie mit einer Placebo-Gruppe vergleichen zu können. Den Koronar-Patienten dieser Gruppe wurden Brustkorb und Herzbeutel geöffnet und sofort wieder geschlossen, ohne dass am Herzen und an den Herzkranzgefäßen selbst operiert wurde. Die subjektiven und objektiven Erfolge dieser ‹Sham Operations› übertrafen die der echten Bypass-Operationen in der Vergleichsgruppe.»[62]

Die Vorstellungskraft der Patienten bestimmt die Wirkung, und sie kann genauso gut Wirkungen verhindern. Wenn der Patient gewohnt ist und erwartet, dass der Arzt als Ausdruck seiner Autorität einen weißen Kittel trägt, so wirkt die verabreichte Zuckerpille wesentlich schwächer, wenn er keinen trägt. Das heißt, dass die Wirkung der Arznei stark reduziert werden kann, wenn der Arzt in Aussehen und Verhalten nicht den Erwartungen des Patienten entspricht. Man kann sich an dieser Stelle natürlich auch fragen, ob wir das gleiche Vertrauen, das wir in den weißen Kittel und die Spritze entwickelt haben, nicht auch zu unseren inneren Heilkraft haben könnten.

Ähnlich verhält es sich mit den Erwartungen und Vorstellungen des Patienten beim Shiatsu. Hat ein Patient klare Vorstellungen von dem, was ihm seiner Meinung nach hilft, und weicht das, was ihm in der Shiatsu-Behandlung begegnet, davon ab, so kann dies die Wirkung erheblich beeinflussen. Sie kann stärker von den Vorstellungen des Patienten geprägt sein als von den eigentlichen Behandlungsimpulsen. Erwartet ein Patient zum Beispiel ausschließlich körper-

---

62   Jürgen Hansel: *Komplementäre Medizin.* Regensburg 1988, S. 147ff.

liche Hilfe im Shiatsu, so kann es geschehen, dass damit eine Veränderung seines Gemütszustandes verhindert wird.

Diese Anfangshindernisse können sich langsam auflösen, wenn es durch den lebendigen Kontakt zum Behandler zu neuen Erfahrungen kommt. Wirklich schwierig gestaltet sich die Arbeit mit Menschen, denen es schwer fällt, sich überhaupt auf einen lebendigen energetischen Kontakt einzulassen. Ihnen bleibt das meiste, was der Behandler tut, ein Buch mit sieben Siegeln, und was er sagt, bleiben Behauptungen, die sie ihm glauben können oder auch nicht. Bei einer solchen Kontaktunfähigkeit gestaltet sich der Veränderungsprozess sehr schwierig. Natürlich kann auch die Kontaktfähigkeit eines Behandlers – selbst wenn er die Behandlungstechnik perfekt beherrscht – eingeschränkt sein. Oder als dritte Möglichkeit kann es sein, dass Patient und Behandler miteinander nicht kontaktfähig sind. Mit viel Geduld auf Seiten des Behandlers und des Patienten lässt sich manchmal diese körperenergetische Kontaktfähigkeit erarbeiten und damit die Voraussetzung für eine erfolgreiche Behandlung schaffen. Vielleicht bleibt es aber auch dabei, dass Behandler und Patient nicht «die gleiche Wellenlänge» haben, und es ist besser, sich zu trennen.

Hinter der Unfähigkeit, sich auf einen lebendigen körperlichen Kontakt einzulassen, verbirgt sich manchmal auch die Angst, dass dann etwas vom Verstand nicht Kontrollierbares geschehen könnte. Für einen Menschen, der kein Körperbewusstsein hat, ist der Körper nicht im Bereich seines bewussten Erlebens. Wenn er sich – vielleicht aus guten Gründen – vor dem Unbewussten fürchtet, so vermeidet er damit ein lebendiges Erleben seines Körpers. Der Körper selbst ist dann zum eigenen Schatten geworden. Ein Mann, der sich vergeblich nach einer festen Beziehung sehnte, kam mit diesem Problem zum Shiatsu. Auf die Frage, was denn ganz konkret geschieht, wenn sich eine Beziehung anbahnt, antwortete er, dass es dann in seinem Körper zu unangenehmen Empfindungen, zum Beispiel einem inneren Kribbeln, komme. Dies versuche er dann abzustellen. Als er lernte, dieses Kribbeln als Teil des natürlichen erotischen Spiels zu begreifen, zuzulassen und am Ende sogar zu genießen, löste sich sein Problem. Mit der Entwicklung eines subtilen Körpergewahrseins kommen wir in Kontakt mit dem Un- beziehungsweise Überbewussten, allerdings in der «Sprache» des Körperbewusstseins und nicht in der unseres Verstandes. Seelische Erlebnisse wie auch geistige Erkenntnisse sind im (Energie-)Körper gespeichert. Sie können den Körper vom Bewegungsapparat bis hin zum Stoffwechsel der inneren Organe und Drüsen behindern oder auch – wenn es uns gelingt, sie in unser Wahrnehmungsfeld zu holen – zu einer inneren Bewegung und heilsamen Veränderung führen.

Wenn sich ein Patient – vielleicht aufgrund seiner eigenen Lebensgeschichte – vor seinem eigenen Körper fürchtet, sind zunächst «vertrauensbildende Maßnahmen» angebracht. Wenn allerdings sein Vertrauen auch nicht ausreicht, um sich darauf einzulassen, oder er dafür nicht die genügende Ausdauer und Beharrlichkeit hat, dann sind wir wirklich an die Grenzen gekommen.

Die Herausforderungen des Lebens werden immer dann unheilvoll für uns, wenn sie es schaffen, uns aus unserer Balance, aus unserer Mitte zu bringen. Die hier beschriebene Arbeit hilft uns, unsere Mitte zu finden. Gelingt es uns, in sie hinein unseren Anker zu werfen, so werden uns die Stürme des Alltags nicht mehr so leicht davontragen. Shiatsu ist keine medizinische Therapie, sondern ein Weg für gesunde wie für kranke Menschen gleichermaßen, ja Gesundheit und Krankheit erscheinen wie lichte und dunkle Abschnitte eines Weges. Energetische Körperarbeit ist eine (Lebens-) Kunst, die aus dem inneren Wissen schöpft, ohne dass es uns bewusst werden muss. Sie ist ein Weg, der dabei helfen kann, die vom Dalai Lama beschriebenen Widersprüche unserer Zeit ein klein wenig aufzulösen oder ihnen doch zumindest mit ein wenig mehr Verständnis und Humor zu begegnen:

Der Widerspruch unserer Zeit

Wir haben immer größere Häuser, aber kleinere Familien,
mehr Annehmlichkeiten, aber weniger Zeit;
wir haben mehr Auszeichnungen, aber weniger Verständnis,
mehr Wissen, aber weniger Urteilsvermögen,
mehr Fachleute, aber mehr Probleme,
mehr Arzneien, aber weniger Gesundheit;
wir haben den ganzen Weg zum Mond zurückgelegt und zurück,
aber wir haben Schwierigkeiten,
die Straße zu überqueren und den neuen Nachbarn zu begrüßen.
Wir bauen mehr Computer, um mehr Informationen zu haben
und erzeugen mehr Kopien denn je,
aber wir kommunizieren weniger miteinander.
Wir sind reich an Menge, aber arm an Qualität.
Dies sind Zeiten des schnellen Essens, aber langsamer Verdauung,
großer Menschen, aber kleiner Charaktere,
steiler Profite, aber seichter Beziehungen.
Wir leben in einer Zeit, in der viel im Schaufenster liegt,
aber nichts im Inneren.
(14. Dalai Lama)

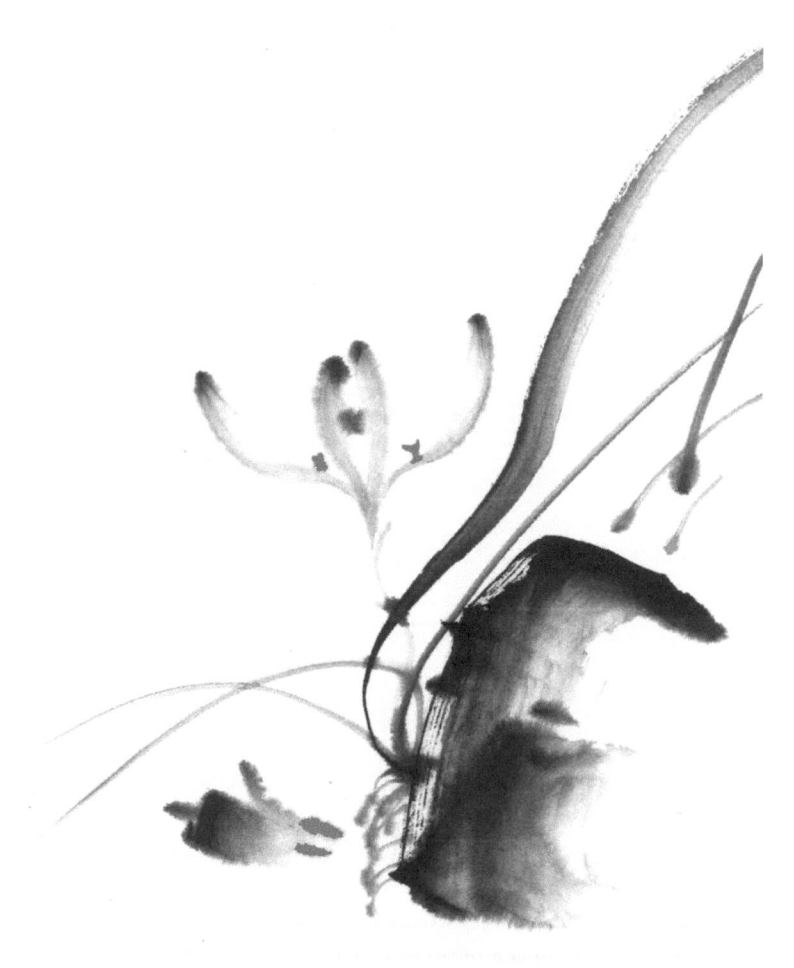

Literatur

Adam, Klaus-Uwe. (2000) Therapeutisches Arbeiten mit Träumen. Springer-Verlag, Berlin, Heidelberg.

Aitmatow, Tschingis; Namdar, Feizollah. (1993) Liebeserklärung an den blauen Planeten. 3. Auflage; Bahá'i-Verlag.

Aldinger, Marco. (1989) Bewusstseinserheiterung. Humorvolle Weisheit & Spirituell-Religiöser Witz. Verlag Marco Aldinger, Freiburg.

Almaas, A.H. (1987) Essentielle Befreiung. Arbor Verlag, Freiamt.

Almaas, A.H. (1987) Essentielle Verwirklichung. Arbor Verlag, Freiamt.

Arbeitskreis Lebensenergie. Lebensenergie – Gesundheit und menschliche Entwicklung. Verlag Arbeitskreis Lebensenergie

Assagioli, Roberto. (1982) Die Schulung des Willens. Methoden der Psychotherapie und der Selbsttherapie. Junfermann-Verlag, Paderborn, 1989.

Assagioli, Roberto. (1984) Psychosynthese. Prinzipien, Methoden und Techniken. 2. Auflage, 1988; Verlag Astrologisch-Psychologisches Institut, Zürich.

Bauer, Wolfgang. (1974) China und die Hoffnung auf Glück. dtv Wissenschaftliche Reihe.

Bäuml, Josef. (1994) Psychosen. Aus dem schizophrenen Formenkreis. Springer-Verlag, Berlin-Heidelberg.

Birnbaum, Raoul. (1979) Der Heilende Buddha. Heilung und Selbstheilung. 1. Auflage. O.W. Barth Verlag, 1982.

Bopp, Judie und Michael; u.a. (Hrsg.). (1990) Der Heilige Baum. Ein indianisches Weisheitsbuch. 5. Auflage; Patmos Verlag, Düsseldorf.

Boyesen, Gerda & Mona-Lisa. (1987) Biodynamik des Lebens. Synthesis Verlag, Essen.

Boyesen, Gerda. (1985) Über den Körper die Seele heilen. 3. Auflage 1988; Kösel-Verlag, München.

Brennan, Barbara Ann. (1987) Licht-Arbeit. Das große Handbuch der Heilung mit körpereigenen Energiefeldern. Wilhelm Goldmann Verlag, München; 1989.

Capra, Fritjof. (1982) Wendezeit. Bausteine für ein neues Weltbild. Sonderausgabe, 1988; Knaur Taschenbuch.

Charon, Jean E. Der Geist der Materie. Paul Zsoluay Verlag Wien/Hamburg 1979.

Charon, Jean E. Tod, wo ist dein Stachel? Paul Zsoluay Verlag Wien/Hamburg 1981.

Cheng, Man-ching. (1982) Dreizehn Kapitel zu T'ai Chi Ch'uan. Das Wissen des Meisters. Sphinx Verlag, 1986.

Chödrön, Pema. Dharma als Lehre, Dharma als Erfahrung. Aurum-Verlag Braunschweig 1991.

Chopra, Dr. Deepak. (1989) Die heilende Kraft. Ayurveda, das altindische Wissen vom Leben, und die modernen Naturwissenschaften. Bastei-Lübbe-Taschenbuch, 1992.

Clifford, Terry. (1984) Tibetische Heilkunst. Grundlagenwerk. 1.Auflage. O.W. Barth Verlag, 1986.

Conze, Edward. (1951) Der Buddhismus. 7. Auflage. Verlag W. Kohlhammer, Stuttgart.

Darga, Martina (Hrsg.). (1999) Das alchemistische Buch von innerem Wesen und Lebensenergie. Xingming guizhi. Eugen Diederichs Verlag, München.

Despeux, Catherine. (1995) Das Mark des roten Phönix. Unsterblichkeit, Gesundheit und langes Leben in China. Medizinisch Literarische Verlagsgesellschaft, Uelzen.

Dschuang Dsi (1969) Südliches Blütenland. Die Philosophie Chinas. Aus dem Chinesischen übertragen und erläutert von Richard Wilhelm. Eugen Diederichs Verlag, Düsseldorf, Köln.

Ferguson, Marilyn. (1980) Die sanfte Verschwörung. Persönliche und Gesellschaftliche Transformation im Zeitalter des Wassermanns. 3. Auflage; Knaur Taschenbuch.

Fischer Weltgeschichte, Band 19. Das Chinesische Kaiserreich. Fischer Taschenbuch.

Gernet, Jacques. (1979) Die chinesische Welt. 2. Auflage; Insel Verlag, Frankfurt am Main.

Goodman, Saul. (1986) Shiatsu. Ein praktisches Handbuch. 2. Auflage 1993, Hugendubel Verlag, München.

Goodman, Saul. (1998) Evolution & Synthese in der traditionellen Körperarbeit. Quantum Bodywork Publikationen.

Gorgo. Zeitschrift für archetypische Psychologie und bildhaftes Denken. Heft 16, Jahrgang 1989. Schweizer Spiegel Verlag.

Govinda, Lama Anagarika. (1983) Buddhistische Reflexionen. Fischer TB Verlag, Frankfurt am Mai 1990.

Govinda, Lama Anagarika. (1992) Die Dynamik des Geistes. Otto Wilhelm Barth Verlag, Wien.

Govinda, Lama Anagarika. Der Anfang ist das Ziel. Verlag Herder, Freiburg im Breisgau 2000.

Guorui, Jiao. (1988) Qigong Yangsheng. 3. Auflage; Medizinisch Literarische Verlagsgesellschaft, Uelzen.

Guorui, Jiao. (1989) Die 15 Ausdrucksformen des Taiji-Qigong. 2. Auflage; Medizinisch Literarische Verlagsgesellschaft, Uelzen.

Guorui, Jiao. (1992) Das Spiel der 5 Tiere. Qigong. Gesundheitsfördernde Übungen der traditionellen chinesischen Medizin. Medizinisch Literarische Verlagsgesellschaft, Uelzen.

Guorui, Jiao. (1993) Qigong-Yangsheng – ein Lehrgedicht. Medizinisch Literarische Verlagsgesellschaft, Uelzen.

Guorui, Jiao. (1996) Die 8 Brokatübungen. Qigong Yangsheng. 2. Auflage; Medizinisch Literarische Verlagsgesellschaft, Uelzen.

Hamann, Brigitte. (1991) Die zwölf Archetypen. Tierkreis und Persönlichkeitsstruktur. Droemersche Verlagsanstalt Th. Knaur, München.

Hansel, Jürgen. (1988) Komplementäre Medizin. Die Heilkunst offener Systeme. Sonntag Verlag, Regensburg.

Herder-Lexikon. Symbole. 8. Auflage; Verlag Herder, Freiburg im Breisgau 1978.

Hildenbrand, G. und Geißler M. (Hrsg.). (2002) Quigong und Yangsheng. Vorträge der 4. Deutschen Qigong-Tage Bonn. Medizinisch Literarische Verlagsgesellschaft, Uelzen.

Hildenbrand, G.; Geißler, M.; Stein, S. (Hrsg.). (1998) Das Qi kultivieren. Die Lebenskraft nähren. Medizinisch Literarische Verlagsgesellschaft, Uelzen.

Jacobs, Dore. (1977) Die menschliche Bewegung. Aloys Henn Verlag, Kastellaun.

Jaffé, Aniela (Hrsg.). (1971) Erinnerungen, Träume, Gedanken von C.G. Jung. 4. Auflage 1986; Walter-Verlag Olten.

Jahresheft 1994. Qigong Yangsheng. Übungen der traditionellen chinesischen Medizin. Medizinische Gesellschaft für Qigong Yangsheng e.V., Uelzen

Jung Journal. Forum für Analytische Psychologie. Eros, Libido, Sexualität. Heft 9, Februar 2003, Hrsg.: C.G. Jung-Gesellschaft, Köln.

Jung Journal. Forum für Analytische Psychologie. Heilung. Siebtes Heft, Januar 2002. Hrsg.: C.G. Jung-Gesellschaft, Köln.

Jungclausen, Emmanuel. Der Meister in dir. Freiburg 1975; Herder Verlag

Kalweit, Holger. (1984) Traumzeit und innerer Raum. Die Welt der Schamanen. Scherz Verlag.

Kaptchuk, Ted J. (1983) Das große Buch der chinesischen Medizin. 1. Auflage, 1988; Scherz Verlag.

Krishnamurti, Jiddu und Bohm, David. (1985) Vom Werden zum Sein. Goldmann Verlag.

Laotse. (1967) Tao Te King. Das Buch vom Weltgesetz und seinem Wirken. Wiedergabe des chinesischen Textes durch Walter Jerven. 10. Auflage, 1993; Scherz Verlag.

Leggett, Trevor. (1964) A Second Zen Reader. The Tiger's Cave & Translations of Other Zen Writings. Charles E. Tuttle Co., Inc.

Lexikon der östlichen Weisheitslehren. Buddhismus, Hinduismus, Taoismus, Zen. (1986) Scherz Verlag.

Lowen, Alexander. (1975) Bio-Energetik. Therapie der Seele Durch Arbeit mit dem Körper. Scherz Verlag; 1986.

Lowenthal, Wolfe. (1993) Es gibt keine Geheimnisse. Professor Cheng Man-ch'ing und sein Taijiquan. Kolibri Verlag.

Maciocia, Giovanni. (1989) Die Grundlagen der Chinesischen Medizin. Verlag für Traditionelle Chinesische Medizin Dr. Erich Wühr, Kötzting, 1994.

Masunaga, Dr. S. und Ohashi, Dr. W. (1977) Das Große Buch der Heilung durch Shiatsu. 1. Auflage 1985. Scherz Verlag.

Masunaga,Shizuto. (1987) Meridian Dehnübungen. Felicitas Hübner Verlag, Waldeck.

Mindell, Arnold. (1985) Der Leib und die Träume. Prozeßorientierte Psychologie in der Praxis. Junfermann-Verlag, Paderborn. 1987.

Mindell, Arnold. (1985) Traumkörper Arbeit. Junfermannsche Verlagsbuchhandlung, Paderborn 1993.

Mindell, Arnold. (1986) Die Schatten der Stadt. Prozeßorientierte Therapie in Aktion. Junfermann- Verlag, Paderborn, 1989.

Mindell, Arnold. (1989) Das Jahr Eins. Ansätze zur Heilung unseres Planeten. Walter-Verlag, Olten, 1991.

Mindell, Arnold. (1989) Schlüssel zum Erwachen. Sterbeerlebnisse und Beistand im Koma. Walter-Verlag AG, Olten.

Ming-Shi, Yang. (1976) Tai-Chi Chuan for Health and Beauty. Japan Publications Trading Company.

Myokyo-Ni (Irmgard Schloegl). Gentling the Bull. Comments Summer School 1985. Zen Centre, London.

Nitobe, Inazo. (1899) Bushido. Die Seele Japans. Werner Kristkeitz Verlag, Heidelberg.

Ohashi, Wataru. (1976) Shiatsu. Die japanische Fingerdrucktherapie. 5. Auflage, 1983, Hermann Bauer Verlag, Freiburg im Breisgau.

Pang, Jeng Lo, Benjamin; Inn, Martin; u.a. (Hrsg.) (1979) The Essence of T'ai Chi Ch'uan. The Literary Tradition. North Atlantic Books, Richmond, California.

Pierrakos, Dr John (1987) Core Energetik. Zentrum Deiner Lebenskraft. Synthesis Verlag, Essen.

Post, Laurens van der. (1976) C.G. Jung, der Mensch und seine Geschichte. Karl H. Henssel Verlag, Berlin.

Proksch, Christa. (1987) Taijiquan. Die Kunst der natürlichen Bewegung. Luchterhand, Zürich; 1992.

Psychologische Abhandlungen, Band IV. Herausgegeben von C.G. Jung. (1934) Rascher & Cie. A.-G., Verlag, Zürich.

Quint, Josef (Hrsg.). (1963) Meister Eckehart. Deutsche Predigten und Traktate. 4. Auflage, 1977. Carl Hanser Verlag, München.

Rappenecker, Wilfried. (1990) Yu Sen. Sprudelnder Quell. 2. Auflage 1992, Felicitas Hübner Verlag, Waldeck.

Reich, Wilhelm. (1972) Der Einbruch der sexuellen Zwangsmoral. Verlag Kiepenheuer & Witsch, Köln-Berlin.

Reichle, Franz. (Hrsg.) (1997) Das Wissen vom Heilen. Tibetische Medizin. Haupt Verlag, Bern, 1998.

Reiter, Florian C. (1994) Lao-Tzu zur Einführung. Junius Verlag, Hamburg.

Robinet, Isabelle. (1991) Geschichte des Taoismus. Eugen Diederichs Verlag, München, 1995. Sabetti, Stephano. (1985) Lebensenergie. 1. Auflage; Scherz Verlag.

Schott, Heinz (Hrsg.). (1985) Franz Anton Mesmer und die Geschichte des Mesmerismus. Franz Steiner Verlag Wiesbaden GmbH, Stuttgart.

Serizawa, Katsusuke. (1976) Tsubo. Vital Points for Oriental Therapy. Japan Publications, Inc., Tokyo and New York.

Sheldrake, Ruppert. (1984) Das schöpferische Universum. 2. Auflage; Goldmann Taschenbuch.

Siegel, Bernie S. (1986) Love, Medicine & Miracles. Harper & Row, Publishers, Inc., 1988.

Simonton, O. Carl; Matthews-Simonton, Stephanie; Creighton, James. (1978) Getting Well Again. J.P. Tarcher, Inc., Los Angeles.

Skinner, Stephen. (1982) Chinesische Geomantie. 1. Auflage, 1983. Dianus-Trikont Buchverlag, München.

Sloterdijk, Peter. Der Zauberbaum. Suhrkamp Verlag, Frankfurt am Main 1987

Sogyal Rinpoche. (1999) Das tibetische Buch vom Leben und vom Sterben. Otto Wilhelm Barth Verlag, Wien.

Sogyal Rinpoche.(1995) Funken der Erleuchtung. 4. Auflage 1998; Otto Wilhelm Barth Verlag, Wien.

Song, Z. J. (1991) T'ai-Chi Ch'üan. Die Formenlehre. Die 64 Figuren des Yang-Stils. Piper, München.

Song, Z. J. (1991) T'ai-Chi Ch'üan. Die Grundlagen. Piper, München.

Steindl-Rast, David. Die Achtsamkeit des Herzens, Goldmann Verlag, München 1997

Stone, Hal und Sidra(1989) Du bist Viele. 3. Auflage; Wilhelm Heyne Verlag, München.

Suzuki, Shunryu. (1970) Zen-Geist Anfänger-Geist. Unterweisungen in Zen-Meditation. Theseus-Verlag, Zürich.

Thetter, Rudolf. (1972) Magnetismus. Das Urheilmittel. 8. Auflage, Verlag Gerlach und Wiedling, Wien, 1980.

Tompkins, Peter; Bird, Christopher. (1973) Das geheime Leben der Pflanzen. Fischer Taschenbuch, 1985.

Trungpa, Chögyam. (1981) Feuer trinken, Erde atmen. Rowohlt Taschenbuch, 1989.

Walker, Brian. (1992) Dies sagte Laotse. Die unbekannten Lehren des Hua-hu ching. Aurum Verlag, Braunschweig, 1995.

Watts, Alan W. (1951) Weisheit des ungesicherten Lebens. Scherz Verlag, 1997.

Watts, Alan. (1975) Der Lauf des Wassers. Eine Einführung in den Taoismus. 1. Auflage, 1983; Scherz Verlag.

Wilber, Ken. (1981) Halbzeit der Evolution. Goldmann Verlag.

Wilber, Ken. (1997) Das Spektrum des Bewußtseins. Rowohlt Taschenbuch Verlag, Reinbek 1991.

Wilhelm, Richard. (1955) Kungfutse. Gespräche. Lun Yü (aus dem Chinesischen). Eugen Diederichs Verlag, Düsseldorf-Köln, 1974.

Wilhelm, Richard; Jung, C.G. (1986) Geheimnis der Goldenen Blüte.1. Auflage; Diederichs, Köln.

Zeitschrift für Qigong Yangsheng. Berichte aus Theorie und Praxis. Ausgabe 1996. Medizinisch Literarische Verlagsgesellschaft, Uelzen.

Zeitschrift für Qigong Yangsheng. Berichte aus Theorie und Praxis. Ausgabe 1998. Medizinisch Literarische Verlagsgesellschaft, Uelzen.

Zeitschrift für Qigong Yangsheng. Berichte aus Theorie und Praxis. Ausgabe 1999. Medizinisch Literarische Verlagsgesellschaft, Uelzen.

Zeitschrift für Qigong Yangsheng. Berichte aus Theorie und Praxis. Ausgabe 2000. Medizinisch Literarische Verlagsgesellschaft, Uelzen.

Zeitschrift für QigongYangsheng. Berichte aus Theorie und Praxis. Ausgabe 2001. Medizinisch Literarische Verlagsgesellschaft, Uelzen.

Zeitschrift für Qigong Yangsheng. Berichte aus Theorie und Praxis. Ausgabe 2002. Medizinisch Literarische Verlagsgesellschaft, Uelzen.

Ziegler, Alfred J. (1979) Morbismus von der Beste aller Gesundheiten. Schweizer Spiegel Verlag.

Zukav, Gary. (1979) Die tanzenden Wu Li Meister. Der östliche Pfad zum Verständnis der modernen Physik. Rowohlt Taschenbuch Verlag, 1985.

Danksagung

Mein herzlicher Dank gilt allen Menschen, die geholfen haben, dass dieses Buch geschrieben werden konnte. Als erstes möchte ich meiner Frau Elke danken, die nicht nur die im Buch abgebildeten Tuschezeichnungen angefertigt hat, sondern auch viele meiner Aufgaben in Haus und Familie übernommen hat, während ich am Schreibtisch saß. Ich danke Vera Hölter, die diese zweite Auflage gestaltet und ihre Entstehung mit viel Geduld begleitet hat. Ich danke meinen Lehrern und Schülern, ohne die ich die hier beschriebenen Erfahrungen nie hätte machen können. Mein besonderer Dank gilt Evelin Seyffert-Heinrich, die in einfühlsamer Weise das Manuskript gelesen hat und nicht müde wurde, mich immer wieder auf Schwachstellen aufmerksam zu machen, Toni und Gottfried Sauer, die alle Texte kritisch begleitet und von vielen Fehlern befreit haben, und Dr. Jürgen Hansel, der mir durch seine Einwände geholfen hat, vieles noch einmal zu überprüfen und zu verändern. Für die Durchsicht verschiedener Passagen zu den Themen Physik und Psychologie danke ich Dr. Otto Eberhardt und Dieter Schnocks. Ich danke Wladek Szwed, der mit viel Sorgfalt und Engagement die Fotos gemacht hat und Rüdiger Kurz, der sich als Modell zur Verfügung gestellt hat.

Und ich danke Ihnen, liebe Leserinnen und Leser, dass Sie durch Ihr Interesse am Thema mithelfen, Shiatsu und der energetischen Körperarbeit einen Platz in unserer Gesellschaft zu geben und es durch Ihr Interesse ermöglicht haben, diese zweite Auflage herauszubringen.

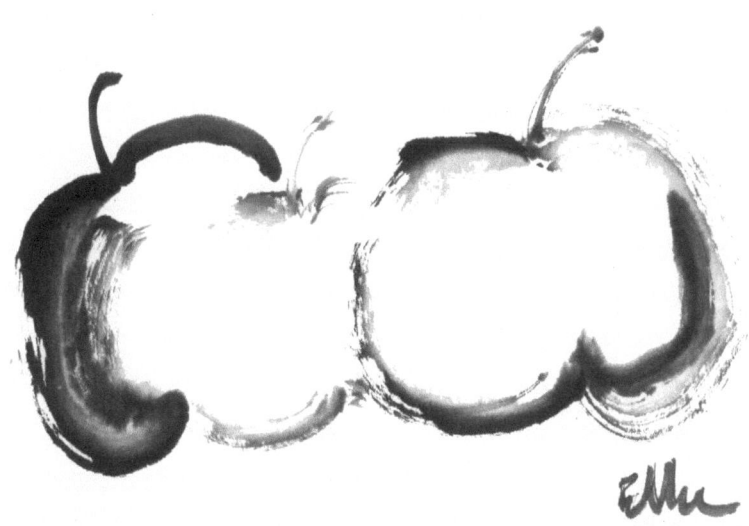